U0516374

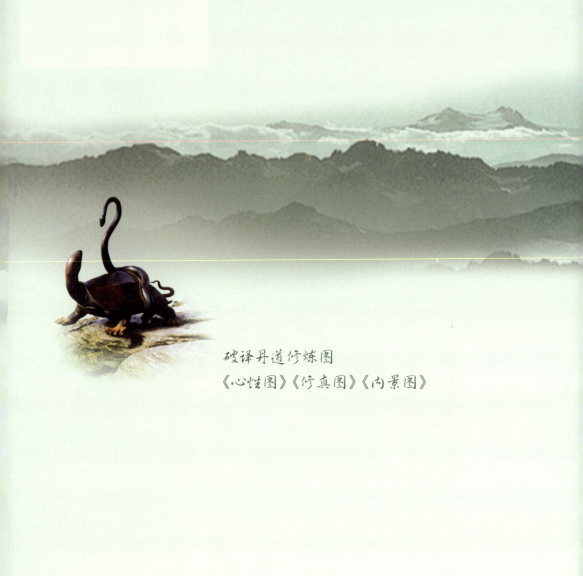

破译丹道修炼图

《心性图》《修真图》《内景图》

武当丹道修炼

【上册】

【陈禾塬 陈凌著】

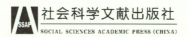

社会科学文献出版社

SOCIAL SCIENCES ACADEMIC PRESS (CHINA)

玄天上帝拱而閉之道舍何也
太上曰心即舍而性即近清靜齋戒為之
城六根即六部輔六塵即六賊強課
六識即六門出入五欲即五道穽坑見
聞知覺即佳國四相同佐性土一體的
家邦性道見思常明六臣四相同理
國政若性道真萌不順私情有功則賞
有過則刑體之體天道而行死而不怨如此利
政能以堅國身心六門護慎六賊不起內
則六塵清政四相懷公不敢作樊內外
如一性土太平若性道不明愛戀晚納
侫背公向私賣前不平上下相侫在內
六塵相背四相作樊在外則六賊亂起
入破戒墻入自家邦自功德福壺法
無身心落泊便受沉輪是故治世有法
治心有理不公不行不正不立直交內
外一如上下無失君臣道合心性圓明
共為一致性土君民同樂太平故名王
道者也

歲次甲子五月吉日板存南嚴大殿

武當南嚴大殿監院劉理卽簡眾劃板

五龙宫流传的『寿』字图作者命名为《心性图》

武当山武当拳法研究會整理

湖北武當山金殿第一勝境南巖洞天是真武祖師成道處龍頭香十方叢林煉性修真全圖

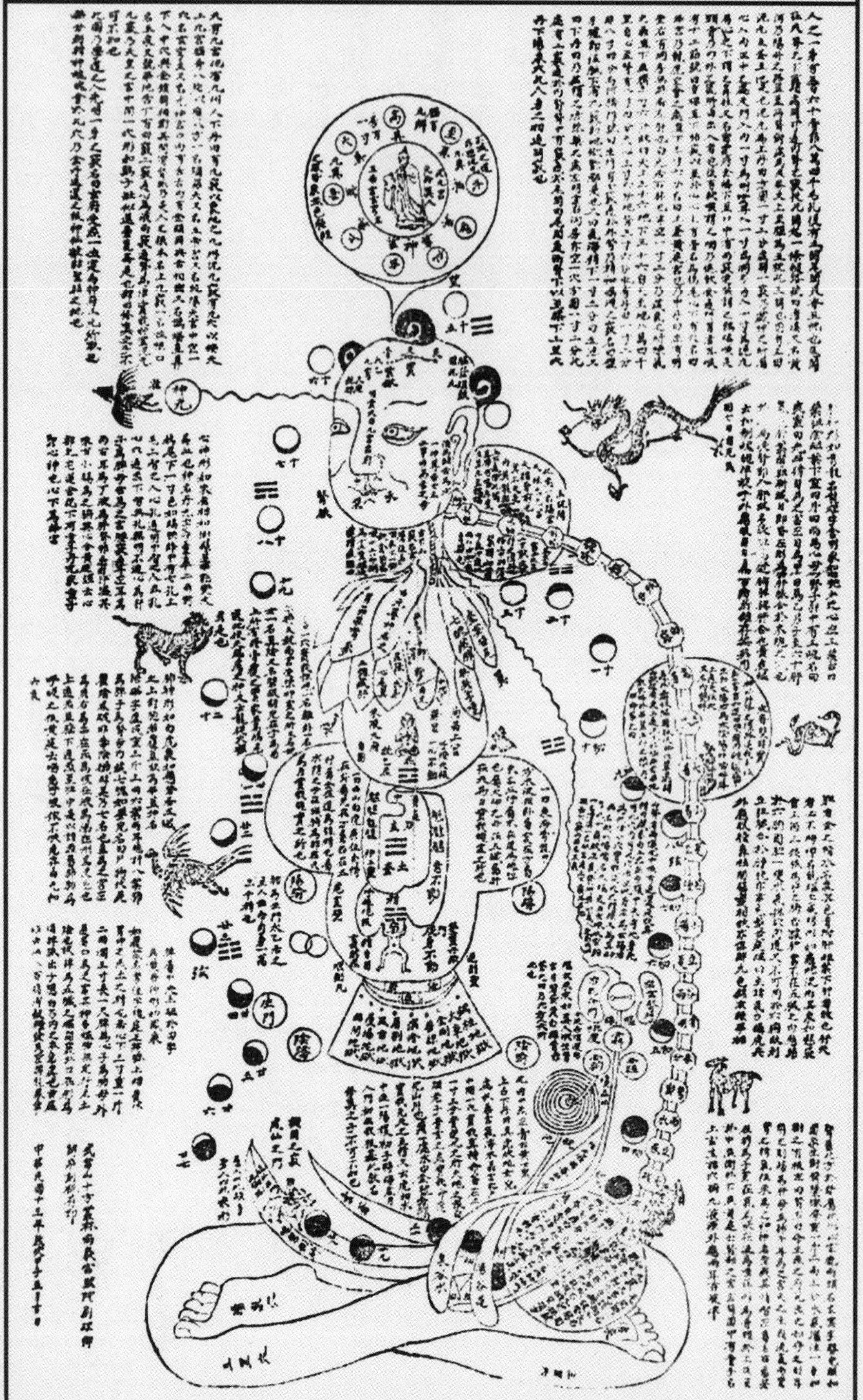

武當山武當拳法研究會一九八八年

武当山藏版《炼性修真全图》

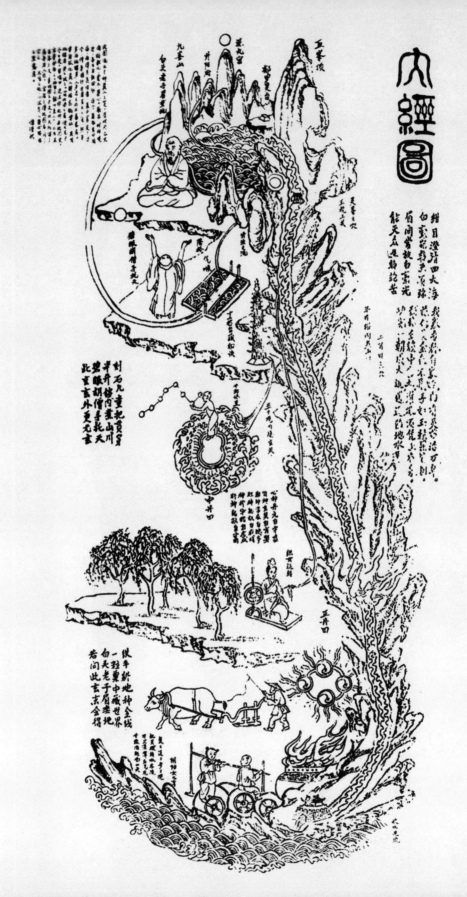

武当山藏版《内经图》

湖北武當
山五龍勝
境呂洞賓
陳希夷張
三豐修心
煉性四池
五井華陽
尹喜巖脩
道心性圖

玄天上帝拱而問之道合何也
太上曰心即含而性即道清靜齋戒
為之城六根即六部宰輔七竅即六
賊強梁六識即六門出入五欲即五道
穿坑見聞知覺即四相同佐性
士一體的家邦性道見而心常明六臣
四相同理國政若性道真明不徇私情有
功則賞有過則罰體天道而行萬民
元而不怨如此刑政能以堅固身心外者
六門謹愼六賊不起內則六根清靜四
相體公為救作弊如此內外如一性土太
平若性道不明變態鏡納背公向私
賞罰不平上下相乖在內六根相背四
家邦叔日功德福盡法起入咸武塘入日
受況淪是故治世有法治心有理不公不
行不正不立文內外一如上下無共君
臣道合心性圖明共為一段性土君民同
樂太平政名王道者也

滿院花香

半簾月影三杯酒

一局棋

武当养生研究会整理《内经图》石刻版

湖北武當
山金殿第
一勝境南
巖洞天是
真武祖師
成道虔龍
頭香十方
叢林煉性
修真全圖

武当养生研究会整理《修真图》石刻版

湖北武當
山紫霄宮
勝境陰長
生馬丹陽
邱處機云
外清都玉
虛巖太子
爏洞黃庭
内景全圖

武当养生研究会整理《内景图》石刻版

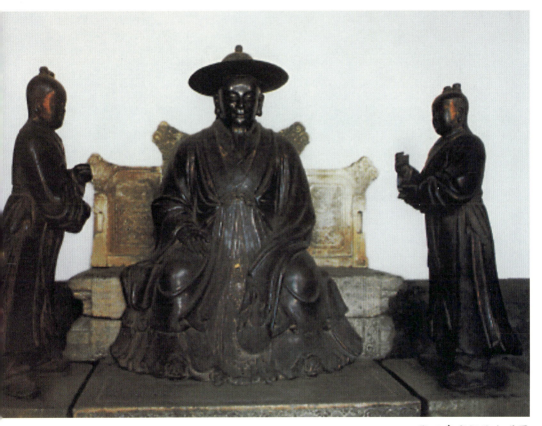

张三丰坐坛论大道图

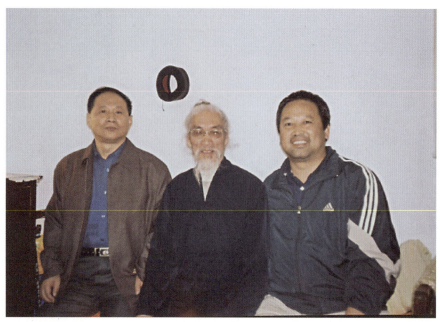

陈禾塬与胡孚琛教授（左）、王泰科道长（中）合影

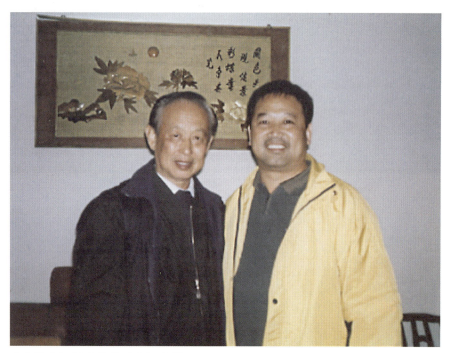

陈禾塬与江百龙教授（左）合影

陈禾塬做客央视4频道
《天涯共此时》节目谈道家养生

（2011年4月22日）

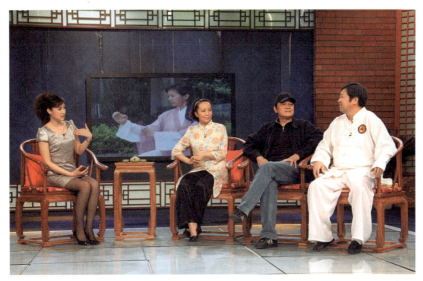

陈禾塬谈道家养生

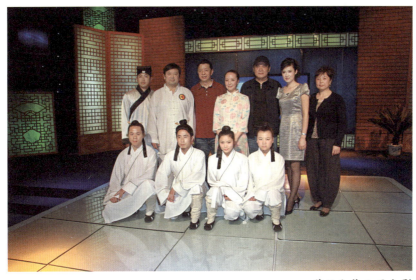

节目全体人员合影

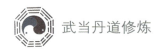

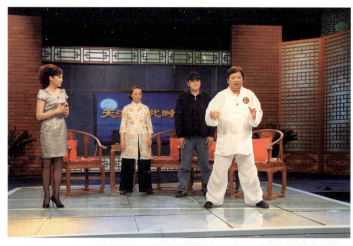

陈禾塬教大家松脊柱

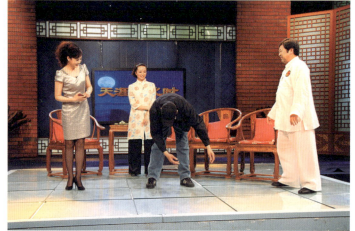

陈禾塬教申军谊松脊柱

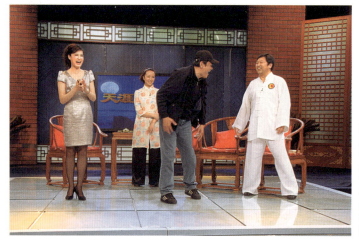

陈禾塬教申军谊功法

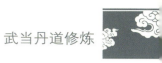

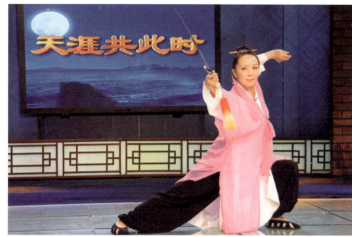

陈永霞弓步亮剑

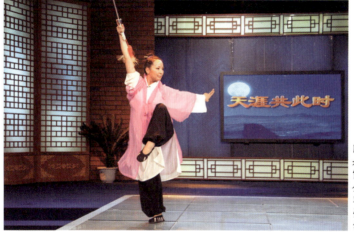

陈永霞金鸡亮剑

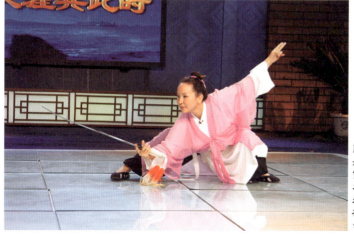

陈永霞扑地撩剑

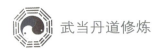

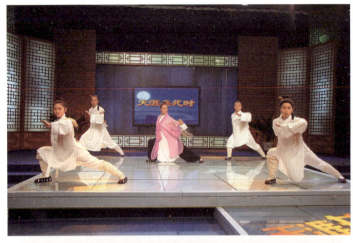

陈永霞带领弟子演示拂尘

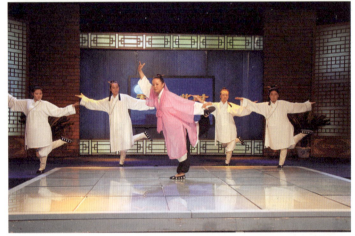

陈永霞带领弟子演示太乙五行拳

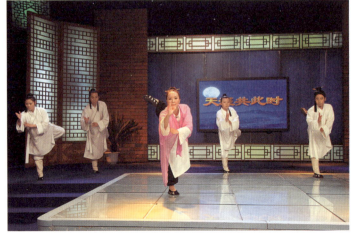

陈永霞带领弟子演示太乙五行拳

内容简介

　　作者陈永强（笔名陈禾塬）曾经到过武当山的不同宫观请教道士们的内丹修炼方法，均答之曰"丹道"，即自陈抟、张三丰祖师及徐本善道长一脉相承的武当全真龙门派丹法。这不仅为我们提供了开启武当山"修真三图"（即《心性图》、《修真图》、《内景图》等丹道修炼挂图）秘法玄门的总钥，也为我们提供了认识、区别道家普遍的、不同门派的内丹修炼方法。为此，作者将武当山的内丹修炼，名之曰"武当丹道修炼"。

　　所谓武当丹道修炼，是指武当山道士们为了健康益寿、长生久视、修仙成真，千百年来坚持采取一定的动功、静功及其他功课修炼，通过自身的体悟、体证，求得"金丹"，进而通往"大罗仙境"的一种具有深刻文化内涵的修行方法。当我们剔除那些宗教信仰和封建迷信的包装，并运用现代科学知识进行分析研究之后，就会发现武当丹道修炼的确是一种养生延寿的科学方法。武当丹道修炼的一整套科学方法，除了一脉相承地继承了吕洞宾、陈抟、张三丰的内丹修炼学说以外，集中反映在《心性图》、《修真图》、《内景图》等三张丹道修炼挂图上。这三张武当山道士们丹道修炼用的挂图，形象生动地介绍了人体经络穴位、五脏六腑，以及人体真气运行规律与外在自然规律的关系，描述了武当丹道修炼的基础理论、基本原理、行功规则、核心技术、方法步骤以及注意事项等，从而形成了一整套养生延寿的理法原则和方法体系。

作者经过20年的自我修炼和10余年的潜心研究以及5年的写作历程，终于在2003年9月完成了《武当丹道修炼》一书的初稿。2004年9月第二稿完成，中国社会科学院博士生导师胡孚琛教授审完该书后，要求进一步修改、充实。2005年10月第三稿完成，并在《武当》杂志连续发表挖整和破译文章。2006年2月胡孚琛教授作序，2006年9月中医世家、国家武术九段、武汉体育学院原武术系主任江百龙教授作序，出版发行。

序 一

胡孚琛

世界上每个国家、每个民族最本质的特征是什么？除了血缘之外，更重要的是文化。想我中华民族大家庭里共有 56 个民族，血统本自不同，然数千年来同舟共济，音声相通，认同自己是伏羲、神农、黄帝、蚩尤的子孙，靠的就是中华民族传统文化这条无形的纽带。我中华民族的主体是汉族，然而汉族本身就是在中华这块辽阔的大地上多民族混血而来的，世界上没有纯血统的汉族，汉族首先是一个传统文化的共同体。实际上，地球东方一切黄皮肤、黑头发、身体有蒙古斑的民族，都和汉族程度不等的有血缘联系，都是龙的传人。龙的传人源自龙的文化，所谓"龙的文化"就是人类社会形成之初，新石器时代母系氏族公社的原始宗教，这种母系氏族公社的原始宗教就是初生态的道学文化。如果说以掠夺地球资源为特征的西方基督教文明是一种"狼的文明"，中国自周代逐步确立的以维系家长制君权政治为特征的儒学文明是一种"羊的文明"，那么中国源于母系氏族公社原始共产制社会的道学文明就是"龙的文明"。道学的龙文化是中国诸子百家之学的总汇，是中华民族传统文化的根，中华民族能在数千年间衰而复兴、亡而复存，靠的就是道学文化的根没被砍伐和挖断。中华民族能把百千种异族的异质文化融汇成华夏民族文化，能在历史上引进印度的佛教文化，能在近代汲取西方的基督教文化，显然不是"严夷夏之防"的儒学文化起的作用，而是"海纳百川"的道学文化创造

1

了奇迹。北宋末年金人侵占了中国北方，虽然在今天看来这是一次中华民族内部的不同兄弟民族之间的战争，但在当时却使汉民族面对国破家亡之痛，于是有岳飞、韩世忠等名将面对异族的入侵奋起抗争。中华民族的知识分子是中国传统文化的载体，他们面对异族入侵也深深感受到民族传统文化的危机，虽然后来金世宗认同了中华民族的传统文化而在历史上有"小尧舜"之称，但当时中华民族的知识分子却为保存传统文化煞费苦心。在这一时代背景下，王重阳熔道、释、儒三教文化的精华于一炉，以"三教合一"为号召创立全真道，并由此发展出性命双修的丹道文化，保存下中华民族传统文化的根基。从此之后，全真道不灭，内丹学不失传，中华民族的传统文化就不会断灭，因为内丹学恰恰是中国传统文化的内核和精华。

1840年鸦片战争之后，中华民族面临着丧权辱国之痛，西方列强包括自称"脱亚入欧"的日本皆张牙舞爪、磨刀霍霍力图宰割中国，中国人在这些帝国主义强盗眼中成了可以任意欺辱甚至屠杀的牛羊。当时中国新一代的知识分子将中国多年野蛮专制、积贫积弱的原因，追索到最深的文化层次，发现和平、专制、驯良、忠孝的儒学"羊文化"在西方征服、民主、竞争、自由的"狼文化"面前相形见绌，愤而提出"不读中国书"、"打倒孔家店"的口号。20世纪"五四"新文化运动的有识之士将西方时髦的社会达尔文主义引进中国，"物竞天择，优胜劣败，弃旧图新，革命自强"的思潮成了时代的主旋律。鲁迅先生面对处在危亡之际的中国社会发出时代的最强音："救救孩子！"

中国13亿人民告别了多灾多难的20世纪，同全世界人民一起迈进21世纪的时候，我们不能不以无限深情缅怀在20世纪为中华民族崛起而流血牺牲、奋斗不息的先烈。正是这些优秀的中华儿女，打败了曾在中国烧、杀、抢、掠、奸淫妇女、无恶不作的日本强盗，收回了被列强割据的香港、澳门，使中国人重新赢得了民族尊严。然而回顾近百年来的中国文化，与"五四"新文化运动的有识之士向往的那种自由、民主、科学、宪政的目标或许尚有差距，但他们提出的"不读中国书"、"打倒孔家店"的口号却似乎已经做到了！当前人到中年担当社会大任的新一代人，大多出生在"文化大革命"的激荡年代，那时中国文化的典籍如《易经》、《道德经》、《论语》等早已"纸船明烛照天烧"！至于后来自幼看卡通片、玩游戏机长大的"新新人类"，更不知中华民族的传统文化为何物！近些年来，西方社会在经济上追求高利润，在生活上追求高消费的价值观念如洪水猛兽般涌入地球的东方，东方儒学文化圈进入了一个没有伟人、不出英雄、缺少君子的价值观支离破碎的年代。在中国，真正熟悉和研习过老子、孔子等中国哲学的仅限于各高等院校和科研机构的少数学者，甚至连保障中华民族延续数千年的中医和针灸等医疗技术也仅是各大医院角落里的小科室，中华民族的传统文化被中国人自己边缘化了。历史上中华民族引进外来的佛教文化，是以中国老子、庄子的道学文化作桥梁，以道学术语理解、比附、解释佛学，称之为"格义佛教"阶段。而近代中国哲学的研究，是由胡适、冯友兰等学界前辈肇其端，胡适首将道学文化作为中国哲学之始基，冯友兰则始终以儒学文化贯通中国思想史，然他们却都是以西方哲学的模式来剪裁中国古代哲人的思想，即以西方哲学"格义"出"中国哲学"。好在胡适、冯友兰那一代学人都有深厚的国学功底，虽以西方哲学的观点透视中国哲人的思想，但仍不失一种新颖的研究方法。新中国成立后对中国哲学的研究又照搬了苏联的政治模式，仅限于给中国哲学家划定"阶级成分"或分别归入"唯物主义"、"唯心主义"两大阵营。以这种中国哲学教科书培养出来的学生，既没有胡适、冯友兰那代学人的国学功底，又没有真正的西方哲学功底，直到他们旁年累月熬成教授、博士生导师，再教出来的学生对中华民族传统文化的承传则或几乎息矣。我国高等院校和科研机构少数学者对中国哲学研究的现状即这般模样，我认为真正以中国人自己的观点对中国哲学的研究至今还没有起步。哲学是民族智慧的结晶，中国哲学的研究尚且如此，中国文化传统的断裂可想而知。一个忘记祖宗、丧失传统、认贼作父的民族是没有前途的，丧失自己文化根基的民族只能跟在别人后面充当"小伙计"，我中华民族真正的"老祖宗"伏羲、神农、黄帝、蚩尤（中国之战神）开创的民族传统不能丢！从少儿到小学以至初中，是一个人性情定型、人格成长的关键时期，也是人生记忆力最强的智慧待开发期，古人正是在这一时期诵习中华圣贤经典，接受本民族文学、音乐、美术、书法等所谓"棋、琴、书、画"的艺术熏陶，以打下扎实的国学根底。而现代的教育制度则从幼儿时期便将孩子推入残酷竞争的应试教育之中，这就难怪青少年犯罪激增，社会道德沦落，人生的价值观日益自私和缺乏诚信。失掉了中国传统文化的中华民族只是一群黄皮肤、黑头发的二等公民，从人生信仰、思维方式、生活习俗，乃至城市建筑风格、衣食住行等皆失去民族特色，民族精神必将一蹶不振。今天，为了中华民族的未来，我们不得不再次像鲁迅先生那样高呼："救救孩子！"

中华民族传统文化的兴衰关乎我们的民族命运和国运，传统文化是我国综合国力的基本要素，是中国人自立于世界民族之林的命根子，中国要在世界的东方和平崛起，就不能不振兴中华民族的传统文化。然而振兴中华民族的传统文化是海内外羲黄子孙千千万万人的事业，不能仅靠身居庙堂的专家和学者。这些年，海峡两岸民间的教育家自发地掀起少儿读经的风潮，波及全国各大城市，连一些名牌大学的校长也支持在大学生中开展国学的教育。这些事实反映了我国各行各业的有识之士对本民族传统文化的觉醒，这是一次在文化层次上更深刻的救亡图存运动。在中华民族传统文化中，儒学文化是流，道学文化是源。在道学文化中，内丹学是其核心和精粹，道家之治国用兵之术乃其表层文化。是故《庄子·让王》云："道之真以治身，其绪余以为国家，其土苴以治天下。由是观之，帝王之功，圣人之余事也。"内丹学集中了道、释、儒、医诸家传统文化的精华，是自伏羲、神农、黄帝、老子一线圣脉流传下来的千古绝学。中华民族传统文化在近百年受到自阉氏的摧残后再次衰而复起之际，丹道文化亦应运而兴。在全国知名的道教圣地武当山、崂山、青城山、鹤鸣山、茅山、泰山、终南山、罗浮山、武夷山等地，各自聚集了一批丹道爱好者和修炼家，成为振兴内丹学的中坚力量。湖北省十堰市的陈禾塬先生和其妻子赵襄郧女士，自幼生活在武当山道教圣地，他们生于斯，长于斯，深受道学文化的熏陶。近些年他们伉俪同雅，多次来北京同我探讨丹道的修持方法。陈禾塬先生颇具学术功底和修持经验，曾著书多种，对湖北省武当山、神农架一带旅游景点、文化典故、民间传说如数家珍。武当山原监院王光德道长，曾在中国道教学院第一期学习班上接受过先师王沐先生指导，吾亦曾将西派丹法手抄本复印件赠他研修，他也曾邀我到武当山旅游，结识了不少道友。2005 年我再次应邀到武当山参加道教医学研讨会，陈禾塬夫妇专程相陪，得知他正在创办武当山丹道养生学会，且在互联网上设立网站弘扬丹道文化，甚为欣喜。陈禾塬先生又出示了他的近著《武当丹道延寿图》[①] 书稿，邀我作序，我欣然应允。

　　陈禾塬先生所收集"武当丹道延寿图"共三幅。其一曰《修真图》，图中揭出人体性命双修的各修持秘窍，内含武当山所传丹道炼性修真功法。其二曰《心性图》，内载托名太上老君口授玄武大帝（武当山供奉之神）的玄机心法，融汇禅学而不失道教本色，实为丹道性功修持之秘钥。其三曰《内经图》，此图有多种版本，在社会上流传已久，世人多以为是对丹道圣典《黄庭经》的图示。据我所知，人体之生命运动，本有先天和后天之分。人之吃饭、排泄、血液循环、神经传导等日常生活活动，属后天的生命运动；通过辟谷、胎息等修炼使人体之精、气、神自行凝聚升华，从而转化色身返老还童，属先天的生命运动。人体的各个关窍联成一个系统，犹如一架卷扬机，一旦摸着这

① 后根据医学界和武术界建议，改名为《武当丹道与现代医学》，这样更为切题。因为陈禾塬先生力图用西医解剖学、中医学、针灸学等现代医学知识解释《心性图》、《修真图》、《内经图》等三张武当道士们进行丹道修炼的挂图。直到出版前夕才定名为《武当丹道修炼》。

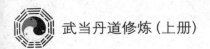

个卷扬机的开关（玄关一窍），称之为"摸着造化鼻孔"，这个卷扬机就会自己运动起来，先天的人体生命系统从此会自动运药过关凝炼结丹，这就是《内经图》中隐藏的秘密。因此说，《内经图》是人体先天生命运动的图示，能否启动其先天关窍须待师传。陈禾塬先生对"武当丹道延寿图"的收集和破译，是对内丹学研究的一大贡献。早些年记得日本大阪大学的三浦国雄教授到北京，亦对丹道研究多有兴趣，他收集了《内经图》、《修真图》等奇形怪状的几个图，采自《道藏》及各种丹经，曾找我作过解释，其中似无有陈禾塬先生之《心性图》。而今十多年过去，看到中国学者独立完成了这一工作，甚感欣慰。故此我向读者推荐这本书，希望对古代丹家所传各类修持图示展开深入研究，是为序。

2006 年 2 月识于中国社会科学院

序 二

江百龙

理法上"天人合一","以人为本",方法上坚守"清净无为","自然和谐",乃是道家历来的"修持"原则。道家自古以来关心人、尊重人、爱护人的生命，关注人的健康，重视人体生命科学，千百年来不断探索提高人类生活质量的养生方法，为了追求长生不死的"灵丹妙药"，成千上万的道众忍受清贫、寂寞、孤独，甚至不惜生命，前赴后继，一代接着一代，全身心地投入到丹道修炼之中。他们为我们、为中华民族乃至全人类的健康、长寿所做的贡献是无法估量的！我们有理由理解、感动、震撼！应当尊重他们、学习他们、感激他们！这也正是陈禾塬、陈凌写作《武当丹道修炼》一书的情感所至。

对于该书首先须说明三点：第一，据我所知本书纯属学术性研究，不参与任何宗教信仰；第二，本书写作目的在于运用现代医学知识和传统养生方法，对《心性图》、《修真图》、《内景图》①三张武当山版本的丹道修炼挂图进行分析研究、挖掘整理的基础上，抽取并揭示历代武当山道家丹道修炼本质的、科学的、技术性内核或精髓，为现代人强身健体、延年益寿服务；第三，武当丹道修炼的确可以加速病人康复，使亚健康人迅速恢复健康，令健康人登上长寿阶梯。正是从这个意义上讲，我建议修改书名为《武当丹道修炼》，作者予以采纳，我甚感欣慰；也由此推荐给读者放心地阅读本书，并通过坚持修

---

① 合称为"武当丹道延寿图"。

炼而得以健康、得以长寿。当然，一方面道教为我国本土宗教，在其成长过程中始终处于一种封闭状态，尤其是内丹修炼更是为很多人所误解；另一方面，《武当丹道修炼》一书就像任何一部学术著作，有一个不断完善、不断创新的过程，所以也希望读者对此书的不足之处给予善意批评和更多宽容。

自古以来，丹道修炼方法是秘不传人的，只在道门内的极少数人中代代传承。所幸的是陈禾塬先生不仅于 1985 年 5 月在武当山五龙宫见到《心性图》、《修真图》、《内景图》三张挂图，并且得到"隐仙"林教生①功法的传授。这是一件了不起的事情，但在当时人们的意识中并不怎么重视，甚至对这一类东西加以排斥、嗤笑。尽管如此，陈禾塬先生在当时时间和其他条件均有限的情况下，择其精要作了笔记，下山后又四处打听所学招式的理法功用，并由此又学了一些气功方法。经过长期的琢磨和研练，他已经有了一些练功体验和效果。不可思议的是，陈禾塬先生后来居然在武当山下一户中医世家的家中收藏到一册周万钟记自"民国二十五年（1936 年）季春月立"的手抄本，其中赫然抄录了南宋岳武穆王流传下来的内家绝技"练手余功"和"采气图"、"太乙五行桩"功法的简略记载。这三套功法价值很高。作者结合破译三张丹道修炼秘图，对这些功法做了潜心研究，终于有了本书下篇介绍的"太乙采气法"、"太乙五行桩"两套补亏筑基的动功功法。现在看来，如果没有这两套功法作为进入丹道修炼的阶梯，即使你如获珍宝似的得到了"武当丹道延寿图"，也是如读天书，茫茫然不得要领。自古以来不单是民间，就连道门内也是知之者甚少，知其然者极少，知其所以然者则是少之又少。因此破译武当山丹道修炼的三张秘图，让更多的人了解它、学习它、掌握它、利用它、得益于它，不仅是作者写作此书的目的所在，也是许多人渴求健康长寿的心愿。

武当山道教与全国道教一样，传承关系十分复杂，其中不同门派的宗旨、科仪、活动方式也各不相同。但是在武当山道门内却有两种行

① 1985 年 5 月作者一行四人到武当山五龙宫时林道长已 85 岁高龄。

为方式是一致的：第一是共同顶礼膜拜的最高尊神是"真武大帝"[①]，第二是内丹修炼方式。作者曾经到过不同的宫观请教道人们的修持功夫，均答之曰"丹道"，即自陈抟、张三丰祖师及徐本善道长一脉相承的全真龙门派丹法。这不仅为我们提供了开启"武当丹道延寿图"秘法玄门的总钥匙，也为我们提供了认识、区别道家普遍的、不同门派的内丹修炼方法。为此，陈禾塬先生将武当山的内丹修炼方式，名之为"武当丹道"。

所谓武当丹道，是指武当山道士们为了强身健体、长生久视、修仙成真，采取一定的动功、静功及其他功课修炼，通过自身的体悟、体证，求得"金丹"，进而通往"大罗仙境"的一种具有深刻文化内涵的修炼方法。这里所说的"金丹"，是指丹道修炼家修炼到一定程度，身体内出现的一种可以自我控制和操持的体征。这里所说的"大罗仙境"，除去宗教外衣，应是一种人与自然高度和谐的境界。

当我们剔除一些宗教信仰和封建迷信的包装之后，就会发现武当丹道修炼的确是一种养生延寿的科学方法。武当丹道修炼的一整套科学方法，除了一脉相承地继承了吕洞宾、陈抟、张三丰的内丹修炼学说外，还集中反映在《心性图》、《修真图》、《内景图》等三张丹道修炼挂图上。这三张武当山道士们进行丹道修炼用的挂图，形象生动地介绍了人体经络穴位、五脏六腑，以及人体真气运行规律与外在自然规律的关系，描述了武当丹道修炼的基础理论、基本原理、行功规则、核心技术、方法步骤以及注意事项等，从而形成了一整套养生延寿的理法原则和方法体系。

《心性图》，是道教全真派为阐明"君治则国治，心治则百体自理"[②]的以身喻国、治国如治身的心性学说理论，而巧妙地运用大众容易接受的"福禄寿禧"和"八仙"人物绘画及养生楹联藏字图，进行的教理教义和信仰暗示。该图为元明道士张三丰所创，为武当山所独有，到目前为止尚无任何宗教庙观发现此图。心性学说，是《心性图》的核心内容。《心性图》三百余言正文中"心即舍，而性即道"之说，是吸收了全真

---

① 又称"玄天上帝"、"玄武帝"，详见《修真图》中的注释。
② 见元代全真龙门派道人尹志平所著《北游录》。

9

道"本心即道，性在心中，本心即性"的心性学说理论的精华。由此推出性即道，道舍为心，以心守道，以清静斋戒作为守护"道心"的法宝，作为治国安邦的"护城高墙"。所以说《心性图》的三百余言正文，是一篇典型的反映道教"身国同构"思想的代表作。中国社会科学院胡孚琛教授说："道学是一种积极的学说而不是消极的隐士哲学，它包括治国、修身等诸多方面，和儒学'家国同构'的特点不同，它是一种'身国同构'的学问。"[①] 尽管如此，我们仍可看出《心性图》确确实实讲出了内丹修炼中心性修炼的真谛，它并非单纯为了宣扬宗教而作。《心性图》的三百余言正文与"寿"字图、养生楹联图在内容上看似没有联系，但运用道教各派心性学说理论进行对比分析，就会发现三百余言的正文作为丹道修炼的性功修炼理论法则，而"寿"字图、养生楹联图作为丹道修炼具体方法的暗示，它们之间不无内在联系，而且相辅相成。

《修真图》，是以北宋初著名道士陈抟的太极图为基础，以宋元时期全真中派道士李道纯、黄元吉的外药图、内药图、火候图为蓝本，融入了各家各派的内丹修炼理论，尤其是祖国的传统医学理论和实践，而形成以命功修炼为主的丹道修炼挂图。元明道士张三丰创图时，吸收了全真中派内丹修炼图示的表达方法，加入了自己丹道修炼的原理、原则、方法等，使武当丹道修炼更具科学性、技术性、系统性。《修真图》关于人体经络的学说、关于人体穴位的认识、关于人体五脏六腑的机理和功用、关于人的意识（神意）作用的表述，都与中医吻合。特别是《修真图》的"天人合一"思想和"应时养生"原则，更是具有很重要的科学意义。《修真图》在我国首次发现于武当山，其木刻原版藏于南岩宫，现移存紫霄宫，石刻版失于民间。

《内景图》，是指按照《黄庭经》[②] 的经意，以图示的方式表现道家修炼内丹时的内景图象及其身体的内在体验和感悟。所谓"内景图象"，是指丹道修炼者血肉、筋骨、脏腑、经脉等人体组织的存在形

---

① 见胡孚琛、吕锡琛著《道学通论》，社会科学文献出版社，2004。
② 包括《上清黄庭内景经》和《太上黄庭外景经》，作者晋代魏华存夫人。

式及其运动规律；所谓"景"，是指丹道修炼者将主观意识长久地存观一穴，由此带来的体内自动感悟和体验，用文字或口传形式加以传诵的图象。在古代，只有丹道修炼到一定程度，才会感悟到人体的内在景象。而今天现代医学、解剖学、中医经络学，会很容易地告诉我们这些人体医学知识和丹道修炼原理。所以现代科学的发展，不仅使我们运用科学理念阐释古老的丹道修炼理法成为可能，而且使道家的这一千古不传绝技走向大众成为可能。也正是从这个意义上讲，现代科学为古老的丹道延寿方法迎来了大众普及的春天！

如果说《修真图》是明确告知人们命功修炼的方法和原理，那么《心性图》则处处暗示着修炼性功的理论和方法。两者一明一暗，一命一性，相辅相成，互为表里。而《内景图》则向我们描绘了丹道修炼到一定程度可能出现的人体内部机理变化景象。所以，《心性图》、《修真图》、《内景图》不仅为武当山道士们进行丹道修炼，提供了难为人知的核心技术和方法，以至于"食不求精，衣不求暖"的出家人，个个身轻如燕、精力充沛、健康长寿。这些"养生延寿图"是非常难得的中华养生延寿文化瑰宝，更是我华夏子孙所独有的精神财富。无数专家学者纷至沓来，意欲探究武当山的养生方法、长寿秘诀、坐化之谜、食毒之奇，所获颇丰。

现存武当山紫霄宫的木刻版《修真图》、《内景图》，包括现已遗失的《心性图》木刻版，均为中华民国十三年（1924年）武当山南岩宫监院刘理卿简众刻制，距今已经80余年。它们的前身，则是武当山全真龙门派第十五代传人徐本善（1860～1932年）于光绪二十年（1894年）任武当山全山道总期间，根据张三丰所刻旧版经过修订重新组织刻印的。这三张挂图，过去一直秘而不宣，是武当山高道们代代相传的养生延寿、修真成仙的圣物，也一直是指导丹道修炼者采取一定功法修炼，并通过修炼实现防病治病、强身健体、延年益寿，甚至成仙得道、"长生不死"的目的。所以武当山自古以来多有寿者，诸如古有陈抟、张三丰，近有李诚玉、朱诚德等。

丹道修炼作为武当丹道修炼家们健康长寿的阶梯和千百年来道

门的智慧结晶，其修炼方法总是要代代相传的。这种传承，按照优胜劣汰的法则有两种方式：一靠"悟道"，二靠"点化"。所谓"悟道"，就是道人们一进山门，就亦步亦趋地修炼、参悟；所谓"点化"，就是在众多修行之士中，选其聪慧者和悟性极好者，施以点化之功，以加速其得道，即结丹（健康）、成仙（长寿）。悟性高者，在武当山"宫宫可悟道，岩岩能修真"。举一个最简单的例子，武当山宫观布局就是丹道修炼的参照、标志、提示、暗示。当我们沿丹江、汉江自草店起岸，进入玄岳门，便到了"仙凡界"。这便是丹道修炼中所称的"地轴神门"。在这里进一步就如同进入了仙境，退一步就还回了人间，心地肮脏者甚至会坠入"九重地狱"。又如，玉虚宫、紫霄宫、太和宫犹如丹道修炼的下、中、上三丹田等，这些在陈禾塬先生的《武当丹道修炼》一书中有详细解析，恕不一一列举。

可见，悟性较高的修炼者，仅从武当山的山川地貌和宫观布局就能参悟出丹道修炼的真谛。当我们的修炼达到一定程度，身体的外在反映进而引起体内的内景变化，不仅感到真气充盈，而且体验到精神的无限欢悦、快乐。此时的你或许就会被一位住山或云游的高道发现，或许就会被授以"武当丹道延寿图"，并点化其中奥秘。经过若干年的修炼，或许你就修成了"大丹"，活到了自然天寿，甚至"长生不死"！

陈禾塬先生不仅具备深厚的内丹学理论基础，而且熟谙武当道家丹道修炼技术和方法，苦心修炼二十余年，潜心研究并破译《心性图》、《修真图》和《内景图》等三图秘法十年有余！当然，我为之写序不仅仅是羡慕、庆贺他在修炼丹道中所得到的好处和在研究武当丹道修炼理论、技术方法方面所取得的丰硕成果，更重要的是赞许和肯定陈禾塬先生能在业余时间投入如此巨大的精力、财力，为武当山非物质文化遗产所做的坚苦卓绝的无私奉献！

这就是武当山的魅力，这就是武当丹道修炼的诱人之处，这就是武当山人的可贵和可敬！

2006 年 7 月于武汉体育学院

目　录

上　册

上篇　破译丹道修炼图

第一章　《心性图》——身国同构 …………………………………… **(3)**

一　《心性图》主述文字原文 ………………………………（5）

二　《心性图》主述文字注释 ………………………………（6）

三　《心性图》主述文字解析 ………………………………（17）

四　《心性图》创制人考 ……………………………………（27）

五　《心性图》的特点 ………………………………………（35）

六　《心性图》主述文字的丹道理法 ………………………（38）

七　《心性图》藏字联破译 …………………………………（45）

八　《心性图》图示破译 ……………………………………（72）

（一）关于"福禄寿禧"神 ……………………………（73）

（二）关于八仙人物 ……………………………………（76）

（三）关于藏字联的人物形象 …………………… （87）

第二章　《修真图》——以人为本 ………………… **（105）**

一　《修真图》题注 ………………………………… （106）

二　《修真图》批文 ………………………………… （113）

（一）综述部分 ……………………………………… （113）

（二）五脏神部分 …………………………………… （134）

（三）督脉线所属部分 ……………………………… （164）

（四）任脉线所属部分 ……………………………… （174）

三　《修真图》图示注文解 ………………………… （194）

四　《修真图》图示注略 …………………………… （216）

五　《修真图》图示破译 …………………………… （245）

第三章　《内经（景）图》——人体卷扬机 ………… **（267）**

一　《内经图》注文注释 …………………………… （268）

二　《内经图》批文译注 …………………………… （277）

三　《内景图》图示注解 …………………………… （285）

四　《内景图》考 …………………………………… （296）

五　各种版本《内景图》评品 ……………………… （303）

六　破译《内经图》的玄机 ………………………… （307）

七　武当山宫观布局与丹道修炼 …………………… （320）

下　册

中篇　跨越时空的永恒追求

第四章　现代人对长寿的追求 …………………………… （337）
一　现代科学技术对人类衰老的认识 ………………… （338）
二　现代科学技术对人类衰老的干预 ………………… （339）
三　现代科学技术条件下人类长寿成为可能 ………… （341）
四　现代人延寿离不开传统养生方法 ………………… （342）

第五章　长寿的历史溯源 ………………………………… （347）
一　远古先民们的养生长寿 …………………………… （348）
二　道家对长寿的追求 ………………………………… （353）
三　儒家对长寿的追求 ………………………………… （357）
四　医学养生长寿的理论和实践 ……………………… （361）

第六章　丹道修炼与养生长寿 …………………………… （368）
一　丹道修炼就是为了养生长寿 ……………………… （369）
二　丹道养生曾在武当山盛极一时 …………………… （380）

三　武当山再度兴起丹道修炼·····················（388）

四　武当山丹道修炼图的发现·····················（391）

下篇　武当丹道修炼秘法

第七章　武当养生功法 ····························· **（399）**

一　什么是武当养生·····························（400）

二　武当养生一般采用哪些方法·····················（402）

三　武当养生功法有哪些好处·····················（404）

四　太乙采气法·······························（410）

五　附"胡孚琛补亏正法"·····················（427）

第八章　太乙五行桩 ····························· **（431）**

一　理法基础（哲学和现代医学的认识）·············（432）

二　功前准备（调心、调息、调形）·················（469）

三　功法介绍（理法、医学认识、功法）·············（480）

四　练功注意事项·····························（545）

第九章　武当太乙静功 ····························· **（553）**

一　静功的一般原理·····························（554）

二　太乙静功功法·····························（559）

（一）桩静功·······························（560）

（二）坐静功·······························（563）

（三）卧静功……………………………………（569）

（三）行走静功…………………………………（574）

三　武当山十六字紫金锭……………………………（577）

（一）一吸便提…………………………………（578）

（二）一提便息…………………………………（578）

（三）一息便呼…………………………………（578）

（四）一呼便咽…………………………………（579）

四　附录：武当名家论丹道…………………………（579）

（一）阴真君《还丹歌》注……………………（580）

（二）吕祖《百字碑》…………………………（584）

（三）陈希夷《华山十二睡功总诀》…………（590）

（四）陈希夷《胎息诀》………………………（597）

（五）张三丰《道言浅近说》…………………（601）

（六）张三丰祖师《无根树词》………………（606）

附　图………………………………………………（648）

参考文献……………………………………………（667）

后　记………………………………………………（669）

再版说明……………………………………………（674）

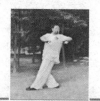

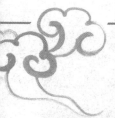

上篇 破译丹道修炼图

武当丹道的成功至秘，是熟记丹道延寿图，懂得丹道延寿图，并且清楚如何按照丹道延寿图进行丹道修炼。因此破译武当丹道延寿图是我们成功地进行丹道修炼的基础和关键环节，也是我们成功修炼内丹的保证。我们这里所说的武当丹道就是内丹修炼。所谓破译武当丹道延寿图，主要是指运用现代医学、心理学、生物学、物理学、信息学等学科知识，结合丹道修炼的真实体悟，对武当山道门内世代秘传的、最具代表性的《心性图》、《修真图》和《内景图》的图示、注文、批文进行译注和技术性破解，以利于道门以外的人也能按图修炼，共享千百年来道教文化的精粹。

我们的祖先以及古代先贤们对丹道修炼的论述，充分体现了中华民族对健康长寿的不懈努力和追求，也充分说明了我中华民族古老的养生长寿方法正在被世界公认为优秀的传统文化。但是它毕竟是隐秘的内传绝技，世人很难模仿。因此破译丹道延寿图的隐秘技术已成为众多人关心的壮举。

当然在广袤的中国大地上，无论佛家、道家，无论官方、民间，无论发达地区、不发达地区，人们对长寿的追求都是乐此不疲的，都有着悠久的传承和十分肯定的效果。尤其在今天的武当仙山，道人们通过丹道修炼对长寿的追求更是千百年来我中华文化的

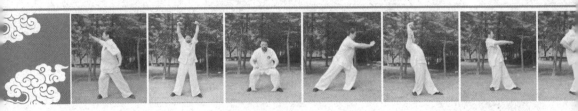

精华，这主要体现在武当丹道延寿图——《心性图》、《修真图》、《内景图》中，让我们通过解读这些图，来破解武当丹道养生延寿之谜吧！

　　这三幅武当丹道延寿图与民间流传的版本不同，而且与国内其他宗教庙观所藏版本亦不相同。这与刻版中雕版人依错就错有关，也与传承中解读者的理解不同有关，甚至与不能理解的情况下随意猜测、主观臆断有关。如《修真图》的胸部两侧，原为"日兔、月乌"，但后来的模仿刻版中几乎都表达为"心猿、意马"。又如《内景图》的头部两个双层小圆圈，本来表现为内日月和阴阳鱼眼，但是有的版本则表达为太阳的放射状。《心性图》的不同则更多，原本与1990年第一期《武当》杂志封三所刊载的《武当山炼性修真玄机心法图》（以下简称《心法图》）有许多地方不相同：如《心法图》"半"字人物的右上方和左下方均为阳刻，而原图（即指第五章之首所印《心性图》，下同）为阴刻；《心法图》"月"字人物左右手不分，而原图为左手扶右手；《心法图》"三"字人物所持一空竿，而原图的竿梢有一条红鲤；《心法图》"酒"字人物为一络腮大胡子，而原图为一净面八撇小胡须；《心法图》中心吕纯阳举起的右手只见一只空袖，而原图举起的右手非常清晰；《心法图》"一"字人物的左手为一空袖筒，而原图的左手可以分清手指；《心法图》"棋"字人物右方为一"其"字，而原图"其"字下方的两点为一匹白马；等等，不一一列举。这说明本书收集到的三图版本，都应是武当山原版图本。

第一章
《心性图》
——身国同构

万法归宗性里寻

不知心性怎还丹

　　《心性图》，是武当山道教全真龙门派为阐明"君治则国治，心治则百体自理"[1]的以身喻国、治国如治身的心性学说理论，而巧妙地运用大众容易接受的"福禄寿禧"和"八仙"人物绘画及养生楹联藏字图，进行的宗教信仰宣传和丹道修炼中心性修炼的暗示。在此，我们只能剔除宗教宣传的内容，主要解读武当丹道中心性修炼的理法和技术。

　　《心性图》为元明道士张三丰所创，为武当山所独有，到目前为止尚无任何宗教庙观发现此图。心性学说，是《心性图》的核心内容。《心性图》三百余言正文中"心即舍，而性即道"之说，是吸收了全真道"本心即道，性在心中，本心即性"的心性学说理论的精

————————

① 　见《孟子·尽心上》。

华。由此推出性即道，道舍为心，以心守道，以清静斋戒作为守护"道心"的法宝，作为治国安邦的"护城高墙"。

"心性"最早出自战国时期孟子"尽心知性"的提法，孟子说："尽其心者，知其性也，知其性则和天矣。"[1] 后来佛教各宗盛谈"心性"，如禅宗就融合了中国传统的儒家思想，以明心见性为宗旨，从宗教修持的角度首次把心性问题提出来，把修持的全部重心归结为心性的明悟。[2] 禅宗说："自心即是真性（佛性）"，明心见性，便顿悟成佛。道教接纳禅宗的"心性论"，是由北宋后期至金朝初年的张伯端、王重阳为代表创立的新道教开始的。新道教以张伯端为南宗，以王重阳为北宗，他们以"心性"范畴解释、会通传统道教的神、道诸范畴；又以身心、性命双修、双合来对应、反驳禅宗的明心见性，提出"心性圆明"的思想。《性命圭旨·大道说》对儒释道三家心性学说也做了比较分析，儒家叫做"存心养性"，道家叫做"修心炼性"，释家叫做"明心见性"，认为"心性者，本体也"。儒家叫做"执中"者，即执此"本体"之中也；道之"守中"者，守此"本体"之中也；释之"空中"者，本体之中本洞然而空也。道之"得一"者，得此本体之"一"也；释之"归一"者，归此本体之"一"也；儒之"一贯"者，以此本体之"一"而贯之也。

武当山《心性图》主述文字原版有272字，补正后应为276字（见图1-1）；加上落款14字和藏字联一副14字及意会文字4字，共计308字。武当山《心性图》与《修真图》和《内景图》一样，均系道家内丹修炼的示意图。当然，《心性图》主要是内丹修炼中对心性修炼的警示，这与《修真图》偏重于揭示命功功法和《内景图》兼顾性功和命功的图示特点，有着较大的不同。所以我们在《心性图》中根本看不到关于"精"、"气"的描述。同时，《心性图》的三百余言

---

[1] 见《孟子·尽心上》。
[2] 见张广保《金元全真道内丹心性学》，生活·读书·新知三联书店，1995。

正文与"寿"字图、养生楹联图在内容上看似没有联系，但运用道教各派心性学说理论进行对比分析，就会发现三百余言的正文作为丹道修炼的性功修炼理论法则，而"寿"字图、养生楹联图作为丹道修炼具体方法的暗示，它们之间不无内在联系，而且相辅相成。

一 《心性图》主述文字原文

（《心性图》全图中黑色覆盖部分即为原文所在位置，下同）

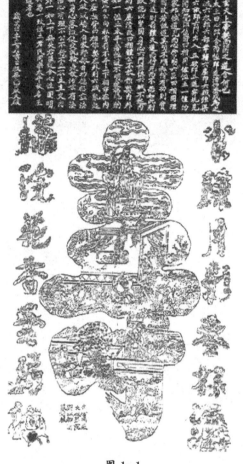

图1—1

玄天上帝①拱②而问之："道舍③何也？"

太上④曰："心即舍⑤，而性即道⑥，清静⑦斋戒⑧为之城⑨。六根⑩即六部⑪宰辅⑫，六尘⑬即六贼⑭强梁⑮，六识⑯即六门⑰出入，五欲⑱即五道⑲窄坑⑳，见㉑、闻㉒、知㉓、觉㉔即住国㉕四相㉖，同佐㉗性土㉘，一体的家邦㉙。性道见㉚而心常明㉛，六臣㉜四相同理国政㉝。若性道真明，不顺私情㉞，有功则赏㉟，有过则罚㊱，体天道㊲而行，死而不怨㊳。如此刑政㊴，能以坚固身心㊵，六门谨慎㊶，六贼不起，内则六尘清政㊷，四相体公㊸，不敢作弊㊹，内外如一㊺，性土太平㊻。若性道不明，爱听谗纳佞⁴⁷，背公向私⁴⁸，赏罚不平⁴⁹，上下相乖⁵⁰，在内六尘相背⁵¹，四相作弊；在外则六贼乱起，入破戒墙⁵²，入自家邦⁵³，劫自功德⁵⁴，福尽法无⁵⁵，身心落泊⁵⁶，便受沉沦⁵⁷。是故，治世⁵⁸有法，治心⁵⁹有理，不公不行⁶⁰，不正不立⁶¹，直交内外⁶²，一如上下⁶³，无失君臣⁶⁴，道合⁶⁵心性圆明⁶⁶，共为一致性土，君民⁶⁷同乐太平。故名，王道⁶⁸者也。"

岁次⁶⁹甲子⁷⁰五月⁷¹吉日⁷²板存南岩大殿

二 《心性图》主述文字注释

① **玄天上帝** 指武当山道教所奉真武大帝，亦称为北方水神、玄武神。据《搜神记》云："玄帝乃元始（元始天尊）化身，太极别体。上三皇时下降为太初真人，中三皇时下降为太始真人，下三皇时下降为太素真人。至符太阳之精，托胎化生净乐国王善胜夫人之腹，孕十四月而生，则为太上八十二化也。"又据《神仙通鉴》载："玄天上帝乃上古时净乐国王之嫡子，生有奇表，乃长至武当之山，潜形炼气，垂四十年，大道将成，值国王年迈，召嗣王位。玄帝修真志决，不肯还朝。后功圆行满，白日飞升。至武王伐纣时，玄帝化现荡魔，大奏肤功，天帝封号玉虚师相，玄天上帝。"（见图1-2）而"玄武"之称始见于《楚

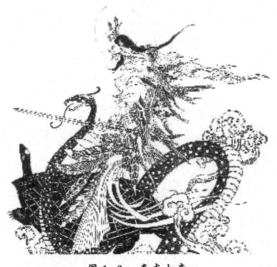

图1-2　真武大帝

辞·远游》："召玄武而奔属。"洪兴祖补注曰："玄武谓龟蛇，位在北方，故曰玄，身有鳞甲，故曰武。"《文选》注："龟与蛇交为玄武。"玄武亦被称为二十八宿之北方七宿，即斗、牛、女、虚、危、室、壁，因其形状若龟蛇同体，故名之。这在《修真图》中也有相应表现。武当山正是因"非玄武不足当之"而得名。宋真宗赵玄朗时，因避讳"玄"，遂改"玄武"为"真武"。玄武为"水神"，其名则见于《后汉书·王梁传》："玄武，水神之名。"

②拱　指打拱作揖，诚恳而且恭敬地行礼。

③道舍　指道在修身治国中的归宿。道，为道家和道教的基本概念，源于先秦时期老庄学派的哲学概念。老子《道德经》系统阐述了道家的宇宙观、社会政治思想、人生处世和修养的原则。认为"道"乃天地万物的本原、为"万物之宗"，也指一物区别于他物的"本性"。后世道教借用，宣称"用道治国，则国富民昌；治身，则寿命延长"，从而把老子的思想作为治国修身、修炼成仙的理论根据。人通过修炼得道，就可以"形体得之永固"，成为神仙，长生不死，永存天地。舍，指归宿。这里指道所处所在的位置。所以道舍在本篇的含义，应是以道养生，暗示治国的道理；又以道治国，以比喻养生的诀窍，从而揭示出道在修身治国中的归宿、作用。这种修身治国的思想，在今天的武当山仍很流行。目前在武当山流传较广的《诸神妙经·太上老君内丹经》中就有"圣人以身为国，以心为君。心正则万法皆从，心乱则万法皆废。复以精气为民，民安则国霸，民散则国废"。

④太上　指太上老君，为道教至尊之神。实际上是被神化了的老子。《老子·内传》云："太上老君，姓李名耳，字伯阳，一名重耳；生而白首，故号老子；耳有三漏，又号老聃。"老子为周代人，著有《道德经》上下篇，后世道家奉为至上经典。

⑤心即舍　指心是盛装道的器物、屋舍，道有多大心有多大，道是无边无际、无形无象的，心也是无边无际、无形无象的，所以

有"心为道器宇"之说。心，指人的精神意识活动。如南宋哲学家陆九渊即强调的是心的认识功能。[①] 人区别于其他动物的本质特征就是具有精神意识活动，这种精神意识活动是容纳人的本性、改变人的本性、发展人的本性的熔炉，所以称之为"舍"。唐代高道司马承祯认为，修道必须收心。他说："心为道器宇，虚静至极，则道静而生慧。"说的也是这个道理。这里强调了人的精神意识活动所具有的巨大能动性，以及其在道家的丹道修炼中所发挥的重要作用。我们只有把心、道舍、人的精神意识活动视为具有巨大能动性、具有超自然的力量时，人的本性才能在长期的丹道修炼中得到改变、得到升华。所以王凤仪[②]的《化性谈》[③]将儒、释、道三教修炼的归宿点都落在"性、心、身"三字上。

⑥ **性即道** 指性是万事万物的内在本性，是一物区别于他物的本质，是万物衍化的本原。这里的性，主要是指人的天性。明代学者焦竑认为："一性之内，无欠无余，人能安之，无往不足。"[④] 心在尚未发动之时无善无恶，这个无善无恶的状态就是人之本性。无善无恶是性之体，人能安于此性，就能满足道之大全。安于性命之情与自足其性，是庄子极力倡导的思想。所以，这里的"本性"、"本质"、"本原"就是"道"，就是事物的"天性"。王凤仪在《化性谈》

① 陆九渊的核心思想是"心即理"，断言天理、人理、物理只在吾心之中，心是唯一的实在。

② 王凤仪，正名树桐，人称"王善人"，1864 年生于辽宁省朝阳县。王凤仪幼时家贫失学，以牧牛做工为生，天性淳厚，颇知孝悌。1899 年 10 月，杨善士误陷朝阳府狱，善人效法古人"羊角哀舍命全交"故事，誓死前往营救，途中夜间忽现光明，宛如白昼，豁然彻悟，明心见性。凤仪自 48 岁在辽宁省海城县讲善功德三字之真义，感动张雅轩罄产创立淑贞女义学起，至民国十七年（1928 年）止，所倡立男女义学，发展至东北河北各省县市乡镇，达 400 余校，创立道德会千余单位，人才辈出。王凤仪大仁大智，笃行实践，讲病化人，提倡妇德女道，改善家庭，推及社会之立德、立言、立功，当时均以王善人称之。王凤仪于民国二十六年（1937 年）去世。

③ 《化性谈》：由郑宜时收集的王凤仪讲话。《中国道教》编辑部出版。

④ 见明代万历时焦竑的《老子翼》。

中说："人有三性，一天性、二禀性、三习性。天性是纯善无恶的，孟子说的性善，正是指的天性。人赋的性是禀性，禀性是纯恶无善的，荀子主张的性恶，正是指的禀性。后添的性叫习性，习性是可善可恶的，'近朱则赤，近墨则黑'。告子说的'可东可西'正是指的习性。"这就说明了人的外在表现和发展是由其本性决定的，天性多一点就善良，禀性多一点就险恶，习性多一点就刁钻。所以说修道即是修性、炼性、化性，不修性何谈修道？接着王凤仪说："舍钱不如舍身，舍身不如舍心，舍心不如舍性。人能舍掉禀性，就算得道。"所以，道就是人的"天性"。

⑦ **清静** 指清心寡欲，无为和静。道教认为，清静是道的根本，万物清静，"则道自来居"。老子说："清静为天下正，我无为而民自化，我好静而民自正，我无事而民自富，我无欲而民自朴。"因而把清静作为修养身心、治国安民的基本法则。所以本篇把"清静"、"斋戒"作为治国安邦的固城高墙，可见其作用重大。

⑧ **斋戒** 指道教清心洁身，禁制诸恶的法仪。道教认为，清心洁身为斋，禁制诸恶为戒。为示敬神，祭祀前需沐浴更衣，不饮酒，不吃荤，称之为"斋戒"。道教规定，入靖修真，要资斋戒，检口慎过，其道渐阶。斋者，齐也，齐其不齐；戒者，止也，止其不止。把斋戒视为降服身心的有效方法，如果违背戒律，应当受到惩罚和谴责。《太上虚皇天尊》说："斋戒者，道之根本，法之桥梁。"

⑨ **城** 指城墙，城护。这里喻指护卫人体不受外界侵扰、维护人体健康长寿的固城高墙。

⑩ **六根** 道教援用佛教名词。根是"能生"的意思，即指具有能取相应的六境，产生相应六识的六种功能。即眼为视根、耳为听根、鼻为嗅根、舌为味根、身为触根、意为念虑根。前"五根"，是产生感觉认识的实体，起到取境生识的作用；后"一根"属心法，是意识所赖以发生的依据。从现代人体生命科学来说，因人的意念、行为皆从此五处感官和思维生出，所以称之为"根"。

⑪ **六部** 指隋唐时期中央行政机构中的"吏、户、礼、兵、刑、工"六部，为尚书省的组成部分。六部之称，最早始于隋朝。杨坚建立隋朝后，废除了北周《周礼》设立的天官冢宰、地官大司徒、春官大宗伯、夏官大司马、秋官大司寇、冬官大司空等六官。在中央设立了尚书、门下、内史三省，作为最高政权机关。尚书省总领吏部、礼部、兵部、都官、度支、工部等六部。到了唐朝改为"吏、户、礼、兵、刑、工"六部。《心性图》在这里用"六部"喻指人体眼、耳、鼻、舌、身、意等六大感觉器官。

⑫ **宰辅** 指帝王的辅政大臣。这里指"吏、户、礼、兵、刑、工"六部的尚书，即六部长官，并喻指管理和约束眼、耳、鼻、舌、身、意的六神。如果六神负责任地按照养生的原则来管理和约束眼、耳、鼻、舌、身、意的话，人体便有了一时的六根清静。

⑬ **六尘** 指眼、耳、鼻、舌、身、意六识所感知感觉或认识的六种境界，即色、声、香、味、触、法的合称，佛教说，这是污染净心的六种因素。道教称之为污染道心的六种因素。

⑭ **六贼** 指北宋末年，蔡京、朱勔、王黼、李彦及宦官童贯、梁师成等六人，贿赂公行、党羽满朝、横行霸道，当时被世人称为"六贼"。在本篇中喻指污染道心的六种因素，即眼、耳、鼻、舌、身、意等六识。丹道修炼大家陈抟老祖在他的《华山十二睡功总诀》中说："行到此际，六贼自然消灭，五行自然攒簇，火候自然升降，酝就真液，浇养灵根。"其中所称"六贼"说的正是这个意思。在张三丰的丹诗中也可以随处找到关于驱除"六贼"的论述，如《玄要篇上·固漏歌》中说："闭黄房，修丹灶，休将六贼来喧闹。"在《玄要篇下·天仙引》中说："三尸无扰攘，六贼尽归降，魔境俱忘。"

⑮ **强梁** 指古代传说中的神，一作"强良"。《后汉书·礼仪志中》："强梁、祖明共食磔死、寄生。"磔死、寄生指恶鬼，强梁是吃恶鬼的神。后来强梁被引申为凶暴强横的人和势力。《老子》："强梁者不得其死。"本篇所说强梁是指后来的引申义，并喻指影响人体健

康和寿命的各种不良嗜好。

⑯ **六识** 道教援用佛教用语，是对"识"所作的分类，指依随"六根"而对"六境"起见、闻、嗅、味、触、思虑等作用的眼识、耳识、鼻识、舌识、身识、意识等六种感官知觉和思维。《云笈七签》说："六情起委，而生六识。"

⑰ **六门** 指"六识"所包括的六个人体外部感官及意识，在接受外界信息以及人脑对其作出相应反应和思维时的出入通道。我们把这六个信息通道和意识反应及思维进进出出的地方，称之为"六门"。这种外部器官接受外来信息时的六种感知感觉与人的大脑所作出的种种微妙反应，犹如六门出入。

⑱ **五欲** 道教援用佛教用语。梵文中，指色、声、香、味、触五境能引起人的五种情欲。又指财欲、色欲、饮食欲、名欲、睡眠欲等五种欲望。道教援用后，指耳、目、口、鼻、心之欲。

⑲ **五道** 道教以神道、人道、畜生道、饿鬼道、地狱道为五道。佛教有六道之说，即天、人、阿修罗、地狱、饿鬼、畜生等六道。本篇所指五道，根据上下文联系分析均不是指上述"五道"或"六道"，而是指与五欲所形成的因果关系，即由耳欲、目欲、口欲、鼻欲、心欲等五欲带来的五种恶果。《云笈七签》（卷十）云："五欲者，谓耳欲声，便迷塞不能止；目欲色，便淫乱发狂；鼻欲香，便散其精神；口欲味，便受罪入罗网；心欲爱憎，便偏邪失正平。凡此五欲，为惑乱覆盖。"

⑳ **窅坑** 指五欲带来的恶果，因五欲让人跳入陷阱。窅，为阱的异体字。窅坑，指陷阱。

㉑ **见** 指外界景物作用于人的眼睛所产生的视觉。属于感觉的一种。

㉒ **闻** 指外部声音作用于人的耳朵所产生的听觉。属于感觉的一种。

㉓ **知** 指知觉。客观事物直接作用于人的感觉器官，人脑中

就产生了对这些事物各个部分及其属性的整体反映，这种反映就是知觉。

㉔ **觉** 指觉察、觉悟。人的大脑通过对外界事物个别属性的一般感觉，到对外界事物各种属性的综合、整体知觉，再通过思维对感觉、知觉进行加工而产生一些经验性的认识，产生一些预见性的认识，这些复杂的过程才能称之为"觉"。

㉕ **住国** 指朝廷的行政大员，与东征西讨的大将军不一样，一般不离开中央行政机关。这就像人体的见、闻、知、觉均作用于大脑，不去直接对外产生影响一样。

㉖ **四相** 指隋唐时期中央最高权力机关中辅佐朝政的三省及御史台的四位长官。我国唐代官制基本沿袭隋朝制度且有一定发展，中央有三省一台，并设立了政事堂。三省及御史台是辅佐皇帝的最高权力机关，其长官均称为宰相。其中中书省起草诏令，门下省审核、签署，尚书省为全国最高行政机关，下设"吏、户、礼、兵、刑、工"六部掌管具体事务。御史台负责弹劾中央及地方官员，为最高监察机关。故有"住国四相"之说。

㉗ **同佐** 指共同辅佐朝政。佐，辅佐。

㉘ **性土** 指朝廷、中央，在人体则指先天之土，亦即中央脾土。性，乃真性，天性，在这里指人的天赋之性。土，在五行中位于中央，且为黄色，黄色乃皇家之色，所以用土比喻中央、朝廷。对于人体来说，脾藏"意"，主"思"，与精神意识活动存在一定关联；在五行中为中央土位，乃黄庭之宫。《素问·金匮真言论》云："中央黄色，入通于脾……其味甘，其类土。"

㉙ **一体的家邦** 指一个统一的国家。这里把人体比喻为一个统一的国家、部落、"小天下"。

㉚ **性道见** 指人的先天本性显露出来。性，人的本性；道，先天的、本原性的东西；见，通"现"，展现、显露。

㉛ **心常明** 指神清气爽，即精神愉快、心情愉悦、思维轻松

而敏捷，对事物的体察、体悟准确而明白。这里实际上指"明心见性"，即佛教禅宗的修持方法。禅宗认为，"心"可以由迷而转悟，而"性"是永远不变的，只要悟了自心本性（佛性），便可成佛。

㉜ **六臣** 指尚书省所属"吏、户、礼、兵、刑、工"六部长官。喻指视根、听根、嗅根、味根、触根、念虑根等"六根"。

㉝ **国政** 指国家的政治、政权，亦即所有的国家大事。喻指人体"小天下"的诸多重要事情，如养生、健康、长寿等人类关注的大事。

㉞ **不顺私情** 指不要因循迁就人的七情六欲，要杜绝人的七情六欲。顺，徇也；私情，由"六根"所产生的七情六欲。

㉟ **有功则赏** 指在丹道修炼中，把体悟到的有利于戒除掉六根所产生的七情六欲的方法肯定下来，加以总结、培育、巩固，从而使之成为良好的习性，最终实现性道相合。

㊱ **有过则罚** 指在丹道修炼中，把不利于人体健康和养生延寿的各种行为、嗜好、习性等，统统都戒除掉，而且以后永远不再重复。

㊲ **体天道** 指体察出事物的发展变化规律，喻指体察出人体生老病死的发展变化规律，并按照养生的原则和方法办事。体，体察、体悟；天道，我国古代唯物主义哲学家所指的自然界万事万物按照其本性生存和发展变化的规律，这里实际上是指老百姓的愿望。古代政治家常以百姓为"天"，后世称之为"民本主义思想"。

㊳ **死而不怨** 指按照养生的原则和方法坚守着清静寂寞，要牺牲人的许多禀性和习性，丧失很多人间乐趣，舍弃所有凡尘的七情六欲，既使这样也不会抱怨或后悔。死，牺牲、丧失、舍弃；怨，抱怨、后悔。

㊴ **刑政** 指刑法和政令。这里喻指丹道修炼或养生的法则和要求。

㊵ **坚固身心** 指人的身心不受外邪的侵扰和伤害，从而达到身体充满活力和心理始终处于健康状态的目的。

㊶ **六门谨慎**　指人的大脑在接受外界那浩如烟海的信息时，要有选择性、优化性，要把大部分污染道心的信息因素给堵绝于六门之外。这句话前应加二字，即"外者"，才能与下文通顺、工整。

㊷ **六尘清政**　指"吏、户、礼、兵、刑、工"六部尚书各司其职，一心向公，清正廉明。喻指人体的眼、耳、鼻、舌、身、意等感觉器官，闭兑塞听，一心向内，不受外界侵扰和祸患，从而达到人体的清正廉明。这里"六尘"的"尘"字为误刻，对照上下文应为"臣"字。

㊸ **四相体公**　指住国四相，即三省及御史台的宰相们，公而忘私，一心辅佐朝纲。这里喻指人体的感觉、知觉器官都在为一致的性土、一体的家邦尽职尽责。

㊹ **不敢作弊**　指住国四相不敢利用职权和特权，大搞结党营私，谋取私利。喻指人体的见、闻、知、觉不会因为贪图各自单方面的享受和愉悦而坏了养生的规矩和修炼的法则。

㊺ **内外如一**　指人体内外清静自然，抱朴守一。一，是道教的一个非常重要的概念。《太平经》[①]云："夫一者，乃道之根也，气之始也，命之所系属，众心之主也。"《云笈七签·元气论》云："夫自然本一，大道本一，元气本一。一者，真正至元纯阳一气，与太无合体，与大道同心，自然同性。"

㊻ **性土太平**　指人体以先天本性为基础的精神意识活动，亦即人体的中央中枢神经系统会感觉到清静无为，平安无事。

㊼ **听谗纳佞**　指听信诽谤和挑拨离间的话和采纳荒谬虚妄的计谋。即指人体的眼、耳、鼻、舌、身、意各自为了自己的欲求，宁愿听信那些不利于养生和修炼的歪理邪说。

㊽ **背公向私**　指为了一己私利而不惜损害国家利益。喻指人体的眼、耳、鼻、舌、身、意为了达到各自的欲望而不惜损害人的整体健康和寿命。

①　《太平经》：又称《太平清领书》，作者不详，道教经典。

㊽ **赏罚不平** 指不褒奖有功之臣，也不贬罚过失之人。对于养生来说，以此借喻人体的眼、耳、鼻、舌、身、意为了整体健康和寿命而戒除了单方面的嗜好和欢愉，却得不到肯定和巩固；而对它们为了各自的贪欲而损害人体健康和寿命的行为也不加以克制、戒除，甚至为了贪图色、声、香、味、触、法的欢悦，而放纵某些感觉器官的穷情极欲。

㊾ **上下相乖** 指朝廷官员，上下联手，玩弄机谋，串通作弊。上下，职位的高低；乖，违反常理，不正常；相乖，相互串通，玩弄手段。喻指感觉器官的欢愉带来大脑中枢神经系统兴奋，进而使人的情感、精神得到满足，于是它们相互利用，互为满足。

㊿ **六尘相背** 指朝廷的大臣们相互防备，互不团结，各自干着不可告人的勾当。这里的"尘"应为"臣"字。喻指人体的"六根"为了追求各自的色、声、香、味、触、法等，不惜损害其他感觉器官。如淫欲过度，便会由肾而损伤至肝，肝虚而殃及眼睛，造成迎风流泪，视物模糊等。

52 **入破戒墙** 指突破并损坏了眼、耳、鼻、舌、身、意等六门的防御系统，好不容易清静下来的心态和千辛万苦修筑起来的斋戒之墙，护卫人的整体健康和寿命的高城厚墙被弄得坍塌了。

53 **入自家邦** 指过度的七情六欲带来的危害已经进入到人体的"小天下"之内。

54 **劫自功德** 指自己经过千辛万苦修得的功业和德绩遭受到劫难。劫，灾难、劫难；功德，功业和恩德，所谓恶尽行善为功，善满得福为德。

55 **福尽法无** 指身体健康状况很差，甚至影响到生命，行修了多年的道法也丧失殆尽。福，古时指富贵长寿，今泛指幸福、享用。《韩非子》（卷六）曰："全寿富贵之谓福。"法，佛教将一切事物，包括现象的、本体的、物质的、精神的，也将佛教教义等，都称作"法"；道教亦将其教义称作"法"。宋代陈葆光撰《三洞群仙录》曰：

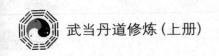

“精通道法，济度群生。”

(56) **身心落泊** 指人的身体健康状况极差，精神也恍惚，到了失魂落魄的地步。身心，身体和精神；落泊，亦作“落魄”，指穷困潦倒、失意不得志。

(57) **沉沦** 指沉没、沦落，陷入某种痛苦绝望的境地。在古代汉语中也作“死亡”解释。这里指身体已经没有了免疫功能，精神也沦落到最低点，已是命在旦夕。

(58) **治世** 指治理国家大事或称为治理天下、世界上的大事。

(59) **治心** 指治理人之心性的大事，或称为治理身心“小天下”的事情。

(60) **不公不行** 不是处于公心的事情不做，不是处于公心的话不说，不是处于公心的念头想都不要想。公，属于国家和集体的、受益或受损的对象都是共同的。

(61) **不正不立** 不是正直的、正当的事情不要去说、去做，更不要把它扶持起来。正，即正直的、正当的、公正的；立，树立、扶持。

(62) **直交内外** 一个国家，只有内外的信息直接沟通，才能做到反应敏捷，令行禁止。这里喻指人体的“小天下”要做到有利于健康的、有利于延长寿命的信息经常不断地内传外导，才能做到心性圆明，清静无欲。

(63) **一如上下** 指一个国家，从皇帝到住国四相、六部宰辅、臣子百姓做到思想统一，行动一致。喻指人体的“小天下”要做到从心到肾、从目到心到肾间、从顶到胸到足底（四肢）都能融为一体，正所谓武当丹道的神凝气血、心肾相交、龙虎交媾、和合为一。

(64) **无失君臣** “君君臣臣”乃是儒家术语。这里借用，在于说明国之大事必是君臣之间，职责分明，各司其责，才能有条不紊，件件落实，日久必然国富民强。对于人体“小天下”来说，各个部位、各个器官各司其责，协同动作，才能处事不慌，临阵不乱，天长日久必然达到健康长寿的目的。

⑥ **道合** 国家各个组成部分的事情，从本质到功能、到结果，都能相互融合、互为一体，表现出君臣一心，万众一志，国家强大。丹道修炼也是一样，若能做到人体各个部位的本来规律、固有功能及其表达方式和结果都能融合一体，必然会有超常的功能出现。

⑥ **心性圆明** 指"心"和"性"的彻悟。圆，即圆融、圆满；明，即开悟、明了。

⑥ **君民** 指君主和臣民，喻指脑神与四肢百骸的关系。心神无欲，四肢百骸皆乐，才能得太平清静。

⑥ **王道** 指治理国家的根本原则或大政方针。

⑥ **岁次** 岁星每年所在的星次和干支。也叫年次。

⑦ **甲子** 是指用干支纪年或计算岁数的方法，一般把六十组干支字轮一周叫一个甲子。但是这里是指纪年，就是指甲子年，即1924年，就是说武当山现存的《心性图》与《修真图》木刻版同时再次雕刻于中华民国十三年（1924年）。

⑦ **五月** 指农历五月，这年的五月大，用干支表示为"庚午"。

⑦ **吉日** 现在一般称为好日子，如良辰吉日。但这里是指农历的每月初一，所以也叫"朔日"。

三 《心性图》主述文字解析

被武当山道教所尊奉的真武大帝，亦称为北方水神、玄武神的玄天上帝很恭敬地向道教至尊之神——太上老君即老子施礼，并请教道：人的本性或天性，在修道中处在人体的什么位置呢？或者说人们修道的归宿在哪里呢？

太上老君回答说：人的心就是道的归宿，正所谓"道心"即道藏于心，而人的天性就是道的反映，它是纯善无恶的。所以能与道画等号的，只能是人的天性。那么包护于"天性"之外的"心"，在修道中如何处置呢？只有清静无为，谨守适合天性显现的清规戒律，你才能发现性与心、道与道体的存在及其功能的运化。道教认为，清静是道的根本，万物清静，"则道自来居"。老子说："清静为天下正，我无为而民自化，我好静而民自正，我无事而民自富，我无欲而民自朴。"因而把清心洁身、禁制诸恶作为修养身心、治国安民的基本法则。即把"清静"、"斋戒"作为护卫人体不受外界侵扰、维护人体健康长寿的固城高墙，并上升到治国安邦的高境界上要求，充分说明了"清静"、"斋戒"的作用十分重大。

这似乎与现代学者所做的心性分析是相通的。武汉大学博士生邓曦泽在他的《抽象普遍与推扩普遍——驳〈普遍伦理的出发点〉》一文中分析说："天道自然，如果天道未曾发动，则如何理解天道？乃无、静、虚等。无、静、虚，是天道之究竟处，是道之本然。道发用流行，则为一、有、动、实、心等。"为此他绘制了"道之静动图"（见图1-3）：

静：静道——形上—无名—道—无—虚—易——性

动：动道——形下—有名——一—有—实—太极——心

图1-3 道之静动图

就有无看，性无心有；就动静看，性静心动。所以《礼记·乐记》曰："人生而静，天之性也。"邓曦泽进一步分析说：性能无中生有，能由静入动。那么，"谁"能够使性无中生有，由静入动？答曰：性自身。所以，心性呈现天道，乃自然发动而呈现。性发动为心，心被遮蔽即恶或情恶，解蔽而呈明即善或情善。由此得出性、心、情、物的关系，即"现代心性图"（见图1-4）。

邓曦泽利用这张图来分析"履践仁义"与"善恶呈明"之间的关系，心呈明就是心复归本性，也就是天道的复归。如老子所说"反者，道之动"。如果没有这种呈明，天道就会暗而不明、郁而不发，也就无所谓天道。所以天道呈现为心性，心性呈现为万有，中

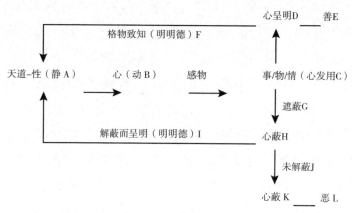

图1-4 现代心性图

间没有阻隔，是一贯的。这张现代学者所作的"心性图"中描绘的天道隐于性中，性隐于心中，心感物而发、而呈明万物，与武当山《心性图》所表达的心性学说应是在不同文化背景下的相同结论。

人的感觉器官如眼、耳、鼻、舌、身，以及人的意识，被佛教称之为"六根"。道教援用佛教关于"眼为视根、耳为听根、鼻为嗅根、舌为味根、身为触根、意为念虑根"的说法，认为前"五根"，是产生感觉认识的实体，起到取境生识的作用；后"一根"属心法，是意识所赖以发生的依据。从现代人体生命科学的观点来看，因人的意念、行为皆从此五处感官和思维生出，所以称之为"根"。那么它们在辅佐人的心神时，共同治理着人体这个"小天下"。这就像我国隋唐时期中央行政机构的吏、户、礼、兵、刑、工六部那样，在六部尚书的管束下，各司其责，各自分管着具体的行政事务，共同辅佐皇帝管理好国家大事。这里的"六部"就是"六根"，"六部宰辅"就是分别管束"六根"的识神。当然，世界上的人大多都是凡夫俗子，他们在后天的生存和发展中，很容易受到禀性和习性的影响，不断地驱使"识神"去追求色、声、香、味、触、法的享乐，以便能让各个感觉器官和精神得到满足。如果人的"心神"不加以收敛、管束，任由识神纵横追逐，则人的健康就会受到极大损害，甚至以缩短人的寿命为代价。就像六部尚书带头贪赃枉法、损公肥私、鱼肉百姓、横行霸道，必然造成天下大乱、民不聊生一样。因此，人的心神必须负责任地按照丹道修炼的原则来管理和约束眼、耳、鼻、舌、身、意等"六根"的贪婪，人体才能达到"六根清静"的境界。

人们受禀性和习性的影响，在主观上不断地对色、声、香、味、触、法发生新的贪欲，这必然使纯善无恶的天性蒙上六种"尘垢"。所以道家在这里又借用佛教的"六尘"之说，即把眼、耳、鼻、舌、身、意六识所感知感觉的色、声、香、味、触、法等六种境界，合称为污染"道心"——即损害人的天性和心神的六种因素。修道之人如果不去除"六尘"，必然半途而废，成就不了大丹；凡夫俗子如果过度追逐"六根"贪欲，蒙上过多的"六尘"，必然给自身的健康带来很大影响。这就像北宋末年在朝廷中贿赂公行、党羽满朝、横行霸道、狼狈为奸、搜刮民财、祸害百姓的蔡京、朱励、王黼、李彦及宦官童贯、梁师成等六个奸臣贼子一样，把天下搞得乌烟瘴气，最终大伤宋室江山的元气，导致金人入关，"入破家邦"，国破家亡。

人的"六识"，也是道教援用佛教用语。它是对人体的感知、感觉所作的分类，即指依随"六根"而对"六境"起见、闻、嗅、味、触、思虑等作用的眼识、耳识、鼻识、舌识、身识、意识等六种感官知觉和思维。这很像人体内外信息流通的六大门户，它包括了六个人体外部感官及意识，在接受外界信息以及人脑对其作出相应反应和思维时的出入通道。道家把这六个信息通道和意识反应及思维进进出出的地方，称之为"六门"。这种外部器官接受外来信息时的六种感知、感觉与人的大脑为处理这些信息所作出的种种微妙反应，犹如从"六门"进进出出。这六大门户对维持人的生命存在很重要。所以丹道修炼者就必须做到"六根清净"和"六门塞闭"，就是平常之人，也需要把牢这六大出入门户。只有尽力减少六大门户熙熙攘攘的纷扰，才能保证身体健康，心神安宁。

人对色、声、香、味、触的追求，叫作"五欲"。这也是道教援用佛教的用语。梵文中，指声、色、香、味、触五境能引起人的五种情欲。道教援用后，指耳、目、口、鼻、心之欲，即耳朵追求好听的声音（音乐），眼睛追求赏心悦目的东西（美女之色），鼻子追求粉黛之香，口舌追求美味佳肴，皮肤追求温润的接触。对这五种欲望的追求和迷恋，使很多人坠入企盼、追逐、无法得到、失望这样一种恶性循环的人生烦恼之中，久之必然染疾抱病、折寿损命，甚至中途夭亡。所以佛教称陷入这些贪欲之中不能自拔的人，只能在天、人、阿修罗、地狱、饿鬼、畜生等"六道"之中轮回。道教借用此说，以神道、人道、畜生道、饿鬼道、地狱道为"五道"，并与上述"五欲"对应而形成因果关系，即对耳欲、目欲、口欲、鼻欲、心欲等五欲的贪心追逐，带来的只能是在五道之中轮回的恶果。就像《云笈七签》中所说：人一旦陷入"五欲"的阱坑，耳朵便会去追求好听的声音，从而陷入靡靡之音而不能自拔；眼睛就会去涉猎美女淫色，进而导致淫乱发狂而严重损害身体；鼻子就会去追寻浓烈的香气，以致精神涣散而出现失魂落魄的境况；嘴巴就会贪恋美味佳肴，进而脾胃长期负担过重而遭受病害；心境总在爱与憎之中左奔右突，以致精神意识活动常常处于倾斜之中而得不到扶正和平衡。所以陷入五种贪欲之中的人，就像掉进了五个相互轮回的陷阱，不仅遭受一生的身心疲惫，而且折寿损命，永远进入不了修真正途，更不用说升华到神仙的境界中去。

人的"见、闻、知、觉"，与现代心理学关于感觉、感知、思维、语言的心理过程是十分吻合的。"见"为外界景物作用于人的眼睛所产生的视觉，"闻"指外部声音作用于人的耳朵所产生的听觉，它们都属于感觉的一种。"知"则是指知觉，即客观事物直接作用于人的感觉器官，人脑中就产生了对这些事物各个部分及属性的整体反映。"觉"是指觉察、觉悟，即人的大脑通过对外界事物个别属性的一般感觉，到对外界事物各种属性的综合、整体知觉，再通过思维对感觉、知觉进行加工，产生一些经验性认识和一些预见性认识的这样一个复杂过程，即称之为"觉"。那么这一由浅入深的心理过程，也是人的四种意识要素，它们共同辅佐人的心神驾驭人体各个部分协同动作，并对人的天性产生较大影响，使人的五脏六腑、四肢百骸成为一个高度协调、高度统一的健康愉悦地存在的有机体的过程。这就像隋唐时期中央最高权力机关中辅佐朝政的三省及御史台的四位长官——宰相，在朝廷中主理日常国政。其中中书省起草诏令，门下省审核、签署，尚书省为全国最高行政机关，下设"吏、户、礼、兵、刑、工"六部掌管具体事务。御史台负责弹劾中央及地方官员，为最高监察机关。故有住国四相之说。如果这四个处于最高权力机关的宰相，能够根据国之本性、君臣之礼、臣民之节，秉承皇帝的旨意共同辅佐朝政；并善于根据各自的分工，按照万事万物的内在和外在规律办事，偌大一个国家就会被治理得有条不紊，像一个兴旺勃发的民族大家庭。

武当道的人们认为"性即道"，人的先天本性是纯善无恶的，它与至高无上的"道"是相合的。那么人的天性的显露，必然会使人的心灵大放光明。在这种情况下，作为视根、听根、嗅根、味根、触根、念虑根等"六根"和感觉、感知、思维、语言的"四相"各自显现功能并共同作用于人体健康，影响人的寿命。这就像皇帝的治国安邦思想和方略正确，而且为臣民所接受，那么辅佐朝政的三省和御史台的四位长官及其吏、户、礼、兵、刑、工六部的官员，一定会万众一心，共同努力，兢兢业业地办理好每一件政务，进而带来天下太平、国富民强。

对于一个人来说，人的天性是合于道的，如果我们的禀性、习性也能合于道，心神和五脏六腑、四肢百骸必然高度统一，必然戒除七情六欲，而且对于"六尘"的污染和"五欲"的贪婪，能够不徇私情，该戒除的戒除，该扶持的扶持，同时按照养生延寿的规律和原则修持，即使形同枯木死灰也毫无怨言。这就像一国之君必须有明确的治国方略，凡事出于公心，不徇私情，对有功并作出贡献的臣子实行重赏，而对那些奸佞之士和损公肥私的不法之徒坚决地处以重罚，并且能够按照尊重老百姓的愿望、体现老百姓的利益的原则进行治理，那么国、君、臣、民之性就会一个一个地合之于"道"，必然把国家治理得井然有序，达到国泰民安。如此行使政令，老百姓为了国家的利益一定会万死不辞、死而无怨的。

对于人体来说，主持人们感觉、感知、思维、语言等精神意识活动的心神，就如同治理朝政的四位宰相，如果它们能够按照上述要求，做到六根清净，六尘不染，戒除六贼，谨守六门，抛却五欲，一定能身体健康，心达神明。如果人的禀性和习性真正合于天性，并处于"心性圆明"的状态，而且对于自身的思想行为及人体的任何部分没有任何偏袒，至公至正，对符合养生之道的优良思想行为予以肯定，并经常加以鼓励和演练，使之长期得到惠滋而自觉保持。而对于那些不利于养生延寿的错误思想要予以否定，对于那些不利于养生延寿的不良行为一定要彻底摒弃，并始终遵循养生延寿的自然规律和原则去行事。对于人体外部来说，要能够谨慎地守护"眼、耳、鼻、舌、身、意"这些人体家邦中的六大门户，杜绝"见、闻、嗅、味、触、思虑"等六贼入破人体这个"国家"的戒墙。对于那些不利于养生的色像不要看，不利于养生的声音不要听，不利于养生的气味不要闻，不利于养生的味道不要贪，不利于养生的物体不要触摸，不利于养生的事想都不要想，从而戒除掉引起人们六种贪欲的邪思妄念；从人体内部来说，如果能够做到"视根、听根、嗅根、味根、触根、念虑根"等"六根清净"，人体的感觉、感知、思维、语言都能默守一窍，抱朴守一，那么你在丹道修炼中就不会有心猿意马产生，就不会有贪求情欲的弊端发生。如果我们对于色、声、香、味、触、法的使用偏于一隅，就会使心性脱离正常的自我运行规律和自我平衡能力而染上"六尘"污垢。只有我们的心神保持平和中正，色、声、香、味、触、法就能转化成为人体的六种良性因素，并各自发挥有利于人体健康长寿的积极作用。如果真是这样，那么人体这个"小天下"就一定会实现精神意识活动澄明与人体的四肢百骸、五脏六腑的静养，达到内外高度和谐，神形高度一致的目的，从而实现人的天性与人体生命科学规律的和谐统一、人天合一，最终实现健康长寿、万体无恙的目的。至今我们在武当山的遇真宫还可以见到这样一副对联："断六欲跳出红尘进灵山，斩七情抛却凡胎升九天"，横匾是"快活神仙"。讲的就是这个道理。这就像一个国家如果能够遵循上述原则和方法治理国政，对外来说六大门户就能够国门清静，贼寇不入；对内来说六臣四相就能够一心向公，兢兢业业，更不敢徇私枉法，生出种种弊端来。如果能够内外清静、上下统一的话，一定能够实现国泰民安、江山永固的理想。

假如一国之君不明白治理国家的大道理，偏爱奸佞小人，偏听流言蜚语，凡事不从大局出发，不顾大多数人的利益，而且有功不赏，有罪不罚，朝廷上下，乃至国之上下，都虚而不实，出现十分不正常的状态。从内部来看，"吏、户、礼、兵、刑、工"六部各行其是、互相排斥；甚至辅佐朝政的三省及御史台的四位宰相，也结党营私、争权夺利，做出种种令人发指的丑事。从外部来看，贼寇蜂起，纷纷突破国界，杀入国之腹地、民族家园，千百年苦心经营的江山社稷毁于一旦，最终沦落到国无宁日、家不栖身、四处漂泊、无处安命、精神意志消沉、永无复兴之日的境地。

对于人体来说，如果人的天性不能合于道，经常处于昏妄沉迷的状态，偏爱那些有害人体的七情六欲，对于人体各个部分不能做到一视同仁，为了满足人体某一部分的一时快感和贪欲，而使另外的人体部分遭受损害。由此人体的各个部分竞相贪图享受，而不愿意服从大局承受苦劳。与此同时心神对那些有利于人体养生延寿的思想原则不肯接受，对那些有利于人体养生延寿的经验不愿意肯定和坚持；而对那些有害于人体健康的不良行为不愿意戒除，对那些损害人体健康的恶习不能克制，对那些损命折寿的贪欲思想又不予以否定和摒弃。由此心神难以安宁，人体的五脏六腑、四肢百骸都处于一种不正常的疲惫和"亚健康"状态甚至病态，从而造成人体的"六根"难以清净，各自为了贪欲，甚至竞相追逐一时之快，导致人体各个部分不能和谐统一。人的感觉、感知、思维、语言也都互不协调，从而在人体外部出现眼、耳、鼻、舌、身、意六个奸臣贼子各自纵欲，大肆追求形形色色贪欲的状况。

随着它们的贪欲一个个地得到满足，人体正常的生物钟遭到破坏，人体本能的自卫防线和疾病防疫功能被摧毁，各种病邪都能轻易地进入到人体内部，导致人体先天的匡正祛邪机能衰退，致使人体原本可以享受长寿之福的精神本原和物质基础受到损坏，一切有利于维持人体生存和健康的法度和条件都会渐渐消失，最终使人身如躯壳、心如浮萍、随波逐流、四处漂泊，完全丧失了生存的自信和精神的自主能力，陷入不可自拔、甘愿沉沦的悲惨境地。

正因为如此，万事万物的治理必然有其法度，精神意识的引导自然也有其奥妙。也就是说，治理天下的事情必然有治理天下的办法和制度，治理人的心性自然也有治理心性的道理和方法，这两者之间虽有大小之分，但遵循的原则却是一致的。那就是，一国之君对天下的臣民都应当做到公正公平，凡是不公正、不公平的事情尽量都不要去想，更不要去做；对于不正确、不正派的事情尽量不要去支持，更不要把它树立为典范。而且对于内政外交，要有直接的、畅通的信息流通；对于君臣之礼、臣民之节，要有明确要求，严格遵守，从而不要失去君臣礼仪和名节。治世如此，打理人的健康也是同样的道理。这就像是在一个国家内部，要形成君与臣民、臣民与君的相互依存关系。

主宰人之一身的心神对人体的各个部分要一视同仁，一概公平。例如：饱暖思淫欲，纵欲过度，虽然满足了性器官的一时快感，却埋下了肾亏、肝虚、目盲、耳聋的隐患。又如：以车代步，虽然舒服了双腿双足，却埋下了臀部、腰部的脂肪堆积，以及肌肉萎缩、心脏病、腰椎病等祸患。可见对人体一个部分的娇纵，就是对另外多个部分的损害。所以心神不可偏袒、娇纵人体的任何一个部分，也不能去助长、巩固那些不利于健康长寿的不良行为和习惯。

同时要实现人体内在需求与外在信息的互相沟通、统一，即是说要做到内在的心神意识和外在的举止行为尽可能地没有互相矛盾的地方。譬如一个双重性格的人，必然消沉、自闭、抑郁、气躁。即是在体内，从上到下一定要做到在心神的统率下，达到高度的和谐统一。只有这样，才能不违背心神与人体各个部分和谐共生的内在规律。再譬如说对待在上的心神和对待在下的肾精也要一样的平等。这也就是说，要形成心与身、身与心这个精神与物质的相互依存关系。这种关系是人作为一个生命体存在的必需，就像鱼与水的关系一样谁也离不开谁。也像一个国家，有君必有臣，有臣必有君，君离不开臣，臣离不开君是一样的道理。

作为一个国家，宫闱中的皇帝与宫外的臣子，城内的人与城外的人，都是各有职责，各行其守的。但是他们都必须在最高统帅的坚强意志和严明指挥下，和谐相处，协同动作。只有这样才能达到内外和合、上下一致、功德圆满、国度开明；才能万民一心、共同努力、同仇敌忾，誓死守护着中央、捍卫着"皇上"；才能五谷丰登、六畜兴旺、万家幸福、国家富强，君乐其民安，民乐其太平，这大概就是我们所称颂的"太平盛世"吧！人体也是如此，人的心神意识及其所有的语言行为都与人的天性一一相合了，必然带来心灵的豁达通透，性情的纯善光明，精神的不断升华，而且人体的各个部分都会聚集在纯善无恶的天性周围，服从天性的意志和驱使，共同守护着中央、守护着天性。只有这样，在内的天性与在外的心神意识、经络气血、五脏六腑、四肢百骸等才能和睦相依、和谐相处，并共同享受健康长寿之福。

总之，国之道，君为主宰，国家的一切都必须服从君王的意志；人之道，心为主宰，人体的一切都必须服从心性的驱使。仅有这些还不够，还必须做到君与国之道合，心与人之性合，这样才能国泰民安，心性圆明。这才是道的归宿！

四 《心性图》创制人考

最早报道《心性图》的是杨世泉、高飞题为《新发现的武当道藏灵图》[①]的报道。但就其文字报道看，当时的报道者尚不知该图的确切名称及其确切的创制人和创制年代。下面摘其内容予以证实：

> 我国著名道教圣地武当山最近又挖掘出一幅珍宝——《武当山炼性修真玄机寿字图》。经初步鉴定，这是一幅在全国首次发现的武当山道人养生功理图，从而为道藏文库增添了新的宝贵的一页。"灵图"是道藏中的一大类目，其内容包括两个方面：一是关于道教经典原著的图解；二是以图象为主的单独著述。新发现的《玄机寿字图》当属后者。……因道教崇尚清静无为，道徒中甘愿隐逸者颇多，故而有许多价值很高的经籍图符，至今仍秘藏于私人之手。此次借一个偶然的机会，有"山人"将此玄机图献出。武当拳法研究会喜获此图，正组织专门人员进行破译。……《玄机寿字图》，根据其所绘内容来看，与道教的导引功十分吻合。整幅图长106厘米，宽53厘米。图面上描绘着道教各种人物修真炼功图案。图案上的人物有的坐忘（养生），有的在吹笛（导气），有的在搔头（按摩），有的在揉面（按摩），有的在戏棍（体操），有的在起舞（体操）……而这些姿态各异的人物炼功造型经巧妙组合，构成了图中赏心悦目的"寿"字和一副惬意的楹联。"寿"字上部绘出"寿星"

---

① 见《武当杂志创刊十周年精华本》下卷。

（民间长寿之神）与"三官"（道教尊奉的三神，即天官、地官、水官）；下部绘出"八仙养生"，其意在众神赐福，养生可成仙。楹联上款为"半帘月影三杯酒"，下款为"满院花香一局棋"，其意在恬静、淡泊，知足常乐。《玄机寿字图》上部顶端，则记载着道教教主太上老君（春秋时著名思想家老子的化身）与武当道祖师玄天上帝（即真武大帝）的一段问答式对话录，以此统领整幅灵图。在对话中，太上老君将人心比做道教的房舍，道士修道的过程就是在房舍里修身养性的过程，即所谓的"心即舍而性即道"。太上老君在这里告诫玄天上帝，要在这样的道舍里"清静斋戒"，消除"五欲"而置身于"六尘"之外，使自己达到"心性圆明"之境界……若将此段对话与图中寿字及楹联联系起来看，《玄机图》早先可能是道舍正堂墙壁上的一幅挂图。从欣赏角度来讲：中间为寿图，右边是上联，左边为下联，而横联部分则为对话录取代；从内在价值来看，道士们身居道舍之中，因为有房中的那幅挂图，使他们懂得了"道舍何也"。每当他们出入道舍，免不了看看那幅挂图，从而使心性常受到陶冶。早在1987年春，武当拳法研究会曾经发掘出一幅武当山养生功功法图——《武当山炼性修真全图》。有关专家认为，在武当山应当还有一幅与此功法图相对应的功理图。经过两年时间的寻觅，终于在茫茫丛山之中找到了这幅姊妹图。两图长宽整齐，风格统一（若就艺术价值而言，后者恐怕要独占鳌头），同于1924（甲子）年由武当山十方丛林南岩宫监院刘理卿简众刻印。但这次刻版属于复刻。《修真全图》与《玄机寿字图》首版于何时，是否在世间得以保存？至今仍是一个不解之谜。《玄机寿字图》的发现，丰富了中国道藏文化宝库，对武当山道教及内家养生功的研究，均有着无可估量的价值，并在该报道之后全文附录了《玄机寿字图》的主述文字。

这应当是一篇发现《心性图》后的真实报道，尽管当时对《心性图》的名称还不能准确确认，但它告诉了大家这样的信息：

一是《心性图》是一幅在全国首次发现的武当山道人养生功理图，而且与《武当山炼性修真全图》为姊妹图，丰富了中国道藏文化宝库，对武当山道教及内家养生功的研究，均有着无可估量的价值；

二是《心性图》秘藏于私人之手，借一个偶然的机会，有"山人"将此玄机图献给了武当拳法研究会；

三是画中藏字联上描绘着的各种道教人物与道教的导引功十分吻合，而且八仙人物各自不同的养生方法在图上也是一览无余，所以它是一幅修真炼功图案；

四是《心性图》早先可能是道舍正堂墙壁上的一幅挂图，其中间为寿字图，右边为上联，左边为下联，而横联部分则被那一段对话所取代；

五是《心性图》与《武当山炼性修真全图》首版于何时，是否在民间得以保存？至今仍是一个不解之谜。

此后，晓非以《武当山又掘珍宝〈心法图〉即将刊出》为题，在1989年第三期的《武当》杂志再次报道《心性图》的有关消息，现亦摘录如下：

我国道教圣地武当山最近又挖掘整理出《武当山炼性修真全图》的姊妹图——《武当山炼性修真玄机心法图》。此图由字画图案诸部分组成，因年深月久，已有几处破损，但经武当拳法研究会有关专家的翔实考证及精心补修，已复原貌，与《修真全图》堪为合璧。武当山武当拳法研究会挖掘整理出的《武当山炼性修真全图》，是迄为止国内最完整、形象的道家内修功法图，具有很高的学术和研究价值，为揭开内家功法的玄秘打开了一扇窗口，引起海内外武术气功界、学术界的重视。近两年来，武当拳法研究会经过多方努力，又在武当山一隐者手中得到了《武当山炼性修真玄机心法图》。此图高106厘米，宽58厘米，与《修真全图》同一规格款式，皆为武当山十方丛林南岩宫监院刘理卿刻版存印。图的正中由一巨"寿"字和一对画符楹联组成。"寿"的上半部由福、禄、寿、喜"四星"图媾和而成，"寿"的下半部则由"八仙"养生态所联缀。楹联为："半廉月影三杯酒，满院花香一局棋"。字字皆含道家修炼之妙诀。除此之外，更为珍贵的是图的上方还刻有在《道藏》等典籍中所未曾记载的玄天上帝与太上老君的一段对话，经初步鉴定为炼性修真功理图秘旨。武当山武当拳法研究会正组织有关专家对此图进行破译和探讨。有关研究文章及《武当山炼性修真玄机心法图》，简称为《玄机心法图》，并将在《武当》杂志陆续刊出。

从这篇报道看，武当拳法研究会已经将这个"寿"字图统一命名为《玄机心法图》，而且确认为具有很高学术和研究价值的道家内修功法图，尤其是图上方的那段玄天上帝与太上老君的对话，在《道藏》等典籍中所未曾记载的一段炼性修真功理图秘旨。但是这幅图出于何时？出自何人之手？仍然没有交代。虽然《心性图》有"岁次甲子五月吉日板存南岩大殿"的主述文字落款和《心性图》、《武当山炼性修真全图》有"武当南岩大殿监院刘理卿简众刻版"的题款，但可以肯定的是，当时南岩宫监院刘理卿没有创作制版的历史可能性。之所以为他记下这笔功绩，是对他有心复制武当山古代图版、最终为后人留下了一笔十分珍贵的武当山道教文化遗产而表达的溢美之意。

再后来，《武当》杂志果然刊出了原版《武当山炼性修真玄机心法图》，并注明"此图高106厘米，宽58厘米，原存武当山南岩大殿"。说明这块木刻版现在已经不在南岩，或者说武当山已经没有这块木刻版了，武当拳法研究会得到的只是一位隐士手中的《玄机心法图》拓片。同时，在《武当》杂志1990年第一、二期，连续跟进登载了谭大江的《武当玄机心法图释义》一文。谭大江先生花了很多精力，查阅了有关资料，一直无法找到《玄机心法图》的原作者。但有关《玄机心法图》的产生年代，谭大江先生就该图图示和文字留下的线索，还是找到了一些蛛丝马迹。谭大江先生认为：

　　《玄机心法图》正文中有"六部宰辅"与"六贼强梁"之说。"六部"指的是朝廷中所设的吏、户、礼、兵、刑、工六个中央行政机关，此设置起自隋唐，沿袭至明。那么从正文年代推断，最早只能在隋唐"六部"设置之后，最晚在武当山道教鼎盛的明代中前期。因为明末时，武当山道教便遭到战乱冲击。清以后，境况也便再难与前比，失去了著名丹道家在武当山潜心立法传术的可能性。而"六贼"之说始于北宋末年，它是以当时在朝廷中狼狈为奸、横行霸道、祸国殃民的蔡京、朱励、王黼、李彦、童贯、梁师成六个奸佞乱党而论的。按此说，《玄机心法图》正文年代的上限又晚于北宋，可能在南宋至明朝中前朝。尤其令人注意的是，"六贼"为宋室之大患，那么，南宋皇室对"六贼"的深恶痛绝也就必然要比后来的元、明皇室直接和明显得多。而道教为了求得自身的生存和发展，历来必要投其当朝皇上之好恶。在武当山道教的大量古经典中，我们俯拾可见经书卷首或封面赫然印着"当今皇上万岁万万岁"的大字。由此认为，《玄机心法图》成文在南宋时期的可能性最大。况且，唐宋时期在武当山修炼的大小丹道家较多，诸如此时期的吕洞宾、陈抟、张三丰，都是在武当山长期从事修炼的著名人物。这一时期的修炼家们通过他们自身修炼的实践经验，将其养生理法托言于玄天上帝和太上老君昭示于后人是完全可能的。

　　但是，若将《玄机心法图》的图画部分作为南宋时期的作品来看待，这就又出现了问题。问题出在《玄机心法图》图中大"寿"字中所绘的八仙人物上。关于八仙、八仙图、八仙传之类的记载，在唐代就已出现。而唐、宋、元时期，对于八仙的姓名都未有固定概念，其说不一。直到明吴元泰《八仙出处东游记》才将八仙确定为李铁拐、钟离权、张果老、何仙姑、蓝采和、吕洞宾、韩湘子、曹国舅八人。而《玄机心法图》"寿"字中绘的正是此八人。由此看来，《玄机心法图》的产生又只能断在明吴元泰之后。再者，我们若认真将《玄机心法图》的三百余言正文与"寿"字、联文图作个比较，可以发现正文与图在内容上没有直接联系。也就是说，图不是对正文的直接注解和说明。可以认为，三百余言的正文，作为养生修道的理法原则，完全是个独立成篇的东西。而"寿"字图、联文图，作为养生修道的具体理法指导，也是一个独立成篇的东西。只是两者上下相合拼接，这就使《玄机心法图》表意显示得更为充分丰富。

　　所以，《玄机心法图》的正文与图可能不是出自同一时期、同一地点、同一作者。前者可能出自南宋，后者出自吴元泰之后。可能明吴元泰之后的作者作图后将两者嵌为一壁，也可能是刘理卿监院将二者嵌为一壁。但不管怎么说，我们始终不应忽视《玄机心法图》作为内功修炼理法所显示出的十分宝贵的研究价值。

　　本书另辟蹊径，由金元全真道内丹心性学说体系入手，进行了系统的研究，并得出如下结论：

　　首先，武当拳法研究会所称的《玄机心法图》应改为《心性图》。因为从《心性图》所反映的宗教学说特点看，它是一篇典型的反映道教"身国同构"思想的代表作。《心性图》的主述文字以皇帝居于宫闱，无为而治为城墙，住国四相治理国政，六部宰辅驭使天下，来揭示性藏于心，心主于外，借四肢以治人体"小天下"的内丹修炼真谛，这是全真龙门派心性学说的代表作，更是典型的反映道教"身国同构"思想的代表作。更重要的是《心性图》完全反映了张三丰的心性学说体系。

其次，《心性图》由张三丰所创。其理由如下：

一是《心性图》的主述文字是以玄天上帝问"道"于太上老君，太上老君又对"道"进行全面阐释而进行叙述的，它深入浅出，由性到心，性即道，谓之"道心"；又由心至命，心即舍，谓之"凡心"，循循善诱，一层一层地揭示了心性修炼的真谛，显现出"穷理尽性以至于命"①的风格。这纯粹是张三丰的心性说。张三丰说："既不知穷理，则心不明。心既不明，则不能见性。既不能见性，焉能致命！"所以它实际上是说人们的身体健康，寿命延长，离不开"道心"的修炼；人们修炼心性，成为至圣，一定也离不开"德性"的涵养。更有甚者，张三丰说："大道以修心炼性为首。性在心内，心包性外，是性为定理之主人，心为栖性之庐舍。修心者，存心也；炼性者，养性也。存心者，坚固城廓，不使房屋倒坍，即筑基也；养性者，浇培鄞鄂，务使内药成全，即炼己也。心朗朗，性安安，情欲不干，无思无虑，心与性内外坦然，不烦不恼，此修心炼性之效，即内丹也。"②可见《心性图》的"道心"说，与张三丰的"心性说"如出一辙，完全是一人所为。从《张三丰全集》中留下的诗词看，张三丰在武当山修道9年，曾经意欲应召谒见皇上。要见皇上，必有觐见之礼，很可能《心性图》就是张三丰当时准备的觐见之礼。

二是因为张三丰与吴元泰为同时代人，并接受了吴元泰的"八仙"说。根据本书第一章对张三丰生卒年代考察，张三丰"生于南宋理宗淳佑七年（1246年），卒于1464年"。而吴元泰所作《八仙出处东游记》在明代中叶，即1450年左右已盛传于世；而且在张三丰的丹诗中已多有提及，如张三丰《玄要篇（下）·叹出家道情九首》云："会八仙去上仙桥，那时方显玄中妙。"当时道教所称"八

---

① 见张三丰《道言浅近说》。
② 见张三丰《道言浅近说》。

仙"，指钟离权、李铁拐、张果老、曹国舅、吕洞宾、韩湘子、蓝采和、何仙姑，此八仙传说故事先后见于唐宋文人记载，并盛传于元明时期。虽然在吴元泰之前的元代马致远《吕洞宾三醉岳阳楼》中没有何仙姑，明代小说《三宝太监西洋记演义》中亦没有何仙姑，但我们在张三丰的《玄要篇（上）·金丹十还歌》中所说的"弄玉仙姑吹玉箫，声声吹入元关窍"和《玄要篇（下）·天边月道情九首》中的："有个神仙品玉箫，玉箫品出通天窍"看到了何仙姑和韩湘子的影子，正说明张三丰与吴元泰在八仙问题上的一致性。在藏字联中还可以找到更为充分的理由来说明张三丰首创《心性图》的结论，在破译藏字联时将加以论证，这里不再多述。

三是据王兆云辑《白醉琐言》记载："三丰遗物：张三丰在甘州，留三物而去。其一为蓑笠；其二为药葫芦，人有疾者，或取一草投其中，明旦煎汤，饮之疾立愈；其三为八仙过海图，中有寿字。"充分说明《心性图》乃张三丰随身携带之物。

再次，《心性图》主述文字是一篇典型的全真教作品，应是丘处机所传、张三丰创作并与《修真图》为姊妹篇。我们这样说似乎有些武断，但是当我们不断地考察武当山的历史时，就会发现武当山道教，自始至终都显露着全真教的痕迹。武当山不仅有周代的"两尹盛修"（两尹，即尹喜、尹轨），汉代的"两生丹岩"（两生，即马明生、阴长生），隋唐五代时期的吕岩（吕洞宾）、陈希夷（陈抟）等仙家在此长期修炼并得以长寿，而且武当山的各个历史时期都呈现出全真教的风貌。自金世宗大定七年（1167年）王重阳于山东宁海（今牟平县）全真庵聚徒讲道正式创立"全真派"之日起，武当山道教便成为全真派最大门户之一。北七真中的马丹阳、丘处机、孙不二都曾在武当山相继隐居修道。其中丘处机创立的全真龙门派又在武当山占了最大势力。所以我们说，《心性图》是全真龙门派的典型作品，而且应当出自其代表人物张三丰之手。

最后，基本同意谭大江先生对于《心性图》主述文字成文在南宋时期并图文出自不同时期合而为一的分析。但本书认为，主述文字出自张三丰的早期作品，并在后期与绘图部分进行了合成。这在张三丰的丹诗中同样可以找到证据，如张三丰对"六贼"、"五欲"的借喻和劝戒以及"心性学说"都可以予以证明；至于绘图风格，我们可以从张三丰自画像及其他作品中得以推断。

五 《心性图》的特点

从《心性图》宗教学说的特点看，它是一篇典型的反映道教"身国同构"思想的代表作。中国社会科学院胡孚琛教授说："道学是一种积极的学说而不是消极的隐士哲学，它包括治国、修身等诸多方面，和儒学'家国同构'的特点不同，它是一种'身国同构'的学问。"尽管如此，我们仍不难看出《心性图》确确实实讲出了内丹修炼中心性修炼的真谛，它并非单纯为了宣扬宗教而作。《心性图》的主述文字以皇帝居于宫闱，无为而治为城墙，住国四相治理国政，六部宰辅驭驶天下，来揭示性藏于心，心主于外，借四肢以治人体"小天下"的内丹修炼真谛，实在是全真龙门派心性学说的代表作，更是典型地反映道教"身国同构"思想的代表作。这种匠心独运的图文并茂、明心见性、借此喻彼的示理方法，实在是惊世之作，震撼人心！我们实在不能容忍任何人对它稍有微词。

从《心性图》主述文字所揭示的主题思想看，它是一篇警世之作。《心性图》的主述文字是以玄天上帝问"道"于太上老君，太上老君又对"道"进行全面阐释而进行叙述的，其核心是遵"道"守"德"，这不仅是治国安邦的大道理，而且也是治理人体"小天下"的根本原则。它深入浅出，由性到心，由心至命，循循善诱，一层一层地揭示了心性修炼的真谛，大有"穷理尽性以至于命"的气势。这纯粹是张三丰的"心性说"。张三丰说："既不知穷理，则心不明。心既不明，则不能见性。既不能见性，焉能至命！"所以它实际上是警示我们，人们的身体健康，寿命延长，离不开对"道心"的理解和修炼；人们的心性修炼，成为至圣，一定也离不开对"德性"的把握和功用。而且"道"与"德"并行不悖，独立施泽，同时又相互作用、相互扶持，共同作用于国之"大天下"和人之"小天下"。

从《心性图》主述文字的表达形式看，它是一篇托言之作。它的叙述不同于其他诸如《神仙传》一类的传说，虽与丹阳派清净本色心性学说和龙门派内道外儒的其他心性论著有相同之处，但也有其鲜明特点。《心性图》所引"太上"所言的"六部宰辅"，是隋唐中央行政机关的机构设置；所说的"六贼强梁"，却是北宋末年朝廷内的奸佞人物。这些史实是绝不能与太上老君所处时代相提并论的。所以玄天上帝因为弄不清"道舍"为何，而向太上老君"拱而问之"，只是假借玄天上帝，即坐镇北方之神——真武大帝之口，向太上老君，即老子问道；又假托太上老君之口，来讲述武当山道人们对治理大小天下的看法。由此可见，《心性图》的主述文字应当是一种借此言彼的托言之作。

从《心性图》主述文字的内容看，它是一篇典型的全真教作品，和张三丰所创《修真图》为姊妹篇，也与丘处机所传《内景图》形成"修真三图"。我们这样说是有依据的，如前所述，在我们不断地考察武当山的历史过程中，发现武当山道教，始终显露着全真教的痕迹。而且，无论我们从丘处机创《内景图》、于北京设"八会"、传张三丰于武当山闭关修炼之时的史实看；还是从张三丰的心性学说与丘处机的全真龙门派心性学说体系的一脉相承看，都会得出这样的结论。尤其是自金世宗大定七年（1167年），王重阳于山东宁海（今牟平县）全真庵聚徒讲道正式创立"全真派"之日起，武当山道教便成为全真派最大门户之一。后来，北七真中的马丹阳、丘处机、孙不二都在武当山相继隐居修道。其中丘处机创立的全真龙门派又在武当山占了最大势力。至今，武当山全真龙门派还在住山道士中自称为"半匣蒲团派"①。

　　早期的全真道所谓修心的基本内涵是：制服欲念、尘心，使心地清静澄湛，如同枯木死灰。王重阳登真后，马丹阳掌教，有了丹阳派清净本色心性论，其特征是：修炼要绝尽尘心，显露性体，使真性恢复其本来灵光。马丹阳、谭长真均把"一点灵光"称为性，认为性是禀自光明大道的一点灵光。谭长真在《水云集》中吟："一点灵光不昧，出入往来无碍，处处现圆明。"马丹阳也在其《金集·见性颂》中云："一点灵光晃太虚，丹青妙手莫能摩。休将明月闲相比，有缺因缘怎类吾。"

　　丘处机掌教后，不仅继承了王重阳的全真道，而且融合了尹志平的思想构架，创造性地阐发了全真龙门派内外双修的基本原则，建立了以道、天道、天为核心，以常心、常性为归依的内道外儒心性论体系。龙门派的心性论与丹阳派及其他派别的心性论最大的区别，就在于龙门派把心性问题最终都归之于"道"，并且以道为重心，开创了内修心性，外修功行的两条既相互独立，又相互关联的证道路径。这与《心性图》的主述文字开篇即问"道舍"，首答即是"心性"的表达，有着一脉相承的关系。所以我们说，《心性图》是全真龙门派的典型作品。

　　从《心性图》主述文字的字里行间所表达的宗教色彩看，它比较全面地体现了全真教派丹道修炼的几个特征：第一，不讲符箓、烧炼之事。这与武当山本山派和正一派有所区别，因为这两派均擅长符箓、烧炼之事。而《心性图》全篇无论是文字亦或是图示均未

---

　　① 据传马丹阳和丘处机曾在武当山玉虚岩同坐一个蒲团辟谷修炼，与马丹阳比丘处机入道较浅。辟谷日久，丘处机难得辟谷要领，于是饥饿起来，便有饮食之念。马丹阳即有觉察，认为丘处机六根未净，拒绝与其相伴修炼，当下拿来斧头，将蒲团劈开，各拿一半，自奔东西。丘处机自知理亏，从此发下宏誓大愿，就以这半匣蒲团坐而修炼，洗心涤虑，抱中守一，终获正果。所以后人将丘处机所创全真龙门派称为"半匣蒲团派"。

提及符箓、烧炼之事，甚至连有关的借喻之词也没有。第二，全文贯穿着"明心见性"的核心内容，体现了"少私寡欲""心性圆明"的修炼理法，这与武当山历史上存在的上清派、清微派、榔梅派等亦有所不同，而与全真龙门派的修道主旨是十分相符的；第三，主张儒、释、道三教合一，从《心性图》原版主述文字仅有的 272 字看，其引用佛教词语就有十多处，如"六根"、"六尘"、"六识"、"六门"、"五欲"、"五道"等，而且还引用了儒家的多种说法和思想，如有关"修身齐家治国平天下"及君臣、君民和合之道、家邦国政治理之道等。这与全真龙门派主张儒、释、道三教合一的修道主旨和治教思想是完全一致的。

六 《心性图》主述文字的丹道理法

首先，心性学说是《心性图》的核心内容。这是因为，一方面《心性图》所表达的关于心性的修炼，在全真道"虚、心、性、神、意、身、命、精"等一整套概念体系中①，处于很高的位置，往往只在"炼神还虚"阶段那些功夫很深的道人才能接触到；另一方面三百余言正文中说："心即舍，而性即道"，是吸收了全真道性命双修理论的精华。全真道性命双修理论认为：本心即道，同时性在心中，本心即性。李道纯的《中和集》说："心中之性谓之砂中汞。"张三丰也说："欲使三家情意合，只凭一点道心坚。"② 由此可推得性即道，道舍为心，以心守道，以清静斋戒做为守护"道心"的法宝。在谈到穷理、明心、见性三者关系时，张三丰说得更为清楚："既不知穷理，则心不明。心既不明，则不能见性。既不见性，焉能至命！"

在具体修炼中又有先修命、先修性、性命双修之争。所谓命功，

---

① 见金正耀《道教与炼丹术论》，宗教文化出版社，2001。
② 见张通《张三丰太极炼丹秘诀》，中国书店出版社，1998。

是以调节人体呼吸为主，重在形体修炼，进而培补元精、元气、元神的内丹功法。命，指肾精以及身躯有形物体。命功修炼者，从形体修炼入手，体健而精满，精满而气足，气足而神旺。《修真图》所揭示的丹道修炼方法即属于此。所以其练功阶梯大体有补亏筑基、炼精化气、炼气化神等阶段。所谓性功，是以调节人的精神意识活动为主，辅以吐纳导引、胎息辟谷，用以激发性光、灵光出现的内丹功法。修炼性功者，主要从炼气化神入手，渐次进入炼神阶段，完全集中于意识活动的锻炼。《心性图》所揭示的丹道修炼方法即属于此。所谓性命双修，是指道家将修性与修命相结合，同时修炼的内丹功法。修性即修心，与禅宗的明心见性大致相同；修命即修术，即养气炼形，与儒家的修身养气大同小异，非道教所特有。《性命圭旨》："持戒、定、慧而虚其心，炼精、气、神而保其身；身保则命基永固，心虚则性体常明；性常明则无来无去，命永固则何死何生。"可见，命与精、气、神相结合，以精为根，以气为命，以神见性。此神乃识神，此性乃秉性。性与戒、定、慧相关联，以戒为基，以定为度，以慧为真性。此神乃元神，此性乃真性。可见，武当丹道修炼家也吸收了佛家的一些养生真谛。

道教内丹各派，均以性命兼修为宗旨。吕洞宾《敲爻歌》云："只修性，不修命，此是修行第一病。"至于先修命抑或先修性，又有不同说法。北宗主张先性后命，性是主，命是宾。丘处机《丘祖语录》云："吾宗三分命功，七分性学，以后只称性学，不得称功。"南宗主张先命后性，张伯端《悟真篇·自序》云："世间凡夫，卒难了悟，黄老悲其贪著，先以修命之术顺其所欲，渐次导之于道。"故道以养性，术以延命，性命双修，可达形神俱妙，与道合真。而张三丰则认为，"穷理尽性以至于命"，即是道家层次，一步赶步功夫。何谓穷理？读真函，访真诀，观造化，参河洛，趁清闲而保气，守精神以筑基。一面穷理，一面尽性，乃有不坏之形躯，以图不死之妙药。性者，内也；命者，外也。以内接外，合而为一，则大道成矣。以至于"理、性、命"三字，明明是先明理，而后将性立命，后天返先天的口诀都在其中也。①武当山《修真图》和《心性图》之所以成为姊妹篇，同时成为道人们丹道修炼的秘图，其重要原因就是自张三丰之后，武当山道门内主张性命双修，同时并重。这也是张三丰创图的一个理由。

其次，清静斋戒是《心性图》的核心技术。《心性图》说"清静斋戒为之城。"所谓清静，指清心寡欲，无为和静。道教认为，清静是道的根本，万物清静，"则道自来居"②。老子说："清静为天下正，我无为而民自化，我好静而民自正，我无事而民自富，我无欲而民自朴。"因而把清静作为修养身心、治国安民的基本法则。在武当丹道修炼中，清静是非常重要的。张三丰在《道言浅近说》中说："守其清静自然，曰勿妄；顺其清静自然，曰勿助。"并在《玄机直讲》中又说："初功在寂灭情缘，扫除杂念，除杂念是第一着，筑基练己之功也。人心既除，则天心来复；人欲既净，则天理长存。"所以《心性图》主述文字把"清静"、"斋戒"作为治国安邦的固城高墙，可见其作用重大。

所谓斋戒，指道教清心洁身，禁制诸恶的法仪。道教认为，清心洁身为斋，禁制诸恶为戒。为示敬神，祭祀前需沐浴更衣，不饮酒，不吃荤，称之为"斋戒"。道教规定，入靖修真，要资斋戒，检口慎过，其道渐阶。斋者，齐也，齐其不齐；戒者，止也，止其不止。把斋戒视为降服身心的有效方法；如果违背戒律，应当受到惩罚和谴责。《太上虚皇天尊》说："斋戒者，道之根本，法之桥梁。"所谓城，指城墙，城护。这里喻指护卫"道心"不受外界侵扰、维护人体健康长寿的固城高墙。就是说，只有把清静斋戒作为"道心"的护城高墙，做到真"清静"，才能修成正果。

---

① 见张三丰《道言浅近说》。之所以未加引号，是有所明示。
② 见老子《道德经》，下句同。

实际上无论"清静"还是"斋戒"，它们的主要目的就是寡欲。道家认为丹道修炼中必须节制欲望，少思寡欲，这样才能得丹以求长生不老。《老子》第十九章："见素抱朴，少私寡欲。"并认为"咎莫大于欲得"。道教承袭这一思想，认为欲乃凶害之根，欲盛则伤气害性，将无欲作为其戒律的重要内容。《老君二十七戒》、《妙林经》"二十七戒"等，都要求道教徒摒除俗欲。《抱朴子内篇·道意》又把内修术与寡欲观相结合，认为"人能淡默恬愉，不染不移，养其心以无欲，颐其神以粹素，扫除诱慕，收之以正，除难求之思，遣害真之累，薄喜怒之邪，灭爱恶之端，则不请福而福来，不禳祸而祸去矣。"后世内丹家进而宣称"在物而心不染，处动而神不乱，无事而不为，无时而不寂"，以达到无欲境界。

再次，除"六贼"、"五欲"是《心性图》的基本理法。《心性图》主述文字对"六贼"、"五欲"是深恶痛绝的，称其为"入破戒墙，入自家邦，劫自功德"，并导致"身心落魄，便受沉沦"的罪魁祸首。所谓"六贼"，就是人们受禀性和习性的影响，在主观上不断地对色、声、香、味、触、法发生新的贪欲，这必然使纯善无恶的天性蒙上六种"尘垢"。所以道家在这里又借用佛教的"六尘"之说，即把眼、耳、鼻、舌、身、意六识所感知感觉的色、声、香、味、触、法等六种境界，合称为污染"道心"——即损害天性和心神的六种因素，即丹道修炼家们常说的"六贼"。修道之人如果不祛除"六贼"，必然半途而废，成就不了大丹；凡夫俗子如果过度追逐"六根"贪欲，蒙上过多的"六尘"，必然给自身的健康带来很大影响。这就像北宋末年在朝廷中贿赂公行、党羽满朝、横行霸道、狼狈为奸、搜刮民财、祸害百姓的蔡京、朱勔、王黼、李彦及宦官童贯、梁师成等六个奸臣贼子一样，把天下搞得乌烟瘴气，最终大伤宋室江山的元气，导致金人入关，"入破""家邦"，国破家亡。这是当时最大的教训，所以提起来无不口诛笔伐。《心性图》正是非常巧妙地利用了当时人们的"仇贼"心理，而大讲特讲丹道修炼中驱除

"六贼"的重要性和必要性，而且"治身如治国"。推而广之，大到一个国家，也必须消灭"六贼"，才能安宁和强大，才能"君民同乐太平"。

所谓"五欲"，是指人对色、声、香、味、触的追求。这也是道教援用佛教的用语。梵文中，指声、色、香、味、触五境所能引起人的五种情欲。道教援用后，指耳、目、口、鼻、心之欲，即耳朵追求好听的声音（音乐），眼睛追求赏心悦目的东西（女人之色），鼻子追求粉黛之香，口舌追求美味佳肴，皮肤追求温润的接触。对这五种欲望的追求和迷恋，使很多人坠入企盼、追逐、无法得到、失望的人生烦恼之中，久而久之必然染疾抱病、折寿损命，甚至中途夭亡。所以《云笈七签》（卷十）云："五欲者，谓耳欲声，便迷塞不能止；目欲色，便淫乱发狂；鼻欲香，便散其精神；口欲味，便受罪入罗网；心欲爱憎，便偏邪失正平。凡此五欲，为惑乱覆盖。"所以陷入五种贪欲之中的人，就像掉进了五个相互轮回的陷阱，不仅遭受一生的身心疲惫，而且折寿损命，永远进入不了修真正途，更不用说升华到神仙的境界中去。

我们在张三丰的丹诗中可以随意找到关于驱除"六贼"、节制"五欲"的论述。张三丰《玄要篇上·固漏歌》中说："闭黄房，修丹灶，休将六贼来喧闹。"在《金丹诗三十六首·扫境修心》中说："六根清净无些障，五蕴虚空绝点瑕。"又在《玄要篇下·天仙引》中说："闭三宝，内守深渊；擒五贼，外观上苑。""斩三尸境灭魔潜，擒五贼马卧猿眠。""三尸无扰攘，六贼尽归降，魔境俱忘。"还在《五更道情》中说道："闭六门无为静守，擒五贼有法拘囚。""一更里，铅汞全，三尸六贼都游散。心猿意马牢栓定，铅鼎温温水不寒，诸魔不敢抬头看。"等等，还可以举出许多这一类的论述，这充分说明了去"六贼"、制"五欲"是受到丹道修炼大家们高度重视的。

最后，仙迹暗示是《心性图》丹道修炼的技术暗示。《心性图》三百余字之下，正中显著位置绘有"寿"字图，图上部绘有四位道教人物,一说各代表"福禄寿禧",一说是全真派的四仙即丘仙长春子、刘仙长生子、谭仙长真子、马仙丹阳子,一说为武当山一脉相承的四位祖师,即老子、尹喜、陈抟、张三丰,有的干脆就说代表着丹道修炼的四大条件即"法财侣地";图中下部绘有八仙,即贫穷药仙的李铁拐、不仕狂浪的钟离权、骑驴回首的张果老、纯阳剑祖的吕洞宾、立地成圣的曹国舅、云鹤笙箫的蓝采和、行走如飞的何仙姑、潇洒飘逸的韩湘子;"寿"字图的两边绘有养生楹联图,这些形象生动的人物绘画也全是道教代表人物。

"福"字在丹道修炼中的启示是,福就是寿,寿就是福,健康就是福,要健康就必须选择好的方法,武当山道士们选择的就是丹道修炼方法。当然这与民间所谓"子孙满堂、大富大贵才是福"的理解是不一样的。"禄"字在丹道修炼中的启示是,禄即俸禄就是财,财是法侣财地中的重要方面,这与民间所谓的禄就是官禄,就是达官贵人的含义也是不一样的。"寿"字就是长寿,寿就是"仙",就是修仙得道之人。道家穷尽一生精力追求的就是健康长寿、长生久视。"禧"字是指幸福、吉祥,也指喜庆和好姻缘。民间每逢婚嫁喜事,必贴喜字,以敬禧神。但是在丹道修炼中"禧"字却指心情愉悦,法侣财地选择好后,只管练功,不要牵挂任何忧愁之事,即要斩断"愁丝"。

《心性图》的绘图部分,最具丹道修炼技术色彩的还数那幅养生楹联图。除了在养生楹联中暗藏着"半帘月影三杯酒,满院花香一局棋"这副绝佳的对联所给予的丹道静功的启发之外,还在每一个字的笔画组合上,匠心独运地表达了14个神仙人物所做的桩功动作,这是给予初入丹道的人以引动气机、牵拉经络、存气胎息的启示。所以"半帘月影三杯酒,满院花香一局棋"的养生楹联,实际上是告诉我们丹道修炼的一种情景和方法:就是在清朗静谧的月夜,丹道修炼家们双目垂帘,虚目观脐,无声无息,盘腿而坐;月光被那一块半捲起来的帘子遮蔽着,炼丹之人感觉眼前弥漫着氤氲之气,他们在三个丹田中吐阴纳阳，如饮甘露醴泉，乐不思蜀，如神仙一般，忘却了凡尘的所有烦恼。那满园的花香，犹如下丹田中初发的丹坯嫩芽，或叫做"黄芽"；经过长期的修炼，这些嫩芽渐渐变黄而结为金丹，就像那棋盘中一粒粒金黄色的棋子，进而丹道修炼的大功告成。

当然在这种情景描述中，暗含着丹道修炼技术，其实"半帘月影"说的就是一种练功方法——"双目垂帘"，就是采用双眼睑下垂，虚目下视，以达到"以眼视鼻，以鼻视脐。上下相顾，心腹相依"的入静方法。这种入静的方法就称作"垂帘"。这与张三丰的"心未清时，眼勿乱闭"①的要求是一致的。这里把眼皮比喻为门帘或窗帘，练功时要将它轻轻垂下来，但不能闭合。如果双眼完全闭合，练功者就会昏昏欲睡，神智沉沉，心神起不到察照、存观的作用，练功效果必然不好。当然，如果把双眼完全睁开，虽然可以预防打瞌睡的弊病，但是这样做练功者的双目会被外界事物强烈干扰，同样会因不能入静而进入不了丹道修炼的清静境界。所以一般修炼内丹功法的人，都是双目微垂，闭而不合，使意静神清，达到很好的练功效果。只有这样才能在丹道修炼中做到阳明不暴，阴暗不潜，阴阳调和，张弛适度。可见，《心性图》的养生楹联，其上联说的是命功修炼，而下联说的则是性功修炼。这在后文的破译中将详细叙述。

关于十四字藏字联中的人物形象，所分别表达的胎息导引动作，可作如下分析：上联"半"字为尹喜，桩功招势为"尹喜鹿跳回首顾"；"帘"字为阴长生，桩功招势为"长生携妻戏海蟾"；"月"字为紫姑，桩功招势为"紫姑涮尽世间秽"；"影"字为孙思邈，桩功招势为"圣医翘足舞青龙"；"三"字为孙不二，桩功招势为"不二法门牵红鲤"；"杯"字为萨真人，桩功招势为"真人醍醐洒甘露"；"酒"字为葛洪，桩功招势为"仙翁丹香招龙凤"。下联"满"字为

---

① 见张三丰《道言浅近说》。

张天师，桩功招势为"天师献符龙虎斗"；"院"字为麻姑元君，桩功招势为"麻姑献寿凤来朝"；"花"字为碧霞元君，桩功招势为"元君虎势送童子"；"香"字为谢允，桩功招势为"飞行走马罗邑宰"；"壹"字为许真君，桩功招势为"旌阳猿攀悬空行"；"局"字为九天玄女娘娘，桩功招势为"九天玄女鸟飞花"；"棋"字为陈抟，桩功招势为"希夷啸咏逐白马"。以上动功桩法在《采气图》和《太乙五行桩》功法中都有所采用，这里不再赘述。

七 《心性图》藏字联破译

《心性图》是一幅由图示上部的"福、禄、寿、禧""四神"和中下部的"八仙"等12个神态各异的道教传说人物以及各种奇草异木、花园景物等组成的"寿"字，并隐含着全真龙门派心性修炼秘诀的挂图。在"寿"字的两旁又以14个不同修真得道的神仙配以珍禽异兽、奇石仙草和各种常用道具巧妙构成的象形藏字联，而且在后来的版本中，对应每一个象形字下均用楷字对该象形字加以标明，它们是：

半簾月影叁杯酒
满院花香壹局棋

这是一副对仗工整、平仄规范、意蕴奇幽的养生藏字联。就一般诗文释意，它描述了大丹修成的神仙家深居庙门，独酌甘露，举杯邀月，豪气当空的洒脱和闲赋亭榭，幽院异木，拈花弄香，对弈青石的恬静。廖廖14字，其意蕴深远，内容丰富，让人大为惊叹！

当然，我们也对14字的真伪进行了比较。当我们把这14个楷字与《心性图》主述文字进行比较时，就不难发现它们并非出自一人之手。显然这些象形藏字联下面标注的楷字，应当为后人加注进去的。因为这种将心性修炼秘图明确加以标注的表达方式，是不符合道家丹道修炼藏意隐文的一贯做法的。那么这 14 个楷字为何人所加，为何时所注，我们将在本篇的后部加以考证，这里不必赘述。下面我们先对大家十分关注的藏字联所表达的健身养生意义和丹道修炼的理法原则进行一一破译：

上联：半簾（帘）月影叁（三）杯酒

"半" 可作三层破解。第一层，由半字的一般字义解释，即为一半，就是一个整体或总数的 1/2。结合藏字联理解，它可以是由下向上半卷起门帘或窗帘，形成水平的半明半暗；也可以是左右对开之帘，其中或左或右一半掩闭，形成垂直的半明半暗，有《张三丰全集·柳塘回文》诗："桥边院香对柳塘，夜月明时半户关"为证；第二层，半字的引申义为中间，如夜半、过半等。结合藏字联理解，提示我们丹道修炼应在中午的午时、夜半的子时，如《张三丰全集·玄要篇下》："筑基时，先明橐龠；炼己时，只用真铅。""月之圆存乎口诀，时之子妙在心传"；第三层，半字引申为坤卦（☷），即在三横的正中垂直的下划一竖，以与上联第五字"三"对应出乾坤二卦，亦为"三丰"二字的隐示。

"簾" 为帘字的繁写体（以下叙述中采用简体汉字"帘"），可作三层破解。第一层，一般字义为旧时店铺门口挂的布望子。结合藏字联理解，它是指遮挡双目视线的掩影，提示我们丹道修炼时应当目光回收，心神内敛。第二层，"帘"字引申义为用布、竹子、苇子等做遮蔽物，警示我们丹道修炼即是韬光养晦，神意不外露，无形无象。炼丹大家吕洞宾在他的《沁园春·七返还丹》中说："温温铅鼎，光透帘帏。"说的正是这一层意思。第三层，帘字的繁写体为"竹"字头下一个"廉"字，寓意犹如竹子一样虚空、清廉，无私无欲，清静无为。隐含着丹道修炼之人应有青竹的品格，虚怀若谷，清廉自正。

"半帘" 是指丹道修炼时应做到双目垂帘。所谓双目垂帘，就是双眼皮半耷拉着，做到虚目观鼻，以鼻观心，心注丹田，从而达到元神、元气、元精相合，龙虎相交，坎离交媾。所谓虚目，就是双眼皮半搭拉着的时候产生的"白毫光"，如《内景图》中所说的"绀目澄清四大海，白毫宛转至须弥"。

"月" 作五层破解。第一层，一般字意是指月球，月亮。月球在太阳的照射下，呈现出一半明一半暗的阴阳图景。结合藏字联理解，这是告诉我们丹道修炼者虽身置幽暗之陋室，但头顶一片皓白；第二层，引申为月份，月历，结合藏字联理解应为一年十二个月，月圆月缺不断发生变化，但绝大部分时间月亮是半晦半明的；第三层，引申为目，眼睛，结合藏字联理解，它暗示我们丹道修炼中的一个采气关窍"月窟"，也称"月窟潭"。它实际上就是指眼睛，在丹道修炼中起着很重要的聚气、采气、内视导引的作用；第四层，引申为"坎水"，目之功能源自肝肾，肾邪入肝而目多泪，肝肾虚而目力弱。而肾藏精，精为"北海坎水"。故月字与坎水，目与肾水的联系都是极为密切的。第五层，月为阴，进一步引申为太极阴阳鱼。甲骨文或青铜铭文中的月字写法为"☽"，它象征太极图中阴阳鱼的阴鱼。

"影" 有两层含义，一是指月光，因为月光从半遮蔽着的帘子下投射进屋内，这是一种物体遮住光线而投射的景象；二是指水中月，因为月亮的影子只能在平静的水中才能毕真地反映，这是一种物体通过他种物体反射而形成的景象。

"月影" 有两层含义。第一层，是指"白毫光"。因为日照月明，月明为影。在丹道修炼中，双目垂帘，盘腿而坐，以目观鼻，以鼻观心，心注丹田，久而久之，必然在眼前产生一片氤氲之气，白茫茫一片。第二层，是指海中月，这里的海是指脑海，这里的月就是三花聚顶。因为丹道修炼者身居静室，盘腿而坐，在极静的内外环境中，久而久之，脑海中或印堂前或头顶天门会出现一片皓白的月光，犹如清朗的天空中，忽然出现一轮明月当空照耀。《内景图》中"眉间常放白毫光，能灭众生转轮苦"的题注诗句，说的就是这一层含义。

"叁"　该字的象形绘画，表达的是繁体"叁"字，而加进去的"三"字为小写，所以认定为后人加入汉字的破绽。既然上联第五字已经标注为"三"字，为了叙述的简便，以下便采用数字"三"的写法加以叙述。"三"在道教教义或丹道修炼中有太多的含义，使用比较多的是"三"的功用。一是按照道教教义，"三"可以用来表达很多的道教教义，所谓：天有三宝"日月星"，地有三宝"水火风"，人有三宝"精气神"，而天、地、人组成了"三才"，亦称为"三元"，还有"三清"、"三一"、"三五"、"三尸"、"三虫"等等说法，如老子《道德经》中称"道生一，一生二，二生三，三生万物"。有了这个"三"，宇宙中的万事万物便由此产生和发展了。这不仅揭示出人与自然这个巨系统存在和变化的形式，而且说明正是宇宙间的"道"中所蕴含的"三"的功用，造就了人这种自然界万事万物中的至精至灵。二是按照丹道修炼的要求，在丹道修炼中还有"三关"、"三田"、"三池"、"三元丹"、"三河车"、"三花聚顶"、"三品丹法"等等说法，揭示了许许多多丹道修炼的秘诀。

"杯"　就一般字义说，它指盛装饮料、酒水、琼浆等液体的器皿，如茶杯、酒杯。结合丹道修炼，它则是指内丹修炼的三大要穴，即所谓"三丹田"，下丹田藏精，为"精池"；中丹田藏气，为"云（气）窝"[①]；上丹田藏神，为"神舍"。但也有中医一说，中医认为，人体下丹田盛气名曰"气海"，中丹田盛血名曰"血海"，上丹田盛髓名曰"髓海"。

---

①　作者曾于1993年5月在武夷山的一个石门前，手指石门上方的"ξ"形符号，解释为"云窝"，令山中道家大为吃惊。后结为至交。

"酒"　古时一般把用粮食作原料酿制成的饮品称为美酒，而把用水果、花蜜等原料酿制成的饮料称之为琼浆。我们在武当山的所有宫观均未发现"酒神"的痕迹，在所有的史志中亦无"酒神"的发现，在武当山斋堂里更是找不到"酒水"和"酒器"。但是在《心性图》的藏字联中却把"酒"字放在重要位置。破解这"酒"中之谜，只能从武当山道家的丹道修炼技法上入手。实践中，丹道修炼就是把经过修炼而调用出来的先天之元精、又将元精经过元神的烹炼而产生元气、以及将元气经过"七返九还"去掉阴质的修炼，直至"三花聚顶"、"大丹修成"、"元神自由出入"，这一整个修炼过程称之为"三田结丹"。那么在这个"三田结丹"的过程中，修炼者随时可以享受到如饮甘露、似喝琼浆的如痴如醉的愉悦，这些甘露、琼浆都是道家所说的"醍醐酒"，即纯阳之气点化的阴液。可以说，这是千古不传的秘诀。《吕祖百字碑》云："自饮长生酒，逍遥谁得知。"所以此酒非常酒，而是甘露、琼浆、醍醐酒也，不练功的人是一无所知的。

　　"三杯酒"　就是指三丹田中元精、元气、元神的合体。这里的"杯"是丹田，"三"是上中下三个丹田，"酒"是丹元之气或纯阳之气，即不断被纯化的元气。此处借李白诗"花间一壶酒，独酌无相亲。举杯邀明月，对影成三人。"[①] 道家在进行丹道修炼时，以目观鼻，以鼻观心，是谓神意下注，此神非识神，而是在无欲无妄之清净中，于惚兮恍兮、杳杳冥冥的状态中而生出的元神；这里的"神意下注"，并非着意死守，而是一种"不经意的察照"。丹道修炼要求于阴阳交泰的子时，端身静坐，很容易感觉"一阳震动"，此阳非火燥之阳，此精非生殖之精，而是元精产生。此时以元神罩住元精，即称之为胞胎，或者叫做用神火烹炼肾水，于是便生发出元气。所以元神、元精相合而生元气，龙虎、坎离相交而始育胎，此胎便是元气。元气生，任督行而化阴液，一股甘露润口中；此甘露乃津液，漱而吞下肾水生，神火烹水再生气，如此反复，必然气满。元气满盈，必

---

　　①　见唐代李白诗《月下独酌》。

然左冲右突，上有横隔不能行，下冲九重铁鼓而过尾闾关、夹脊关、玉枕关，通督脉后由头顶向下过雀桥、十二重楼、仙关、五十境，一路直下。任督通，周天行，此中的感觉，犹如醍醐灌顶，渴饮琼浆，燥润甘露，愉悦至极。所以酒是醍醐、甘露酒，饮之必"三杯"。对此道家的许多经典著作中都有述及，"口中津液，漱三十六次，分三口徐徐吞下"。[①] 这只是丹道修炼者在"炼津生精"和"炼精化气"的初步阶段所体验到的愉悦。那么随着修炼的深入，元气不断地在三个丹田中烹炼，于是元气就不断地被去掉阴质，即不断地被纯化，丹道修炼者所体验到的"证果"就会不断地被升华。这也正是吕洞宾所创"纯阳丹法"的根源和依据。

"半帘月影三杯酒" 我们对前面的破解稍加整理，对"半帘月影三杯酒"大体上可以归纳出七层含义。

第一层，揭示了丹道修炼的太极阴阳学说之谜。半卷起的门帘或窗帘，帘下投射进来的月光为明，帘上遮蔽住月光的部分为暗。明即阳，暗即阴，正说明了太极图一半阳一半阴的运动变化景象。太极阴阳运动变化的规律，应是万古不更的自然之道，也是我国中医学说的理论基础，更是人类生命学说的重要基础。这种在我们大脑中显影出来太极图，也可以用半明半暗的月球来解释，月球被太阳照射的一面为明并在太极图中显示为阳，而太阳照射不到的另一面，则在太极图中呈现为阴。所以在中国的古汉字中的"日月"二字，就像太极图中的阴阳鱼。我们在每个月的大部分时间所观察到的月球景象，正是一个圆形的月亮一半被太阳照射而反射出亮光，而另一半则被地球遮蔽住太阳的照射而成了阴影，我们将两个黑白不同的部分拼对起来，不就是一个完整地孕阴阳运动变化而成的太极图么！

第二层，揭示了丹道修炼的时间之谜。在清朗静谧的月夜，丹道修炼家们虚目无息、盘腿而坐，月光被那一片半卷起的帘子遮蔽

① 《云笈七签》多处叙及。

着，炼丹之人感觉眼前弥漫着氤氲之气，他们吐阴纳阳，乐不思蜀，如神仙一般，忘却了凡尘的所有烦恼。一个"半"字暗示了丹道修炼的时间之谜。半，就是夜半，夜半子时正是一天十二时辰的一半，即夜间十一点到第二天凌晨一点钟之间的时段。为什么要选择这个时段进行丹道修炼？按照现代科学解释，子时有两种，一种是指地球绕太阳公转和自转过程中，昼夜交替的那个时段，称为自然界的子时；一种是指人体生物钟在一天的运动变化之中，那个阴阳交换的时段。当然古代的丹道修炼家们不会有这样的科学认识，他们只是在丹道修炼中隐隐约约有类似的体悟。丹道修炼家们认为，自然界的时间，运行到中午即"午时"，是一天中的至阳，在这个时段中出现阳极生阴的运动变化；此后，阴越来越重，一直到夜半子时，阴发展到至极，阴极阳生，于是在子时这个时段就出现了一阳初动的变化。那么人体"小天下"也是一样，人体生物钟也是在这种阴阳交替变化之中，于午时和子时发生人体在一天内最重要的变化，即"阳极阴生"和"阴极阳生"。尤其是在夜半子时，万籁俱寂，在丹道修炼中最容易感受到"一阳震动"即在极阴之中一点元阳初生时的景象，这就是许多人引以为神秘的人体"活子时"。五代时期深居武当山修炼的内丹大家陈抟在《华山十二睡功图》中说："静中阳动为之火，地下雷轰为之候。火本生于水，候乃阳来复。雷震摄天根，异风观月窟。"当然丹道修炼家们追求的绝不仅是这种子时状况下的阴极阳生现象，更重要的则是在丹道修炼中能将这两种子时——自然界的子时和人体内一阳初动的"活子时"有机地结合起来，以达到和揭示"天人合一"的无限奥妙。所以我们常说，道家是人体生命科学的实践者，丹道修炼是一种人体生命科学的有益实验。这些正好回答了道家为什么选择子时练功，因为把阴尽阳生的子时作为最佳练功时间，宇宙大环境与人体小环境可以达到高度和谐统一，收到最佳练功效果。

第三层，揭示了丹道修炼的环境之谜。"半帘月影"是一种空旷博大的山水环境，而"满园花香"则是一种精致优雅的庭园环境。《张三丰全集》（第五卷）《云水后集·题陈道人家》云："卷帘相与看新晴，小阁茶烟气味清。朗诵黄庭书一卷，梅花帐里坐先生。"所以《心性图》揭示了丹道修炼的两种修炼环境，静居花香四溢，异木蔽日，优雅别致的道院；心观江河湖潭，松柏吟涛，银光月色的山水，这是多么令人向往的环境啊！一个"月"字，把道家们追求的修炼环境揭示的一露无余。武当山有一副丹道对联："月窟潭中万道霞光冲紫府，天根池内一团和气贯黄庭"。这里的"月窟潭"就是指眼睛，这里的"紫府"是指下丹田，此句即是说"目注脐"；这里的"天根池"是指口中舌下，这里的"黄庭"是指中丹田，就是"一点元阳落黄庭"。所以波光粼粼，月色如银看起来说的是山水景色，但实际上它揭示了意守丹田的秘诀。说明了道家不仅重视丹道修炼环境的典雅别致，虚静空灵，而且十分重视借助环境的喻示作用。我曾在《武当山的山水地貌与丹道修炼》一文做过专门研究，揭示了练功环境对道士们的启示作用，可以参阅第七章《内景图》的第七部分有关内容。

第四层，揭示了丹道修炼的秘诀。一般人看来"半帘月影"只是一种优美景色的描写，就是在静谧的月夜，一片皎洁的月光从半垂下来的门帘或窗帘下照射进来，或者说从半卷起的门帘或窗帘下看出去，亭台之下的波光粼粼，一片清风幽香。在初识丹道修炼功法的人看来，"半帘月影"说的是一种练功方法——"垂帘"，就是采用双眼睑下垂，虚目下视，以达到"目观鼻，鼻观心，心观脐"的三观入静法。这种入静的方法就称作"垂帘"。这里把眼皮比喻为门帘或窗帘，练功时要将它轻轻垂下来，但不能闭合。如果双眼完全闭合，练功者就会昏昏欲睡，神智沉沉，心神起不到察照、存观的作用，练功效果必然不好。当然，如果把双眼完全睁开，虽然可以预防打瞌睡的弊病，但是这样做练功者的双目会被外界事物强烈干扰，同样会因不能入静而进入不了丹道修炼的清静境界。所以一般修炼内丹功法的人，都是双目微垂，闭而不合，使意静神清，达到很好的练功效果。

第五层，揭示了"三关"的秘诀。丹道修炼家们认为，人体中有前后三关，为炼丹的必经之途。人体督脉有三个重要关窍，即尾闾、夹脊、玉枕，被称之为"后三关"。其中尾闾关指督脉起始的第一关，位于脊椎末端，处于谷道的后上方，为后三关的第一关，即太守关；夹脊关指脊中穴，位于椎骨第十一节的下面，与内肾和中丹田相对的位置，中医学又将其分为胸夹脊与腰夹脊，所以又有"夹脊双关"之称，此为后三关的第二关，即辘轳关；玉枕关指脑后枕骨，前与鹊桥相对位置，现代医学认为在此有枕大神经分支和枕动、静脉。此为后三关的第三关，即天谷关。这就是被丹道修炼家们简而称之的"后三关"。在丹道修炼中，元气在下丹田越积越多，于是下冲尾闾，再通过夹脊关、玉枕关而气通三关。气达头顶后，再经"鹊桥"，沿任脉下行，并相继经过"前三关"，即印堂为上关、重楼为中关、绛宫为下关，如此元气通过任督二脉，形成一个人体"小周天"。一般说来，人在由少年进入中年时起，由于社会生存和发展的要求，迫使自己付出甚至透支了许多先天之精气，很大程度地违背了生理自然调节运化规律，损害了人体许多固有的先天本能，因而使得这三关越来越不通畅，进而带来许许多多疑难疾患。所以在丹道修炼过程中，当元气要按照周天路线运行时，每通过一个关窍就很困难。非得一次次经过元气在这三个关窍前的充分集聚，具有足够冲击力时才能通关而过。而每当元气通过一个关窍后，就会给人一种无法形容的愉悦。丹道修炼大师们称这种愉悦如饮"醍醐酒"，形容得比较恰当。凡是通过丹道修炼并完成了通周天过程的人，认为这后脊柱一线的三个关窍比较难通，决不是元气一次通过后就彻底解决问题，它很像三个弹簧夹，常常是元气一通过，它马上又闭合。所以必须经过长期练功，久久熏蒸感化，使其"弹性"消失，才能真正彻底地实现周天畅通。正因为这样，通"三关"

者必须有坚韧不拔的意志和中庸无为的态度。正如三丰祖师所教诲："匠手高强牢把舵，一任洪波海底翻。"一旦三关畅通，就明确显示着"三田结丹"的大气候已经形成，"饮酒带花神气爽"的练功证果已经来临。

第六层，揭示了"三田"的秘诀。《心性图》中藏字联的"三杯"应是人体上、中、下三个丹田，"酒"应是在丹道修炼中不断被纯化的元气。所谓三田，就是人体上、中、下三个丹田。上丹田在脑内正中泥丸穴，是藏神之所，炼神之地；中丹田在胸与腹之间的中央位置，是藏气之所，炼气之鼎；下丹田在小腹内正中，是藏精之所，炼精（采药）之炉。丹道修炼家们认为，人的精、气、神三者在这丹田的炉鼎中烹炼时，丹田中的元气被一次次的去阴存阳，而元气的每一次纯化，都会使人感觉到元气如同琼浆玉液一般随着经络的输布涌遍全身，犹如"醍醐灌顶"，亦如"陶然如醉"。正如张三丰所言："笑煞仙翁醉似泥。"

第七层，揭示了张三丰心性修炼的真谛。当我们将"三杯酒"与"半帘月影"几个字进行相互联系的整体破析时，就会发现其中隐含着"张三丰"和"心性论"的重要提示。所以应当引起我们足够的重视。首先，《心性图》隐字联的上联"半帘月影三杯酒"暗示张三丰作图。上联"半帘月影三杯酒"中的"半"字和"三"字，分别代表全阳的"乾"，即乾卦"☰"和全阴的"坤"，即坤卦"☷"两个卦象。就是说，藏字联中的"三"字，应为乾卦，而"半"字中的一竖在这里暗示着将乾卦"☰"一劈两半，便成为坤卦"☷"。这正是张三丰名字的寓意方法。我们所知《贪记》曾列举了张三丰的许多曾用名，而他自己使用最多的还是"三丰"二字。那么他为什么要以"三丰"二字作为惯用名呢？其中最重要的原因就是将"☰"和"☷"作为武当山内丹功法的门派符号，将易学中的乾坤阴阳作为内丹修炼的理论基础和应当遵循的原则，并以此引导人们能够悟而入道。所以说，从"三丰"到"三"、"半"是一脉相承

的，再加上张三丰的内丹功法首推心性修炼的特征，由此我们可以
分析出，《心性图》实际上与张三丰有着密切关系，甚至可以说《心
性图》就是张三丰的原创，至少可以说《心性图》是张三丰心性学
说体系的集中反映。其次，《心性图》首问"道舍"，主题为"心"，
而藏字联的上联"半帘月影三杯酒"正是"心"字的寓意。据前文
对藏字联的逐字破译可知，楹联中的"半帘月影"实际上暗示着一
轮弯月，就像"心"字下边的一个弯钩，而"三杯酒"则暗示着
"心"字上面的三点水；弯钩形似"杯"，而三点水则暗示着"酒"，
合起来正是"心"字的寓意。由此我们得到启示，"杯"乃盛"酒"
之"器"，"心"乃盛"道"之"器"，"心"乃容"性"之"舍"，
并根据"三杯酒"乃"三丹田元气"的破析，与之对应"丹田"乃
盛"元气"之"器"。实际丹道修炼中，道家们常将此"器"称之为
"壶"，如武当丹道联诀中就有"仙人壶内乾坤异，元宝杯中日月长"
等，寓意都是与"酒"有关的。这种"杯"、"壶"与"酒"的喻
法，不但是历来丹道修炼家们的切身感受，而且其中也蕴含着老子
"道"与"器"的道学理论及其实践观点。即是说，元气是道，而人
体是器。再具体点说，人的元气是"道"的存在形式，而人体则是
元气之道得以显现活动的场所或称之为"容器"。只有这种"道"与
"器"的长期相互依赖共存，人的健康长寿才能成为现实。然而，欲
"饮"这"三杯"长寿之"酒"，说易也不易，说难也不难。关键在
于一点，就是按照全真龙门派或张三丰的心性修炼方法和要求，不
断地养心、炼心、修心。一句话，要在"心"字上下功夫。正如张
三丰《无根树》所说："肯回首，是岸头，莫待风波破了舟"，"访明
师，问方儿，下手速修犹太迟"，"叹迷徒，太模糊，静坐孤修气转
枯"，"这玄微，世罕知，须与神仙仔细推"，"劝贤才，休卖乖，不
遇明师莫强猜"，"名利场，恩爱乡，再不回头空自忙"，"步云霄，
任逍遥，罪垢凡尘一笔消"。其中无处不在强调"心"在炼功中的利
害关系。关于养心、炼心、修心之法，《心性图》的主述文字已经作

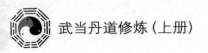

了全面而集中的阐述，可供参阅。

下联：满院花香壹局棋

　　"满"　有三层含义。第一层，是指充盈、充实。《道德经》云："金玉满堂，莫之能守。"其前句为"持而盈之，不如其已"。河上公注曰："持满必倾，不如止也。"可见，两句中的"满"和"盈"字意思相同。天道贵虚而不贵盈。虚者，有容物之用，有真空^①之妙；盈者，有倾失之患，亡复之祸。所以丹道修炼要求虚空宁静，为人处事要求虚怀若谷。如果我们持盈以处，必受守满之劳，倾覆之累，正如在丹道修炼中满腹酒肉、满脑子烦事，怎么能"抱朴守一"、静中证果呢？第二层，是指全、遍。八仙之一的吕洞宾曾在武当山修炼并留下不少内丹修炼诗篇，他说："下手速修犹太迟。蓬莱路，仗三千行满，独步云归。"^②这里的"满"就是经历了丹道修炼的全过程。第三层，是指完成、成就、圆满。张三丰云："行满功圆，八百三千，与道合真，便是神仙。"这里的"满"就是指完成、成就；这里的"三千"，指三千功行，九年功满。

　　"院"　有三层含义。第一层含义，是一般意义上的理解，指有围墙环绕的宫室，如院落、庭院等。也有专指僧人、道士们所居的寺庙、道观。如白居易《寻郭道士不遇》诗云："看院只留双白鹤，入门唯见一青松。"第二层含义，是指丹田。张三丰有诗云："丽春院内月轮高，琼树花新破寂寞。半夜开丹灶，三更运斗梢。""丽春院内日华清，金液还丹已炼成。"^③这里的"丽春院"正是丹田的隐喻。第三层含义，是指塞兑。据谭大江先生在他的《玄机心法图楹联探幽》一文中分析："完"为"元室"，即丹田。"院"则为

---

　　①　见《张三丰全集·五更道情》："金丹炼就了真空，千年万载身不动。"
　　②　见吕洞宾《沁园春·七返还丹》，了真子注。
　　③　见《张三丰全集·玄要篇下》"丽春院词二首"。

"耳听元室"，即耳向内听。那么我们可以引申为"塞兑"。《道德经·五十二章》云："塞其兑，闭其门，终身不勤；开其兑，济其事，终身不救。"塞兑，指丹道修炼中为了贯通周天，所做的瞑目内视、闭口合齿、收臀提肛等运气要领。兑，为《易》八经卦之一，其象为口，此处引申为人体外向的孔窍。高亨《老子正诂》[①]注："兑，耳目鼻口也。"所以在丹道修炼中要求"目不外视，耳不外听，鼻无呼吸，口无开合，抵椎闭肛，前阴藏象"等等。闭其门，指闭合与人体外部有流通、交换信息、气息的门户，如涌泉、命门、百汇、劳宫、丹田等。勤，通"瘽"，劳苦成疾。《说文·疒部》曰："瘽，病也。"救，借为"瘳"，《说文·疒部》曰："瘳，疾愈也。"所以不勤就是指不会有疾病，不救则指疾病不会离去。

"满院" 满院对半帘，是指丹田中的皓白之光。这种光是一种神光，犹如月轮一般，在丹田之中逐渐大起来，最后大到通透了自己，并渐渐地向外扩散，弥漫在周身四体之外，自己端坐在一片皓华之光当中，就像一个皓白透亮的大院落，而且整个院落中散发着五脏六腑的"松、桐、柳、杨、柏"之香气。这种香气与皓华之光一同通透着丹田，通透着人的整个身体，通透着体外的所有物体，从而达到天人合一、世界大同的境界。

"花" 有四层含义。第一层含义，是指植物之花，它是种子植物的有性繁殖器官，有着各种颜色和香气。花是阴木，处阴阳枢机，故有异香。这是向人们展示出道家的丹道修炼环境，就像一个清新优美的植物园，当然这个植物园更是幽深宁静的。《武当福地总真集》[②]（卷下）记："夫养生之人，多隐其名字，藏其时日，恨山不深，林不密，惟恐闲名落入耳中。"山深林密，环境清新幽静，正是武当山多出修炼大家的重要因素之一。第二层含义，是指花期、花令、花信。丹道修炼尤其重视十二月消息，这与民间和文人笔下的

① 《老子正诂》：高亨于中华民国二十九年（1940年）六月著。
② 元代林下洞阳道人刘道明撰。

"十二月花信风"有着相似之处。不同的是丹道修炼讲究十二月消息带来的人体阴阳、五行的变化，而民间和文人们关注的十二月花信风则是季节的变化及其对人的情感产生影响。第三层含义，以"女色"喻指丹信。"花"字与上联中的"酒"合用，有"花酒"之喻。当然，丹道修炼的理法要求，修炼之人不可贪色，贪色伤精伤骨伤髓更伤元气。贪色之人是由淫心所生，"犯淫"就会丧失人的"长生宝"。这就警示修道之人是绝对不能"犯淫"的。但是藏字联偏偏要提这个"花"、"酒"，这正说明了此"花"非常"花"，而是指"丹信"，即结丹之前的"药物"、"丹花"；此"酒"非常"酒"，而是"甘露酒"、"琼浆玉液"。第四层含义，是指事物的精华，这里喻指人之"玄牝"。老子《道德经·第六章》曰："谷神不死，是谓玄牝，玄牝之门，是谓天地根，绵绵若存，用之不勤。"意思是说，人之所以生存，是靠主宰性命的"道"在冥冥之中起着作用；这个"道"就像具有微妙的母体，永远不停地开合着生养万物之门。所以这个蕴含着阴阳变化、万物出入的大门，就是"天地根"。老子的这段"道论"，让我们领悟到了丹道修炼的法则。丹道修炼在"填亏补漏"之后，首先进入"炼精化气"的阶段。这里的"气"，是指"炁"，即体内真气、先天元气，而不是繁体"氣"字。所以真气、元气就是丹道修炼的药物，也是"丹信"、"丹花"。此时的元气并不是纯阳之气，它蕴含阴阳，犹如"玄牝之门"，含苞待放为元气，破蕾绽放后即可结为金丹。

"香"有四层含义。第一层含义，是指好闻的气味，它属于一种最纯洁的气味，是达到"至治"后才能产生的，能感于神明。如《书君陈》曰："至治，声香感于神明。"植物开花时，散发出一股扑鼻的气味，绝大多数植物开花的气味都是香的。这说明了道家修炼内丹的环境幽雅别致，院深花香，与"花"字的蕴意基本相同。所以道家在进行丹道修炼和道士们在做功课时，一般都会设置香案，熏香盘坐，一方面可以驱赶蚊虫叮咬，另一方面即可以人为地造就一个香气缭绕的修炼环境。熏香一般以松柏木的锯末为原料，这与陈撄宁所说的"大片的松柏树林环境最好"是一致的。第二层含义，是指脾土真意。在丹道修炼中，香气发自于脾土真意。如《礼·月令》曰："中央土，其臭①香。"由此可见，"香"在内丹修炼中又强调了调动真意的作用。还指出丹药炼成后人体所能产生的特异现象。第三层含义，是指谷物熟了的气味，暗指丹香。道家多以"粟粒珠"比喻金丹，而古代称"禾"为"粟"或"谷"。如《内景图》中说："一粒粟中藏世界，半升铛内煮山川。"那么丹道修炼到一定程度，会遍体生香，就象粟谷熟了会散发出香气一样。正如张伯端所说："坎电烹轰金水方，火发昆仑阴与阳。二物若还和合了，自然丹熟遍身香。"②就是说丹道修炼经历丹田烹炼，育成花苞，再聚而成丹，一旦大丹成熟，遍身便会发出一种温馨的香气。第四层含义，是指初成的丹母，即"始结胎"。"香"字，由"禾"、"日"构成。其中禾为幼木、木苗。《长笺》曰："禾从木屈首，象形也。"认为禾应归为木类，"木"弯了头即成为"禾"。那么"禾"在五行中就应属木性，主生发，所以禾与花相比又进了一步成为丹母，即结丹的前置阶段，它是结丹的直接条件。再从"禾"的形态上看，《诗·豳风·疏》曰："苗生既秀谓之禾。"隐喻了"禾"为丹道修炼的初步成果，即所谓"始结胎"。"香"字的下部为"日"，其形为圆状，隐喻为能量的释放物，实际上是喻指丹之胚胎。由此可知，一个"香"字把丹道修炼的全过程——从"丹信至"到"丹始成"作了高度概括。

"花香" 有三层含义。第一层含义是指丹道修炼的环境。筑基功的训练，尚需通风透气、干燥湿润、清新洁净、静谧幽雅的环境，丹道修炼更需要好的环境。第二层含义是指丹道修炼的初步成果。前面我们已经讲过，丹道修炼达到炼精化气阶段即会产生真精的气化，这种气化便是元气、真气，这种含有阴质的元气即是炼丹的物质基础，

① 臭：在古代只指气味，不具贬意。
② 见北宋道人张伯端著《悟真篇·七言四韵十六首》"其十三"首。

即所谓丹母、药物，所以我们说"花香"是丹道修炼的初步成果。此后还需抓紧修炼，进一步提高层次。第三层含义是指丹道修炼功夫的验证。从藏字联的字词排列看，"花"居下（育胎从下丹田始，处于前置阶段，故称下），而"香"居中，这与丹道修炼的花为"丹信至"，位于下丹田；香为"始育胎"，位于中丹田是相吻合的。到了"一局棋"的位置，便在上丹田泥丸宫结成了金丹，或称大丹成就。

"壹" 是"一"的大写，与象形绘图的繁体不一致（以下用数字"一"表示），有五层含义。第一层，"一"之义为"元"。在丹道修炼中，道家有许多关于"一"的阐释，但用的最多的还是作为"元"字使用。如一炁，也叫先天一炁，或元始祖炁，张伯端称其由"道"衍生而来，"道本虚无生一炁，便从一炁产阴阳，阴阳再合成三体，三体重生万物光。"① 第二层，是作为数词使用，如一息，是指一呼一吸。《法海遗珠》云："调匀八十一息。"其注曰："一呼一吸，为一息。"《性命圭旨》亦云："一息尚存，皆可复命。人若知添油之法，续尽灯而复光明。即如得返魄之香，点枯骸而重茂盛。"② 第三层，引申为"初始"。如一阳，指一阳初动，王惟一说："下手工夫在一阳，一阳初动合玄黄；先天一炁从中得，炼就金丹是药王。"③ 就是说丹道修炼者的入手功夫就在于一阳，经过收心入静，调节身心，使身体产生新的阳炁，炼丹者必须及时由此入手，抓紧修炼，所以称之为"一阳初动"、"一阳震动"、"一阳来复"或称为"活子时"。《悟真篇》云："若到一阳来起复，便堪进火莫延迟。"第四层，引申为"专"字。如一意规中，是指将心神专注固守规中一窍。这里的"一意"就是专心、专注；这里的"规中"就是中丹田。《悟真篇》云："橐籥天龠地徐停息，一意规中随后及。"第五层，喻为"道"，如一中，《性命圭旨》云："惟此本体，以其虚空无朕，强名

---

① 见张伯端著《悟真篇·绝句诗六十四首》"其十二"首。其中第二字"本"，有的版本为"自"。

② 见明世宗时期尹真人的弟子所著《性命圭旨·亨集·退藏沐浴工夫》。

③ 见元代王惟一著《道法心传·一阳下手》。

曰中；以其露出端倪，强名曰一。言而中即一之藏也，一即中之用也。故天得此而天天，地得此而地地，人得此而人人，而天地人之大道，原于此也。"又如"一阴一阳"，指道，亦指无极，也称之为太极，引申为天地之间的阴阳二气。《易·系辞上》云："一阴一阳之谓道，继之者善也，成之者性也。"扬雄曰："一阴一阳，然后生万物。"[①]这些与老子《道德经》："道生一，一生二，二生三，三生万物"关于"道一"的阐释都是相同的，即"道生一"就是无极生太极，"一生二"就是太极生出阴阳两仪，"二生三"就是阴阳两仪通过运化而生出三才、三元。有了三才、三元的出现，才有宇宙间万事万物的各种生态现象发生。由此可见，无极之道的"一"是一切宇宙生态运化现象的本原。由一生三，由三生万，这是道在后天发生的运动变化。而事物的运动变化过程总是有一定极限的，当万物"生"到一定极限就会衰亡。所以丹道修炼大家们在发现了宇宙运动的这一自然规律后，在丹道修炼中就采取了"返还"的方法，即将一步步走向衰亡的生命返还到先天的道之"一"的始点上，以保持生命态的盎然之状和超常的生存时限，即老子《道德经》中所说的"返婴儿乎"。在这个意义上，老子特别强调"一"的重要性，他说："天得一以清，地得一以宁，神得一以灵，谷得一以盈，万物得一以生，侯王得一以为天下贞。其致之，一也。"所以，从人体生命学的特定意义上讲，由一个受精卵的"一"，发展到孕育着阴阳的胚胎的"二"，再发展到蕴含精、气、神的"三"，生命由少年、中年、老年，直至衰亡。这一发展历程是由生到死的"顺路"。那么丹道修炼追求的则是，由人体的"三"返还到"一"的反转之道，即反转过来是由亡回生的"逆路"，亦即老子的"反者，道之动"。所以称这种返还之道为神仙途径。这也正是上联之"三"的生，到下联之"一"的返还，最终实现"一局棋"的圆满结局上。

"局" 就一般意义说，是指棋局。象棋以黄河、楚界为界线，

---

① 见汉代扬雄《太玄经·玄图》。

左右布兵对阵；围棋则以黑白二子对阵，围死取子而胜。在棋局的博弈中，必然有两军的对兵布阵，即所谓布局。如《礼记·曲礼上》云："进退有度，左右有局，各司其责。"在丹道修炼中也要求布局，在象征着阴脉的阵营中，有许多阴性的棋子；在象征着阳脉的阵营中，有许多阳性的棋子，如何将阴阳合二为一，再将含有阴阳的太极混元体，尽量去掉阴气，这些整个的布局安排，就是丹道修炼的博弈。就"局"字的引申义来说，是指拘束，隐喻"撮"字。在丹道修炼中，"吸提撮闭"是贯通周天时很重要的方法。其中"撮"，就是指的收缩谷道①括约肌，使人体的任督二脉接通，所以有的丹家也称之为搭"下鹊桥"。"撮"字法诀常用，不仅使体内真气不漏失，顺其导引升入督脉，运行周天，也由于谷道括约肌的收缩作用，保固了肾精，外肾也会由此逐渐收缩成少儿时期状态。所谓童子功也就是以此为起点，长期修炼自然形成的过程。在藏字联中"撮"字诀隐藏在"局"字上。局的引申义就是局限、卷曲、约束等意。表示一种有限度的控制，所以炼功的"撮"字诀用"局"来代表。由"尺"、"口"而成的"局"，古篆作"局"，从它的形状看，既像盘膝而坐的人形，又像曲肱而卧的人形，即可说，它既像坐炼丹功的人，又像睡炼丹功的人。但无论如何那个"口"都处于下部显著位置，就是用以表示收缩、约束、紧"撮"肛门括约肌的丹道修炼法诀。

"棋"应有三层含义。第一层含义，是指棋子。就丹道修炼而言，"棋子"就象征着金丹、金钱、种子、孢子，是道家修炼内丹的证果。《内景图》中就有"铁牛耕地种金钱"的隐喻，这个金钱就是内丹、金丹，而在《心性图》中只不过被隐喻为"棋子"罢了。第二层含义，是指根基。棋字，古通"基"，根本，即引申为根基。而棋子虽为木，却是无根之木，即"无根树"。张三丰最具影响的炼丹诗，就是《无根树》，他说："顺为凡，逆为仙，只在中间颠倒颠。"《心性图》的藏字联深得其妙。"棋"字，本意是指木制之棋，这里

① 谷道：指肛门。

实指棋出于木，但木为棋时其木却无根，故借"棋"言"其木"无根，即"无根树"也。第三层含义，是指丹田炉鼎。藏字联的上联言月为明示，犹言月在上；下联言日为隐喻，犹言日在下。"满院"、"棋局"，虽无"日"字，但犹言日也。朱熹对此颇有研究："据它之法，则欲月常在上，日常在丹田，阴升而阳降也。其修养工夫次第，火候进取，抽添加减，皆视此为准。"[1]张三丰亦云："林阴棋局空残劫，炉底雌雄见大还。"[2]同时，据《武当福地总真集》[3]（卷中）记载："隐仙岩，高耸云烟，府视汉水，石如玉璧，呈瑰纳奇。古神仙尹喜、尹轨所居，历代神仙多炼大丹于此，丹室炉灶存焉。岩右大木下，石棋盘局，横铺于上，左右列石为坐。传云：尹轨抨棋之所。"充分说明武当山历代真仙们都有抨棋对弈的爱好。

"一局棋" 有三层含义。第一层含义，是指丹道修炼的悠闲典雅的环境。道家一般是"闲来对弈千局棋，忙时恭迎万家客。"我们在武当山道院发现这样一副对联，"夜来竹屋棋敲月，秋坐松筠笛咽风"，同样表达了武当山道士们悠闲清淡的生活。第二层含义，是指丹田中的金丹。局为丹田，棋指金丹，"一局棋"自然是指丹田中满是金丹。《内景图》中的丹田位画有农夫持犁鞭牛耕地的景象，旁边注文诗曰："铁牛耕地种金钱，刻石儿童把贯穿"。这里的"耕地"与"棋局"一样，被道家隐喻为丹道修炼的重要地方，即丹田；而"金钱"则与"棋子"一样，被视为金丹；而种金钱的"种"字犹如下棋的"下"字，就是心神下注丹田，以元神注入气穴，使元神与元气相合而成圣胎、婴儿。久而久之这圣胎、婴儿逐渐变为金丹，形似金钱，所以在这里称为"种金钱"，即播下金丹的种子。那么下棋也是一样，只不过收获的是黄灿灿的"棋子"。第三层含义，是指周天四字诀中的"闭"字。"闭"字诀暗示在"棋"字上。"棋"之

---

① 见宋代朱熹的《朱文公易说》卷二十。
② 见《张三丰全集》（第五卷）《云水前集·闲吟》。
③ 《武当福地总真集》为元代林下洞阳道人刘道明著。

偏旁为"木"，五行属木，在五脏属肝，肝又开窍于目，所以这"木"字在这一层次含义中指的是目的属性。"闭"字诀指的人目，其"目"字藏在"木"旁的"其"字中。我们要破译作者所寓意的以闭目而达到返光内照的景象，就必须将"其"字四边出头的笔画收归目内，即像其"目"，这样就会明显发现"目"正居于"其"字的中央位置。进一步分析可知，"目"中有两横，其一，它象征中央之真土，喻示为真意；其二，在上述基础上它还喻示双目闭合的返光内照要落脚在真土真意上。武当山有楹联说："两支慧剑藏真土，一颗灵丹固玉关"，这里的慧剑就是指双目，可谓是对此的最好注脚。《心性图》中"棋"字中所寓含的闭目之理，与老子所言"是以圣人为腹不为目，故去彼取此"的丹道修炼的理论观点和方法同出一理。

"满院花香一局棋" 前面我们对下联"满院花香一局棋"七个字作了分别破解和分析，下面我们再加整理，并结合上联"半帘月影三杯酒"对全联的含义做七层破解：

第一层含义，是揭示了冬藏春发的炼丹时机。单从上联看，"月影"是冷色调，象征阴；"酒"是冬天驱寒之物，所以上联整体象征冬藏。单从下联看，首先它是指春天的景色，是一种暖色调，因为满院的花都在吐蕊的话，必然是春天来了；其次"满院"、"棋局"象征着"日"，为阳。所以这种"满院花香"季节的信息不仅告诉我们，万物随着春天的到来，出现了百花盛开、万象更新的熙熙攘攘的景象，人体内的生物钟也开始走向生机勃勃，在这个季节进行丹道修炼者很容易得到"丹花"的信息和"丹芽"的萌发，而且在这种外界环境与体内生物钟和谐一致的时候，丹道修炼可以获得事半功倍的效果。我们在武当山具有"仙凡界"标志的大型石牌坊"玄岳门"，可以看到这样一副对联："坎中平盈一元复始，春风和畅万象更新"，正说明了其中的道理。从上下联综合看，就可以发现冬藏春发、水促木旺的丹道修炼的内在联系了。上联有月有水，下联有花有木。上联月为阴水，酒为阳水；下联花为阴木，棋为阳木。武当山道士们在安排丹道修炼的日程时，往往比较重视从春天开始，强调木的作用，从养肝入手。因为经过冬天的藏精，蓄积了充足的肾水，水旺促木，所以这是最好滋养肝木的时机。这就是丹道修炼家们对"花香"的生发作用表现出特别浓厚兴趣的重要原因。

第二层含义，描绘了一幅太极图景象。上联"半帘月影"犹言阴阳，下联"满院""棋局"犹言太极，故而合为太极阴阳图景象。张三丰在《大道论》中说："无极为无名，无名者，天地之始；太极为有名，有名者，万物之母。因无名而有名，则天生地生物生矣。"又说："无极为阴静，阴静阳亦静。""太极为阳动，阳动阴亦动。"张三丰又在《一粒黍米说》中云："日是纯阳之体，内含一点真阴之精，""月还纯阴之体，内含一点真阳之气。"这正是《心性图》所要表达的东西，上联"月"字为阴为静，有一点真阳为"酒"；下联"棋"字隐喻"日"字，为阳为动，有一点真阴为"花"。这一花一酒，一月一日，一静一动，一阴一阳，不正是老子《道德经》中所云："一阴一阳谓之道。"而且"半帘月影"正是太阴中的少阳，即太极图中阴鱼的鱼眼；"满院花香"正是太阳中的少阴，即太极图中阳鱼的鱼眼。小小的一副藏字联，竟然暗藏着如此天机，竟然与"道"的哲理和丹道修炼的理法扣合得如此天衣无缝，堪称举世无双的妙联！

第三层含义，是对丹道修炼过程的高度概括。如果说藏字联的上联讲的是丹道修炼的动作要领，讲的是"生"；那么下联则是丹道修炼的功阶验证，即"了道"、"圆满"、"成功"后的情形，讲的是"成"。下联表现"成"势的第一个方面，主要体现在"满院花香"的"满"和"香"字上。满，即功行满；香，即谷熟香。下联表现"成"势的第二个方面是"一局棋"。"棋"，古人主要是指围棋而言的。围棋中棋手水平最高者称为九品（今称为九段），九品级别是从初级的一品逐步升级而得到的。从一品到九品所经历的等级是入神、坐照、具体、通幽、周智、小巧、斗力、若愚、守拙。我们从九品的九个等级名称可以发现，它们实际上都是一一暗示着内丹修炼由初步入门到达于大功告成的几个阶段、层次和境界，以合于西派丹法的"九层炼心"。围棋的九品之称既可以视为是丹道修炼的三乘九层功阶，也可以视作九转还丹的喻称。张三丰在《五更道情》中说："好个九品无生地"，"一幅棋子盘中闹。"[①] 张三丰还在《七绝》中吟道："世人欲问长生诀，先觅阴阳二品丹。"这些都是借棋悟丹的妙论。我们还可以从吕洞宾《悟棋歌》中得到印证，其歌曰："因观黑白愕然悟，顿晓三百六十路。余有一路居恍惚，正是金液还丹数。一子行，一行当，无为隐在征战乡。龙潜双关虎口争，黑白相击迸红光。金土时热神归烈，婴儿又使入中央。水火劫，南北战，对西施工人不见。秘密洞玄空造化，谁知局前生死变。人弃处，我须攻，始见阴阳返复中。纵喜得到无争地，我与凡夫幸不同。真铅真汞藏龙窟，返命丹砂隐帝宫。分清认取长生路，莫将南北配西东。"充分说明了"道家下棋非常棋，乃是阴阳性命棋"。都是把棋子比作金丹了，如张三丰在《九转灵变》中吟道："一炉白雪浑如玉，满鼎黄芽胜似金。"黄芽就是金丹的初级形态，满鼎犹如棋局。这是一种反证了。总而言之，从围棋回到《心性图》的"一局棋"，确可证实道家论棋不仅与内丹修炼有关，而且喻比得丝丝入扣，十分恰当。

　　第四层含义，表述丹道修炼要领。丹道修炼中，通周天是初步的功夫，而"塞、抵、撮、闭"又是通周天的四个关键环节，也是实实在在的炼功要领。所谓"抵"字，就是用舌尖舐顶上腭内龈交穴，其作用是接通人体两大经脉。这两大经脉，一条属阳，称督脉，起于会阴，由后背中轴线直上，经头顶而下，止于龈交穴；一条属阴，称任脉，起于承浆，由前胸中轴线直下，止于会阴。人体内这两条经脉是气血运行的主干线、主通道，形成了人体的一个子午圈。无论丹道修炼或一般气功训练，都把这个子午圈称为"周天"或"小周天"，把气通任督脉称为"通周天"。这个"周天"，是指人在后天的生存中，由于种种人为的自我破坏，较为普遍地表现为不畅

---

① 见《张三丰全集》卷四"五更道情"。

通。所以，丹道修炼之人采用舌抵上腭的方法，来达到任督二脉相通的目的。丹道修炼家们就将舌抵上腭，称为"搭上鹊桥"，把闭提会阴穴或抵椎坐法称为"搭下鹊桥"，而且把两者统称为"搭鹊桥"。崔希范[①]《入药镜》所说："上鹊桥，下鹊桥，天应星，地应潮。"据元代肖廷芝注："上鹊桥在舌，下鹊桥在阴跷穴。"其意喻指任脉属阴象织女，督脉属阳象牛郎，他们原来只能隔着银河遥望而不得会面相聚，搭上鹊桥之后，一对"夫妻"便可以重逢了。那么，藏字联中哪个字是在暗示"抵"字诀呢？我们认为"抵"字诀主要体现在"香"字上。"香"字上面为"禾"，下面为"日"，"禾"的一撇一捺去掉为"干"，"日"中间的一横去掉为"口"，"干"、"口"相叠为"舌"。"抵"字诀用的是舌头，即喻指舌抵上腭，而且去掉一撇一捺暗示舌抵上腭中央。这是通周天的关键环节。所以"香"的暗示是非常重要的。同时我们还可以通过剖析"香"字的结构，获得以下丹道修炼要领："干"字表达出修炼丹功时头、肩要中正，不可偏倚斜靠；"口"处下为下盘沉稳，大盘而坐，足、腿、股形成一个"口"形；"八"处中为双臂，坐盘要求双臂自然回放，双手重叠，掐"∞"字诀，即子午连环诀；"日"字为"锁口"，"一"字犹如插栓，将口锁闭；"香"字去掉最上面一横，便是个"杳"字，喻指炼丹之人在进行丹道修炼时，要惚兮恍兮，杳杳冥冥。所以"花香满院藏秘诀，得其妙意便是仙"，说得一点不假。

第五层含义，表达了人的本性。"花"和"香"均为阴木、弱木。五行之木，在卦属震，象征春宵初动；在方属东，象征旭日东升阳气氤氲；在位属左，象征吉泰，也象征东方，对"中"又具有左护卫的作用；五行之木在人为性，它表现为先天的功能，当先天的功能在供人体发展过程中能量、物质、信息消耗时，它就会自然地流露于外界，或者作用于外界。人们在后天的生存中，往往要使用这个属木的本性，以提供人体生存和发展的需要。但是当我们让先天的本性无度

---

① 崔希范：唐末五代道教理论家，号至一真人，其代表作为《入药镜》。

地作用于外界，如放纵七情六欲对外界的追求，就会超过人体自然节律的限度。这种对先天本性的过度耗散，一方面会使人的先天能源很快地被消耗殆尽，另一方面后天的水谷精气在缺乏先天能源运化的情况下，很难得到及时的补充和修复，于是各种疾病便纷至沓来，甚至导致过早地衰老死亡。这种状况对于四十岁以后的中老年人来说，表现得尤为明显。所以实际修炼中，人们正是通过内丹修炼，将后天外耗的性收回来，并经食补、食气、食芝、食丹等方法，将已经消耗的先天能源再进行补充，使其有所恢复，以促进人们健康长寿。

第六层含义，指出了"花"在丹道修炼中的效用。中国道教门派繁多，丹道修炼的人门功夫也是多种多样。但是无论哪一门派的修炼方法，都以找出阴阳结合最为妙佳的先天根本的生命动力——元气为原则，这就是道家们名之为"道"的东西，其目的和效用都是要达到保养人具有健康的体魄和旺盛的精神的目的。有了旺盛的精神，人的生命力就会增强。同时丹道修炼无论采取何种方式，都离不开"玄牝"。那么叩开玄牝的门户，找到人的"天地之根"，并经常保持它"绵绵若存"之状态，是靠哪一把钥匙呢？这就是"花"的功用，其中玄妙无穷无尽。"花"之为"玄牝"，是很难理解的，只能靠练功者感悟而得，它存之绵绵，用之娇嫩，识过枯死，稍纵即失，只可意会不可言传。所以历来丹道修炼家们都是难以明说。就连张三丰的《无根树》也是只字不提"玄牝"二字，他只说"无数无形难画图，无名无姓却听呼"。而实际上，张三丰又无处不讲到它，他的巧妙之处在于全歌皆唱"花"，用"花"将"玄牝"的理法讲得形象生动，但就是难以明确表达。他说："无根树，花正新，产在坤方坤是壬。摘花戴，采花心，花蕊层层艳丽春。时人不达花中理，一诀天机值万金[1]。借花名，作花身，句句敲爻[2]说得真。"这

---

[1] 此句引自吕洞宾《敲爻歌》："长生药，采花心，花蕊层层艳丽春，时人不达花中理，一块天机值万金。"

[2] 敲爻：指唐代吕洞宾《敲爻歌》。

同时也说明了张三丰对吕洞宾祖师的《敲爻歌》是领悟至深的。吕洞宾在《敲爻歌》中说出初入丹道的要求："也饮酒，也食肉，夺定胭花断淫欲。行歌唱咏胭粉词，持戒酒肉常充腹。"渐入丹道之后则要求："色是药，酒是禄，酒色之中无拘束。只因花酒误长生，饮酒带花神鬼哭"，而且"犯淫坏失长生宝"。丹道修炼到一定程度，就会"摘花戴饮长生酒，景里无为道自昌""洞中常采四时花，时花结就长生药"。所以从吕洞宾到张三丰，一脉相承，无不把"花"、"酒"的体外戒绝和体内的功用及其重要性论述得淋漓尽致。三丰祖师以"花"讲"玄牝"应当是最具代表性的。"花"是由草头"艸"和"化"组合而成的。"艸"，《正韵》："音草，百卉也。"指出它是所有花草的概括称谓。《集韵》："音彻，草初生貌。"指它含有盎然的生机萌发之状。"化"，《说文》："化，教行也。"这里"化"字作教化解释。这种体现教化的意思，《增韵》解释得更为明确，其曰："凡以道业诲人谓之教；躬行于上，风动于下，谓之化。"这层意思表现了"花"既可作为丹道修炼中所获得的一种生机盎然的东西，是我们进行丹道修炼的初步证验，又可以作为内丹修炼一种至理的教，是一种科学理性的思想，是一种非常见效的技术，是一种"得之道教，勤而不堕，即可成化"的道理。老子《道德经》曰："我无为而民自化。"从丹道修炼的机理来解释，老子把"花"中之"化"，讲得更加形象生动。这里所说的"我"指人的心神，"民"指人体元气。说明了人在丹道修炼中，如果心神清净，体内真精就会自然运化，元气就会自然布施周体，使人达到健康乃至长寿的目的。《韵会》曰："天地阴阳运行，自有而无，自无而有，万物生息则为化。"这可以说是从宇宙自然的大道理上，讲到了内功修炼的理法。当然从理法上讲，"花"在暗示"玄牝"的理法上，也可以悟出"艸"是讲表面现象，"化"是讲核心、论本质的道理来。《心性图》对"化"字的玄谛妙诀，做了"满院花香"的障眼法。而由"化"到"艸"返回来认识，就又能悟出这样的道理，那就是修功既能得化，身体又怎能不会出现像草木萌发、百花盛开一般的春天呢？这说明，"花"在暗示"玄牝"的功用方面还是相当多的，否则张三丰不会在《无根树》二十四段歌词里段段提"花"，句句说"花"，还特别提醒人们如果"不达花中理"，就会丧失"一诀天机"，"花"字天机是"值万金"的！

第七层含义，暗示了"香"在丹道修炼中的功用。"香"字在下联中处于中位，暗示人体中丹田。中丹田是"藏气之所，炼气之鼎"，精、气、神经周天运行聚积于此，再经过丹田的烹炼熏蒸可结为"丹花"、"丹药"，再行烹炼即可养成"圣胎"，育出"婴儿"，进一步烹炼不断去掉阴质，就会结成丹，再行"七返九还"的锤炼，此丹即可变成金丹，最终形成大丹。所以"香"字在这里是有其深意的。香字上下拆开为"禾"和"日"，禾为谷，日为阳，谷处阳而熟，谷熟而气香。"禾"，也是有用意的，它暗示了丹药炼成后的现象和功用，从另一侧面描述了丹药具有秀茂之象。"禾"从应时上解释，《说文》曰："嘉谷也，二月始生，八月而熟，得时之中，故谓之禾。"这说明丹药在内功修练中也是应时而生而成的。"禾"从它的功用上解释，《尚书传》曰："唐叔得禾，异亩同颖"。是说"禾"不管种在什么地方都能茂盛生长。这说明丹药的产生能使人具有很强的对复杂外部环境条件的适应能力。《孔传》又解释说："异亩同颖，天下和同之象。"这进一步暗示了人得丹药，人体"小天下"就会呈现出一派欣欣向荣的太平安乐景象了。"禾"作为对丹药的一种比喻，在道教中，还赋予了神奇的功用。如《山海经》载曰："玉山王母所居昆仑之墟，其上有木禾，长五寻[①]，大五围[②]，二月生，八月熟。"其注曰："木禾谷类，可食。"这里不难看出，《心性图》把丹药视为王母的神谷那样宝贵。其言所悟，人得此丹药必然能够延年益寿。

---

① 寻：古代长度单位，八尺为一寻。
② 围：两手拇指或食指合拢起来的长度为一围。

第八层含义，隐含了干支甲子的术数。蔡邕的《月令章句》中说："大挠采五行之情，占斗机所建，始作甲乙以名日，谓之干；作子丑以名月，谓之支。有事于天则用日，有事于地则用辰，阴阳之别故有干枝名也。"武当山丹道修炼经常借用阴阳术数中的"天干、地支"和"六十甲子"作演理工具。那么《心性图》藏字联的上下联最后一字笔划刚好是天干地支数，这是偶然巧合，还是精心设置？我们认为这应当是匠心独运。《心性图》藏字联正是将天干、地支术数暗设在上下联末尾的"酒"、"棋"二字上。"酒"字为十画，"十"刚好体现的是天干数；"棋"字为十二画，"十二"刚好体现的是十二地支数。"酒"字十画，表示天干，天干合阳道，处上，这正合了蔡邕的《月令章句》"有事于天则用日"，"酒"正好为上联；"棋"字十二画，表示地支，地支合阴德，处下，这正合了蔡邕的《月令章句》"有事于地则用辰"，"棋"字正好为下联。实在是意妙神合！能说这是偶然巧合吗？藏字联运用甲子演义炼丹数理，主要体现在效法大自然和遵从一定具有周期现象的规律上。古人用以表现大自然即天地万物间阴阳交合运化规律周期的一种代表方式，除"乾、坤、坎、离"四卦外，还通过其他六十卦来体现这一规律周期的形式表现的，那就是甲子数。《群书考异》云："甲者，拆也，言万物刻符甲而出也。易曰，百果草木皆甲拆也。""子者，孽也，阳气既动，万物孽萌于下也。"同时六十甲子，依次可记六十年，甲子满从头算，循环往复，周而复始，以至无穷。这些正是反映了大自然之"天道"的周期规律，也是《心性图》隐示六十甲子的良苦用心。《心性图》藏字联的上联和下联，各自去掉最后一个字，按照繁体和大写汉字的写法，它们各自的累计笔划，刚好都是六十画，隐示了六十甲子。六十甲子干支匹配形成的循环周期数，不仅可以同时表示岁、月、日、时以及节令气候的周期变化规律，同时也可以表示人类生命现象以及丹道修炼中内气的周期运动变化规律。丹道修炼之所以借用六十甲子来演义理法，是因为六十甲子"十干以应日，天之五行也"，"十二支以应月，地之五行也"。这是指太阳和月亮与地球的关系已经表现了宇宙大自然的运动变化的周期规律。古人从中分析归纳出如下结论：阳为奇数，阴为隅数；天地阴阳之数共为十，表现天阳的奇数是一三五七九，表现地阴的隅数是二四六八十；天之五行数为五，在一三五七九的五个阳数中正好居中，地之五行数为六，在二四六八十的五个阴数中也正好居中；如果居中的天阳和居中的地阴刚好交合，宇宙万物则可表现出最和谐最富生机的景象。而这些正好用来表现"道"的存在和功用，且正好用来作演义丹道修炼的"阴阳媾合"、"子午交泰"、"十二消息"等等理法的工具。

八 《心性图》图示破译

《心性图》在正中显著位置绘有"寿"字图，图上部绘有四位道教人物，一说各代表"福禄寿禧"四位神仙，一说是全真派的四仙即丘仙长春子、刘仙长生子、谭仙长真子、马仙丹阳子，一说为武当山一脉相承的四位祖师，即老子、尹喜、陈抟、张三丰；图中下部绘有八仙，即贫穷药仙的李铁拐、不仕狂浪的钟离权、骑驴回首的张果老、纯阳剑祖的吕洞宾、立地成圣的曹国舅、云鹤笙箫的蓝采和、行走如飞的何仙姑、潇洒飘逸的韩湘子；"寿"字图的两边绘有养生楹联图，图中全是道教代表人物，并暗藏着一副养生楹联，即"半帘月影三杯酒，满院花香一局棋"。它们每一个字即代表一位武当山道教信奉的神仙。

武当山道教为什么崇祀如此之多的道教祖师和神仙？道教所称祖师，是对本教及各道派系创始人的尊称。道教宗派之多，据《诸真宗派总簿》记载的道教宗派就有八十六派系，每派都有各自的祖师。道教繁衍宗派始于宋、元。明以后，道教分全真、正一两大道派。宋、元、明三代武当道教得到充分的发展，不少道派涌入武当，与武当固有的道派相融合，形成独具特色的武当道教，那就是以崇奉真武大帝为祖师的武当道教。涌入武当山的各道派，虽融为武当道派，但各派仍可崇祀各派祖师及神仙。所以，武当山道教崇奉着许多祖师和神仙，这在《心性图》中有着集中反映。

（一）关于"福禄寿禧"神

《福禄寿禧神图》为民间传图（见图1-5），它与《心性图》中的"福禄寿禧"神（见图1-6，是其左侧《心性图》全图中间黑色覆盖部分的放大图，下同）有所不同。我们认为，处于"寿"字图最高端的应是"福禄寿禧"四位神仙。四神中最上一位为福神，其左为禄神，其右为寿神，其下为禧神。过去，武当山各大宫观殿堂，常挂福禄寿禧神像，几案上陈设瓷器彩绘福禄寿禧神像。在武当山民间地区，视福禄寿禧神为家庭生活保护神，虔诚信奉。正是顺应人们对美好生活的渴望，《心性图》在十分突出的位置绘制的福禄寿禧四神像，它象征着道教倡导善男信女们追求的人生四大目标，也说明了道教力图在民间扩大其宗教影响的做法。

"福禄寿禧"神的形象，一般都是画在一起，或是塑为一体的组合图像。福神形象，一般为财主打扮，戴冠着服，手摇宝扇，面容丰润，一副福相；禄神形象，着官服戴官帽，手持如意，雍容华贵，器宇轩昂，一副大官人相；寿星形象，身材不高，背脊佝偻，

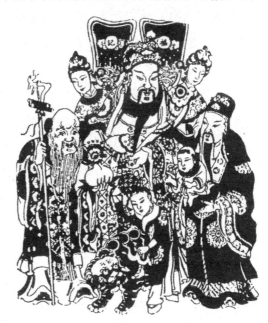

图1-5　民间福禄寿禧神

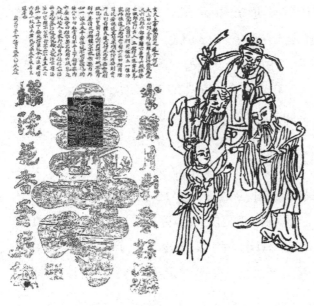

一手拄龙头杖，一手托仙桃，头大，额头宽长，长眉，皓目，白须飘垂，使人倍感亲切；禧神形象，年轻英俊，风流潇洒，跨虎乘龙，有乘龙快婿之称。"福禄寿禧神"形象在民俗画中，多种多样，这里不再例举。

福神（见图1-7）又称福星，为"福禄寿禧"四神之一。"福"

图1-6　《心性图》中福禄寿禧神

在人们心中的概念，就是幸福和福气。凡富贵寿考、健康安宁、吉庆如意、备全圆满，皆谓之福。《尚书·洪范》说："五福：一曰寿，二曰富，三曰康宁，四曰攸好德，五曰考终命。"《礼记·祭统》："福者，备也。备者，百顺之名也，无所不顺者，为之备。"自古以来，"福"为人们孜孜以求、日夜向往的人生大目标，于是福神应运而生。福神，有好几种说法。一说，福神源于福星。《中天紫微星宝忏》说福禄寿三星是："福星天德星君，禄星天祐星君，寿星老人星君。"有人解释：福星就是岁星，即木星。道教称岁星为"五星君"之一，称为"东方木德岁星重华星君"，简称"木德星君"。《还丹众仙论》[①]说："岁星者，木也，日之魂，水之精气也。"《云笈七签》说他姓碧空，名澄澜，字清凝，居洞阳宫或治青华宫。《元始天尊说十一大曜消灾神咒经》称木德星君，为木之精，苍帝之子。头戴星冠，蹑朱履，衣青霞寿鹤之衣，执玉简，垂七星宝剑白玉环佩。下管人间山林、草木、龙蛇龟鳖水族、风雷之事，木之气直行仁和司

————————

① 　《还丹众仙论》：道教丹术著作，作者为宋代杨在集。

于有德。所以道教对福神职司的加封
与民间对福神的祈福是不一致的。

禄神（见图1-8）亦称禄星、官
禄星。禄，指官的禄位。禄神职责，就
是专司加官进爵、升官发财的神。禄
神在民间是很受欢迎的，绝大多数
人，特别是从前的读书人，并不想
"脱俗"，他们幻想走仕途，认为有
了官，就有了钱，有了钱就有财，素
有"三年清知府，十万雪花银"的说
法。不少人逢年遇节，购回年画福禄
寿三星图贴正堂，虔诚奉祀，求神保
佑他们家能出个大官。禄神源于禄星
崇拜，道教称之为"北斗真人禄存星
君"，为北斗七星君之一。《太上玄灵
北斗本命延生经注》："禄存星君姓
归并，讳处众踏，字禄存，戴九色宝
冠，黄衣青裙，五色降帔，蹑龙文履，
上总九天高真，中监五岳灵仙，下领
学道之人，真仙之官莫不隶焉。"据
《洞渊集》[①]中记载：禄存星君"上管
娄、胃、参、柳等宿（星），下临宋
豫分野，管天下寅戌生人命禄，注世
人求财庄宅之事，掌北斗星君保命之
气真元之宫。禄存即天之司空，星主
火，披朱霞瑞云之衣，戴七宝星冠。"
所以民间常常不知道禄神的职司，在

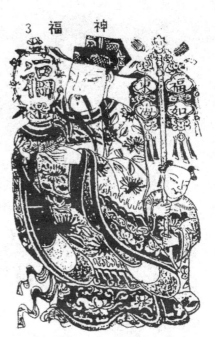

图1-7　民间福神

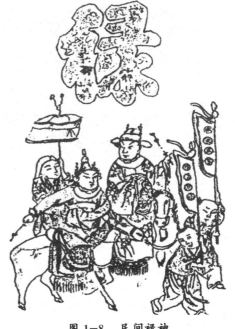

图1-8　民间禄神

① 《洞渊集》：宋代李思聪集道教志书。

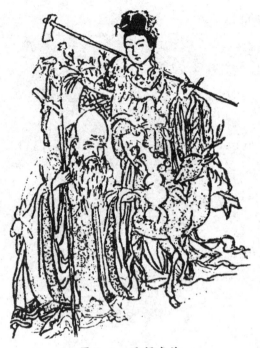

图1-9　民间寿神

敬奉禄神时，有时竟把他称为天官。

寿神（见图1-9）　亦称寿星，又叫南极老人、南极仙翁。受众多星辰崇拜，能流传至今，且备受欢迎的，也就是寿星了。寿星，源于古代"四象"中东方苍龙七宿的头二宿，即角、亢。郭璞注释说：寿星"数起角亢，列宿之长，故曰寿"。《史记正义》说："南极老人星，为人主[①]，占寿命延长之应。"他出现就预兆天下安宁，国祚长久，如果不出现，帝王就会担扰不安。《史记·天官书》说："老人[②]见，治安；不见，兵起。"在古代，寿星被尊为帝王的保护神。自周秦以降，历代皇帝皆列为国家祀典，至明代始罢其祀。国家虽废崇拜寿星祀典，寿星却在民间备受崇敬，并把寿星和福、禄二神合称，尊为人们福运、官禄、长寿的保佑神。

禧神　是指幸福、吉祥，也指喜庆和好姻缘。王令《古庙》诗："工鼓于庭巫舞衣，祝传神醉下福禧。"《明史·乐志二》云："一诚尽兮予心怿，五福降兮民获禧。"所以民间每逢婚嫁喜事，必贴喜字，敬禧神，男方亲友必称其为"乘龙快婿"，女方必称为"金玉良缘"。

（二）关于八仙人物

武当山老君堂上，太上岩下，有明代永乐皇帝敕建的八仙观，

---

①　人主：指帝王。
②　老人：指寿星。

奉八仙像（今庙存像废）。各大宫观装饰、壁画也有八仙像。现存八仙宫灯上的八仙像以及"玄岳门"石牌坊等，均为明代艺术珍品。八仙故事，在武当山更是家喻户晓，妇孺皆知。

　　道教奉祀的八仙，起源很早，历经漫长的演变过程，到明代才确定八仙的名字。道教最早称八仙的，为"唐八仙"。即指天皇真人、广成子、洪崖先生、镶坚、赤松子、宁封子、马师皇、赤将子舆。《太清玉册》^①（卷八）称此八仙"皆黄帝时人也，至唐尧之时八人游于终南，人见之于唐尧之世，故称唐八仙。后世以唐李氏之朝，洞宾等亦为八仙"。八仙的故事，流传很早，说法不一。汉代刘安的"八公"，是撰写《淮南子》的作者，后人称为"淮南八仙"。晋代有"蜀中八仙"，即容成公、张道陵、严君平、李八百、范长生、董仲舒、李耳、东诸先生（事见焦香《蜀记》）。唐代盛传"饮中八仙"，即李白、贺知章、张旭、李适知、李进、崔宗之、苏晋、焦遂。今道教所称的八仙，是指钟离权、李铁拐、张果老、曹国舅、吕洞宾、韩湘子、蓝采和、何仙姑。此八仙传说故事，先后见于唐宋文人记载，盛传于元明。《心性图》中所列八仙正是今日道教所称的八仙。元代马致远《吕洞宾三醉岳阳楼》中的八仙都是男仙，有徐神翁，没有何仙姑。明代小说《三宝太监西洋记演义》中的八仙，无张果老、何仙姑，而有风僧寿、玄壶子。《列仙传》中的八仙也无张果老，而有刘海蟾。直到明代吴元泰的《八仙出处东游记》问世后，才确定了八仙的名字，一直流传至今。

　　在八仙演变过程中，又有"上八仙"、"中八仙"、"下八仙"之说。在元代就有"上八仙"之说，这组上八仙是指钟离权、李铁拐、吕洞宾等八仙。到了清代，这组八仙被列为中八仙。上八仙，一般是指福星、禄星、寿星、张仙、东方朔、陈抟、彭祖、骊山老母。也有说上八仙是寿星、王母、观音、斗姆、黎山老母、圣母娘、金刀娘（原文缺一）。下八仙，有多种说法。明代无名氏杂剧《贺升

---

　　① 　《太清玉册》：为明代朱权所撰道教类书。

平群仙庆寿》中的下八仙是：王乔、陈戚子、徐神翁、刘伶、陈抟、毕卓、任风子、刘海蟾。《何仙姑宝卷》中的下八仙是：广成子、鬼谷子、孙膑、刘海、和合二仙、李八百、麻姑。《八仙上寿宝卷》中的下八仙是：张仙、刘伯温、诸葛亮、苗光裕、徐茂公、鲁宁秀、牛郎、织女。在鼓词《孙悟空大闹蟠桃会》中的下八仙又是：罗圣主、张仙、鲁班、张千、李万、和合二仙、刘海、刘伶、杜康。

上八仙和下八仙中的多数神仙影响不大，且说法混乱，因而并不被人们注意，而被称为中八仙的钟离权、李铁拐、吕洞宾等8位仙人，则流传下来。现分别结合《心性图》寿字图中的八仙人物形象介绍如下。

钟离权（见图1-10） 亦称"汉钟离"，道教所奉八仙之一，全真道尊为北五祖之一。据考证，唐代确有人叫钟离权，《全唐诗》收录有他三首绝句，从诗句"坐卧常携酒一壶，不教双眼识皇都"看，钟离权其人大约是位放浪形骸的狂士。《集仙传》[①]云："钟离权，字云房，不知何许人也。唐末入终南山。"《续文献通考》所载较详细："钟离权，咸阳人，号和谷子，一号正阳子，又号云房先生。生而奇异，美髯俊目，身长八尺余。仕汉及魏晋，首遇上仙王元甫，再遇华阳真人，授秘诀，遂弃世事，于县东四十里正阳洞修炼登仙，今号正阳帝君。"这里所叙不同的是将他当成了汉代人，故后人又称为"汉钟离"。对此，清人胡鸣玉《汀讹杂录》以为是世人将钟离

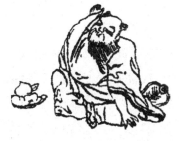

图1-10 钟离权

---

① 《集仙传》：为宋代曾慥所撰道教人物传记。

权与楚汉时项羽部将钟离昧相混淆；而一般认为，钟离权常自称"天下都散汉钟离权"，即言已为天下第一闲散之人，后人却将"汉"字当朝代名，以讹传讹，遂成"汉钟离"。宋之后八仙故事中，钟离权曾为汉将，燕台人，诞生时"异光数丈，状若烈火"，后长得"顶圆额广，耳厚眉长，目深鼻赤，口方颊大，唇脸如丹，乳达臂长"。及壮，为汉朝大将，吐蕃北侵，率兵与战，初获大胜。后李铁拐从空而过，见状忧虑，因钟离权本上界仙子，虽谪下界，应该超脱，不应沉溺仕途，执迷不悟，于是暗助蕃将，钟离权大败，落荒而逃，不能回京。忧愁愈甚之时，逢一胡僧，碧眼丰颜，蓬头露顶。胡僧语曰："功名富贵，总是浮云。"钟离权大悟，遂师事老人，后也成就仙道。这位度他成仙的胡僧，即李铁拐。也有说是东华帝君王玄甫，传他长生真诀，金丹火候，青龙剑法；茅君传他太乙刀圭，火符之诀等，号正阳子；崆峒老君赐号"云房先生"。他成仙之后，玉帝封他"太极左宫真人"。后钟离权又度化了吕洞宾，故世称钟离权为吕洞宾之师，并有"钟吕派"之称。[①] 宋金后，全真教与正一道为道教中南北两支，钟离权被全真教奉为北五祖之一，号"正阳祖师"，位在吕洞宾之上。

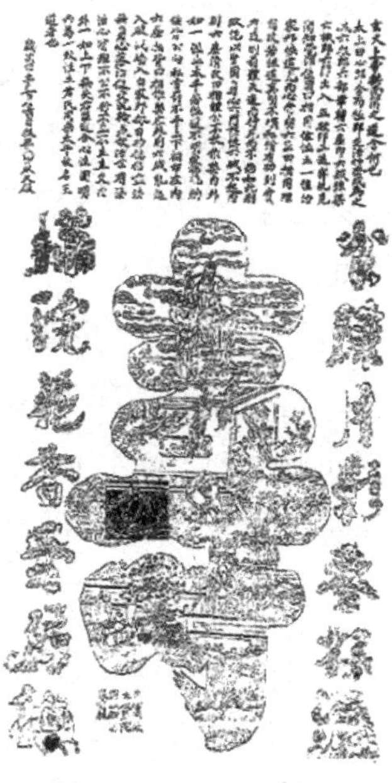

吕洞宾（见图1-11） 本名吕岩，是八仙中最具盛名的仙人，道教全真道奉为北五祖之一，称为"吕祖"，亦称"吕纯阳"、"吕真人"、"纯阳子"，世称"吕公"、"吕仙"。武当山道教之所以信奉吕洞宾，是因为吕洞宾曾在武当山修炼过，

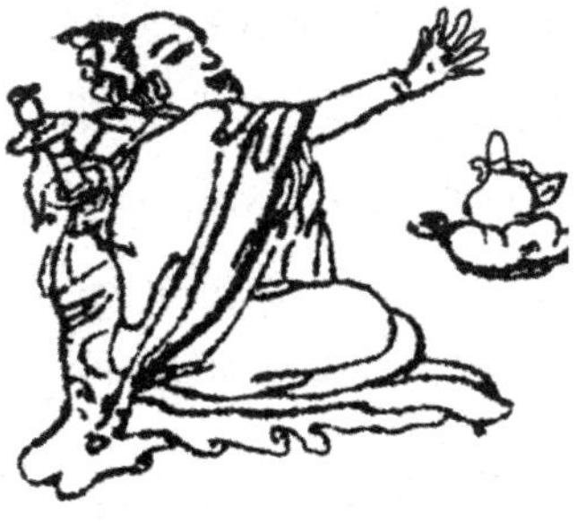

图 1-11 吕洞宾

---

① 见吴元泰《东游记》。

而且留下了一首《赞太和山南岩》，其中有这样的诗句："此是高真成道处，故留综迹在人间。古来多少神仙侣，为爱名山去复还。"所以在武当山有许多祀奉吕洞宾的景点，如天柱峰的太和宫、展旗峰下的紫霄宫、紫霄宫东天门外的"洞宾岩"、青龙岭上的纯阳宫、太上岩下的八仙观等等。在众多的吕仙故事中，吕洞宾常自称"回道人"、"回处士"。历史上的吕洞宾，是唐末隐士，并没有什么仙迹。北宋后，吕洞宾故事渐有流传。其形象也越传越神。《吕真人本传》云："吕岩，字洞宾，世为河中府永乐县人。贞元十四年四月十四日巳时，生母就蓐时，异香满堂，天乐浮空，一白鹤自天飞下，竟入帐中不见。生而金形木质，道骨仙风，鹤顶龟背，虎体龙腮，翠眉层棱，凤眼趄鬓，颈修颧露，额阔身圆，鼻梁耸直，面色黄白。左眉角一黑子，左眼下一黑子，筋头大如功曹使者状，两足下纹隐起如龟。性敏，日记万言，矢口成文。"又，《吕真人江州望亭自记》云："吾，京川人，唐末三举进士不第。"《东游记》叙其出身，又说他是唐蒲州人，甚至说他乃东华真人后身。各书虽记吕洞宾仙籍不一，但其仙迹则大致相似。《东游记》载，他二十未娶，两举进士不第，后游庐山，遇火龙真人，授其遁剑祛魔之法。64岁，于长安酒肆始遇钟离权。钟离权见此人骨质不凡，有心度他成仙，于是先后10次考验他，见他精诚至极，乃悉传上真秘诀。吕洞宾本有火龙真人剑法，后又得云房之道，于是仗剑而游江湖，仗义行侠，度人救世。凭三尺青锋，他曾斩蛟劈虎，除暴安良。亦凭所学医法仙药，问疾施医，救人无数。吕仙遨游江湖，还曾度化了何仙姑。《衡岳志》载，有一元名氏跛子，亦在君山受洞宾指点，得行灵龟吞吐之法，功成升仙。魏晋南北朝时的仙人，多是世处隐士，品性清高，而唐宋时的吕洞宾，仙名甚大，却混迹人间，人味十足，反映了唐宋时神仙思想的变化。即由出世成仙变为入世成仙了。历代帝王也十分赏识吕洞宾，宋代封为"妙通真人"，元代封"纯阳演政警化孚佑帝君"，明代又封为"纯阳帝君"，而且在民间又有剑仙、酒仙、诗仙之称。

李铁拐（见图 1-12） 又叫铁拐李，为道教信奉的八仙之一。李铁拐的姓名和形象有多种说法。一说，《历代神仙通鉴》[①] 说，李铁拐原为长谁亻巨神氏，善修炼之学，出行驾六飞车，头长一弯角，肋排六翅，其行若闪电，巡行天下，治世三百余年，后改名李凝阳，与黄帝时的雨师赤松子和神仙宛丘，同是远古神仙。二说，《续文献通考》说"李铁拐，或云隋时峡人，名洪水，小字拐儿，又名铁拐。常行丐于市，人皆贱之。后以铁杖掷空，化为龙，乘龙而去。"三说，明代吴元泰《八仙出处东游记》说：铁拐姓李，名玄，铁拐乃其后假身别名也。四说，清代黄斐默《集说诠真》李铁拐，传说中的八仙之一，因其姓李，跛一足，挂铁拐杖，故名。宋元后各种小说戏文，叙李铁拐事迹者甚多，他的来历，也众说纷纭。清代《集说诠真》则言李铁拐本名李孔目，有足疾，经西王母点化成仙。李铁拐虽身世复杂，他的形象则大致为：黑脸蓬头，金箍束发，卷须巨眼，跛足挂铁拐，位列八

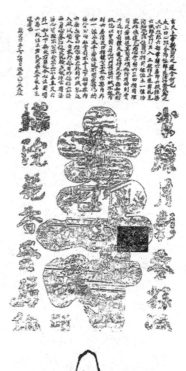

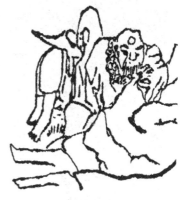

图 1-12　李铁拐

仙之首。明代吴元泰《东游记》载李铁拐事迹最全，此书杂揉各家。言李铁拐姓李名玄，质非凡骨，学有根源，至华山从老君得道，后神魂出躯从老君游，历竺乾诸国及蓬莱、方丈仙境，归时见尸躯已焚，乃借一饿莩附魂，将手中竹杖以水喷之，成铁杖。借尸还魂后，至其徒家，用仙丹使徒母死而复生，后二百年，引其徒一同仙去，

①　《历代神仙通鉴》：为清顺治时徐道所撰长篇小说。

化身老翁，隐其名姓，背一葫芦到人间行医，救人无数。又屡试求道者费长房，度化迷执仕途的钟离权。李铁拐的故事，在民间影响极大，因他曾贩丹药救人，故旧时有些药铺，还将其供为药仙。

张果老（见图1—13）　道教信奉的八仙之一，因其姓张名果，相传他有长寿之术，年岁极高，自言有数百岁，故称"张果老"。《新唐书·方技传》："张果者，晦乡里，世系以自神，隐中条山，往来汾晋间。"武后时，曾招入朝，被他装死躲过；后玄宗派裴晤迎他，张果故伎重演，"辄气绝朴，久乃苏。"吓得裴晤跑回了长安；玄宗再遣徐峤往请，如此三顾茅庐，他方来到长安。于是来汾晋间。于是"帝亲问治道神仙事，语秘不传"。张果在唐宫，常自云生尧丙子岁，位侍中，其貌实年六七十。他在玄宗面前曾施小技，一日与玄宗饮酒，说酒味不佳，"乃寝，顷视，齿焦缩，顾左右取铁如意击堕之，藏带中，更出药敷其断，良久，齿已生，粲然骈洁。"玄宗益神之，竟想将玉真公主下嫁于他。然张果不愿做驸马，便恳辞还山，玄宗挽留不住，赐予他"银青光禄大夫"官号，让他回山西恒山去了。不久即卒于恒山。据此，张果不过寻常方术之士而已。然至《明皇杂录》、《宣宝志》诸书，张果的神仙色彩就极为渲染了。譬如假死，他能装得臭烂生虫，然后复生；又断齿再生的本领；他还能"于御前拔去鬓发，击落牙齿，流血溢口，玄宗甚惊"，"俄顷召之，

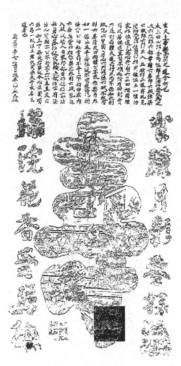

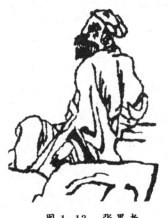

图1—13　张果老

青鬓皓齿，愈于壮年。"更玄的是，他与玄宗饮酒，能将集贤院里的一尊金榼化为道童，与玄宗对饮，且"言词清爽，礼貌臻至。"张果骑驴的仙人形象，也是在这些书中出现的。此驴非常驴，乃张果叠纸而成。《太平广记》卷三十载，"果常乘一白驴，日行万里，休则重叠之，其厚如纸，置于巾箱中，乘则以水噀之，还成驴。"宋元以后，张果入八仙之列，明吴元泰《东游记》写张果老来历，基本上沿用《宣室志》、《明皇杂录》等书说法。张果老事迹，北方民间多有流传，驰名中外的赵州桥，传说曾留有张果老的驴蹄印，恒山等地，亦有是说。而所谓"不是倒骑驴，万事回头看"，更成了北方民间的一句格言。

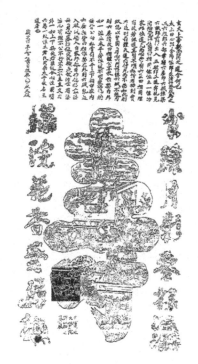

蓝采和（见图1-14）其原名陈陶，道教信奉的八仙之一。蓝采和的事迹，始见于《续仙传》："蓝采和，不知何许人也，常破衣烂衫，黑木腰带，阔三寸余，一脚跣行，夏则衫内加絮，冬则卧于雪中，气出如蒸，每行歌于城市乞索，持大拍板，长三尺余，常醉踏歌，老少皆随之……但以钱与之。以长绳穿，拖地行，或散失亦不回顾，或见贫人，即与之，或与酒家。"蓝采和更像一位佯狂玩世、混迹市井的游方道士。《续仙传》也记载了他的神迹："人有为儿童时见者，及斑白见之，颜状如故，后踏歌濠梁间，于酒楼上乘醉，有云鹤笙箫声，忽然轻举，于云中掷下靴衫腰带拍板，冉冉而去，其靴衫等旋亦失亡。"又有专道蓝采和的歌："踏

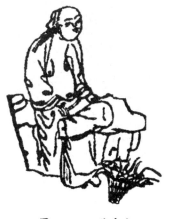

图1-14 蓝采和

歌蓝采和，世界能几何。红颜一春树，流年一掷梭。"而《南唐书》载长安名士陈陶亦作歌云："蓝采和，蓝采和，尘世纷纷世事多。"遂有人认为"蓝采和"本非人名，而只是民谣山歌中之语，袭用于某道人。蓝采和在八仙中的故事，较李、吕、张诸人为少，《东游记》除袭用《续仙传》所记之外，还作奇谈，说蓝采和乃赤脚大仙

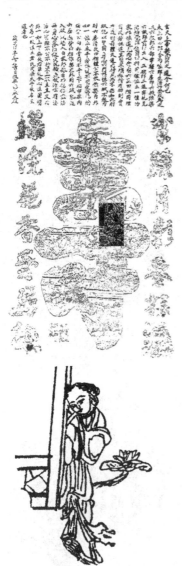

图 1—15　何仙姑

降生，故身虽为人，却不昧本性，放荡不羁。他的一对大拍板，踏歌时用以击打节奏，又是仙家宝物。八仙渡海时，便乘此拍板浮海而渡，不料被水下龙太子收去，闹出了一场八仙大战四海龙王的故事。

何仙姑（见图1—15）　道教神仙，八仙中唯一的女仙。古人称得道成仙的女子为仙姑，故名。关于何仙姑的身世，亦众说纷纭。唐宋以来，各地志记中记载的何仙姑有多人，福建、两广、浙江、安徽、两湖等地均有何仙姑的传说，其中以广州增城的传颂最广。《零陵县志》云："何仙姑，零陵人也，住云母溪。年十四五，梦神人教食云母粉，可得轻身不死。""常往来山顶，其行如飞。《祁阳县志》亦云："何仙姑，年十三，随女伴入山采茶，失伴独行，迷路遇异人，出桃与之，日食此尽，当飞升。"据此，湖南一带，曾有过一位何仙姑，且在民间还有不小的影响。另一位影响较大的何仙姑，是广州增城县人。《续文献通考》："何仙姑，广州增城人，何泰之女也。"《浙江通志》："宋何仙姑，南览村人，三十不

字，采樵自给，见山间桃实如杯，啖之自是不饥。"《福建通志》则言仙姑随父世居武平南岩，货饼自给，后遇吕洞宾，度而成仙。把何仙姑的出身写得最离奇的是《安庆府志》，此书载桐城太子山，有一大同禅师，每撒尿，便有一只鹿来饮，久之，此鹿产下一肉球，裂开而出一女，师见而收之，及十二岁，嘱其下山。女子遂下山而去。后投栖何道人家，叫何仙姑。明人吴元泰《东游记》载八仙故事甚备，以何仙姑为广州增城何素女，生而顶上有六毫，十四五岁，于溪上遇李铁拐、蓝采和，授以仙诀，于是其行如飞。此书在民间影响甚大，故而何仙姑是广州增城人的说法也较为流行。旧时广州增城有何仙姑庙，几乎到处皆是，可见增城人对何仙姑的信奉。南方旧俗以阴历三月初七为何仙姑诞辰，届时要唱大戏，且有喝仙汤的习俗。

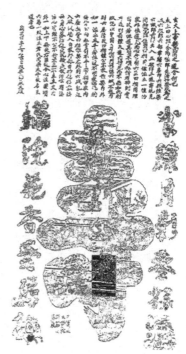

韩湘子（见图1—16） 本名韩湘，道教信奉的八仙之一，为唐代大文学家韩愈侄孙，性狂放，能奇术。《新唐书·宰相世系表》载，韩愈实有侄孙名韩湘，但此人并无道术，八仙中的韩湘子，显然是人们创造出的神仙，托附韩湘之名。《酉阳杂俎》云："韩愈侍郎有疏从子侄自江淮来，年甚少，韩令院中伴子弟，子弟悉为凌辱。韩知之，遂为街西假僧院令读书。经旬，寺主纲复诉其狂率，韩遽令归。"但这位浪荡公子却有一门绝技，能于寒冬腊月令牡丹花开，且每朵花上有一联诗。

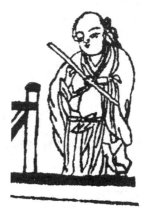

图 1—16 韩湘子

其中一韵为："云横秦岭家何在？雪拥蓝关马不前。"韩愈看后大惊，由此看重此侄。《仙传拾遗·韩愈外甥》亦记此人，不过未说他即韩湘，而言"忘其姓名"，所述情状与《酉阳杂俎》无异，亦能致牡丹冬月开花，变化颜色，且仙术还有特异处，可以"于五十步内双钩草'天下太平'"四字，点画极工；又能于炉中累三十斤炭，支三日火，火势常炽，日满乃消。"韩愈因谏佛骨事贬潮州刺史，至商山，

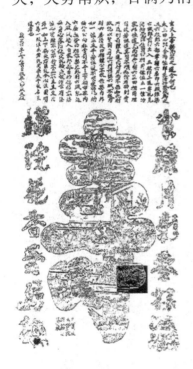

泥滑雪深，正郁郁之际，忽见此甥迎马而立，"拜起劳问，扶镫接辔，意甚殷勤"。对韩愈说，正师从洪涯先生学道，帮助先生用柔金水炼九华丹。因火候精微，难于暂舍，所以不能远送，韩愈遂赠诗作别。据说，韩愈后来又见到他，且得其月华度世之道。宋元后，八仙名目确定，"韩愈之侄"便和"韩湘"之名统一起来，《东游记》云："韩湘子，字清夫，唐人韩文公之犹子也。"为钟离权、吕洞宾徒弟，但仙法不甚高明："后到一处，见仙桃红熟，湘子缘树而摘之，忽枝断堕，身死而尸解。"民间绘画中的韩湘子，常携一支仙笛吹奏，颇有几分飘逸。

曹国舅（见图1-17） 名景休，道教奉为神仙，是八仙中出现最晚，事迹最少的一位。《东游记》用李铁拐的话说："上界八洞诸仙，而今七人于此，但再得一人，可配足矣！诸友何不推举一人，以足其数。"可见曹国舅是位推举出来凑数的神仙。他的身世，《东游记》写得极为简单："曹国舅者，宋曹太后之弟

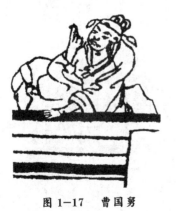

图1-17 曹国舅

也，名友。"其弟曹二，自恃国亲，鱼肉乡民，占人妻女。曹国舅嫉恨，又不愿与弟反目成仇，于是叹人世难度，乃尽散家赀，辞家别友，隐迹山岩，数载之间，心与道合，形随神化。后遇钟、吕二人，引入八仙之班，凑足了八洞诸仙之数。《续文献通考》、《历代神仙史》亦记曹国舅事，与《东游记》所记大同小异。《历代神仙史》中，曹国舅叫曹休。明无名氏《龙图神断公案》所记曹国舅事与上述诸书大有不同，书中说曹国舅乃宋仁宗朝大国舅，与二国舅沆瀣一气，二国舅强占秀才妻张氏，他代为出谋划策，且用心极其歹毒，秀才被害死，魂诉包公，包公智审曹氏兄弟二人，便问罪锁拿，二国舅被处极刑，大国舅长枷监禁，后遇仁宗大赦，方得脱释。国舅出狱后，幡然悔悟，遂入山求道，后入仙班。这段曹国舅的故事，浸润着浓厚的佛教色彩，既有阴魂上诉，又有立地成佛，与道教的神仙传说，旨趣甚异。武当山道教传说，曹国舅逃避深山一心修道，野服葛巾，经旬不食。一日遇钟离权、吕洞宾，问曰："闻子所养，所养何物？"曹国舅说："养道。"又问："道何在？"曹举手指天。二仙再问："天何在？"曹国舅以手指心。二仙笑道："心即天，天即道。子亲见本来面目矣。"遂授以还真秘术，引入仙班。民间传说中曹国舅常头戴纱帽，身着红袍官服，与其他神仙隐士打扮迥然不同。

（三）关于藏字联的人物形象

上联：半簾月影叁杯酒

"半"字为尹喜（见图1-18） 即关尹，先秦道家代表人物。
《吕氏春秋·不二篇》称其思想"贵清"。庄子将尹喜与老聃并称为"博大真人"。《心性图》藏字联的"半"字图人物形象，为一着官服的仙人行则携提一卷竹册，是为老子《道德真经》。故该字图人物确定为尹喜。《武当福地总真集》记：关令尹真人，西周康王之

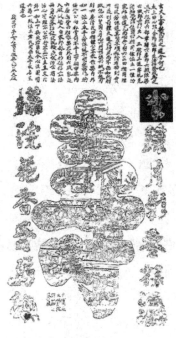

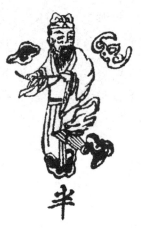

图1-18　"半"字

大夫。姓尹名喜，号文始先生。当周之末，大道将隐，预占紫气西迈，有道者过之，出为函谷关令，未几太上度关，喜执弟子礼迎拜，授之道德二经。约后会蜀之青羊肆，托疾不仕，隐居谷内，后入蜀，归栖于武当山三天门石壁之下，至今仍留有石门、石室，为尹喜当年居住的地方。但古时尹喜使用的铜床玉案，今日已经荡然无存。武当山至今仍有以其所居命名的尹喜岩、牛槽涧和青羊涧，据说这些都是太上老君显圣访见尹喜的地方。道教经书中说尹喜善内学，常服日月精华，隐德修行，时人莫知，且善长图谶之学。结草为楼，仰观乾坤之气象，寂心精思以求仙道，号为楼观，以至有"楼观派"之称。有关关令尹喜其人其事，史册记载甚少。至于尹喜到武当山隐居之事，仅南朝郭仲产的《南雍·州记》有云："武当山有石门、石室，相传云尹喜所栖之地。"这表明早在魏晋时期，武当山道士已将老子和尹喜奉为本山神仙，并在山中修炼。"半"字人物形态所表达的胎息导引动作，为"尹喜鹿跳回首顾"。

　　"簾"，即帝字为阴长生（见图1-19）《心性图》藏字联的"帝"字图，为一男仙牵一女仙形象，阴长生携妻云游三百年，所以此图人物认定为阴长生为宜。据《仙鉴》记：阴长生，新野人。汉和帝永元八年（96年）三月己丑立皇后阴氏即长生之曾孙也。少处富贵之门，而不好荣位，潜居隐身，专务道术。闻有马明生得度世法，乃入诸名山求之，到南阳太和山①中得与相见。乃执驭仆之役、亲运履舄之劳。明生不教以度世之道，但旦夕与之高谈荣华当世之事，治国园圃之业。十有余年，长生未尝懈怠。同时有共事明生者十二人，皆恚而去，独长生永敬弥笃，而明生数因言语得失之际，屡责骂之，长生乃和颜悦心，奉谢不及。如此积二十年，终受《太清金液神丹经》，并入武当山石室中合丹，《元和郡县志》武当县条云："阴长生于此得仙。"武当山五龙峰下现已发现"两生岩"，即当年马明生、阴长生修仙合丹的石室。《大岳太和山志》记载阴长生"携妻云游三百年"。"帘"字人物形态所表达的胎息导引动作，可分析为阴长生桩功招势，即"长生携妻戏海蟾"。

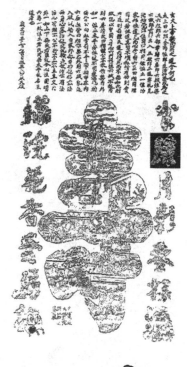

"月"字为紫姑（见图1—20）　紫姑，为民间传说中的厕神。厕所，昔日老道士称其为茅司，认为茅厕是十分重要的地方，应当讲究卫生。"一厕不净何来清净。"再加上道教相信万物有灵，故厕所也有神灵。所以就有了专司茅厕的神，这恐怕在其他地方难得一见。《心性图》藏

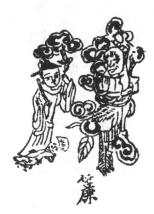

图1—19　"帘"字

字联的"月"字图人物应当是紫姑。紫姑，又称坑三姑娘、三姑。《灵异录》、《历代神仙通鉴》记其事迹，紫姑是唐代人，姓何名媚，字丽卿，山东莱阳人。她自幼聪明俊秀，知书达礼，长大后嫁给一个唱戏的。武则天时，寿阳刺史李景看中了何媚，便设法害死何媚

① 汉代时武当山属南阳郡。

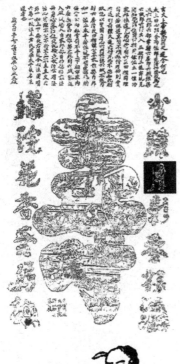

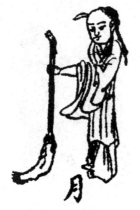

图1-20 "月"字

的丈夫，纳她为妾。何媚年轻漂亮，引起李景狠毒的大老婆的妒恨，设下毒计，于正月十五元宵节夜里，在厕所里把何媚杀死。何媚冤魂不散。李景常常听到她的啼哭声和刀兵的呵喝声。此事传到武则天的耳里，非常同情何媚，便封她为"厕神"。《封神演义》又将坑三姑娘加以演化，称为赵公明的三姊妹，即：云霄、琼霄、碧霄，合称三霄娘娘。紫姑虽名为厕神，但在民间则非常受人崇奉，并非主厨事之神。世人认为紫姑能先知，多迎祀于家，问休咎祸福，占卜诸事。《集说诠真》载：请厕神之法为：每年正月十五元宵节的前一天，妇女们迎请厕神。在坑厕旁边设供案，点烛焚香，要小儿辈对之行礼。案上摊放白米，扶者用银钗在米上画笔、砚、剪、刀、花朵等图形。此种方法称为"扶箕"，又称"扶乩"。后来还回答卜问。所卜之事从农桑耕织、贾商贸易、建房选物到婚丧嫁娶、生儿育女乃至生老病死；从科举仕途、功名利禄到国事征战，无所不有。

据武当山老道人说，"扶乩"术，武当道教不行此术，多是民间巫觋所为。"月"字人物形态所表达的胎息导引动作，可分析为桩功招势即"紫姑涮尽世间秽"。

"影"字为孙思邈（见图1-21）《大岳太和山志》记载有孙思邈事迹。相传，孙思邈曾在武当山修炼，被尊为孙真人、药王。《旧唐书》中有"孙思邈传"，为唐时名医，京兆华原（今陕西耀县）人，博通老庄百家之说，尤精于医学以及阴阳、推步、占卜等道术。居终南山，以著述治病为主，在药物学、方剂学上多有创见，贡献卓著。后人尊之为"药王"。宋徽宗追封为"妙应真人"。《心性图》藏字联的"影"字图，绘一药王形象，手持药葫芦，所以确认为孙思邈为妥。孙思邈的医学理论注重预防为先，食疗为主，清心寡欲；同时注重服气法中的胎息、内观、闭息、吐气这四法的修持，他认为："人之寿年，在于撙节。若消息得所，则长生不死；恣其情欲，则命同朝露也。"[①]对居处、按摩、调气、服食、杂忌、房中等养性之道均有详述。唐太宗即位后曾召他进京，见他容颜如童，惊赞不已，授他爵位，拒而不受。永徽三年（652年）他已一百余岁。死后一个多月，颜色不变，等到人们举尸入棺时，竟轻如空衣一般。他一生著有《老子》和《庄子》注、《福禄论》、《摄生真录》、《枕中素书》、《会三教论》、《存神练气铭》、《保生铭》。《丹经内伏硫黄法》记录了火药配方。影响

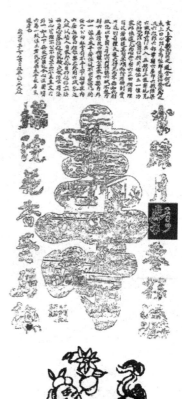

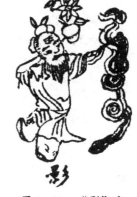

图1-21 "影"字

最大的是《千金方》（包括《千金要方》和《千金翼方》）。"影"字人物形态所表达的胎息导引动作，可分析为孙思邈，其桩功招势为"圣医翘足舞青龙"。

　　"三"字为孙不二（见图1-22）　武当山存原版《心性图》藏字联的"三"字绘画形象为一女仙，手中持一枝条，枝条的另一端钩

_____

① 见唐代医家孙思邈撰《千金要方·养性序》。

91

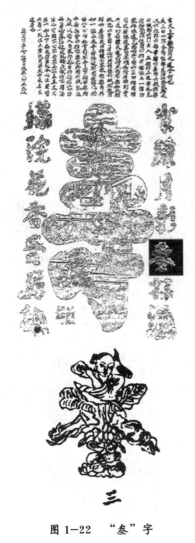

图 1-22　"叁"字

着一条红鲤鱼。此鱼非常鱼，暗示赤龙。《孙不二女功内丹次第诗》云："缚虎归真穴，牵龙渐益丹。"所以这里是以牵鱼喻牵龙。所以，此图人物为孙不二为妥。孙不二女道士，名富春，法名不二，号清净散人，或称孙仙姑。为金朝宁海（今山东牟平）人，马丹阳之妻。金大定九年（1169 年），王重阳度化出家，授修道秘诀。她独处静室，面壁炼心，七年功成。后传道度人，创全真道清静派。元至元六年（1269 年），赠封为"清静渊真顺德真人"。《道藏精华录》收存有《孙不二元君法语》一卷，《孙不二传述丹道秘书》三卷。在武当山虎耳岩对面的丛林中，至今保留着建于明代的孙不二墓塔，该塔为九层八角砖石结构，塔门前有皇帝遣太监来此祭奠时留下的碑刻："真一自具乾坤大，不二能同日月长"。给孙不二修建九层八角的墓塔，犹比"九鼎八簋"之尊，说明了武当山对孙不二的敬重非同一般。当然也有人说此塔主非马丹阳之妻孙不二，恐难让人相信。"三"字人物形态所表达的胎息导引动作，可分析为孙不二，其桩功招势为"不二法门牵红鲤"。

"杯"字为萨真人（见图 1-23）　武当道教信仰萨真人，不仅是因他善雷法，而且是因他是武当山镇山守门之神——王灵官王善的师父。萨真人，名守坚，宋代道士。南华（今山东荷泽市）人，一说是西河（今山西汾县）人，又说是西蜀人。相传，他是虚静天师（第三十代天师张继先）、王侍宸、林灵素的弟子，后被尊为崇恩真君，玉帝亲命天枢领位真人。《中国神仙大全》记其身世和神话，萨真人从小就深怀济人利物之心，立志从医，为民消灾除病，不料因用错药而伤害人命，便弃医从道。《心性图》藏字联的"杯"字图正是萨真人于药葫芦倒尽药物，以示弃医从道的决心。所以将此图人物确定为萨真人。萨真人听说江南第三十代天师虚静先生（即张继先）及王侍宸道法不凡，就跋山涉水去求师。行至陕西盘缠已尽，正在万般无奈时，忽见三位道士前来问他到哪里去。萨守坚就把他求师从道的意愿，半路盘缠用光的苦衷，一一告诉了他们。道人告诉他："张天师、王侍宸已羽化了。"萨守坚一听，无比懊丧。另一道人对他说："现在的天师道法也很高明，我与他相识，我这就为你写封信，你可直接去访问他。"说罢，便传授他"咒枣之术"。此术只要念一次咒语，就可得七文钱。另一道人传授他雷霆之法。萨守坚来到信州。张天师家人看到他带来的信，竟是虚静天师亲

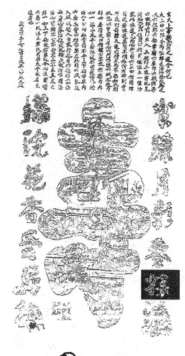

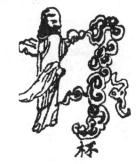

图1-23 "杯"字

书，便举家大哭起来。信中写道："我与王侍宸、林天师路遇萨君，我们每人已传他一法，你们可将余下的传给他。"萨守坚因此道法大显。"杯"字人物形态所表达的胎息导引动作，可分析为萨真人，其桩功招势为"真人醍醐洒甘露"。

"酒"字为葛洪（见图1-24） 葛洪，字雅川，号抱朴子，道教尊称为葛仙翁。葛洪为丹阳句容（今属江苏）人，是东晋著名道士，也是道教大理论家、炼丹家、医学家。他随身携带仙药葫芦和

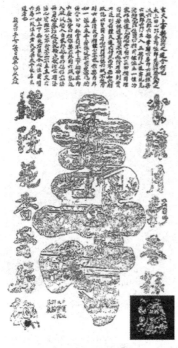

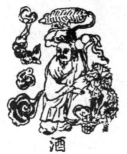

图1—24 "酒"字

炼丹炉及扇。所以确定这个字图人物为葛洪为宜。也有人认为是钟离权。葛洪少年时家境贫寒，但聪敏好学，成年后博通经史百家学说，尤以儒学知名于世。他性情沉静，喜好长生道术，曾拜郑隐为师，得受内丹修炼之法。后又拜南海太守鲍靓为师。鲍靓看他是个人才，将来必成大器，不仅把自己的绝招倾囊相授，还把女儿鲍姑嫁给了他，成了他的得力助手。葛洪曾步入仕途，可对功名富贵看得淡薄，四十多岁时就辞去官职。他认为"祸莫大于无足，福无厚乎知止"。葛洪辞官后，带着一位老仆周游江南。他在临安（今杭州）宝石山以西山岭，结庐修炼，静心参道，故有"葛岭"之称。后来，葛洪到广州罗浮山住下来，炼丹采药，著书立说，至八十一岁仙逝。葛洪在中国道教史上最大的功绩是炼丹术上的成果，而他最有影响的代表作，是三十五岁时完成的著作《抱朴子》。《抱朴子》内篇讲"神仙方药，鬼怪变化，养生延年，禳邪却祸"。外篇讲"人间得失，世事臧否"。该书继承和发展了东汉以来的炼丹法术，对以后的道教炼丹术的发展，具有很大影响，为研究中国炼丹史以及古代化学史提供了宝贵的史料。葛洪医学著作《玉函方》一百卷（已佚）、《肘后备急方》三卷。他还写过房中术的著作《玉房秘书》、《葛氏房中术》各一卷（已佚）。葛洪博学多才，著述甚丰，他对道教理论、我国古代科技、祖国医学都作出了重要的贡献。葛洪逝世后，遂渐被神化。

"酒"字人物形态所表达的胎息导引动作，可分析为葛洪，其桩功招势为"仙翁丹香招龙凤"。

下联：满院花香壹局棋

"满"字为张天师（见图1-25） 即张道陵，本名张陵，字辅汉，亦称为龙虎真心天师，生于东汉建武十年（34年），卒于桓帝永寿二年（156年），为道教创始人，第一代天师。武当山五龙宫原供有张天师像，太上岩有宋代刻的张天师像。《心性图》藏字联的"满"字图形象，为一龙一虎位于人物两旁，与民间天师画像相同。所以确定此字图为张天师。张天师，为沛国丰邑（今江苏丰县）人。少入太学，举贤良方正直言极谏科。博闻强识，通达五经、天文地理、河洛图纬诸学，尤好老庄。任巴郡江州令，后弃官入北邙山修长生之道。《汉天师世家》、《三国志·张鲁传》、《后汉书·刘焉传》记载：顺帝初年，张陵入鹤鸣山修道。永和六年（141年）自称太上老君下降，教作道书二十四篇，尊老子为师主，奉《道德经》为经典，创立道教。凡人道者要交五斗米，故称"五斗米道"。魏晋以后，道徒尊张道陵为天师，故五斗米道又称"天师道"，成为道教正宗。天师之位，由张道陵后裔代代相传。金元以降，全真道派兴起，天师道改称"正一道"，盛行于南

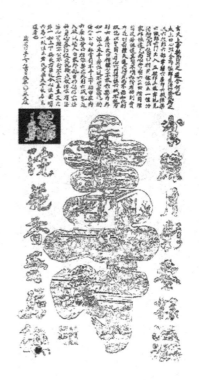

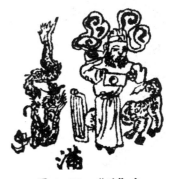

图1-25 "满"字

方。张道陵创立道教以后，百姓视他为神灵，拜他为师的成千上万。唐天宝七年（748年）册赠"太师"。僖宗中和四年（884年）封为"三天扶教大法师"。宋理宗加封"正一静应显佑真君"。道教尊为祖天师、泰玄上相、降魔护道天尊。下联中"满"字人物形态所表达的胎息导引动作，可分析为张天师，其桩功招势为"天师献符龙虎斗"。

"院"字为麻姑元君（见图1—26）　武当山不仅道士们期望长寿，道姑们也是期望长寿的，实际上武当山的长寿道姑远多于道士们，《武当山百岁道姑记实》，共记载了100多名道姑的事实可以说明这一点。根据民间所绘麻姑图像，确认此字图为麻姑元君。《尚书·洪范》说："五福，寿为先。"越是有福人，越是想长寿。男人日思梦想能长寿，女人未尝不是梦寐以求想长寿，于是女寿神应运而生，这就是人们所熟悉的麻姑元君。麻姑被尊为女寿神的原因有二：一是她自称"已见东海三为桑田"，她虽长得似十七八岁的大姑娘，而实际年龄不知是多少个万万万岁，所以人们就把她尊为女寿神。二是传说她在绛珠河畔以灵芝酿酒，于王母娘娘三月三辰诞举办蟠桃会时，麻姑献上灵芝酒，这就是闻名的"麻姑献寿"的来历。于是麻姑成为民间所喜爱的女寿仙。麻姑形象为一位美丽仙女，或腾云伴仙鹤，或骑鹿伴以青松，或与寿星在一起，或托盘献寿等等，在民俗画中多姿多态，深受人们喜爱敬仰。《麻姑献寿图》常用以道观装饰。民间祝寿送礼，一般男

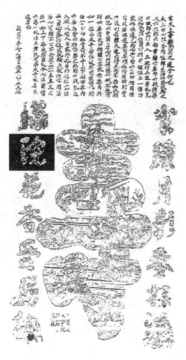

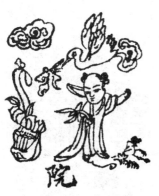

图1—26　"院"字

送寿星画像，女送麻姑画像。关于麻姑的来历，晋代葛洪在《神仙传》中说，麻姑是仙人王方平的妹妹，年岁看似十八九，衣着彩绣，光耀夺目，长期在牟州东南姑馀山修道，东汉时降于蔡经家，自言："已见东海三次变为桑田。"她本事惊人，一能穿着木屐在水上行走；二能掷米成丹砂。丹霞宛陵洞天^①修道成仙。唐代书法家颜真卿为之撰《麻姑仙坛记》，至今犹存。另外在"鬼城"丰都有"仙姑岩"、"麻姑洞"，传说是麻姑修炼的地方。"院"字人物形态所表达的胎息导引动作，可分析为麻姑元君，桩功招势为"麻姑献寿凤来朝"。

"花"字为碧霞元君（见图1-27） 碧霞元君，全称东岳泰山天仙玉女碧霞元君，又称泰山玉女、泰山娘娘，民间称她为送子娘娘。武当山地区有不少泰山庙，泰山庙中正殿主神龛供奉东岳大帝泰山神。庙中另设娘娘殿，供奉东岳大帝的女儿碧霞元君像。在她两旁还供奉着几位生育保护神。《心性图》中的"花"字图人物形象与民间送子娘娘的职司一致，故确定此字图人物为碧霞元君。道教认为，碧霞元君是应九气而生，证位天仙，统摄岳府神兵，照察人间善恶。《古今图书集成·神异典》说，碧霞元君是黄帝手下的一个仙女。传说，黄帝建岱岳时，派七仙女迎接西昆仑真人，并供其使唤。其中一位仙女随真人刻苦修炼，终于得道，称为碧霞元君。《玉女

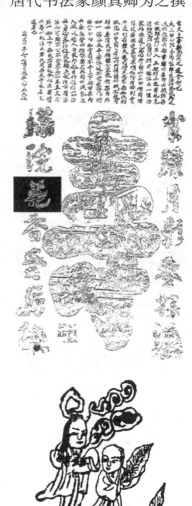

图1-27 "花"字

---

① 丹霞宛陵洞天：道教三十六洞天之一，相传在今江西南城县域西。

传》说，汉明帝时，大善人石守道之妻生女神童，慧颖无比，三岁知人伦，七岁通晓诸法，日夜拜西王母。十四岁得曹仙长指点，入泰山黄龙洞修炼，道成飞升，做了碧霞元君。《搜神记》说，碧霞元君是东岳大帝的女儿。此说比较普遍。传说，他们父母住在泰山上，故把碧霞元君称为"泰山娘娘"。"泰"字在《易经·泰卦》象传内表示"天地交而万物通"，由此引申为妇女生子之意。泰山，又名岱

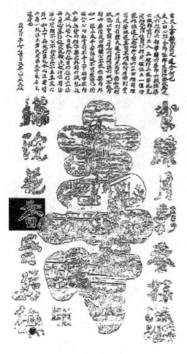

岳、东岳，说她"岱居本位，其色惟碧，东方主生，一本乎坤元之资生万物"，就是说这位女神"滋生万物"，主生，所以民间又把她视为"送子娘娘"。"花"字人物形态所表达的胎息导引动作，可分析为碧霞元君，其桩功招势为"元君虎势送童子"。

"香"字为谢允（见图1-28） 谢允，是武当山在晋代时一位著名道士，被道教尊为神仙。因他曾做过罗邑宰，自号谢罗山，故武当山又名谢罗山。谢允少年英毅，博览群书，尤精道术，政事廉能，有遁世脱尘之志。晋太康中辞官入道。西上武当山受道于武当道士戴孟，得玉佩金珰经，石精金光符等古上清派经书，并结茅石室，不数年，得冲寂之妙，能飞行绝壁，后来羽化于飞升岩下。从《心性图》藏字联的"香"字图看，人物形象为身背玉珰金符，且着官服，可推测为谢允。也有说此字图为蓝采和。元代武当山道士刘道明编纂的《武当福地总真集》记载：谢允"字通道，历阳人，少有英

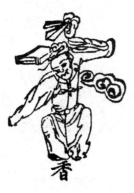

图1-28 "香"字

毅，历仕罗邑宰，博览群书，道学尤精，政事廉能，有遁世脱尘之志。晋太康中，表辞官入道，诏许之。遂西上武当。"《太平御览》引《甄异传》记谢允生平甚详。谢允十五岁时，为苏峻贼军王免掠卖到东阳蒋风家。他常在山中看见虎栏中有饿狗，心生可怜，就拿饭喂狗。当他入栏再看，老虎攀木看他。谢允对老虎说："你莫吃我，我放你出去。"于是打开木栏，放走老虎。后来，官军平定了贼军，谢允到县里告状，县官张球不仅不审理，反而桎梏拷打。谢允忽梦见神仙对他说："这里好进不好出。你心地慈善，会有人来救你的。"此后，便有黄衣少年，于狱栏外边或进狱栏与谢允说话。狱吏知是异人，再不敢冤枉谢允，便把他放了。谢允西上武当，经襄阳遇一道士说："我师父戴孟，告诉我与西来之人一起见他。"谢允随道士来到武当山，斋戒三日，进见戴孟，一看，原是他在狱中梦见的神仙。而后，谢允服食师父三粒神丹，自此不知饥喝。"香"字人物形态所表达的胎息导引动作，可分析为谢允，桩功招势为"飞行走马罗邑宰"。

"壹"字为许真君（见图1-29） 武当山北麓，原均州城外建有许真君庙，供奉许真君神像。许真君经常背篓装神水和肩背斩魔剑，周游列方，行侠仗义。道教对其身世予以神话，尊为真君。所以《心性图》藏字图的"壹"字图形象为许真君较为妥当。也有人说此字图为

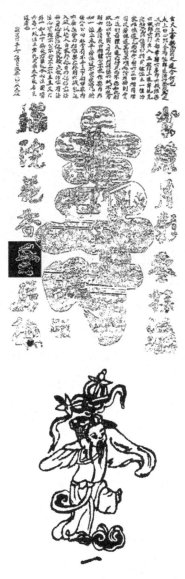

图1-29 "壹"字

吕洞宾。许真君，姓许名逊，字敬之，号真君，东晋著名道士，家在南昌。许逊从小聪明过人，豁达开朗，博通经史，通晓天文、地理、五行、谶纬之学，尤好神仙修炼之术。晋武帝太康元年（280年）许逊举孝廉当上了旌阳县[①]县令，县里百姓心悦诚服，故又称他为许旌阳。许逊看晋室将乱，便辞官周游，心遇五位仙女各赠送一把宝剑，即斩妖除魔的法宝。后来他和吴猛拜谌母为师学道术，谌母授金丹、宝经、铜符、铁卷。从此，他的道法更高，神通更广。《历代神仙通鉴》、《仙佛奇迹》等道书，记载着不少许逊故事。孝武帝宁康二年（374年），许逊已136岁。玉皇大帝遣来天使，授他官职为"九州都仙太史高明大使"。同年八月十五，天乐响起，祥云冉冉，羽盖龙车，从官兵卫，仙童玉女，来迎接许逊升天。许逊坐着龙拉的车子，带着父亲一族人，和他母亲一族人，共42人一齐升天，鸡狗也随着升天。"一人得道，鸡犬升天"即由此而来。许逊主张儒道合一，认为"明净者，无幽不烛，识尘不染"。并称"以教弟（悌）为之准式，修炼为之方术"。南宋绍兴后，许真君创净明道，后人尊为教祖。净明道教义，强调忠君孝亲，调和三教，认为只要按照忠、孝、廉、谨、宽、裕、容、忍这8个字去做，就能达到净明的境界，得道成仙。故此道派在宋元明时在士大夫中很有影响，被誉为仙家之"最正者"。北宋徽宗赐号"神功妙济真君"。"壹"字人物形态所表达的胎息导引动作，可分析为许真君，其桩功招势为"旌阳猿攀悬空行"。

　　"局"字为九天玄女娘娘（见图1-30）　九天玄女娘娘亦称"元女"；"元"通"玄"，故又称"玄女"，或称"九天娘娘"。道教认为，玄女是圣母元君的弟子，黄帝之师，生育之神。她在中国神系地位中，是仅次于女娲、西王母的最高女神之一。武当山宫观庙宇，曾有九天玄女像供奉。《心性图》藏字联的"局"字图人物形象，为一天女倾倒花篮，有"天女散花"之像。所以此字图为九天娘娘。也有说是何仙姑。《易·坤》"天玄而地黄"。后因以"玄"指天。故知

---

　① 　旌阳县：今四川德阳，一说湖北枝江。

"玄女"就是"天女"。"九天"指天空的最高处，以喻玄女的地位极高，故称"九天玄女"。玄女最早的形象为玄鸟，后演变成半人半禽的"人首鸟形"的神，最后变成人格化了的最美最高的女神之一。《诗经·商颂·玄鸟》云："天命玄鸟，降而生商，宅殷土茫茫，古帝命武汤，正域彼四方。"这首诗歌是说，天帝命玄鸟下凡生契，创建了商朝。玄鸟是商朝人的始祖。后来玄女被尊为黄帝之师。宋代张君房《云笈七签·九天玄女传》记载，黄帝与蚩尤战于涿鹿，久战不胜。玄女"乘丹凤，御景云，服九色彩翠衣"，来到黄帝面前，授六壬、遁甲之术，又授兵符、图册等物，使黄帝战败了蚩尤。这时的玄女，已被道教安排为西王母的下属，掌管天庭中的天书秘籍，成了一位替天行道，辅佐圣贤、豪杰的大女神了。道教信徒，还把玄女当作生育之神。这不仅因玄女的前身玄鸟受命生契，而被尊为商人始祖；而且也因她辅佐黄帝打败蚩尤之

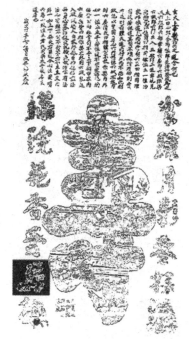

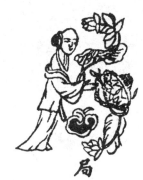

图1-30 "局"字

后，与黄帝讨论男女性爱交合之事。后世在托名玄女的著作《玄女经》中，具体讲述了房中术的性交、优生、养生等方法。所以民间也把玄女当作送子娘娘来崇祀。"局"字人物形态所表达的胎息导引动作，为九天玄女娘娘，桩功招势为"九天玄女鸟飞花"。

"棋"字为陈抟（见图1-31） 元代《武当福地总真集》记其小传称陈抟"少负逸才，有济物利人之志，五季之世，汴梁见宋太祖而异之，曰：'此真命也'。笑坠白驴。遂有高举云烟之兴，入武当

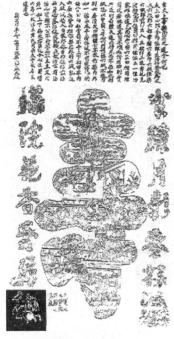

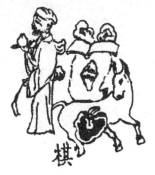

图1-31　"棋"字

隐居，诵《易》于五龙观侧，感五气龙君授以睡法。声誉达暮，谒者颇众，寻迁诵经台，研究画前之妙，再迁于九室岩。五代之末，四方鼎沸，移居华顶（华山）。传曰：五龙飞空送之。"武当山五龙宫自然庵为其住所，诵经台为其诵经处，现存一尊明代木雕陈抟老祖坐像，至为珍贵。所以《心性图》藏字联"棋"字图人物形象为陈抟较合适。《宋史》说陈抟有拨乱济世之志。后唐长兴年间，举进士不第，得孙君仿、麀皮士二人指点，入于房陵九石岩，凿石室隐居修炼，服气辟谷20多年，诵读易经。如今在五龙宫尚存陈抟诵经台、炼丹池、自然庵遗址，并在五龙宫、灵虚岩等处供有陈抟仙像，南岩皇经堂墙壁上还刻有他亲书"寿福"两个大字。陈抟以睡功名扬古今，常百余日不起，世称"以睡玩世者"。成为中国历史上著名的"睡仙"。武当山流传着一句民谚："彭祖修行八百年，不如陈抟一觉眠。"陈抟睡功，又称五龙睡法，武当山明、清、民国所修志书，称陈抟在武当山修炼20多年，"感五气龙君授之睡法"。实际上是陈抟长期深究《易经》理论，博采众家养生绝技之长，悟出并实践证明了一种高深内丹修炼方法。这种睡功具有防病祛病，强身健体，延年益寿，开拓智慧等多种功能。一些古籍和道书说陈抟作睡功时，一睡少则月余，长则数年，并说陈抟作睡功非常奥妙，有返老还童的神力。

陈抟生前著有《无极图》（刻于华山石壁）和《先天图》。其学说后经周敦颐、邵雍加以推演，成为宋代理学组成部分。陈抟深究易理象数，创立"先天易学"，开创了宋明以来易学研究的规模与传统，成为宋代易学的开山祖师。陈抟的《太极先天图》得之于吕洞宾，其中奥秘只在道教内部少数人中流传，直至陈抟将其在华山勒石刻图，传诀后人，其中真义才逐渐明了。陈抟依《先天图》，创《无极图》。《无极图》实际上是一张内丹修炼程序图，共分得窍、炼己、和合、得药、脱胎五大阶段。北宋太平兴国年间，陈抟至京师，建议宋太宗"远招贤士，近去佞臣，轻赋万民，重赏三军"。深得太宗宠信。后周世宗赐号"白云先生"，北宋太宗赐号"希夷先生"。再后来还居华山，卒于莲花峰下，年一百一十八岁。"棋"字人物形态所表达的胎息导引动作，为陈抟桩功招势"希夷啸咏逐白马"。

以上动功桩法在《采气图》和《太乙五行桩》功法中都有所采用，这里不再赘述。

《心性图》落款文字为："武当南岩大殿监院刘理卿简众刻版"（见图1-32）。意思说，在武当山的南岩宫，曾经有位叫刘理卿的住持和叫简众的刻版人，于1924年5月将《心性图》雕刻竣工并选择吉日落成。说明《心性图》刻版与《修真图》是雕刻而成的。

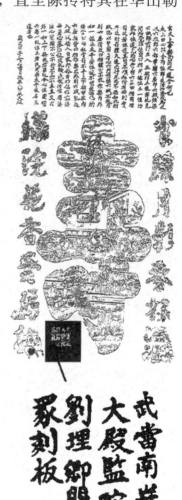

图1-32　《心性图》落款文字

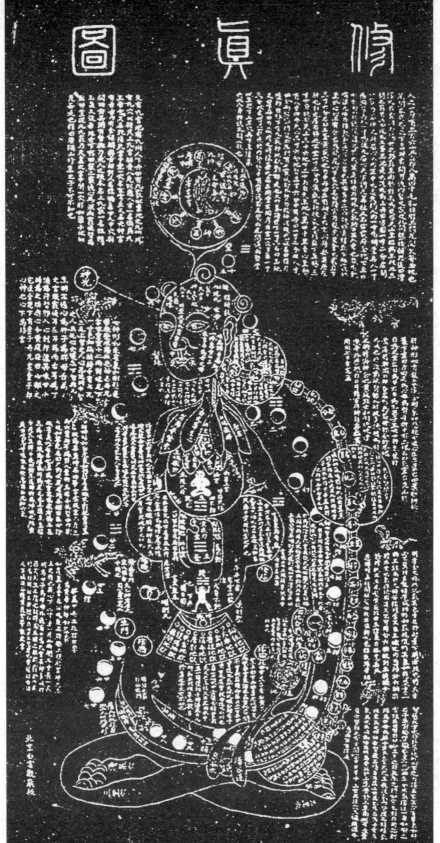

北京白云观藏板《修真图》

第二章
《修真图》

——以人为本

谁人识得修真图

万两黄金不他求

    《修真图》的全称为《武当山炼性修真全图》。武当丹道修炼，自吕洞宾、陈抟、张三丰等道家代表人物，及至徐本善道长一脉相承。自吕洞宾的剑仙丹法，至陈抟有《无极图》、《太极图》，至张三丰始有成熟的《修真图》版本，至徐本善得传太乙门丹法，至今依然是武当丹道修炼的秘传至宝。在近千年的历史传承中，《修真图》对全国道教的内丹修炼产生了巨大而深刻的影响，而且成为儒释道三家极力推崇的修持秘法。所以，《修真图》也是圆融三教的修持规范，在后世中并非道教一家所特有，在道教中又并非武当山所独有。

    《修真图》是儒释道三大名宗公认的一张修真用的完整蓝图，是传统内丹修炼的教学总纲。图中采用隐喻的方式描述了从百日筑基开始，到达修真最高层次的全部修炼过程，甚至包括道家的羽化飞升，佛家的如来大定，儒家的浩然正气，也均在这张图中有所揭示。它囊括了儒释道之精华，圆融三教归为一统，充分展现了张三丰"三教合一"的立教思想，其完整性、系统性、技术性，是诸家散籍所不能代替的。正如陈撄宁大师所说：仙学独立于三家而存在，又为三家所用。可见，我们学习研究《修真图》，循《修真图》而事丹道修炼，不仅是个人的健康大事，而且是三大名宗内丹修持方法继承、发展的大事，更是运用现代医学、心理学、生物化学、物理学等多学科知识开展人体生命科学研究的大事。

《修真图》在近千年的流传过程中，因派别、师承、雕版等诸多方面的原因，形成了不同的版本，因而所记载的文字、符号，绘制的图形、线段，表达的修炼次第、层次，暗示的理法、秘诀等等，均有所不同。目前已知的有九种版本，作者破译三图时搜集有以下几种版本：武当山藏木刻版《修真图》、北京白云观藏木刻版《修真图》、龙虎堂藏板《修真图》、20世纪80年代"武术挖掘工作"中武当拳法研究会整理的《修真图》简图、《东方气功》曾经在封二页刊登的《修真图》简图、武汉市民间流传《修真图》。

本书以武当山紫霄宫所藏木刻版《修真图》为蓝本，参照道教经典及其他版本《修真图》进行校正、译注和破解。当然破译工程浩大，进行的非常艰苦，历经5年时间方有雏形。

一　《修真图》题注

题注·原文（见图2-1）

湖北武当山[1]　金殿[2]第一胜境　南岩洞天[3]是真武祖师[4]成道处[5]　龙头香[6]　十方丛林[7]　炼性修真全图[8]

题注·注释

（《修真图》全图中黑色覆盖部分即为原文所在位置，下同）

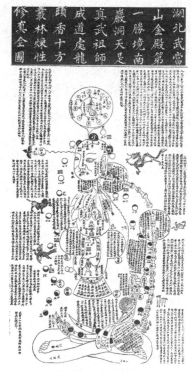

修真全图
丛林炼性
颐养十方
成道处龙
真武祖师
岩洞天是
一胜境
山金殿第
湖北武当
南

图 2-1 修真图

①**武当山** 是全国四大道教名山之一，为道教圣地，世界文化遗产，全国重点文物保护单位，国家一级重点风景名胜区。它位于鄂西北十堰市境内，面临碧波万顷的丹江水库[①]，背依神农架林区，东连历史名城襄樊市，西接有"东方底特律"之称的汽车城十堰市。武当山系大巴山脉的余脉，自西北而东南走向，横跨竹山、郧县、十堰城区、房县、丹江口市、老河口市，方圆四百余公里，古称"八百里武当""一柱擎天"。武当山又名太和山、参上山、仙室山、谢罗山，明永乐十五年（1417 年）封为"大岳太和山"，明嘉靖三十年（1551 年）封为"治世玄岳"。也有河南信士尊为"南京山"，湖北信士尊为"西京山"和"老爷山"，陕西信士尊为"真武当"。

"武当"一名，意即"非玄武不足以当之"，相传为玄武帝修炼之处。其宗教建筑始于晋，兴于明。因其山势奇特，一峰挺拔，众峰稽首，形同参拜，故为"参上山"；武当山为历代道家修身养性之仙境，故名"仙室山"；晋人谢允辞罗邑宰而隐居武当山修炼，故称"谢罗山"；明永乐十一年（1413 年）敕隆平侯张信、驸马都尉沐昕、工部侍郎郭𬭎，役民工巧匠三十万人，经十一年营造，建成八

---

① 丹江水库：是汉江最大的水利枢纽工程，1985 年 9 月动工，1972 年 2 月建成，现有防洪、发电、灌溉、航运、养殖等综合效益。库区水面涉及鄂豫两省七县市，蓄水面达 740 平方公里，蓄水量 209 亿立方米，为我国最大水库，俨然一片人工海洋。这里水质纯净，可直接饮用，"南水北调"工程的取水处即设于此。

宫、二观、三十六庵堂，耗银百万两，其施工难度远超过北京故宫，永乐帝赐予"大岳太和山"；明嘉靖年间又重修武当，立石枋，题额"治世玄岳"。

武当山以其雄、奇、险、幽的自然风光和历史悠久的道教圣地及众多的珍贵文物著称于世，素有"七十二峰朝大顶，二十四涧水长流"的奇观。主峰天柱峰海拔1612米，犹如金铸玉琢的玄天剑雄峙苍穹，以"一柱擎天"之奇标名天下。游人登上绝顶，大有凌空出世之感，环顾云海之中，七十二峰争雄斗傲，虽形态各异，却峰峰向金顶倾斜，形成旷世无双、天造地设的"七十二峰朝大顶"奇观。在重峦叠嶂之中，雄峰夹峙之下，涓涓细流，飞奔而下，犹如众峰扬波，千谷流云，奇花异草飘香，珍禽异兽出没，彩云白雾流瀑，晕月冷潭映空，形成"二十四涧水长流"的幽境。好一幅纳天下风光之奇特的丹青长卷，令人留连忘返。武当山胜景，自元代以来就有七十二峰、三十六岩、二十四涧、十一洞、三潭、九泉、十池、九井、十石、九台，并以此附会出无数美妙动听的神话传说，愈显神奇玄妙，令人神往。

②**金殿**　位于武当山天柱峰顶的平台正中，朝向为东，偏南8°。全部构件由北京铸成，经运河运至南京，又溯长江、汉水运至武当山组装而成。据武当山旧志记载：金殿"冶铜为殿，黄金饰之"，用铜20万斤，黄金千两。金殿面阔进深均为三间，阔4.4米，深3.15米，高5.54米。殿身四周有12根立柱支撑，柱下奠有玉雕莲花柱础；柱上叠架额、枋及重翘重昂与单翘重昂斗拱，并分别承托上、下檐部，构成重檐庑殿式屋顶。完全仿照明代标准土木工程结构建造，但不用一钉一木，全部是铜铸鎏金的构件，经过插榫、安装、焊接而成。其造型玲珑剔透，瓦棱、飞甍、斗拱、檐牙、栋柱、门窗、隔扇相辅相承，线条明快流畅，外表金光夺目，浑然一体，无一点铸凿痕迹。金殿左后方立柱上镶嵌着一块金砖，五百多年来，经过无数香客和游人的搓香和触摸，愈加金光耀目。殿内置真武大

帝坐像，披发跣足，着袍衬铠，体态丰润，英姿魁伟；左侍玉童捧册，右侍玉女捧印，一个拘谨恭顺，一个娴雅俊逸；天罡擎旗，太乙持剑，拱卫两厢，勇武威严。真武大帝坐像前的铜案下置玄武一尊，为龟蛇合体。后壁上方高悬鎏金匾额一方，上铸"金光妙相"四字，系清康熙手迹。殿中藻井上，悬挂一颗铜质鎏金的宝珠，此珠能镇山风，不让邪风进殿，确保殿内神灯长明不灭，故名"避风珠"。明代吴承恩《西游记》中孙悟空向真武大帝借"定风珠"以破牛魔王芭蕉扇一节中的"定风珠"即为此。其实长明灯的奥秘存在于铸造金殿时，建筑师已将空气的热胀冷缩、殿内空气对流及藏风饱和度等计算精确。因此金殿是我国古代铸造工艺的一颗璀璨明珠。殿外檐际立悬盘龙斗边鎏金牌额，其上竖铸"金殿"二字。殿下一米高的台基及殿前露台，均为精琢汉白玉砌成。露台前端左右两侧分置金钟、玉磬二亭及宝鼎式焚帛炉一座，为嘉靖年间增设。殿前左侧有签房，右侧有印房，殿后有父母殿。父母殿后于青松翠柏环绕之中有平台。平台上竖一方"金顶"石碑。

③**南岩洞天** 即指南岩宫，史载晋代就有道士在此修炼，宋代初具规模，元代盛极一时。据 1986 年出土的碑文显示：元延祐元年（1314 年）已建有千间大厦。南岩宫，全称"大圣南岩宫"。南岩宫为武当山九宫之一，更重要的是真武在这里修炼 42 年后，此宫成为其得道升天的圣地，它位于海拔 946.7 米的南岩之上。而南岩又是峰岭奇峭，林木苍翠，上接碧霄，下临深涧，是武当山三十六岩中风景最美者，素有"南岩景致紫霄杉"的赞誉。南岩宫的整体建筑充分利用山头、垭脖、峭壁、岩洞等险境，建造成一座座宫室、道房、亭台、山门等，与山体环境融为一体，堪称绝境。元代曾在南岩凿岩平谷，广建宫殿大庭，积工累资万余计，历经 20 余年方竣工。元至大三年（1310 年），皇太后赐额"天乙真庆万寿宫"。延祐元年（1314 年）赐额"大天乙真庆万寿宫"。到元末此宫主体建筑毁于兵火之中。明永乐年间（1412 ～ 1553 年）共建宫宇 640 间。现在

庙房 83 间，建筑面积 3539m²，占地 61187m²。现存岩嵌殿亭有：两仪殿、皇经堂、八卦亭、娘娘殿、藏经阁和元代建的"天乙真庆宫"石殿等建筑。南岩洞天应包括南天门、北天门，这是南岩宫的两个天门，始建于明永乐十年（1412 年），位于宫之南北。南北两个天门现均已整修，恢复原貌。目前元君殿斥巨资修复，其形制雄伟壮观，横空出世。出元君殿，右下为去飞升岩的古神道，左行为元代"天乙真庆宫"石殿。沿悬空岩道左行于仙岩长廊，有两方巨大的岩石，上刻："福寿康宁"，为明代王颙所书，其书法有"颜筋柳骨"之风，刻于明嘉靖二十年（1514 年）。石刻岩石之上凌空一座明式建筑，便是皇经堂，亦叫藏经阁。皇经堂墙壁上横刻着五代著名道士陈抟所书"福寿"二字刻石。据传陈抟在武当山修炼 24 年，得五龙睡法后移居华山。面对南岩美景，历代文逸志士争相咏赞，留下诗文不下数百篇，其中被称为"纯阳祖师"的唐代吕洞宾曾题诗一首，曰《赞太和山南岩》[①]。

④ **真武祖师** 真武即玄武，早在秦、汉时期即有"四象"之说，即：北方玄武，东方青龙，南方朱雀，西方白虎，同为四方之神，又称四灵、四神、四维等。因北方七宿（斗、牛、女、虚、危、室、壁）组成龟形，其下有腾蛇星，故"龟蛇合体"谓之"玄武"。《后汉书·王梁传》曰："赤伏符曰：王梁主卫作玄武"；唐李贤注曰："玄武，北方之神，龟蛇合体。"李善《文选》注曰："龟蛇交曰玄武"。道教附其说，玄武生于黄帝时，为净乐国太子，入湖北太和山修炼，得道后被玉帝封为玄武真君。宋真宗时，改玄武为真武。此后历代加封，被武当山道教奉为最高尊神，沿袭至今。

真武神像一般为身材魁梧，容貌慈祥，披发跣足，或着袍、或披甲、或戴冕冠，着十二章纹帝服，威严端坐，龟蛇置其旁；或仗剑、履龟蛇，作视察三界状等，这都是根据道书记载的真武形象而塑造的。南宋赵彦卫《云麓漫钞》云：真武"披发、黑衣、使剑、

① 见《鄂西北胜境志》，中国文联出版社，2003。

踏龟蛇"。龟蛇即玄武图腾，龟为水神，蛇为火神。[①] 这是武当山水火既济的又一种说法。道教取其"龟蛇合体"以喻人体中水火之交，自有修道成仙的本原。

玄武之所以成为武当山最高尊神，并传为民间信仰，是其神性特征决定的：一是玄武为北方之神《楚辞·远游》注云："玄武，北方神名"，武当山地处长江、汉江以北，故有其名；二是玄武为水神，按阴阳五行说，北属水，故北方之神即为水神，同时武当山为焱火岩，道教及其丹道修炼取其水火既济的太和之像，故有特别的尊奉；三是玄武乃生殖之神，蛇为生殖与繁衍的象征，玄武以龟蛇合体，被看作雌雄交配繁衍生殖的标志，是司命之神，龟为长寿和不死的象征，并能行气导引，同时北宫玄武七宿之第一宿斗宿又称面斗，乃"主天子寿命"。故有拜斗增寿之说，武当山现有拜斗台起码有 7 处之多。

⑤ **成道处**　指武当山南岩之下的飞升岩。相传，黄帝时玄武托胎于静乐国善胜皇后，孕育 14 个月，于黄帝紫云元年三月初三降生。他聪明勇猛，但不愿意继承王位。15 岁时，受紫气元君的点化，在武当山修炼 42 年，于黄帝紫云五十七年九月初九，功成果满，最终于南岩之下的飞升岩，乘五炁龙君所化祥云飞升仙境。后被玉皇大帝封为荡魔天尊、玉虚师相、玄天上帝，镇守北方。至今留有飞升岩、飞升台、梳妆台等胜迹。

⑥ **龙头香**　指南岩的"天乙真庆宫"殿前内走廊之外，凌空伸出一尊浮雕云龙石梁，长 2 米，宽 30 厘米，石雕龙头上置一香炉，香客们于此向金顶的真武大帝进香，祈求福寿康宁，俗称进"龙头香"。虔诚香客面对金顶，立于其上，下临深涧，每有上香，哆哆嗦嗦冒死屈行其上，朝金顶而拜。稍有不慎，便摔下万丈深涧而粉身碎骨。清康熙十二年（1673 年），总督蔡毓荣下令立碑"禁烧龙头香"，并设栏门加锁，至今不再允许烧龙头香。

---

①　见王光德、杨立志《武当道教史略》。元泰定帝下诏封武当山玄武部将为水火二神，即玄帝足下之龟为水神，玄帝足下之蛇为火神。

⑦**十方丛林** 指道教的修真圣地。道教以宇宙为方，浩荡无际，故以四方四维，与上下二方，合称为十方。丛林，指许多修真圣地。《灵宝经》云："十方万类，咸登道岸。"

⑧**炼性修真全图** 一般简称为"修真图"。它是武当山道门内秘传的丹道修炼挂图，照此修炼可以强身健体，延年益寿。原图为木刻版，中华民国十三年（1924年）武当山南岩宫监院刘理卿简众刻，版存南岩宫。修真图可以考证到张三丰所创，徐本善修订，刘理卿简众所刻版本应为最接近于我们的刻版。目前民间传本较多，本书融合五种版本并依照武当山原木刻版加以阐释。

另据《道教文化辞典》[①]注释：

炼性修真全图为道教气功修炼图。一幅。有解说。近年在湖北武当山发现。经中国武当拳法研究会及全国一些气功名家共同研究剖析，从图中已初步揭开武当内气功修炼方法部分秘奥。有关专家认为，这是迄今为止全国首次发现的道家最完整、最形象的炼功图，具有较高的学术和研究价值。此图从下至上标明了练内气功的部位、名称作用，以及其真气引导路线、穴位。据初步研究，此图是武当山自东汉阴长生、唐吕洞宾、宋陈抟、张三丰一脉相承而创立的内气功理论图解。于1924年夏刻版。

题注·译文

位于湖北省十堰市境内的武当山，是全国四大道教名山之一，为道教圣地，世界文化遗产，全国重点文物保护单位，国家一级重点风景名胜区。在武当山天柱峰顶的平台正中耸立着举世闻名的金殿，被誉为天下第一胜境。武当山的南岩胜境亦被称为全国道教七十二洞天之一，这里也是武当山三十六岩中风景最美的地方。更重要的是真武祖师在这里修炼42年，得道后在此飞升入天宫，被玉

---

① 见张志哲主编《道教文化辞典》，江苏古籍出版社，1994。

帝封为玄武真君。至今留有飞升岩、飞升台、梳妆台等胜迹。在南岩的"天乙真庆宫"殿前内走廊之外，凌空伸出一尊浮雕云龙石梁，长2米，宽30厘米，石雕龙头上置一香炉，香客们于此向金顶的真武大帝进香，企求"福寿康宁"，这便是天下第一香——"龙头香"。在这道教修真圣地的十方丛林中珍藏着道教最有价值的首次发现，即道家最完整、最形象的炼功图——武当山炼性修真全图，具有很高的学术和研究价值。它是武当山道门内秘传的丹道修炼挂图，照此修炼可以强身健体，延年益寿。原图为木刻版，中华民国十三年（1924年）武当山南岩宫监院刘理卿主持刻版，版存南岩宫。此图是武当山自东汉阴长生、唐吕洞宾、宋陈抟、元明张三丰一脉相承而创立的丹道修炼理法图解。它可以考证到张三丰所创，徐本善修订，刘理卿简众所刻版本。目前，儒释道三家均有传本，民间也较多流传，本书至少融合了6种版本并参照武当山原木刻版加以阐释。

二　《修真图》批文

（一）综述部分

批文之一·原文（位于第一排右部见图2-2）

　　人之一身，有三百六十骨节[①]，八万四千毛孔[②]。后有三关[③]：尾闾[④]、夹脊[⑤]、玉枕[⑥]也。尾闾在脊椎之尽头处，关可通内肾[⑦]之窍。从此关起一条髓路，号曰漕溪[⑧]，又名黄河，乃阳升之路[⑨]。至两肾对处，为夹脊。又上至脑，颈椎顶端与颅骨相接处，为玉枕。此三关也。前有三田：泥丸[⑩]、土釜[⑪]、玉池[⑫]是也。泥丸为上丹田，方圆一寸二分，虚关一窍，乃藏神之所[⑬]。眉心入内，正中之处。天门[⑭]入内一寸为明堂[⑮]，再入一寸为洞

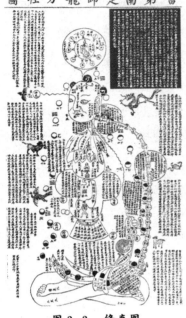

修真全圖
叢林煉性
頤香十方
成道處龍
真武祖師
巖洞天南
一勝境南
山金殿第
湖北武當

图2-2　修真图

房[16]，再入一寸为泥丸。眉心之下谓之鼻柱，又名雷霆府[17]。金桥[18]下至口中，有两窍通喉，谓之鹊桥。喉是颈骨[19]，乃内外之气所由出入者也。后有软喉谓之咽[20]，乃进饮食通肠胃者。其喉有十二节，号曰重楼[21]。直下肺窍，以至于心。心上有骨，名为鸠尾[22]；心下有穴，名曰绛宫[23]。乃龙虎交会[24]之处。直下三寸六分，名曰土釜，黄庭宫也，乃中丹田。左有明堂，右有洞房。无英[25]居左肝，白元[26]居右肺。亦空一寸二分，乃藏[27]炁之所、炼炁之鼎[28]。直下，至脐三寸六分，乃脐门[29]也。故曰天上三十六，地下三十六。自天至地，八万四千里[30]；自心至肾，有八寸四分[31]。天心三寸六分，地肾三寸六分，中有丹田一寸二分，非八寸四分而何？脐门号曰生门，有七窍通于外肾[32]，乃精神漏泄之窍，名曰偃月炉[33]。即处任脉[34]，下有九窍，地狱丰都[35]是也，又曰气海[36]。稍下一寸三分，曰玉池，又曰下丹田，乃藏精之所，采药之处[37]。左明堂，右洞房，亦空一穴，方圆一寸二分。此处有二窍[38]通于内肾，肾中有窍通于尾闾。由尾闾通两肾，下以至于膝下三里穴[39]，再下涌泉穴[40]。此人身之相通关窍也。

批文之一·注释

① **三百六十骨节**　此说源自《云笈七签》[①]："遍观一形，

---

① 云笈七签：道教类书。北宋张君房编。122卷。道教称书箱为"云笈"，道书分"三洞"、"四辅"，总称"七签"，故名。内容包括经教宗旨，仙真位籍，斋戒，服食，炼气，内外丹，方术，方剂乃至诗歌、传记等，大都摘录原文，不加论说，分类编辑。

三十六位，乃三百六十骨节，皆有筋缠。骨青白如玉色，筋色黄白；髓若米雪。有三百六十穴，穴穴之中皆有鲜血，如江河池潭也。"[1]现代人体解剖学认为，人体 206 块骨骼[2]，与此相比差了 154 块骨骼。这种差别是因为丹道修炼家所感悟的骨节与现代医学关于骨骼的分界有所不同造成的。如现代医学认为人体脊柱是由 24 块椎骨和 1 块骶骨、1 块尾骨构成，而丹道家认为脊柱是由 24 块椎骨和 5 块骶骨、4 块尾骨构成，这里 5 块骶骨、4 块尾骨合为 9 块骶尾骨（见图 2-3），所以认为气通尾闾关，必须打通"九重铁鼓"，即指此；又如现代医学认为喉咙不是骨骼，而道家认为"喉为软骨"，"十二重楼"；再如现代医学认为胸骨一块，而道家认为是十二节鸠椎骨，加一节鸠尾骨，共十三块。凡此种种，不一一列举。另有学者认为："三百六十骨节"，可能是雕版人将"三百六十五节"误刻。因为从《修真图》的全篇考察，其相当一部分内容来源于《黄帝内经·素问》，所以很可能是雕版时误将"五"刻为"骨"。因此就有另外一种解释，即全身穴位的约数。节，指经络气血流注出入的部位，即穴位。《素问·调经论》云："人有精气津液，四支九窍，五藏十六部，三百六十五节。"王冰注："三百六十五节者，非谓骨节，是神气出入之处也。"《灵枢·邪客》亦云："岁有三百六十五日，人有三十六十五节。"请读者鉴之。

②**八万四千毛孔** 经过丹道修炼，人体三百六十五气穴开通，就连数不清的毛

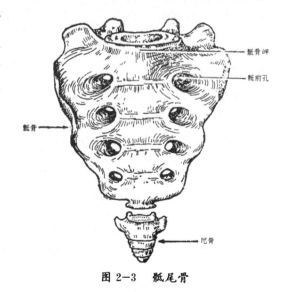

骶骨岬

骶前孔

骶骨

尾骨

图 2-3 骶尾骨

---

① 见《云笈七签》（卷五十八）《诸家气法·胎息口诀》。
② 见《人体解剖学》，人民体育出版社，1997。

孔、皮肤腠理也都会一一开通，形成人天浑化的情形。故人体有八万四千毛孔，为约数。《玉清全笥青华秘文金宝内炼丹诀》云："人之一身，毛窍八万四千。"蒋救愚《修道全指》亦云："人身大窍共九，小窍八万四千矣。则其大窍小窍之中，每窍皆有神光。"[①]

③ **三关**　已知的说法有八种，一指人体背后的三处关窍，即尾闾、夹脊、玉枕，所以也叫"后三关"。修炼到周天开通的时候，首先就是元气要冲三关。陈撄宁校注《丘祖秘传大丹直指（抄本）》中说："尾闾关在背后夹脊下，脊骨尽头处，其关通内肾之窍。直上至背后对内肾处，谓之夹脊双关。又上至脑后，谓之玉枕关。三关通起一条髓路，号曰漕溪，又曰黄河，乃阳熏上升之路。"二指前三关，即印堂为上关、重楼为中关、绛宫为下关。三指炼精化炁为初关，炼炁化神为中关，炼神还虚为上关。四指乳溪、脐内、子宫三处，是女丹修炼的三个重要部位。乳溪为女子丹田，脐内即为女子下丹田，子宫即女子血海。《女功正法》云："功始上关乳溪，继在中关脐内，终归下元子宫。"也有称三丹田为天、地、人三关的，称头、足、手为天、地、人三关的，称耳、目、口或手、口、足为三关的等等。《修真图》所指"三关"，仅指"后三关"。

④ **尾闾**　又称龟尾，指督脉起始的第一关，位于脊椎末端，处于谷道的后上方，为后三关的第一关，即太守关。

⑤ **夹脊**　指脊中穴，位于椎骨第十一节的下面，与内肾相对。一说与中丹田相对，一说两肘尖连线与脊椎相交的位置，一说背部脊椎两旁的穴位。现代中医学则将其分为胸夹脊与腰夹脊。此为后三关的第二关，即轳轳关。

⑥ **玉枕**　指脑后枕骨，前与鹊桥相对。一说在后发际正中直上2.5寸，旁开1.3寸，平枕外隆凸上缘凹陷处；一说在脑户穴旁开1.5寸处。现代医学认为在此有枕大神经分支和枕动、静脉。此为后三关的第三关，即天谷关。

①　见民国五年（1916 年）蒋救愚撰，《修道全指》，上海宏大善书局。

⑦ **内肾**　即人体内肾脏，与被称为外肾的男子外生殖器官睾丸相对而言。内肾位于腰部脊柱两侧。明代赵献可《医贯》云："肾有二，精之后也，生于脊齐十四椎下，两旁各一寸五分，形如豇豆，相并而曲附于脊外，有黄脂包裹，里白外黑。"同时中医认为，肾脏是人体脏腑阴阳的根本，生命的源泉，故称"先天之本"。

⑧ **漕溪**　指脊髓，即督脉，为阳气上升的通道，故又称髓路。周天运行时，真气由尾闾沿夹脊一路翻滚而上，如黄河咆天，故又称黄河。在武当山太子坡、五龙宫及金顶均设有"九曲黄河墙"，意即此。

⑨ **阳升之路**　指督脉内真气升腾的通道。道家认为，督脉外阳内阴，任脉外阴内阳，故阴升阳降，形成回路，便是小周天通路。督脉所升之气为阳气，故称阳升之路。

⑩ **泥丸**　指脑及脑神，又名上丹田，琼室、夫人、紫府、上宫、天宫、昆仑、玉京山、须弥山等。针灸学认为，泥丸在头顶中的百会穴内，为修持养生的关键部位。内丹家认为，泥丸一部，有四方四隅，并中央共有九宫，皆脑神所居，而处于当中央位置的泥丸为百神总会，存思泥丸，即可长生。宋代曾慥集纂《道枢·颐生篇》称脑为一身之灵，百神之命窟，津液之山源，魂精之玉室。又云："夫能脑中圆虚以灌真，万穴直立，千孔生烟，德备天地，混同大方，故曰泥丸。泥丸者，形而上神。"现代医学认为，此为松果体，是人体生物节律的控制、释放"器"。人体松果体幼年发达，至成年逐渐退化。在幼年时有抑制性成熟，抑制生殖器发育和阻碍性征出现的作用。应当具有延缓人体衰老的作用。

⑪ **土釜**　指黄庭宫，即中丹田。《邱祖秘传大丹直指》[①]云："心下三寸六分，名曰土釜，黄庭宫也，乃中丹田，方圆一寸二分，亦虚间一穴，乃藏炁之所，炼丹之鼎。"《黄庭经注》："黄庭，炼丹在此，结丹在此，还丹在此，养神在此。"其位置在膀胱之上，脾

---

① 经陈撄宁批注手抄本。

之下，肾之前，肝之左，肺之右，是谓中央。黄庭之景，指内丹修炼功夫之中空景象。一说土釜为下丹田，并称上丹田为上土釜[①]。

⑫ **玉池**　此处指小腹胞，即下丹田。《上清黄庭内景经·中池章第五》曰："中池内神服赤珠。"务成子注曰："胆为中池，舌下为华池，小腹胞为玉池。"这与《上清黄庭内景经·口为章第三》中所说："口为玉池太和官[②]"以及宋代黄休复撰《茅亭客话·丁元和》所云："口为玉池生玉液"应该是一致的。

⑬ **藏神之所**　指上丹田。人体三丹田各有所藏，下丹田为藏精（女为血）之所，中丹田为藏炁之所，上丹田，即泥丸宫为藏神之所。所藏之神，下文将作详解。

⑭ **天门**　指头额、天庭。《上清黄庭内景经·隐藏章第三十五》："上合天门入明堂。"务成子注："天门在两眉之间，即天庭是也。"

⑮ **明堂**　顾名思义，明堂乃厅堂空地。位置与中医学不同，内丹家认为明堂位于眉心直入脑颅内一寸处。而中医认为明堂为鼻或上星穴。《灵枢·五色》曰："明堂者，鼻也。"宋代王惟一《铜人针灸经》曰："上星一穴，在额颅上，直鼻中央，入发际一寸陷容豆是穴，督脉气所发。"北宋翰林医官院王怀隐等人集辑的《太平圣惠方》中说："明堂一穴，在鼻直上入发际一寸是穴。"内丹修炼家认为明堂一穴，人之一身，从上到下，三丹田均有明堂、洞房，且前明堂、后洞房；左明堂、右洞房。均为三丹田养胎育丹之处。[③]

⑯ **洞房**　顾名思义，洞房乃深居中帏。丹家借以用为孔穴，它位于眉心直入脑颅内二寸深处。《上清黄庭内景经·灵台章第十七》曰："洞房紫极灵门户。"务成子注："两眉直上却入二寸为洞房，左有无英君，右有白元君，中有黄老君。"

⑰ **雷霆府**　指鼻柱，即鼻的中央隆起部分，又称鼻茎、鼻梁、

---

① 见《性命圭旨·反照图》。
② 官：一为宫，因为上下句押韵，故保留为"官"。
③ 见《云笈七签·元气论》。

齃，俗称鼻梁，因其呼吸出入，发出声响，故丹家以雷霆府喻之。《灵枢·师传》曰："鼻柱中央起，三焦乃约。"

⑱ **金桥** 即鹊桥，指以舌抵上腭。又有上鹊桥和下鹊桥之说。上鹊桥在印堂、鼻窍处，一虚一实；下鹊桥在尾闾、谷道处，亦一虚一实。或谓上鹊桥指舌与龈交穴，下鹊桥指阴蹻穴。内丹家认为，人出生后，任督二脉即已中断，而两脉之间原衔接的地方，即为鹊桥。将舌尖轻抵上腭（内龈交穴），使督脉之气与任脉接通，故又称之为"降桥"。

⑲ **喉是颈骨** 指位于颈部用以呼吸的喉部软骨，它是以数块软骨作为支架，下与气管相连接的部分。喉软骨包括不成对的甲状软骨、环状软骨、会厌软骨和成对的杓状软骨等。内丹家认为喉也包括气管软骨部分。以此与咽区分开来。

⑳ **咽** 亦称软喉，是指用以吞咽饮食的食道部分。这里以硬喉、软喉区分喉与咽，以便初学丹道者加以体悟。

㉑ **重楼** 指十二节气管。现代医学认为气管是以15～20个"C"字形的气管软骨借气管环韧带相连结作为支架，内衬以黏膜所构成的略呈圆筒形的管道。而内丹家认为人的气管（喉）是由十二节环状软骨构成，故有"十二重楼"之称（见图2-4）。

㉒ **鸠尾** 指鸠尾骨，即胸骨剑突，又名蔽心骨、鹘骭、心坎骨、护心软骨等。《医宗金鉴·刺灸心法要旨》："鸠尾者，即蔽心骨也。其质系脆骨，在胸骨之下歧骨之间。"

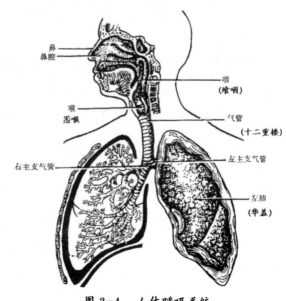

图2-4 人体呼吸系统

㉓ **绛宫**　即膻中穴、元儿、上气海等，指心肾二炁相通之处，位于两乳连线与人体中线相交的前胸正中。绛宫属于心，因为心属火，为赤色，故又称"赤帝宫"。也有丹道修炼家称为心宫。《上清黄庭内景经·常念章第二十三》曰："六府修治勿令故。"务成子注："肺为玉堂宫尚书府，心为绛宫元阳府，肝为清冷宫兰台府，胆为紫微宫无极府，肾为幽昌宫太和府，脾为中黄宫太素府。"中医所称绛宫指膻中穴，即前胸正中，两乳连线与人体中线相交的部位。

㉔ **龙虎交会**　内丹修炼就阴阳五行而言，龙为阳，生于离，离属火，故云："龙从火里出"；虎为阴，生于坎，坎属水，故云："虎向水边生"。并以心神为火，以肾精为水。故龙虎交会，即指心神（元神）与肾精（元精气化而为元炁）交会，以结圣胎。

㉕ **无英**　道家指肝神。《上清黄庭内景经·肝部章第十一》曰："百病所钟存无英，同用七日自充盈。"务成子注："左为无英，肝神在左，故存之一本为无英。无英者，物生之象也。"

㉖ **白元**　道家称之为肺神。《上清黄庭内景经·肺部章第十九》云："喘息呼吸体不快，急存白元和六气。"务成子注："白元君，主肺宫也。"《大洞经》云："白元君者，居洞房之右也。"与前句"右有洞房"相对应。

㉗ **炁**　指丹道修炼中的先天之气和经心神烹炼所产生的精气或后天之气。一般情况下，大家在使用"气"字时，炁与氣不分，元气与真气不分，内气与外气不分。实际上，"炁"指元气，"氣"是"气"的繁体；内气是体内存在的各种气，如宗气、营气、卫气等，外气是呼吸之气和发于体外的气；真气不仅包括元气，而且也指内气，正常情况下，它是自然运行于人体的内气。真气也有阴阳之分，当它运行于阳经时，便称之为"阳气"；运行于阴经时，便称之为"阴气"。

㉘ **炼气之鼎**　指中丹田，又称中黄、中田、黄庭、土釜、规中等，位于脐之上、心之下，直下与脐门相对，相距三寸六分，其上与心相距三寸六分。其为虚空一穴，方圆一寸二分，为炼炁化神阶

段育胎的地方。

㉙ **脐门** 即生门，又为幽阙、神阙、气合、维会，即肚脐之门。《太上黄庭内景经·上有章第二》云："后有密户前生门。"陈撄宁注："密户，在身后腰部，生门即脐。脐门乃人身最初受命之所，其门下通外肾，乃精炁泄漏之处。"因而丹家视为至要，称之为"生门死户"。清代刘一明《悟真篇注》曰："生门死户，原是一个，即玄关一窍之门户也。这个门户，顺之则（死）……生门即是死门；逆之则（生）……死门即是生门。生死之机，只在顺逆之间耳。"

㉚ **八万四千里** 见《性命圭旨全书·中心图》："天之极上处，至地之极下处，总八万四千里……人身亦然。"此说出自《邱祖秘传大丹直指》[①]，陈撄宁注云："八万四千里之说，不合于今之天文学。寸数分数，亦不可拘执。因人有肥瘦长短之不同，未可一概而论。"

㉛ **八寸四分** 见于《丘祖秘传大丹直指》，云："自心至肾八寸四分，天心三寸六分，地肾三寸六分，中丹田一寸二分，非八寸四分而何。"

㉜ **外肾** 人体器官名，包括外生殖器的阴囊和内生殖器的睾丸。阴囊，为一皮肤囊，容纳两侧睾丸和附睾；睾丸，为生殖腺，是产生精子和分泌男性激素的器官。中医认为，人在性成熟以前，睾丸发育缓慢，至性成熟发育迅速，至老年随性功能衰退而萎缩。

㉝ **偃月炉** 指腹部下丹田，内丹术语，亦为鼎炉之别称。宋代张伯端《悟真篇》曰："炼药须寻偃月炉"，"偃月炉中玉蕊生"。说偃月炉位居西南，象为坤，内含元气，所以丹道修炼时要烹炼药物，必须找准此炉。并说偃月炉中自有天然之真火，不必像炼外丹那样，用炭柴之火去烧炼。

㉞ **任脉** 为人体奇经八脉之一，出自《素问·骨空论》为阴脉之海，有总任诸阴经之作用，故名（见附图15"任脉"）。其循行路线，中医认为：起于小腹内，下出于会阴部，循腹里，经过关元，

① 为手抄本，经陈撄宁批注。

沿腹正中线直上经咽喉，至下颌，环绕口唇，经过面部，进入眼目。丹道修炼家认为，任脉起于胞中，出于会阴，沿腹正中上行，过胸腹至咽喉，再上颐面至两目下，即上交于龈交、承浆，与督脉相会。两者基本相同。丹道修炼家认为，鹿运尾闾，能通督脉；龟纳鼻息，能通任脉，二者循环往来不息，元气之所由生，真息之所由起，故二物皆可长生。因而对二脉极为重视，称"二脉通则百脉皆通"，"采取由此而运，周天由此而转。能识此炉鼎道路，则金丹无不成矣。"[①]李时珍也在《奇经八脉考》中说道："任督二脉，人身之子午也，乃丹家阳火阴符升降之道，坎水离火交媾之乡。"

㉟ **地狱丰都**　指人死后的阴间世界。地狱，乃幽冥地府；丰都，乃阴王冥府所在地。这里对应于"九窍"，所列九重地狱，警戒炼丹之人不要误入地狱。这九重地狱为："铜柱地狱、火车地狱、金刚地狱、普凉地狱、滇冷地狱、屠割地狱、风雷地狱、镬汤地狱、无间地狱"。

㊱ **气海**　这里显然是指下气海。中医有上下气海之分。上气海指膻中，是宗气所聚之处，《灵枢·海论》云："膻中者，为气之海。"下气海，则指下丹田位[②]。

㊲ **采药之处**　指下丹田。采药，道教内丹名词，指炼精化炁阶段，药产之时，将牝府（阴蹻）之炁，采取归于下丹田。元代陈虚白在《规中指南》中说："采药者，采身中之药物也。身中之药者，神、炁、精也。"宋代石泰所辑《修真十书·指玄篇》"丹法参同十九诀"释为："收拾身心，敛藏神气。"药有内、外之分，外药指炼精化炁中所采的元精，因从外动中采来，故名"外药"；内药指心中元神，它本在内心，不从外来，故称"内药"。外药初生时，柳华阳称为"真种子"，即一般人所说的活子时、一阳生。

㊳ **二窍**　原文为两窍下通尾闾，由尾闾通内肾，再通三里穴再

---

① 　见清代柳华阳《金仙证论·序炼丹第一》。
② 　见明代张介宾《类经附翼》。

下涌泉穴。现代中医认为，这里实际上指冲脉、任脉、督脉的"一源三歧"景象和冲脉的"一脉三支"现象，即三脉同起于小腹胞，之后一脉出会阴，经阴阜，上行于腹胸中线为任脉；一脉下出会阴，后行于腰背正中，循脊柱上行为督脉；一脉下出会阴后，分三支为冲脉。冲脉的"一脉三支"，即一支沿腹腔前壁，挟脐上行，与足少阴经相并，散布于胸中，再向上行，经咽喉，环绕口唇；一支沿腹腔后壁，上行于脊柱内；一支出会阴，分别沿股内侧下行到足大趾间及涌泉。因为冲脉的下行支与阴跷脉同行，而且下至足部，所以往往会混为一谈。请事丹者自鉴（见附图16"冲脉"）。

㊴ **三里穴** 三里分足三里和手三里，因此处注明为膝下三里，故为足三里。《灵枢·本输》原名为三里、下陵。宋代翰林医官院组织编撰的《圣济总录》谓此为足三里，别名鬼邪、下三里。属足阳明胃经。位于小腿前外侧，犊鼻下3寸，距胫骨前缘一横指。现代医学认为，此穴布有腓肠外侧皮神经及隐神经分支，腓深神经，及胫前动、静脉。此穴为肾经三大穴之一，在丹道修炼中十分重要。

㊵ **涌泉穴** 名出《灵枢·本输》，别名"地冲"，属足少阴肾经。位于足底中部，卷足时足前部凹陷处，布有足底二趾总神经，深层为足底弓。此处为软而敏感区。此穴为肾经三大穴之一，在丹道修炼中十分重要。

批文之一·译文

人的一身，总共有360个骨节，每个骨节都有筋肉缠绕。骨头的色泽青白如玉，缠绕其上的筋肉呈现黄白色，骨髓的颜色就像雪一样白。人体表皮的孔穴大约有84000个。其中非常重要的穴位365穴，如人体躯干的背后就有称为"三关"的三个重要穴位。它们是：尾闾关、夹脊关、玉枕关。

尾闾关又叫做"龟尾"，它是督脉起始的后三关的第一关，即太守关。从人体部位看，尾闾关位于脊椎的最下端，即尾椎骨端，处于肛门的后上方。尾闾关内有窍道可以通到两肾的内部。从尾闾关开始，脊椎骨内有一条骨髓的通道，就像古时漕运的河道，所以叫做"漕溪"；又像处于北方的黄河之水，所以又叫做"黄河"。对于人体来说，这是一条阳气上升的通道。阳气上升到两肾所处的位置，被称做夹脊关。古时所称夹脊关，指脊中穴，是人体后三关的第二关。因丹田中常有"辘辘"的鸣叫声，所以又叫做"辘轳关"。它位于第十一节脊椎骨的下面，与体内的两肾形成等腰三角形。中医学则将其分为胸夹脊与腰夹脊，所以又有"夹脊双关"之称。阳气又上升到脑后枕骨位置，前面与"鹊桥"相对应，也就是颈椎顶端与颅骨相接的地方，为玉枕关。另有一种说法认为，玉枕关在脑后发际正中的位置直上 2.5 寸，旁开 1.3 寸，平枕外隆凸上缘凹陷处；还有一种说法认为，玉枕关在脑户穴旁开 1.5 寸处。而且现代医学认为，在玉枕关处有枕大神经分支和枕动、静脉。玉枕关是后三关的第三关，也叫"天谷关"。这就是人体督脉三关的具体位置。

　　人体躯干的前面也有被称做"三个丹田"的重要体穴：泥丸、土釜、玉池，即"三个丹田"。这是道家内丹修炼中的一种理念，在中医学上找不到它们的位置，但它们总是处在现代医学认识的人体腺体或与人体腺体有密切关系的位置（见图 2-5）。泥丸穴，指脑及脑神，又叫做上丹田、琼室、夫人、紫府、上宫、天宫、昆仑、玉京山、须弥山等。针灸学认为，泥丸在头顶中的百会穴内，为修持养生的关键部位。丹道修炼家认为，泥丸是脑神居住的地方。这个地方有四方四隅，加上中央共有九宫，泥丸为百神总会而处于九宫的中央。如果按照丹道修炼的要求

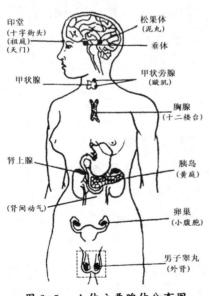

图 2-5　人体主要腺体分布图

去做，长期存想泥丸穴，人就会长生不老。

现代医学认为，泥丸穴处为松果体，是人体生物节律的重要控制和释放"器"。人体松果体幼年发达，至成年逐渐退化。在幼年时有抑制性成熟，抑制生殖器发育和阻碍性征出现的功能，从而证实了内丹学所称的意守泥丸具有延缓人体衰老的作用。泥丸穴方圆一寸二分，是一种虚空的穴窍，内丹学认为这里是藏住脑神的地方。泥丸穴的准确位置，在眉心正中进入脑内的深位。

人体三个丹田都有明堂和洞房两个重要体穴分布，上丹田的明堂位于眉心天门穴正中入内一寸的地方，再入内一寸便是洞房，再进入一寸就是泥丸穴所处的位置。眉心正下方的两鼻孔之间的纵膈叫做鼻柱，因鼻腔呼吸出入，发出声响，所以丹道修炼家称之为"雷霆府"。鼻柱下的外龈交穴入内为内龈交穴，督脉在此处终止。丹道修炼要求将舌尖轻抵上腭（内龈交穴），使督脉之气与任脉接通，所以称之为"搭鹊桥"。阳气下至口中，有两个窍道通至喉管，使阳气沿任脉下行。

喉软骨，是位于颈部用以呼吸的喉部软骨，它以数块软骨作为支架，以便向下与肺气管相连接。喉管，是人体内外气息自由出入的通道。喉的后面有食管叫做"食咽"，是进饮食通肠胃的通道。内丹学家认为人的气管（喉）是由十二节环状软骨构成，故有"十二楼台"之称，也叫做"重楼"。现代医学认为气管是以15～20个"C"字形的气管软骨借气管环韧带相连结作为支架，内衬以黏膜所构成的略呈圆筒形的管道。气管直下肺部，达到心窝的位置。心窝上有一块软骨，丹道修炼家称之为"鸠尾"。中医说鸠尾骨，就是胸骨剑突，又叫做蔽心骨、鹊骺、心坎骨、护心软骨。心窝下面有一个重要的穴位，丹道修炼家称之为"绛宫"。绛宫，也叫做膻中穴、元儿、上气海等，位于两乳连线与人体中线相交的前胸正中。

绛宫属于心，因为心属火，为赤色，所以丹道修炼家又称之为"赤帝宫"、心宫。绛宫是心肾二炁相通的地方，丹道修炼家把它作为心神（元神）与精炁交会的鼎器。由绛宫直下三寸六分，达到中丹田的位置，这里叫做"土釜"，也叫"黄庭宫"，又叫做中黄、中田、黄庭、土釜、规中等。黄庭也是方圆一寸二分，虚空一穴，是人体藏炁的地方，也是丹道修炼家们炼丹鼎炉。丹家认为，"黄庭，炼丹在此，结丹在此，还丹在此，养神在此。"其位置在膀胱之上，脾之下，肾之前，肝之左，肺之右，是谓中央。黄庭之景，指内丹修炼到一定程度出现的中空景象，丹家历来十分重视土釜、黄庭的重要作用。位于中丹田的明堂、洞房与位于上丹田的明堂、洞房分布于前后位不同，作左、右分布。被道家称之为"无英公子"的肝神，藏于中丹田之左的明堂之中；被道家称之为"白元君"的肺神，居于中丹田之右的洞房之内。这与中医的"左肝右肺"之说是相通的。

由土釜、黄庭直下，达到脐部为三寸六分，这里叫"脐门"。所以古人认为：天上三万六千里，地下三万六千里，自天至地相距八万四千里；丹道修炼家们借此以为，心窝至土釜、黄庭三寸六分，土釜、黄庭至肾三寸六分，加上中丹田一寸二分，所以自心（天心）至肾（地心）也有八寸四分。脐门有号，叫做生门，就是肚脐之门，又称为幽阙、神阙、气合、维会等。脐门是人身最初由母体授之以生命的地方，丹道修炼家称之为采药炼丹的"偃月炉"。当然，人体生老病死的自然之道难以违背，很难按照丹家所说的采药炼丹那么做。如脐门有七个孔窍下通睾丸，是人体精炁泄漏的主要出口，平常人很容易"泄精走丹"。因而丹家把脐门视为非常关键的部位，称之为"生门死户"。认为这个门户，顺之则生殖繁衍，所以生门就是生人之门，而对于自己来说则是精炁泄漏的死门；逆之则炼精化炁，对于炼丹之人来说是固守精炁、益寿延年的生门。所以生死的机关，只在顺逆二字之间。脐门、生门处于任脉一线，往下走有九个孔窍，被道家称之为"地狱丰都"。是说，如果人们不会惜精保命，就会一步一步的走向死后，步入阴间地狱。这里又叫做"气海"，是指下丹田的藏炁之海。稍向下一寸三分的地方，叫做"玉池"，这就是三丹田中的下丹田，也叫"小腹胞"，这里是男子藏精、女子藏血的地方，也是炼精化炁、产药、采药的地方。下丹田也是虚空一穴，方圆一寸二分，同样在它的左边有明堂，右边有洞房。下丹田有二个孔窍通于内肾，肾中有孔窍通于阴跷穴。再向下到达膝下三里穴，由三里穴继续向下通入涌泉穴。上述这些就是人体重要的相互流通的孔穴、关窍、通道。

批文之二·原文（位于第一排左部见图 2-6）

  天有九宫[①]，地有九州[②]。人之下丹田有九窍[③]，以象地之九州。泥丸窍有九穴，以按天上九宫。脑骨八片[④]以应八方[⑤]，一名弥罗天[⑥]，又名玉帝宫[⑦]，又名纯阳天宫[⑧]。中空一穴，名玄穹主[⑨]，又名元神[⑩]。宫口内有舌，舌内有金锁关[⑪]，与舌相对，又名鹊桥。鼻柱下人中穴[⑫]，与金锁关相对，其间有督脉[⑬]，乃是人之根本，名上九窍，一名性根[⑭]。口名玉泉[⑮]，又号华池。舌下有四窍，两窍通心为液，两窍通肾为津，实我神室。泥丸九窍，乃天皇之宫，中间一穴，形如鸡子[⑯]，状似莲台，昆仑是也。故曰，修真之子不可不知也。

  此图乃学道之人，先明一身之窍，名曰玄府[⑰]，受炁一生[⑱]，是为神府，三元所取[⑲]也。无分别精神魂魄会于此穴，乃金丹返还之[⑳]根，神仙凝结圣胎[㉑]之地也。

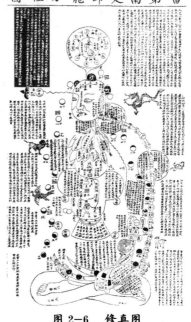

图 2-6 修真图

127

批文之二·注释

① **九宫** 东汉以前《易》认为，八卦加中央即为九宫。道教认为，天帝一分为九，各统一霄，各筑一宫，谓之九帝居九宫，都是阳神化身。丹道修炼家将人体脑部的几个重要穴位喻为九宫。即《云笈七鉴·思修九宫法》所云："守寸在两眉头，天庭宫、明堂宫、极真宫、洞房宫、玄丹宫、泥丸宫、太皇宫、流珠宫、玉帝宫。"其中八宫均居于泥丸四周，并呈立体分布。

② **九州** 按《尚书·禹贡》记载：大禹治水后，划天下为九州，即：冀州、兖州、青州、徐州、扬州、荆州、豫州、梁州、雍州。丹道修炼家将九州喻为人体各部。宋代萧道存《修真太极混元图》云："人身之中，万象存焉。以九州言之，肾为冀州，膀胱为徐州，肝为青州，胆为兖州，心为扬州，小肠为荆州，脾为豫州，肺为梁州，大肠为雍州。"但《修真图》在这里采用了中医的说法，九州以应人之九窍，即眼耳鼻口及两阴。此语出自《灵枢·邪客》："地有九州，人有九窍。"

③ **九窍** 一般道教所称九窍，为三关、三田、三窍。三关即尾闾、夹脊、玉枕，三田即上、中、下三丹田，三窍即阴窍、阳窍、中宫窍。中医所称九窍为，人头部七窍再加前后阴。此处所指下丹田九窍，一般很少叙及。根据上下文分析，应指尾椎骨的九孔。在《修真图》驾三车过三关的第一关——尾闾关时，有这样表述："尾闾关，一名九窍，又名九头狮子，又名太子射九重。"也有人认为，应为经过腹部的九条经脉形成的进出通道。足太阳膀胱经"络肾，属膀胱"；足太阳脾经"上行入腹部，属脾"；足厥阴肝经"绕阴器，入小腹"；足少阴肾经"入脊内，穿过脊柱，属肾，络膀胱"；督脉、任脉、冲脉"一源三歧"，同起于胞中；带脉"沿髋骨上缘斜行到少腹"；阳跷脉"经腹部"；阴维脉"沿下肢内侧上行，至腹部"。更有人分析说，下丹田九窍应指位于腰腹部的九个重要穴位：腰阳关、命门、悬枢、神阙、阴交、气海、关元、天枢、水道。

④ **脑骨八片** 根据现代人体解剖学，人体的颅由二十三块骨组成，并区分为脑颅骨和面颅骨两大部分。脑颅骨共有八片，包括成对的顶骨、颞骨及单个的枕骨、额骨、蝶骨和筛骨。而《修真图》所称"脑骨八片"与现代人体解剖学有所不同，它是指"以应上天"的头顶部脑骨，即指额骨、顶骨、颞骨、枕骨各两片。丹道修炼家之所以认为额骨、枕骨也是分开的两片，主要是从婴儿的脑颅骨做分片依据的。（见图 2-7）所以道家常常是穷尽一生的精力去追求"返婴儿乎"，并有额前开"天眼"，脑后长"后眼"的说法。说明古人对人体解剖学已有相当的了解。

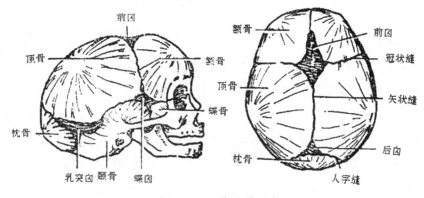

图 2-7 人体脑骨结构

⑤ **八方** 指四方四隅，即东西南北、东南、东北、西南、西北八个方位。

⑥ **弥罗天** 指最高的天。所以又称玉帝宫，即玉皇大帝所居之宫，又称弥罗宫。《云笈七签》云：玉皇上帝，居昊天金阙，弥罗天宫。

⑦ **玉帝宫** 位于泥丸宫内，为脑中九宫之一。《上清黄庭内景经·灵台章第十七》云："洞房紫极灵门户。"注："却入五寸为玉帝宫。"《云笈七签·思修九宫法》中说："玉帝宫。注：在流珠宫后一寸，是雌宫。"

⑧ **纯阳天宫** 因泥丸九宫之中皆为阳神化身，故名。《易·乾》："乾，元亨利贞。"唐孔颖达疏："言此卦之德，有纯阳之性。"

⑨ **玄穹主** 即指泥丸宫宫主，即泥丸夫人也。

⑩ **元神** 是指人一念未生时，未被意识情绪活动所扰乱的寂定心体、心态。而道教认为，元神即人之灵魂。五代谭峭《化书》："得灏气之门，所以收其根；知元神之舍，所以收其光。"《丹经》云："万物生复死，元神死复生，以神入气穴，丹道自然成。"①丹道以为元神乃先天所生，非后天心意思虑之神，"练神者练元神，坎离合而复为乾元，元神凝则思虑之神自然泰定。""人言心下一包空，精气元神聚此中。"②

⑪ **金锁关** 指泥丸宫出口常为闭锁状态，督脉阳气开通此处关碍，便会使这一关碍开关自如，故名。

⑫ **人中穴** 又名水沟，位于鼻尖下方鼻柱根部，唇上方的皮肤纵沟——鼻唇沟部。鼻柱指鼻尖下两鼻孔的中隔肉柱。

⑬ **督脉** 为人体奇经八脉之一，出自《素问·气府论》："督脉气所发者二十八穴"。"督"者，"都"也，以其为人体阳脉之总纲，故名。其循行路线，中医认为：起于小腹内，从会阴部向后，行于脊里正中，上至顶部（风府），入于脑，上行头顶，沿前额正中，到鼻柱下方及上齿。丹道修炼家认为：督脉起于尾闾骨端长强穴下的会阴部，沿脊柱直上至颈项风府穴，脉气入于脑内，上行巅顶，沿前额正中下行到鼻下方，至于上唇兑端穴而止。也有说起于下丹田，到上鹊桥止，又名前弦。

⑭ **性根** 指脑。《性命圭旨·乾坤交媾去矿留金》云："性者，天也。常潜于顶，故顶者，性之根也。"可见性藏于脑，脑为性根；神亦藏于脑，脑亦为神根，故性根即神根。

⑮ **玉泉** 又名华池，玉池。舌下有四窍，两窍通心为液，两窍通肾为津。宋代黄休复撰《茅亭客话》曰："玉泉者，舌下两脉津

---

① 见宋代石泰《还源篇·五言绝句第四十一》。
② 见《道教正一授箓传度经教集》收录的虚靖张真君所著《明真破妄章颂》"心下元神"。

液也。"《上清黄庭内景经·肺之章第三十四》云："三十六咽玉池里。"务成子注："口为玉池，亦为华池。"这与务成子前文所注"小腹胞为玉池"似有矛盾，其实是一致的。因为这里是注释炼功时"三十六咽"的，所以津液由口中吞咽入小腹胞。

⑯ **形如鸡子** 鸡子，鸡蛋也。以鸡蛋形容泥丸的形状，与现代医学所称松果体相似。所以这种立起来的鸡蛋，一层包裹着一层，也像一枝含苞未放的莲荷。又因泥丸处于头顶，故称为昆仑。《周易参同契》云："类如鸡子，白黑相符，纵广乙寸，以为始初。"彭晓注曰："凡修金液还丹，有坛，坛上有灶，灶中有鼎，鼎中有神室，神室中有金水也。神室像鸡子，金水亦如之。言类如鸡子者，重叠相裹也。"①

⑰ **玄府** 指肾间动炁，即两肾之间的虚空一穴，历来为丹道修炼家指导始学修真者关注的关键部位。有时也指中丹田、黄庭。《上清黄庭内景经·题注》务成子注："黄庭炼丹在此，结丹在此，还丹在此，养神在此。"就是说玄府为元炁、元神，精神魂魄所聚之处。这与中医的认识相去甚远，中医认为玄府指毛孔。《素问·调经论》云："上焦不通利，则皮肤致密，玄府不通，卫气不得泄越，故外热。"可见，玄府又名元府，即汗孔，以其细微幽玄不可见，或汗液色玄，从孔而出，故名。

⑱ **受炁一生** 肾间动炁乃人体先天一点元阳，是人体生命的象征，一旦肾间动炁停止了跳动，那么人的生命就真正停止了。所以说它是人体生命的"永动机"。又因玄府这个位置一生都在为人提供生命所需的先天之气，所以又称为人的生命之源。

⑲ **三元** 指元精、元气、元神。宋代张伯端《悟真篇》卷上有云："四向化行全籍土，三元八卦岂离壬。"董德宁注曰："三元者，三才也，其在天为日月星之三光，在地为水火土之三要，在人为精

---

① 见五代彭晓根据东汉魏伯阳的《参同契》所作的《周易参同契分章通真义》注本"类如鸡子"章第六十四。

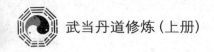

气神之三物也。"

⑳ 金丹返还 是借外丹烧炼之名，表达内丹修炼中七返九还金液大丹的过程。宋代张伯端《悟真外篇·金丹四百字解并序》云："七返九还金液大丹者，七乃火数，九乃金数，以火炼金，返本还原，谓之金丹也。"

㉑ 圣胎 丹道修炼家以母体结胎比喻凝聚精炁神三者炼成胞胎，故其别名为"道胎"。五代陈朴《内丹诀》说：在炼丹九转的过程中，一转之功，生气通流，阴阳和合，开始丹降；二转真精成丹，下藏丹田；三转时，圣胎成像，形如婴儿；四转时圣胎神足，魂魄俱备；五转后圣胎养就，神通自在；丹至六转，内外阴阳皆足，圣胎神全，与人身合为一体；七转后，五脏换尽胎气，变为仙腑；丹成八转，"地带"生于脐中，如婴儿之有脐带，可以周行胎息；九转丹成功满，形与道合，地带自落，足下云生，上登天阙。这时，即脱去凡胎，换成圣胎，脱去凡骨，换成仙骨。《性命圭旨·利集》"第六节口诀"："灵丹入鼎，长养圣胎。"

批文之二·译文

天上有九宫，为天帝将天一分为九，由九位阳神化身的帝君各统一霄，并各筑一个宫殿而居之。地上有九州，大禹治水后，划天下为九州，即：冀州、兖州、青州、徐州、扬州、荆州、豫州、梁州、雍州。丹道修炼家认为，人的下腹部丹田中有九个穴窍，就像地上的九州。也有认为人的五脏六腑就像地上的九州，如宋代萧道存《修真太极混元图》就说："人身之中，万象存焉。以九州言之，肾为冀州，膀胱为徐州，肝为青州，胆为兖州，心为扬州，小肠为荆州，脾为豫州，肺为梁州，大肠为雍州。"

人的脑部泥丸穴内有九个穴窍，是脑神居住的宫殿，它们分别为天庭宫、明堂宫、极真宫、洞房宫、玄丹宫、泥丸宫、太皇宫、流珠宫、玉帝宫，就象天上帝君们居住的九个宫殿。人的头骨有八片，根据现代人体解剖学，脑颅骨八片，包括成对的顶骨、颞骨和单个的额骨、枕骨、蝶骨和筛骨。丹道修炼家认为，八片头骨与东西南北、东南、东北、西南、西北等八个方位相对应。有人称人的头脑中的泥丸宫为"弥罗天"，就象道教所说的"最高的天"；有的将泥丸宫直接名之为"玉帝宫"，实际上玉帝宫只是脑中九宫之一；有的又因泥丸九宫之中所居九神皆为阳神化身，所以又名之为"纯阳天宫"。泥丸宫的中央有虚空一穴，其中居住着泥丸宫宫主，即泥丸夫人。所以有人称泥丸宫宫主叫做"玄穹主"，又叫做"元神"，就是说人的一个念头尚未产生时，未被意识情绪活动所扰乱的情况下，就会觉察到元神的出现，所以丹道修炼需要一种寂定心体，或叫做清净的心态。

泥丸宫口内有一个小小的"舌头"，这个小舌头具有开关一样的功能，丹道修炼家称之为"金锁关"。金锁关与口中的舌头相对应，练功时将舌尖抵住内龈交穴，任督脉就会接通而通达，所以将此称为"搭鹊桥"。在鼻柱下有人中穴，与金锁关相对应，从金锁关到人中穴、外龈交穴，其内有人体阳脉之总纲的督脉通过，这是人体生命存在的根本功能，丹道修炼家们称之为"上九窍"，又叫做"性根"，即人的天性之根源。人的天性藏于脑，故脑为性根；人的神情亦藏于脑，脑亦为神根，故性根即神根。丹道修炼家将人的口腔称做"玉泉"，又起个名号叫"华池"。口腔中的舌头下面有四个穴窍，其中两个穴窍通往心脏为液，另外两个穴窍通往肾脏为津，两者合称才为津液。这些就是人的脑神的居室环境。泥丸宫中的九个穴窍，都是天上帝皇们居住的宫殿。泥丸宫内立体分布着八个宫殿，中间一个宫殿，形状就像一只鸡蛋。这里以鸡蛋形容泥丸的形状，与现代医学所称松果体相似。所以这种立起来的鸡蛋，又像一个平面向上的莲蓬，加上泥丸处于头顶之中，所以丹道修炼家们称之为"昆仑"。有的《修真图》在此还有一句话："释曰须弥山"，意思是说佛家称之为"须弥山"。但在武当山藏板的《修真图》中没有。所以说，潜心于修真的学子们一定要了解这些知识。

《修真图》所传丹道修炼的秘诀，首先是要求明白人体一身中最为重要的一个穴窍，名叫"玄府"。所谓玄府，就是指肾间动炁气，即两肾之间的虚空一穴，历来为丹道修炼家指导始学丹道的人必须关注的关键部位。这是道家万世不传的丹功隐秘。丹道修炼家认为，肾间动炁是人体先天一点元阳，是人体生命的象征，其炁弱则人体生命力就弱；其炁强，则人体生命力就强。一旦肾间动炁停止了跳动，那么人的生命就停止了。所以说它是人体生命的"永动机"。而且玄府这个位置一生都在为人体提供生命所需的先天之气，所以又称为人的生命之源，受炁一生。所以丹家认为，人体除了脑为神室之外，心脏和下丹田的两肾也为神府，都具备精神意识活动的功能，而且分工支配着人体的各种行为。这些已为现代医学、心理学的专家们证实。所以脑、心、肾分别储藏着人体的元神、元炁、元精，丹道修炼所需的精、炁、神也要从这三个地方提取。那么在玄府这个地方，丹道修炼时每次都会汇集着人的精神魂魄，同时又是丹道修炼过程中"金丹返还"的归根处，也是"学道养圣胎"的人凝聚精炁神而结为金丹的初始形态，如产胎胞、丹胚、丹母，或叫做发"黄芽"的地方。

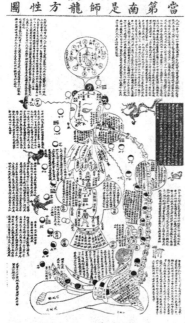

图2-8　修真图

（二）五脏神部分

批文之三·原文（第二排右部见图2-8）

肝神[①]，形如青龙，名龙烟，字含明，像如悬匏[②]。少近心，左三叶，心右四叶③，胆隐短叶下。重四斤四两④。为心母⑤，为肾子⑥。肝中有三魂⑦，名曰爽灵、胎光、幽精。目为之官⑧，左目为甲，右目为乙⑨。男子至六十肝气衰⑩，肝叶薄，胆渐减，目即昏。在形为筋⑪。肝脉⑫合于木，魂之脏⑬也。于液为泪⑭，肾邪入肝⑮，故多泪。胆为肝之腑⑯，胆与肝合⑰也。黄庭经云：和制⑱魂魄津液平，外应眼目日月精⑲。百病⑳所钟存无英，同用七日㉑自充盈。

批文之三·注释

①**肝神**（见图2-9）　指人的肝脏自身所具备的先天本能。为丹道修炼存思身中六神之一。《上清黄庭内景经·心神章第八》："肝神龙烟字含明。"肝在五行中属木，木生火，得火而生烟；方位在东，日出东方，青龙之

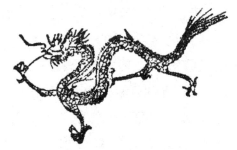

图2-9　青龙图

色；又肝开窍于目，主两目之光明。故名"龙烟"，字"含明"。丹道修炼家认为，肝气与五藏同用七日自会充盈，尤其病危时，存思肝神无英，便能摄魂还魄，转危为安。正所谓："垂绝念神死复生，摄魂还魄永无倾。"

②**悬匏**　比如肝脏如同悬挂着的匏瓜。匏瓜，草本植物，茎上有须，果实比葫芦大，对半剖开，可做成水瓢。

③**心左三叶，心右四叶**　指肝脏的分叶情况。丹道修炼家认为，心位于人体胸部中线，以心为准，对肝进行左右分叶。"左三叶，右四叶，共七叶"之说出自《难经》。这种说法不大确切。杨氏的《难经集注》认为："肝者，据大叶言之，则是两叶也。若据小叶言之，则多叶矣。"杨氏的说法与现代人体解剖学关于肝的内部分叶大体相同，即肝的表面分叶为左右两叶，内部分叶计为五叶

六段。在其他的中医文献和道家著作中，亦有相同记载。如《云笈七签·服气精义论》："肝在心下，小近后，右四叶，左三叶。"需要指出的是，在中医学中还有"肝左肺右"之说。它始见于《素问·刺禁论》："肝生于左，肺藏于右"。为什么左肝右肺呢？因左右为阴阳之道路，人生之气，阳从左升，阴从右降。肝属木，应春，位居东方，为阳生之始，主生主升，肺属金，应秋，位居西方，为阴藏之初，主杀、主降。左为阳升；右为阴降。故肝体居右，而其气自左升，肺居膈上而其气自右降。肝为阳主升发，肺为阴主肃降。故从肝和肺的生理功能特点来说是"左肝右肺"。可见"左肝右肺"不是指解剖部位而言，而是指其功能特点而言。明代张介宾说："肝木旺于东方而主发生，故其气生于左。肺金旺于西方而主收敛。故其气藏于右。"[1]

④ **重四斤四两** 指丹道修炼家用衡量丹药的衡器所计量的肝的全部重量。现代人体解剖学认为成人肝重在 1200～1450 克。

⑤ **为心母** 肝藏血，心主血；心主神志，肝主疏泄。王冰注《素问·五脏生成》说："肝藏血，心行之。"没有肝藏其血，便没有心行之血。又从五行说，肝为木，心为火，木为火母，故曰"肝为心母"。

⑥ **为肾子** 肝藏血，肾藏精；肝主疏泄，肾主封藏。肝肾之间的关系极为密切，故有"肝肾同源"之说。从五行说，肝为木，肾为水，这种母子相生关系，称为"水能涵木"。故曰"肝为肾子"。

⑦ **三魂** 丹家认为，肝属东方木而藏魂，肺属西方金而藏魄，并借用"洛书"左三右七之说，称人身有三魂七魄。《云笈七签》卷五十四《说魂魄》："三魂，一名胎光，为太清阳和之气；二名爽灵，为阴气之变；三名幽精，为阴气之杂。""胎光延生，爽灵益禄，幽精绝死。"丹道修炼者要不为三魂所制，须制御阴杂之气，使清阳之

---

[1] 见明代张介宾《类经》。它将《黄帝内经》中的《素问》和《灵枢》二书的全部内容归为十二类，重新组合成书，故名。

气久居于人体之中，如此则"神气常坚，精华不散，则人不衰不老"。

⑧ **目为之官** 肝开窍于目，其经脉连目系，上至额，与督脉会于头顶。眼目又称"精明"，是肝的外部视觉器官。

⑨ **左目为甲，右目为乙** 甲乙属木，木分阴阳，甲为阳木，乙为阴木。又肝属木，目为之官，亦属木。所以左目为甲，入足少阳胆经；右目为乙，入足厥阴肝经。《云笈七签·服气精义论》："肝主春，足厥阴、少阳主治，其日甲乙。"

⑩ **男子至六十肝气衰** 指男子到了六十岁的时候，肝脏的精气和机能就会衰竭。出自《素问·上古天真论》，其中说道："丈夫八岁，肾气实，发长齿更；二八肾气盛，天癸至，精气溢泻，阴阳和，故能有子；三八肾气平均，筋骨劲强，故真牙生而长极；四八筋骨隆盛，肌肉满壮；五八肾气衰，发堕齿槁；六八阳气衰竭于上，面焦，发鬓颁白；七八肝气衰，筋不能动，天癸竭，精少，肾脏衰，形体皆极；八八则齿发去。肾者主水，受五脏六腑之精而藏之，故五脏盛，乃能泻。今五脏皆衰，筋骨解堕，天癸尽矣。故发鬓白，身体重，行步不正，而无子耳。"

⑪ **在形为筋** 指肝在人体形态的实体性表现为筋腱。《素问·痿论》中说："肝主身之筋膜。"是说肝主全身筋膜，与肢体运动有关。肝脏的气血充盛，筋膜得其养，则筋力强健，运动灵活；肝脏的气血亏虚，筋膜失养，则筋力不健，运动不利。所以《素问·六节脏象论篇》中说："肝者，罢极之本，魂之居也。其华在爪，其充在筋，以生血气。其味酸，其色苍。此为阳中少阳，通于春气。"

⑫ **肝脉** 指肝脏的经脉，即足厥阴肝经。五脏合五行，肝属木，故肝脉合于木。

⑬ **魂之脏** 指五脏精气化生的精神情志活动藏于肝，故肝为魂之脏。此说含有中医说法，即肝藏魂，《灵枢·本神》："肝藏血，血舍魂。"

⑭ **于液为泪** 指肝液的外在表现为眼泪。《素问·宣明五气》

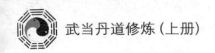

云："肝为泪。"即肝开窍于目，泪为肝液所化。

⑮ **肾邪入肝**　肾邪，指位于肾脏的病邪，主要指风热，有时也指肾阴虚。肾阴虚，则精气不足，无以滋养肝；肝血亏虚，自然多泪。

⑯ **胆为肝之腑**　肝与胆在五行均属木，经脉又相互络属，构成脏腑表里相合关系。如在消化功能方面，肝主疏泄，分泌胆汁；胆附于肝，贮藏，排泄胆汁，以共同帮助脾胃消化食物。

⑰ **胆与肝合**　肝胆相连，二者经脉又相互络属，故相合为表里。肝为脏，属阴；胆为腑，属阳，故又相合于阴阳。《灵枢·本输》云："肝合胆，胆者，中精之府。"

⑱ **和制**　调和、制约的意思。

⑲ **日月精**　指二目。肝开窍于目，目为外日月，故称"日精"和"月精"。《上清黄庭内景经·上有章第二》："出日入月呼吸存"，务成子注："左目出日，右目出月"。故有"日窟""月窟"以喻左眼和右眼。此处主要是指双目之精华。

⑳ **百疴**　疴即痾，指百病。

㉑ **七日**　指人的生命体征在七日上有重大变化。《上清黄庭内景经·肝部章第十一》云："同用七日自充盈"，务成子注："七日，为一竟。一竟，一复也。周易曰，'七日来复'是也。"《灵枢·平人绝谷》云："平人不食饮七日而死者，水谷精气津液皆尽，故也。"

批文之三·译文

人的五脏六腑都有先天本能，它们在各自的功能范围内支配着人体生命活动。那么这种先天本能，丹道修炼中称之为"神"。按照肝在五行中属木，木生火，得火而生烟；肝的方位在东方，日出东方的时候，为青龙之色；又根据中医理论，肝开窍于目，主两目之光明。所以肝的名为"龙烟"，字为"含明"，像如悬挂着的匏瓜。丹道修炼家认为，心脏位于人体胸部中线，以心为准，对肝进行左右分叶。结果被分为"左三叶，右四叶"，这与中医的经典名著《难经》所述是相同的。所谓"少近心"一语，在《云笈七签·服气精义论》中有类似记述："肝在心下，小近后，右四叶，左三叶。"是说肝脏处在紧挨着心脏的下面，又比心脏稍微靠后一点的位置。可见，原文缺一个"后"字。胆隐于肝脏的短叶下面，与肝脏形成脏腑关系。就成人来说，肝脏一般重约四斤四两[①]。这是丹道修炼家对活体肝脏全部重量的估算，与现代人体解剖学对成人肝脏重量的测重在 1200 ~ 1450 克之间有所不同。从五行学说解释，肝为木，心为火，木为火母；从中医的角度说，肝藏血，心主血；心主神志，肝主疏泄，就是说没有肝藏其血，便没有心行之血。所以从两个方面都证实了"肝为心母"。同样，从五行说，肝为木，肾为水，这种母子相生关系，称为"水能涵木"；从中医说，肝藏血，肾藏精；肝主疏泄，肾主封藏。肝肾之间的关系极为密切，故有"肝肾同源"之说，也是"肝为肾子"说法的缘由。丹家认为，肝属东方木而藏魂，肺属西方金而藏魄，并借用"洛书"左三右七之说，称人身有三魂七魄。并且给肝脏中所藏的三个魂灵，分别取名"爽灵"、"胎光"、"幽精"。如《云笈七签》卷五十四《说魂魄》中就有记载："三魂，一名胎光，为太清阳和之气；二名爽灵，为阴气之变；三名幽精，为阴气之杂。""胎光延生，爽灵益禄，幽精绝死"。所以丹道修炼者要不为三魂所制，须制御阴杂之气，使清阳之气久居于人体之中，如此则"神气常坚，精华不散，则人不衰不老"。由于肝开窍于目，其经脉与目系相连，上行至额头，又与督脉相会于头顶，是肝脏的外部视觉器官。在天干与阴阳五行的配合中，甲乙属木，木分阴阳，甲为阳木，乙为阴木。又肝属木，目为之官，亦属木。故左目为甲，入足少阳胆经；右目为乙，入足厥阴肝经。《云笈七签·服气精义论》亦有论述："肝主春，足厥阴、少阳主治，其日甲乙。"男子到了六十岁的时候，肝脏的精气和机能就会衰竭。这个

---

① 约 2.2 公斤。以下相同，不再换算。

结论出自《素问·上古天真论》，其中说道："丈夫八岁，肾气实，发长齿更；二八肾气盛，天癸至，精气溢泻，阴阳和，故能有子；三八肾气平均，筋骨劲强，故真牙生而长极；四八筋骨隆盛，肌肉满壮；五八肾气衰，发堕齿槁；六八阳气衰竭于上，面焦，发鬓颁白；七八肝气衰，筋不能动，天癸竭，精少，肾脏衰，形体皆极；八八则齿发去。肾者主水，受五脏六腑之精而藏之，故五脏盛，乃能泻。今五脏皆衰，筋骨解堕，天癸尽矣。故发鬓白，身体重，行步不正，而无子耳。"可见肝肾功能是确认人体寿命的重要指标。所以人到了六十岁以后，肝叶会变得越来越薄，胆汁也会变得越来越少，而且双眼视力减弱，变得老眼昏花起来。肝脏在人体的外在形态实体性表现为筋腱。就是说肝主全身筋膜，与肢体运动有关。肝脏的气血充盛，筋膜得其养，则筋力强健，运动灵活；肝脏的气血亏虚，筋膜失养，则筋力不健，运动不利。在五脏配合五行中，肝属木，所以肝脉合于木。肝脉，即肝脏的经脉，一般指足厥阴肝经。中医经典《灵枢·本神》中说："肝藏血，血舍魂。"是说五脏精气化生的精神情志活动藏于肝，所以肝为魂之脏。而且肝脏液体的外在表现为眼泪，如果肾脏的病邪进入肝脏，就会出现多泪的现象。这里的"肾邪"主要指风热，有时也指肾阴虚。肾阴虚，则精气不足，无以滋养肝；肝血亏虚，自然多泪。因为肝与胆在五行中均属木，经脉又相互络属，构成脏腑表里相合关系；又因为肝为脏，属阴；胆为腑，属阳，所以肝胆又构成阴阳相合关系。《黄庭经》云：和制魂魄津液平，外应眼目日月精。百病所钟存无英，同用七日自充盈。丹道修炼家认为，在春日东风的和煦下，万物的魂魄如沐甘露，自然充满勃勃生机；对于人来说，肝脏外主眼目，内脏的勃勃生机必然带来左日右月，即双目的精气旺盛。由于肝气在五脏中往返一次需要七日，所以一般疾病，肝气与五脏同用七日自然会充盈起来，尤其病危时，存思肝神无英，便能摄魂还魄，转危为安。正所谓："垂绝念神死复生，摄魂还魄永无倾。"

批文之四·原文（第二排左部见图 2-10）

心神①，形如朱雀，像如倒悬莲蓬，能变水为血②也。神名丹元，字守灵③。重十二两，对鸠尾④下一寸，色如缟映绛。中有七孔三毛⑤。上智之人，心孔通明。中智之人，五孔，心穴通炁。下智无孔无明，不通。心为肝子，为脾母⑥。舌为之官⑦，有窍通耳。左耳为丙，右耳为丁⑧。液为汗⑨，肾邪入心则汗溢⑩，其味甘。小肠为之腑⑪，与心合。黄庭经云：心部之宫莲含华⑫，下有童子丹元家⑬。童子，即心神也。心下为绛宫。

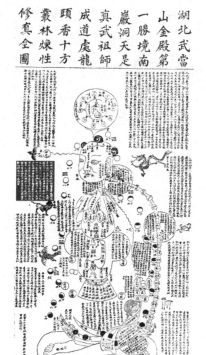

图 2-10　修真图

批文之四·注释

① **心神**　丹道修炼存思身中六神之一（见图 2-11）。《上清黄庭内景经·心神章第八》："心神丹元字守灵。"心为神之居，血之主，脉之宗，在五行中属南方火色，心为五脏之主宰，属火而赤。又心栖神灵而主守。故名"丹元"，字"守灵"。丹道修炼家十分重视心在修炼中

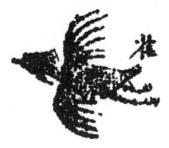

图 2-11　青朱雀

的作用，谓心与神通，静为心，动为神；视心为脏腑之元，栖神之宅。所以常存思心神，则阴阳和顺，脏腑调匀，百病不生，乃至返老还童。绛宫：丹道修炼家指心宫。《上清黄庭内景经·常念章第二十二》曰："六府修治勿令故。"务成子注："肺为玉堂宫尚书府，

心为绛宫元阳府，肝为清冷宫兰台府，胆为紫微宫无极府，肾为幽昌宫太和府，脾为中黄宫太素府。"中医所称绛宫指膻中穴，即前胸正中，两乳之间的部位。

②**变水为血**　指变"汗"为血。《素问·五脏生成论》："诸血者，皆属于心"，"心主身之血脉"。心主血脉，其理在行血、生血。明代张介宾《类经》有"心生血"之说，即胃肠消化吸收的水谷精气，通过脾主运化、升清散精的作用，上输给心肺，在肺部吐故纳新之后，灌注心脉，而变成为血液。故明代李中梓《医宗必读》云："心之所藏，在内者为血，发于外者为汗，汗者心之液也。""夺血者无汗，夺汗者无血"。所以丹道修炼家最忌讳强烈运动而大量出汗，强调静守心神，即可变汗为血。

③**守灵**　心属火，为栖神之宅，故曰"守灵"。《上清黄庭内景经·心神章第八》云："心神丹元字守灵"，务成子注："内象谕也，心为藏府之元，南方火色，栖神之宅，故言守灵也。"

④**鸠尾**　人体穴位，属任脉。在上腹部，前正中线上，当胸剑结合部下 1 寸，亦称剑突。

⑤**七孔三毛**　指心脏神气之出入有七个孔道和三个脉管。《黄庭遁甲缘身经》曰："上智者心有七孔，中智五孔，下智三孔，明达者心有二孔，寻常者有一孔，愚痴者无孔。"三毛，即三支大动脉血管。

⑥**为脾母**　心主血而行血，脾生血又主统血，所以心与脾的关系是主血与生血、行血与统血的关系，故称心为脾母。

⑦**舌为之官**　舌为心脏的外部器官，亦有"舌为心之苗"之说。舌能辨五味，又是发声器官，其功能与心有密切关系。《灵枢·脉度》："心气通于舌，心和则舌能知五味矣。"

⑧**左耳为丙，右耳为丁**　丙丁为天干纪日。又根据天干与五行关系，丙丁属火。火分阴阳，左耳为阳火，内应于太阳小肠经；右耳为阴火，属于少阴心经。《云笈七签·服气精义论》："心主夏，手少阴、太阳主治，其日丙丁。"

⑨ **液为汗**　指心液的外在表现为汗。据《素问·宣明五气》云："心为汗。"中医认为：心主血，血汗同源异流，汗为心之液，夺血者无汗，夺汗者无血。故五脏主五液中，心液为汗。

⑩ **肾邪入心则汗溢**　心与肾之间，在生理状态下，是以阴阳、水火、精血的动态平衡为其重要条件的，它们具有相互依存、相互制约的关系，故有精血互生、心肾相交之说。此即肾邪入心，精不生血，而生汗。

⑪ **小肠为之腑**　指心与小肠构成脏腑表里关系。中医认为，心为脏，属阴；小肠为腑，属阳。五行中两者均为火。因手少阴心经属心络小肠，手太阳小肠经属小肠络心，心与小肠通过经脉的相互络属构成脏腑表里关系，又因心主血，小肠主泌别清浊，奉心生血，故心合小肠。

⑫ **莲含华**　指心脏之质似未开之莲花。《上清黄庭内景经·心部章第十》曰："心部之宫莲含华。"务成子注："心，火宫也"，"脏之质，象莲华之未开也"。

⑬ **丹元家**　指心神居肺之华盖下的绛宫。本句以童子喻心神，以丹元为心神之名，家指居住、居于。《上清黄庭内景经·心神章第八》曰："心神丹元字守灵"，神在心内，而云下者，居华盖之下也。华盖下，即指肺之下的绛宫位。

批文之四·译文

心脏之神，亦为丹道修炼存思身中六神之一。丹道修炼家十分重视心在修炼中的作用，谓心与神通，静为心，动为神；视心为脏腑之元，栖神之宅。所以常存思心神，则阴阳和顺，脏腑调匀，百病不生，乃至返老还童。中医也认为，心为神之居而且以守为主，又为血之主，脉之宗。同时心脏为五脏之主宰，在五行中属南方火色而呈现赤红。取名为"丹元"，字号为"守灵"。心神的形态犹如朱雀，也像一个倒悬着的尚未开放的莲荷。

心脏的功能可以"变水为血"，也就是变"汗"为血。中医认为心主血脉，其理在行血、生血。明代张介宾《类经》中就有"心生血"之说，即胃肠消化吸收的水谷精气，通过脾主运化、升清散精的作用，上输给心肺，在肺部吐故纳新之后，贯注心脉变化而成为血液。明代李中梓的《医宗必读》中则另有其论："心之所藏，在内者为血，发于外者为汗，汗者心之液也。""夺血者无汗，夺汗者无血。"所以丹道修炼家十分忌讳剧烈运动而大量出汗，强调静守心神，即可变汗为血。

一般成人心脏的重量，按十六两制的旧称计量尚不够一斤，仅有十二两重。古人认为，心脏所处的位置，在正对鸠尾骨下一寸的地方，所以古人有鸠尾骨为"护心骨"的说法。心脏的颜色犹如朗朗白色辉映着的深红色一样。心脏之中有七个孔穴和三条主要血脉。这里引用了《黄庭遁甲缘身经》的说法：即拥有大智慧的人，心中的七孔皆为通明；拥有中智慧的人，心中有五孔通明；拥有小智慧的人，心中有三孔通明；明达事理的人，心中有二孔通达；生活中平平常常的人，心中有一孔相通；那些痴傻的人，他们的心智是不通的。所以常言谓愚笨之人"一窍不通"，即由此而来。"三毛"之说，也证实了古人已经了解到人的心脏有三条主动脉功能。从五行学说解释，心为火，肝为木，因木生火，所以火为木子；从中医理论解释，肝藏血，心主血，没有肝藏其血，便不会有心行之血。所以从两个方面都证实了"心为肝子"。同样，从五行说，心为火，脾为土，火能生土，从而形成母子相生关系；从中医说，心主血而行血，脾生血又主统血，所以心与脾的关系是主血与生血、行血与统血的关系，故称心为脾母。

舌为心脏的外部器官，能辨五味，又是发声器官，其功能与心脏有着密切关系，所以有"舌为心之苗"说法。舌下有孔窍与耳相通，津液下咽时耳部有所震动。根据天干与五行的配合关系，丙丁属火，火分阴阳，左耳为阳火，内应于太阳小肠经；右耳为阴火，属于少阴心经。此说出自《云笈七签·服气精义论》中关于"心主夏，手少阴、太阳主治，其日丙丁"的说法。心脏液体的外在表现为汗液，中医认为心主血，血汗同源异流，汗为心之液，夺血者无汗，夺汗者无血。故五脏主五液中，心液为汗。同时心与肾之间，在正常生理状态下，是以阴阳、水火、精血的动态平衡为其重要条件的，它们具有相互依存、相互制约的关系，故有精血互生、心肾相交之说。如果肾邪入心，就会出现"精不生血，而生汗"的现象。在现实生活中常常会出现肾虚而多汗的现象，所以道家十分强调"惜精如命"、"节欲保命"的道理。心脏的液体为汗，有甘甜的味道。中医认为，心为脏，属阴；小肠为腑，属阳。五行中两者均为火。因手少阴心经属心络小肠，手太阳肠经属小肠络心。所以心脏与小肠通过经脉的相互络属构成脏腑表里关系。又因心主血，小肠主泌别清浊，输送给心而生血，故心又与小肠相合。《黄庭经》云：心部之宫莲含华，下有童子丹元家。意思是心脏像一朵尚未开放的荷花，亭亭玉立在赤红火热的"绛宫元阳府"之中；心脏之内有形如"童子"的心神居住在绛宫之中，绛宫也叫"丹元家"。所以心的情志为"喜"，有过喜伤心之说。

批文之五·原文（第三排右部见图2-12）

　　胆者[①]，金之精[②]，水之气，其色青，附肝短叶下。胆者，敢也。胆大者，必不怯也。神名龙曜，字威明，形如龟蛇混形。其像如悬瓠[③]，重三两三钱。胆为肝之腑者，据胆当不在五藏之内，应归于六腑。又因胆亦受水气，与

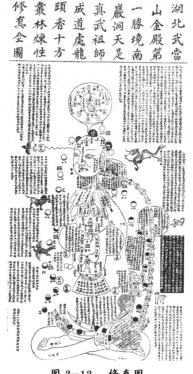

图2-12　修真图

坎同道④，又不可同于六腑。故别立胆藏，合于膀胱，亦事毛发⑤。黄庭经曰：主诸气力⑥摄虎兵，外应⑦眼瞳鼻柱间。脑发相扶⑧亦俱鲜，九色锦衣⑨绿华裙⑩。

批文之五·注释

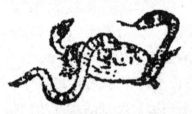

图 2-13　后玄武

①**胆**　指胆神，内丹修炼中存思六神之一（见图 2-13）。胆为肝之腑，亦属木，外应东方青龙雷震之象；又因为中正之宫，主人之勇怯、谋虑，具有权威。故胆神名龙曜，字威明；其形如龟蛇混形。《黄庭遁甲缘身经》"胆者，生于金。金主于武，故多勇。"

②**金之精，水之气**　这里主要从五行生化讲的，因胆不在五脏之内，应归于六腑。但因其受水气，与坎同道，又生于金。即金生水，水化气，故有"金之精，水之气"之说。

③**悬瓠**　形容胆的外形像一个吊着的葫芦。瓠，音 hū，草本植物，茎蔓生，果实细长，形似葫芦。

④**与坎同道**　指胆既属"六腑"之一，又属于奇恒之腑之一，其主要生理功能是"传化物"。但是胆为中空的管腔性器官，有进口而无出口，内藏阴精——胆汁，又与五脏"藏精气"的作用相似，精为水，水属坎，所以说胆"与坎同道"。

⑤**合于膀胱，亦事毛发**　是指胆与膀胱的部分功能相合，对人的毛发的生存机理产生重要影响。《黄庭遁甲缘身经》云："胆合于膀胱，上主于毛发。毛发枯者，胆损也；发燥者，胆有风也"等。

⑥**主诸气力**　胆者，敢也，故统率各部气力，制约人之勇蛮和人体各部的"虎狼之兵"。《上清黄庭内景经·胆部章第十四》云："主诸气力摄虎兵。"务成子注："胆力牙（相互）用，主于捍难。故摄虎兵。"

⑦ **外应** 指胆的内在功能表现，反映在外部主要是眉目、鼻柱之间的变化。《上清黄庭内景经·胆部章第十四》云："外应眼瞳鼻柱间。"务成子注："心之喜怒形于眉目之间。"现代西医临床识别黄疸型肝炎，也常用"眼白是否发黄"来判断。

⑧ **脑发相扶** 是指人在震怒时，会出现怒发冲冠的情况；当然当人的气血和合时，脑发又会出现光泽润滑的情况。《上清黄庭内景经·胆部章第十四》云："脑发相扶亦俱鲜。"务成子注："人之震怒，发上冲冠。"

⑨ **九色锦衣** 指青锦，即东方九气之色，指胆之颜色。

⑩ **绿化裙** 形容胆脏表皮的颜色为锦绿色。

批文之五·译文

胆为肝之腑，与肝一样五行属木，外应东方青龙雷震之象；又因胆为中正之宫，主人之勇怯、谋虑，具有权威。所以胆神取名为"龙曜"，字号为"威明"。胆神的形态犹如龟蛇混形。从五行生化来看，因胆不在五脏之内，应当归属于六腑。但是因为胆受水气，与坎同道，又生于金。即金生水，水化气，所以才有"金之精，水之气"的说法。胆的外表颜色为青色，附在肝脏的短叶之下。胆者，敢也，所以有"胆敢"一词。胆囊大的人，必然胆量大而且不怯场。这种说法出自《黄庭遁甲缘身经》"胆者，生于金。金主于武，故多勇"。

胆，又像悬挂着的瓠瓜，重量约为三两三钱。胆为肝之腑，是说它不应当在五脏之内，应归属于六腑，为"六腑之一"；但是胆为中空的管腔性器官，其胆汁出入同口，内藏阴精，即胆汁，又与五脏"藏精气"的作用相似，精为水，水属坎，所以说胆"与坎同道"，其主要生理功能是"传化物"，又属于"奇恒之腑"之一，与六腑的作用又大不相同，所以无论在《黄庭经》中，还是在《修真图》中，都是将胆另外确立为"胆脏"的。

此外胆与膀胱的部分功能相合，对人的毛发的生存机理产生重要影响。此说亦出自《黄庭遁甲缘身经》"胆合于膀胱，上主于毛发。毛发枯者，胆损也；发燥者，胆有风也"等。《黄庭经》云：主诸气力摄虎兵，外应眼瞳鼻柱间。脑发相扶亦俱鲜，九色锦衣绿华裙。意思是说，胆神主要潜藏着强悍、勇敢之气，胆大的人犹如拥有"虎狼之兵"，克难攻坚，无往不胜；因为胆神的作用，人的胆有病主要反映于眉目到鼻柱之间。由于肝胆的情志表现为"怒"，所以人在震怒时，会出现怒发冲冠的情况；当然当人的气血和合时，脑发又会出现光泽润滑的外像，内应于胆囊的颜色也会出现"青锦"之色，胆膜也会出现犹如"绿色华裙"的美色。

批文之六·原文（第三排左部见图 2—14）

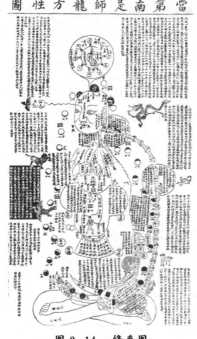

湖北武当
山金殿第
一胜境南
巖洞天是
真武祖师
成道处龙
颐香十方
叢林炼性
修真全图

图 2—14　修真图

肺神①，形如白虎，像如悬磬②，居五藏之上。对胞若覆盖，故为华盖。神名浩华，字虚成。重三斤三两，六叶两耳，总计八叶。肺为脾子③，为肾母④，内藏七魄⑤，如婴儿，名曰尸狗、伏矢、雀阴、吞贼、非毒、除秽、辟臭，乃七名也。鼻为之官⑥，左为庚，右为辛⑦。在炁为咳⑧，在液为涕⑨，在形为皮毛⑩也。上通炁至脑，下通炁至脾中，是以诸炁属肺，肺为呼吸之根。黄庭经云：喘息呼吸体不快，急存白元和六炁⑪。

批文之六·注释

①**肺神**　丹道修炼存思身中六神之一（见图 2—15）。肺为五脏华盖，

属金而色白；又因其轻虚而主气。故
名皓华、字虚成。《上清黄庭内景
经·心神章第八》曰："肺神皓华字
虚成。"务成子注："肺为心之华盖，
皓白也。西方金之色。肺色白，其质
轻虚，故曰虚成也。"丹家认为，体

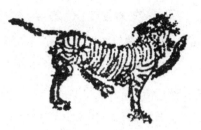

图 2-15　右白虎

有不快，当存思肺神，乃可和六气而无灾害，经常于夜晚五更时起
床呼念肺神，便能形气华荣，长生久视。

②**磬**　古代一种形状像曲尺的打击乐器，用石、玉或金属制成。

③**肺为脾子**　脾主运化，为气血生化之源；肺司呼吸，主一身
之气。脾主运化，为胃行其津液；肺主行水，通调水道。又因脾属
土，肺属金，土生金，故脾与肺的关系为"母子关系"。

④**为肾母**　肺为水之上源，肾为主水之脏；肺主呼吸，肾主纳
气，故肺与肾的关系体现于气和水两个方面。又因肺属金，肾属水，
金能生水，水能润金，故又体现于肺阴与肾阴之间的关系，即肺为
肾母。

⑤**七魄**　魄指精神活动中主司感觉和支配动作的功能。肺主气
以养魄，故魄藏于肺。《灵枢·本神》："并精而出入者谓之魄。……
肺藏气，气舍魄。"《素问·宣明五气》："五脏所藏，……肺藏魄。"
张志聪注："魄乃阴精所生，肺为阴脏，故主藏魄。"道教认为，存
思人身中神名，取中医肝藏魂，肺藏魄之说，称人身有三魂七魄。
《云笈七签》谓七魄之名[①]曰：一尸狗，二伏矢，三雀阴，四吞贼，
五非毒，六除秽，七臭肺。言此"七魄"为"身中之浊鬼也"，故专
举炼制"七魄之法"。

⑥**鼻为之官**　肺司呼吸，开窍于鼻，故鼻为肺之官，其通气及
嗅觉功能须赖肺气调和。《素问·金匮真言论》："西方色白，入勇于
肺，开窍于鼻。"《灵枢·五阅五使》："鼻者，肺之官也。"

①　见《云笈七签》卷五十四《魂神》。

⑦ **左为庚，右为辛** 庚辛为天干纪日中的庚日和辛日。庚辛属金，庚为阳，辛为阴，故有阳金、阴金之分，即左鼻孔为阳金，属于阳明大肠经；右鼻孔为阴金，属于太阴肺经。庚辛属金，在季为秋，与肺和大肠相应，故于秋季主治肺经和大肠经的疾病。《素问·脏气法时论》："肺主秋，手太阴、阳明主治，其日庚辛。"

⑧ **在气为咳** 《灵枢·九针论》："肺主咳。"所以中医认为：肺主气，包括主呼吸之气和主一身之气。肺为体内外气体交换之器官，吸入自然界的清气，呼出体内的浊气，完成吐故纳新。

⑨ **在液为涕** 涕出于鼻，润泽鼻窍，肺开窍于鼻，故涕为肺液。《素问·宣明五气》："五脏化液……肺为涕。"

⑩ **在形为皮毛** 肺之精气具有润泽皮毛，固护肌表的作用。肺主宣发，司腠理的开合，皮毛上的汗孔散气和排泄汗液亦由肺调节，故言之。《灵枢·决气》："上焦开发，宣五谷味，熏肤，充身，泽毛，若雾露之溉，是谓气。"

⑪ **六气** 有古医用六气之说，即《素问·至真要大论》所说："风、热、湿、火、燥、寒"，也有《灵枢·决气》所云："精、气、津、液、血、脉"之说，还有陶弘景《养性延命录》所述"吹、呼、唏、呵、嘘、呬"六字气法进行调养的六气之说。根据肾脏"吹"字诀的表述，可以确定此处所指六气为陶弘景所述的六字气诀，即要求在感到呼吸不畅快时，应该快快地存思白色的肺神，用六字诀的方法加以调和。

批文之六·译文

肺神亦为丹道修炼时存思身中的六神之一。肺脏在方为西，在五行中属金，其颜色皓白，形神犹如白虎；其像犹如悬挂着的石磬，因肺位于胸腔，左右各一叶，在横隔膜之上，上连气道，喉为门户，覆盖在其他脏腑之上，是五脏六腑中位置最高的器官，犹如一顶华盖，所以称其为"华盖"。而丹家为其取名叫做"皓华"，字号为

"虚成"。

成人肺脏的重量一般约为三斤三两，其分叶为六叶两耳，总计八叶。中医认为，因脾主运化，为气血生化之源；肺司呼吸，主一身之气。脾主运化，为胃行其津液；肺主行水，通调水道。又因脾属土，肺属金，土生金，所以脾与肺形成了"母子关系"。同样肺为水之上源，肾为主水之脏；肺主呼吸，肾主纳气，"肺为气之主，肾为气之根"。所以肺与肾的关系主要体现于气和水两个方面。又因肺属金，肾属水，金能生水，水能润金，所以两者又体现于肺阴与肾阴之间的关系，这些就是"肺为肾母"的根据。中医还认为，魄为阴精所生，肺为阴脏，所以肺主藏魄。也有肺主气以养魄，所以魄藏于肺的说法。道教取中医"肝藏魂，肺藏魄"之说，称人身有三魂七魄，而且各有名字。如《云笈七签》说肺脏中所藏七魄的名字分别为：一尸狗，二伏矢，三雀阴，四吞贼，五非毒，六除秽，七臭肺。而且声称此"七魄"为"身中之浊鬼也"，故专举炼制"七魄之法"，供丹道修炼者练习。

由于肺脏主要为呼吸功能，开窍于鼻，所以鼻为肺之官，其通气及嗅觉功能须赖肺气调和才能得以发挥。又根据天干配合阴阳五行，庚辛属金，庚为阳，辛为阴，所以有阳金、阴金之分，即左鼻孔为阳金，属于阳明大肠经；右鼻孔为阴金，属于太阴肺经。因庚辛属金，在季为秋，所以与肺经和大肠经相应合，即为手太阴、阳明的疾病主治于秋季的中医理论依据。此说出自《素问·脏气法时论》"肺主秋，手太阴、阳明主治，其日庚辛。"中医"肺主咳"的说法主要源自"肺主气"的理论认识，这包括肺主呼吸之气和主一身之气。肺为体内外气体交换之器官，吸入自然界的清气，呼出体内的浊气，完成吐故纳新。所以肺脏在气上的表现为"咳"。又因涕出于鼻腔，它能润泽鼻窍，而肺开窍于鼻，所以肺在液体上表现为"涕"。同时肺脏的精气具有润泽皮毛，固护肌肤的作用。肺主宣发，司腠理的开合，皮毛上的汗孔散气和排泄汗液亦由肺调节，所以肺脏在形态上的表现为皮毛。肺主一身之气，贯通百脉，可以调节全身的气机，它上可以通气至脑部，以滋养脑中诸神；向下可以通气至脾脏之中，以调节水谷之精滋养其他脏腑和四体百骸。又由于肺的情志表现为"悲"，所以常常出现悲痛气绝的现象。总之，人体中各种气均属肺脏，肺为呼吸的根源。《黄庭经》云：喘息呼吸体不快，急存白元和六炁。丹家认为，当你因呼吸不畅而带来身体不舒服的时候，最好是独处静室，存思肺神，并调和"六气"而免除疾病的灾害；如能经常于夜半五更时坐起呼唤肺神的话，便能形气华荣，长生久视。这里所说的"六气"，指陶弘景所说的"吹、呼、唏、呵、嘘、呬"六字气法。

批文之七·原文（第四排右部见图2-16）

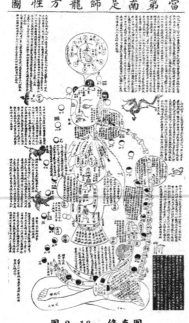

图2-16 修真图

肾[1]属北方，于卦属坎。神似玄鹿，两头。名玄冥，字育婴。像如卵石相卧，对脐附腰脊，重一斤二两。主分水气[2]，灌注一身，如树之有根。左者曰肾，右曰命门[3]。乃生炁之府[4]，死炁之门，守之则存，用之则竭。为肝母[5]，为肺子[6]，耳为之官[7]。天之生我，流气而受肾之精气[8]，往来为之神。神者圣，藏人之情智[9]。左属壬，右属癸[10]。在时为子亥[11]，在炁为吹[12]，在液为唾[13]，在形为骨[14]，经于上焦[15]，荣于中焦，卫于下焦。黄庭经云：肾部之宫玄阙圆[16]，中有童子冥上玄[17]。主诸六腑[18]九液源[19]，外应两耳[20]百液津[21]。

批文之七·注释

① **肾** 名玄冥，字育婴：乃肾神（见图2-17）之名字，为丹道修炼存思身中六神之一。肾属水而色玄，玄冥即北方水神，具有贮藏肾精和育婴子孙后代的先天功能。《上清黄庭内景经·心神章第八》曰："肾神玄冥字育婴。"肾

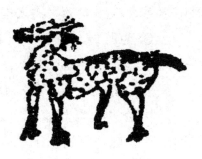

图2-17 双鹿

属水，故名"玄冥"；肾精为子，故字"育婴"。常存思肾神，可消除病患而达到长生。

② **主分水气** 指肾主水和肾主纳气。肾主水的功能是靠肾阳对水液的气化来实现的，肾脏调节水液代谢的作用，称作肾的"气化"作用。肾的蒸腾气化作用，使清者以三焦为通道而输送全身；浊者化为汗液、尿液和气等分别从皮肤汗孔、尿道、呼吸道排出体外，故有"主分水气"之说。肾脉上贯横膈，入肺中，呼吸出入之气，其主在肺，其根在肾。这就是肾主纳气的功能。明代张介宾《景岳全书·传忠录》中说："肺出气也，肾纳气也。故肺为气之主，肾为气之本也。"修炼呼吸吐纳功，就是增强肾主纳气的功能，即将肺所吸入清气，深深纳入到身体的底部，即下丹田，并随经络下至足底涌泉穴。通常呼吸表浅的人，肾主纳气的功能较差。

③ **右曰命门** 肾有二枚，左肾为肾，右肾为命门之说始于《难经》，"肾两者，非皆肾也。其左者为肾，右者为命门。"[1]《云笈七签·服气精义论》："左为正肾，以配五脏；右为命门，男以藏精，女以系胞。"所以一般人的体验是，性生活过频，首先是右肾不适、胀痛；尿滞、尿痛却反应在左肾不适。

④ **生炁之府** 指命门的功用。命门乃藏精舍神之地，与人之生殖功能有密切关系，《难经·三十九难》云：命门者，神精之所舍也；男子以藏精，女子以系胞。用之则走生殖之门，便成死炁；守之则炼

[1] 见《难经·三十九难》。

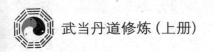

精化炁，自然成为生炁之府。

⑤ **为肝母**　五行中肝属木，肾属水。水能生木，水为母，木为子；在正常的生理状态下，肝血依赖肾精的滋养，故称"肾为肝母"。

⑥ **为肺子**　五行中肺属金，肾属水。金能生水，金为母，水为子；从功能上看，肺为水之上源，肾为主水之脏；肺主呼吸，肾主纳气，故称"肾为肺子"。

⑦ **耳为之官**　指耳为肾的外部器官。《灵枢·五阅五使》："耳者，肾之官也。"马莳注："肾在内而耳为之窍，所以听五声也，故为肾之官。"《素问·阴阳应象大论》亦有"肾主耳"之说，即肾主耳的功能活动和外形状态。肾开窍于耳，肾气通于耳，肾气足则耳坚实，听觉聪敏；肾气虚则耳轮枯槁，出现耳鸣、耳聋现象。

⑧ **肾之精气**　中医称之为肾本脏之精，即先天之精，它禀受于父母，与生俱来，是生育繁殖，构成人体的原始物质，并与人的生长、发育和衰老等相关。

⑨ **藏人之情智**　指人的恐惧情绪和记忆力、意志等，与肾关系密切。肾主骨髓通于脑。肾精气充盈，则脑髓充而精力旺盛，记忆力强，对人对事无所畏惧；肾精气不足，则精神不振、健忘，且遇事担惊受怕。

⑩ **左属壬，右属癸**　壬癸为天干纪日中的壬日和癸日。《太清中黄真经·六府万神第十七》中说："肾府当明内宫女，外应耳宅为门户。"中黄真人注："左肾为壬，右肾为癸。"对于女子丹法来说，壬为女子月经之征候，癸为月经至。《云笈七签·服气精义论》："肾主冬，足少阴，太阳主治，其日壬癸。"壬癸为水，壬为阳水，癸为阴水，即左肾为阳水，右肾为阴水。明代赵献《医贯》："此处两肾所寄，左边一肾属阴水，右边一肾属阳水，各开一寸五分，中间是命门所居之宫。其右旁即相也，其左旁即天一之真水也。"

⑪ **子亥**　为地支纪时的表达方法，亥指晚 9～11 时，子指晚 11～次日 1 时。古时人们入睡较早，这个时段人于寂静之中，肾气

肾精活跃。"一阳震动"，便出现在这个时段。

⑫ **吹** 指充养肾气的发音方法。《灵枢·九针论》："肾主欠"，欠通吹。陶弘景《养性延命录》六字诀，肾为吹。明代冷谦《修龄要旨》云："肾吹抱取膝头平。"以此气法治肾病和强肾健肾。

⑬ **在液为唾** 即唾为肾之液。《素问·逆调论》："肾者水脏，主津液。"《素问·宣明五气》："……肾为唾，是谓五液。"肾经有一络上挟舌本，通舌下廉泉、玉英二穴而泌唾，故唾为肾液。

⑭ **在形为骨** 肾主骨和髓的生长发育，与骨的功能有关。肾藏精，精生骨髓，骨髓充实，骨骼强壮，运动捷健。肾的精气盛衰，直接影响骨骼的生长、营养、功能等，故言之。

⑮ **上焦** 为三焦之一。三焦，指食道、胃、肠等部分及其生理机能。《难经·三十一难》："三焦者，水谷之道路，气之所始终也。上焦者，在心下下膈，在胃上口，主内而不出。……中焦者，在胃中脘，不上不下，主腐热水谷。……下焦者，当膀胱上口，主分别清浊，主出而不内以传导也。"

⑯ **玄阙圆** 肾为水宫，形圆而居于腰脊两旁，两肾对处犹如门阙。《上清黄庭内景经·肾部章第十二》务成子注：玄，水色也；"玄阙圆，肾之形状也。"

⑰ **冥上玄** 指居于上玄的心神与居于下玄的肾气相勾连。《上清黄庭内景经·肾部章第十二》务成子注："肾为下玄，其神玄冥，字育婴；心为上玄，上玄幽远，气与肾连。故言冥上玄。"

⑱ **六腑** 中医称胆、胃、小肠、大肠、三焦、膀胱六个器官为六腑，亦称六府，根据上下文意，这里概指五脏六腑。

⑲ **九液源** 两目液为泪，两鼻液为涕，两耳液为耵，口液为津，两阴液为屎和尿。源，指肾水主润五脏六腑，九窍百骸之液。《上清黄庭内景经·肾部章第十二》务成子注："九液，九窍之津液。"

⑳ **外应两耳** 指肾开窍于耳，肾宫主耳，肾气衰耳则聋。所以《素问·阴阳应象大论》有"肾主耳"和"肾在窍为耳"的说法。

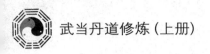
㉑ **百液津**　即百骸之津液，阴阳合和，百液畅通。

批文之七·译文

肾神也是丹道修炼时存思身中的六神之一。肾脏是人体脏腑阴阳的根本，生命的源泉，所以被称之为"先天之本"。肾脏在五行中属水，所以道家取名为"玄冥"；又因丹道修炼中以肾精为子，所以又"育婴"的字号。玄冥即北方水神，育婴就是肾精，主要功能是传宗接代，育养子嗣。肾脏在方为北，八卦中位于坎位。肾神貌似玄鹿，为两个头。我们在道家经典名著《云笈七签·三洞教部经》（卷十四）中，曾经看到"肾部图"为一鹿两头。肾脏的颜色为赤黑色，就像一对玄色的卵石相对而卧。肾脏着附在腰部第十四椎的脊柱两侧，左右个一，左肾稍微偏下，右肾稍微偏上，两肾与脐轮相对，形成下丹田的虚空穴位。两只肾脏的重量约为一斤二两。

肾有"主分水气"的功能，即所谓肾主水和肾主纳气。肾主水的功能是靠肾阳对水液的气化来实现的，肾脏调节水液代谢的作用，称作肾的"气化"作用；肾的蒸腾气化作用，使清者以三焦为通道而输送全身，浊者化为汗液、气和尿液等分别从皮肤汗孔、呼吸道、尿道排出体外，所以才有"主分水气"的说法。

肾主纳气的功能是摄纳肺所吸入清气，以防止呼吸表浅。人体中肾脉上贯横膈，进入肺脏之中，呼吸出入之气，其主在肺，其根在肾，所以肾纳之气灌注一身，犹如树之有根，渗透到全身各部。肾有二枚，"左肾为肾，右肾命门"之说始于《难经》"肾两者，非皆肾也。其左者为肾，右者为命门"。《云笈七签·服气精义论》进一步说："左为正肾，以配五脏；右为命门，男以藏精，女以系胞"。所以一般人的体验就是，性生活过频，首先是右肾不适、胀痛。丹道修炼家们认为，命门的功用是人体生命的象征，为藏精舍神的地方，与人的生殖功能有着密切关系。用之则走生殖之门，便成"死炁之门"；守之则炼精化炁，自然成为"生炁之府"。而且持之以恒坚守命门，肾精就会保存下来，有利于健身养生，延年益寿；如果好色贪欲，肾精就会越用越少，直到枯竭。

在五行中肾属水，肝属木。水能生木，水为母，木为子；在正常的生理状态下，肝血依赖肾精的滋养，所以就有"肾为肝母"的说法。同样在五行中肺属金，肾属水。金能生水，金为母，水为子；从两脏的功能上看，肺为水之上源，肾为主水之脏；肺主呼吸，肾主纳气，所以称之为"肾为肺子"。

人的耳朵为肾脏的外部器官。《灵枢·五阅五使》中说："耳者，肾之官也。"马莳注："肾在内而耳为之窍，所以听五声也，故为肾之官。"《素问·阴阳应象大论》亦有"肾主耳"之说，也就是肾脏主导着耳的功能、活动和外部形态。肾开窍于耳，肾气通于耳，肾气足则耳坚实，听觉聪敏；肾气虚则耳轮枯槁，出现耳鸣、耳聋现象。

儿女之所以能够繁衍后代，就是依赖于中医所说的"肾本脏之精"，它禀受于父母，与生俱来，是生育繁殖，构成人体的原始物质，并与人的生长、发育和衰老等相关。母胞、父精来来往往，一旦受孕，新的生命体就像被注入了神灵，不断地成长起来。这里所说的神，就是人的先天本能，既指基因记忆，也指人的后天所形成的识神、记忆力及人的意志，还有肾神所表现的恐惧情志，都与肾脏有着密切关系。肾主骨髓通行于脑，肾脏精气充盈，脑髓就会充满而且精力旺盛，记忆力强；如果肾脏精气不足，则精神不振、健忘。

根据天干纪日配合阴阳五行，壬癸为水，壬为阳水，癸为阴水，即左肾为阳水，右肾为阴水。此种说法源自《太清中黄真经·六府万神第十七》"肾府当明内宫女，外应耳宅为门户。"中黄真人注："左肾为壬，右肾为癸。"同样中医也有这种认识，明代赵献《医贯》中说："此处两肾所寄，左边一肾属阳水，右边一肾属阴水，各开一寸五分，中间是命门所居之宫。其右旁即相也，其左旁即天一之真水也。"

按照地支纪时的表达方法，肾精的活跃时段在亥时和子时，也就是在夜晚 9 ～ 11 时和夜晚 11 时～次日 1 时。古时人们入睡较早，在这个时段人于寂静之中，肾气肾精活跃异常，"一阳震动"就是出现在这个时段。肾脏在炁为吹，以此治肾病和强肾健肾。这种说法出自陶弘景《养性延命录》中的"六字诀"，肾为吹。肾脏的液体表现为唾，因为在肾的经脉中有一络上挟舌本，通舌下廉泉、玉英二穴而泌唾液，所以说唾为肾液。又因为肾主导骨骼和骨髓的生长发育，与骨的功能有关。肾藏精，精生骨髓，骨髓充实，骨骼强壮，运动捷健。肾的精气盛衰，直接影响骨骼的生长、营养、功能等，所以才有"在形为骨"的说法。从经脉上看，由于足少阴肾经从肾脏向上直行，穿过肝和膈肌，进入肺脏，沿喉咙，到舌根两旁，所以称之为"经于上焦"；中医认为，足少阴肾经入肺，而营气出于中焦经肺进入经脉，所以称之为"荣于中焦"；又由于卫气本源于下焦，而足少阴肾经也由下焦部位而起，所以又有"卫于下焦"之说。《黄庭经》云：肾部之宫玄阙圆，中有童子冥上玄。主诸六腑九液源，外应两耳百液津。两个赤黑色的水宫又圆又大，居于上玄的心神与居于下玄的肾气相勾连，形成人体心肾相交、水火既济的体征。《上清黄庭内景经·肾部章第十二》务成子注："肾为下玄，其神玄冥，字育婴；心为上玄，上玄幽远，气与肾连。故言冥上玄。"肾脏主使五脏六腑的九窍之津液，以至百脉流通；由于肾开窍于耳，肾宫主两耳，肾气衰耳则聋，阴阳合和，则百液畅通。

批文之八·原文（第四排左部见图 2-18）

脾属中央土①，旺于四季②，为黄帝③，神形如凤，像如覆盆，名常在，字魂庭④。正掩脐上，横覆于胃。乃坤之炁，土之精⑤也。居心下三寸，重一斤二两，阔三寸，长一尺。脾为心子⑥，为肺母⑦。外通唇⑧，口为之官⑨，其神多娭⑩。脾无定行⑪，主土阴也，故脾为五藏之枢。开窍于口，在形为颐。脾脉出于隐白，乃内之本意，虑也。黄庭经云：治人百病消谷粮，黄衣紫带龙虎章。

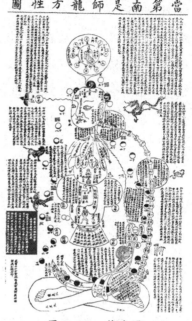

图 2-18 修真图

批文之八·注释

①**脾属中央土** 五行中脾属土，居四正中央，故称中央土。

②**旺于四季** 在天干与五行和四季相配时，脾居戊己，戊己适于四季。

③**黄帝** 土为黄色，又处中央位，故借指脾神（见图2-19）。《灵枢·阴阳二十五人》："土形之人，比于上宫，似于上古黄帝。"

④**名常在，字魂停** 指脾神，乃丹道修炼存思身内六神之一。因脾属土而居中央位，乃黄庭之宫，四季无不因土而生旺，故名"常在"；又因为脾脏主磨食消化，可使人体神健力壮，而且神位魂停，稳固不摇，故字"魂停"。存思脾神，即可和合百神，畅通百脉，身强体壮，诸病不生。

⑤**坤之气，土之精** 脾在五行为

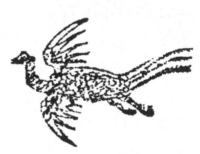

图 2-19 飞凤来仪

土，其功能在于运化水谷，为"后天之本"，气血生化之源，故言之。《黄庭遁甲缘身经》："脾者坤之气，土之精，治之当用呼。"

⑥**脾为心子** 五行中（附图59）脾为土，心为火，火能生土；又因心主血而行血，脾主生血又统血，所以心与脾的关系，主要是主血与生血、行血与统血的关系。清代何梦瑶《医碥》云："脾之所以能运行水谷者，气也，气虚则凝滞而不行。得心火以温之，乃健运而不息，是

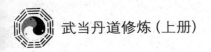

为心火生脾土。"

⑦ **为肺母**　五行中脾为土，肺为金，土能生金，是为肺母。因脾主运化，为气血生化之源。脾所生化的水谷精微，必赖于肺气的宣降才能敷布全身；而肺在生理活动中所需要的津气，又要靠脾运化的水谷精微来充养，故脾能助肺益气。《薛生白医案》中说："脾为元气之本，赖谷气以生，肺为气化之源，而寄养于脾也。"所以肺气的盛衰很大程度上取决于脾气的强弱。

⑧ **外通唇**　脾华在唇，唇指口唇，位于口之前端，有上唇下唇之分。所以脾之外在器官为口唇。"唇为脾余"，口唇的肌肉由脾所主。因此，口唇的色泽形态可以反映出脾的功能正常与否。如果脾气健全，气血充足，营养良好，则口唇红润而有光泽。脾失健运，气血虚少，营养不良，则口唇淡白不华，甚则萎黄不泽。口唇糜烂为脾胃积热。环口黎黑，口唇卷缩，不能覆齿是脾气将绝之兆。故有"在形为肉"之说。

⑨ **口为之官**　指脾开窍于口，口为脾的外在表现。所以脾的功能可以从口中反映出来，脾健旺则知饥欲食。《灵枢·脉度》云："脾气通于口，脾和则口能知五谷矣。"脾病则食欲不振，脾虚则口淡无味，脾热则往往口有甜味。

⑩ **其神多嫉**　脾在志为思，思即思考、思虑，是人的精神意识思维活动的一种状态。道家认为：人之嫉妒，盖起于脾脏也。土无正形，故妒之无准也。中医认为：思多为嫉，忧虑过度，所思不遂，即生气滞和气结，从而影响脾的运化功能，导致不思饮食，脘腹胀闷，甚至头目眩晕、心悸、气短、健忘等症状。

⑪ **脾无定行**　根据五行相生理论，木、火、土、金、水，循环无端，五脏配五行，肝、心、肺、肾分别为春、夏、秋、冬四季，唯有脾所配土无正形，于四季无所主，只在四季之末，各旺一十八日。《素问·太阴阳明论》："脾者土也，治中央，常以四时长四脏，各十八日寄治，不得独立于时也。"故脾无定行。

⑫ **主土阴** 脾胃皆为土，以天干戊己以配，戊为阳干，己为阴干，故胃为戊土，为阳土，其本气平，兼气温凉寒热；脾为己土，为阴土，其本味咸，兼味辛、甘、酸、苦。[①] 所以脾主土阴，为"太阴湿土之脏"。

⑬ **开窍于口** 脾开窍于口，出自《素问·金匮真言论》。脾主运化饮食水谷，而在对饮食水谷的受纳与运化方面，口与脾的功能是统一协调的。所以脾的功能可以从口中反映出来，脾气健旺则胃知饥而口欲食。《灵枢·脉度》："脾气通于口，脾和则口能知五谷矣。"脾病则食欲不振，脾虚则口淡无味，脾热往往口有甜味。

⑭ **在形为颐** 颐，面颊也。此指口唇部。口唇，脾之外象，肉之聚也。中医认为，脾主合于肉。肌肉的营养从脾的运化吸收而得，肌肉丰满与消瘦，与脾气的盛衰有密切关系。《云笈七签·服气精义论》："中央黄色，入通于脾，开窍于口，在形为肉。"

⑮ **脾脉** 指足太阴脾经，起于足大趾内侧端，即隐白穴。

⑯ **虑** 虞通虑，为思也。从脾与五志的关系看，思为脾之志，脾在志为思。思，即思考、思虑，是人的精神意识思维活动的一种状态。思，虽为脾之志，但亦与心主神明有关，故谓"思发于脾而成于心"[②]。正常地思考问题，对机体的生理活动并无不良影响，但在思虑过度，所思不遂等情况下，就能影响机体的正常生理活动。其中最主要的是影响气的正常运行，导致气滞和气结。就影响脏腑生理功能来说，最明显的是脾的运化功能。若思虑太过，气结于其中，使脾气不行，运化失常，经常会导致不思饮食、脘腹胀闷，甚者头目眩晕、心悸、气短、健忘等症状。

⑰ **消谷粮** 指脾之生理功能。脾主运化，一是运化水谷，二是运化水湿。脾气健运，人体消化吸收功能就好，才能化生气、血、津等，为全身脏腑提供充分营养，自然百病消亡。《上清黄庭内景

---

① 见金代李杲《脾胃论》。
② 见《医学大辞典》。

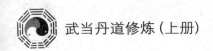

经·脾部章第十三》云："消谷散气摄牙齿。"务成子注："脾为五脏之枢，脾磨食消。"

⑱ **黄衣紫带龙虎章**　指脾胃及胃络的色泽。黄为脾土之正色，火乃脾土之母，水乃脾土之妻，紫乃水火相合之间色，比喻脾神穿着黄衣，佩饰紫带。龙虎章：龙属木，木为脾之夫；虎属金，金为土之子，喻金木得土之养，则俱五行之气，则有木之色泽，金黄条纹的章法也。《上清黄庭内景经·脾长章第十五》务成子注："脾居胃上，故曰黄衣也。紫带龙虎章，胃络之象。"

批文之八·译文

脾神，也是丹道修炼时存思身内的六神之一。因脾属土而居中央位，乃黄庭之宫。由于在天干与五行和四季相配中，脾神居于戊己位，戊己适于四季，所以四季无不因土而生旺，丹家于是为脾神取名为"常在"；又因为脾脏主磨食消化，可使人体神健力壮，而且神位魂停，稳固不摇，所以又取字号为"魂停"。

脾和胃同属于消化系统的主要脏器，人体的消化运动，主要依赖于脾和胃的生理功能。脾和胃同受水谷，传布精微，为生命动力之源泉，所以称脾胃为后天之本，气血生化之源。从脾的解剖位置看，脾与胃相连，位于腹腔上部，膈膜下面，在左季胁的深部，附于胃的背侧左上方。

丹家认为脾神形如鸾凤，像倾覆的盆子。中医认为，脾脏的形态结构犹如刀镰，为扁平椭圆弯曲状器官，其颜色为紫红色。有的中医文献中，把脾的形象形容为"扁似马蹄"。脾在五行中为土，为大地，其功能在于运化水谷，为后天之本，气血生化之源，所以这里引用《黄庭遁甲缘身经》"脾者坤之气，土之精，治之当用呼"一语加以描述。成人脾脏的重量一般为一斤二两，外形阔三寸，长一尺。在五行中脾为土，心为火，火能生土；又因心主血而行血，脾主生血又统血，所以心与脾的关系，主要是主血与生血、行血与统血的关系。清代何梦瑶《医碥》中说："脾之所以能运行水谷者，气也，气虚则凝滞而不行。得心火以温之，乃健运而不息，是为心火生脾土。"所以有"脾为心子"一说。同样五行中脾为土，肺为金，土能生金，所以脾为肺母。

从中医理论来说，因脾主运化，为气血生化之源。脾所生化的水谷精微，必然要依赖于肺气的宣降才能敷布全身；而肺在生理活动中所需要的津气，又要靠脾运化的水谷精微来充养，所以脾能助肺益气。说明了肺气的盛衰很大程度上取决于脾气的强弱。所以脾为肺母。脾华在唇，唇指口唇，位于口之前端，有上唇下唇之分。所以脾之外在器官为口唇。"唇为脾余"，口唇的肌肉由脾所主。因此，口唇的色泽形态可以反映出脾的功能正常与否。如果脾气健全，气血充足，营养良好，则口唇红润而有光泽。脾失健运，气血虚少，营养不良，则口唇淡白不华，甚则萎黄不泽。口唇糜烂为脾胃积热。环口黎黑，口唇卷缩，不能覆齿是脾气将绝之兆。所以又有"在形为颐"之说。脾开窍于口，口为脾的外部器官。所以脾的功能可以从口中反映出来，脾健旺则知饥欲食，脾病则食欲不振，脾虚则口淡无味，脾热则往往口有甜味。

脾神在志为思，思即思考、思虑，是人的精神意识思维活动的一种状态。道家认为，人之嫉妒盖起于脾脏。因为土无正形，所以妒之无准也。中医也认为：思多为嫉，忧虑过度，所思不遂，即生气滞和气结，从而影响脾的运化功能，导致不思饮食，脘腹胀闷，甚至头目眩晕、心悸、气短、健忘等症状。脾在木、火、土、金、水五行之中，循环无端，而且在五脏配五行中，肝、心、肺、肾分别为春、夏、秋、冬四季，唯有脾所配土无正形，于四季无所主，只在四季之末，各旺一十八日。所以说"脾无定行"。五行中脾胃皆为土，以天干戊己加以配合，戊为阳干，己为阴干，故胃为戊土，为阳土，其本气平，兼气温凉寒热；脾为己土，为阴土，其本味咸，兼味辛、甘、酸、苦。所以说"脾主土阴"，而且脾为"太阴湿土之脏"。因此，脾脏为"五藏之枢"。

脾脉，指足太阴脾经，起于足大趾内侧端，即隐白穴。《黄庭经》云：治人百病消谷粮，黄衣紫带龙虎章。脾主运化，一是运化水谷，二是运化水湿。脾气健运，脾磨食消，人体消化吸收功能就好，才能化生气、血、津等，为全身脏腑提供充分营养，自然百病消亡。脾胃及胃络的色泽，分别黄为脾土之正色，火乃脾土之母，水乃脾土之妻，紫乃水火相合之间色，比喻脾神穿着黄衣，佩饰紫带的形象。龙虎章，则是说龙属木，木为脾之夫；虎属金，金为土之子，喻金木得土之养，俱五行之气，则呈现出木的色泽和虎皮的纹理。丹道修炼家认为，存思脾神，可以和合百神，畅通百脉，身强体壮，诸病不生。

（三）督脉线所属部分

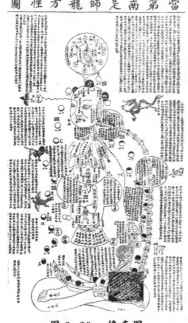

图 2-20 修真图

批文之九·原文（督脉三关文字见图 2-20）

尾闾关，一名九窍，又名九头狮子[1]，又名太子[2]射九重铁鼓[3]。阴关[4]固闭，常年不能开，故名九重铁鼓。太子，纯阳炁也。能醍醐[5]贯顶，方能穿通。故名射九重铁鼓。乃上天之径路也。一名地轴神门，又名朝天岭[6]，一名龙虎穴，名三叉骨，内有金鼎[7]，内外相通，其三路上运夹脊，直透顶门而入泥丸，通一身之骨髓[8]也。

批文之九·注释

① 九头狮子 以九块尾椎骨形象

地比喻九头狮子，又以九头狮子喻指尾闾关，并对应于地狱之门。《上清灵宝大法》：东华帝君尝化身为东极青玄上帝（太乙救苦天尊），骑九头狮子，化号"十方救苦天尊"，以度鬼魂。其九头狮子之吼声，能使地狱之门为之洞开。

② **太子** 指丹道修炼中得到的纯阳之气，即元气。

③ **九重铁鼓** 指九块尾骶骨。清乾隆年间吴谦主编的《医宗金鉴·正骨心法要旨》中说："尾骶骨，即尻骨也。其形上宽下窄，上承腰脊诸骨，两旁各有四孔，名曰八髎（liáo，中医谓之骨节之间，西医指髋骨），其末节名曰尾闾，一名骶端，一名橛骨，一名穷骨，俗名尾椿。"道家依中医说，认为尾骶骨原为九节椎骨长期进化成为一块上宽下窄的尾椎骨，如同九重铁鼓。因元气行周天时要在此过第一关，非常难通，历代道家丹道修炼中都有此体悟，故谓之太子射九重铁鼓。

④ **阴关** 中医指大赫，经穴名，出自三国时期皇甫谧的《针灸甲乙经》。属少阴肾经。冲脉、足少阴之会。在腹下，当脐中下4寸，前正中线旁开0.5寸。主治遗精、阳萎、阴挺、带下、茎中痛等。丹道修炼家认为：尾闾关处两阴，而且幽深难开，常年闭合，故有"阴关固闭"之说。

⑤ **醍醐贯顶** 乃道家修炼周天功的核心机密技术之一。原版为"提壶灌顶"。醍醐，琼浆也。喻指丹家通过修炼不断纯化的元气在通常情况下，丹道修炼中元气由下而上通三关的。后人为了加速冲通督脉三关，便采用了意念周天的办法。如明代汪昂的《勿药元诠》便介绍了此种方法，即通过调息、宁神、叩齿、生津、将津液贯入下丹田，再经心神的烹炼，渐渐聚满元气，进而冲入尾闾关，采取撮、抵、闭、吸四字法，不断形成意念周天，直到冲开尾闾关，接下去依次冲开夹脊、玉枕关。有的人经过长期修炼，也无法实现由下而上冲开督脉三关，于是反其道而行之，便采取提壶灌顶的办法，由上聚而冲下，撞开九重铁鼓，并由上而下依次冲通三关。

⑥ **朝天岭** 登入仙境的途径，即指尾闾关。"上天之径路"、"地轴神门"均指此。

⑦ **金鼎** 丹道修炼词语。指容纳元气的一个小空间，也指炼制元气的鼎器。《还丹肘后诀》曰："金鼎者，药之表辖；表者炁，炁者鼎也。鼎象鸡子，外白而内黄。"萧元端《金丹大成集·金丹问答》云："金鼎近泥丸，黄帝铸九鼎。"又有"外神水"、"神室"、"匡郭"、"丹衣"等异名。诀曰："玉炉炼就长生药，金鼎烧成不死丹。"

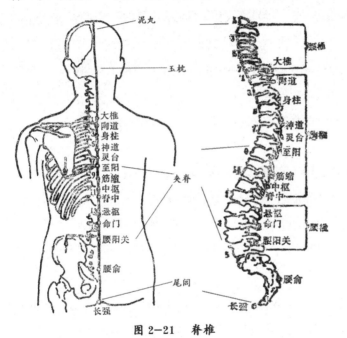

图 2-21　脊椎

⑧ **通一身之骨髓** 髓，为奇恒之府，指脑髓和脊髓，骨中凝脂，通称骨髓。明代张介宾《类经》卷九注："凡骨之有髓，惟脑为最巨，故诸髓皆属于脑，而脑为髓之海。"纯阳之炁经三关入泥丸，泥丸居于脑室中央，脑又为髓海，泥丸主运髓海，故通一身之骨髓（见图 2-21）。《灵枢·海论》云："脑为髓之海，其输上在于其盖，下在风府。"又"髓海有余，则轻劲多力，自过其度；髓海不足，则脑转耳鸣，胫酸眩冒，目无所见，懈怠安卧。"

批文之九·译文

这是位于尾闾关的一段文字说明。尾闾关，指督脉三关起始的第一关，位于脊椎末端，处于谷道的后上方，也叫人体后三关的第一关，即太守关。丹道修炼认为，百日筑基的标志就是贯通小周天，而贯通小周天的关键环节就是打通督脉三关。尾闾关的又叫做"九窍"，所谓九窍，就是九块尾椎骨上各有一窍。又叫做"九头狮子"，就是以九块尾椎骨形象地比喻九头狮子，再以九头狮子喻指尾闾关，并对应于地狱之门，也叫做"太子射九重铁鼓"。太子，指丹道修炼中得到的纯阳之炁。九重铁鼓，即九块尾骶骨。所谓尾骶骨，按中医的说法即指尻骨，其形上宽下窄，上承腰脊诸骨，两旁各有四孔，名曰八髎（liáo 中医谓之骨节之间，西医指髋骨），其末节名曰尾闾，一名骶端，一名橛骨，一名穷骨，俗名尾椿。道家在丹道修炼中认识到，尾骶骨原为九节椎骨长期进化成为一块上宽下窄的尾椎骨，如同九重铁鼓。因元气行周天时要在此过第一关，非常难通，民间修炼者为了通周天也想了很多办法，故谓之"太子射九重铁鼓"。此处"阴关"非中医所说的"大赫穴"。丹道修炼家认为：尾闾关的位置处于两阴之后，而且幽深难开，常年闭合，丹道修炼中元气很难打开此关，就像力大无比的"太子"要射穿"九重铁鼓"那么难。这里所说的"太子"，就是丹道修炼中产生的纯阳炁。这种纯阳之炁，一般说来，这种纯阳之炁是由上向下冲通督脉三关的，每次三关通，都会感觉到从头顶向下灌注甘露琼浆入于口中，是一种非常愉悦的感受。但是有的人练了很长时间，纯阳之炁由下而上仍不能通，即打不通督脉三关，所以采取用纯阳之炁由上聚而冲下的办法，撞开九重铁鼓。这种方法就是提壶灌顶。以上两种途径都是令元气通往头顶泥丸宫的办法。又因尾闾关最为难通，故有"地轴神门"之称，意思是说地轴不转，神门不开；又叫做"朝天岭"，意思是登入仙境的途径；也叫做"龙虎穴"，意思是元精、元神相会而生元气的地方；还叫做"三叉骨"，是指椎骨的最末端尾骨，这里形成一骨三叉，内有元气，内外相通，并分三个通道向上运行到夹脊关，最终通往头顶内的泥丸宫。这一发现应当早于禅密宗的"七轮三轴"之说。中医也认为督脉有三条分支，一条贯脊，一条贯心，一条贯头顶。而且督脉属脑，络肾；肾精生髓，脑为髓海；纯阳之炁经三关入泥丸，泥丸居于脑室中央，脑又为髓海，泥丸主运髓海，所以有"通一身之骨髓"的说法。

批文之十·原文 （督脉三关文字见图 2—22）

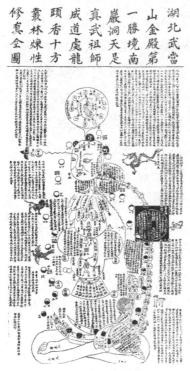

图 2—22　修真图

夹脊双关，实神仙升降之径路。是我身脉，即膏肓①穴道，曰双关，内辘轳②在中，左即太阳，右为太阴③，阳升阴呼降④，上通天柱穴⑤，又名内双林⑥，通外霜林⑦，阳关脉伏⑧。此穴薰蒸关窍⑨，下通涌泉，上透泥丸，络接绛宫、华池⑩，坎水降于华盖⑪。五行之所⑫、下丹田命蒂之内⑬。

批文之十·注释

① **膏肓**　从人体部位看，膏肓位于心之下，膈之上的位置。但结合上下文看，这里指人体经穴。膏肓，属足太阳膀胱经。在背部，当第4胸椎棘突下，旁开3寸处。布有第2、3胸神经后支的内侧皮支，外侧支及肩胛背神经，肋间动脉后支及颈横动脉降支。

② **辘轳**　指腰、胸夹脊之间的督脉。因元气过夹脊关时有汩汩之声，故有辘轳关之称。

③ **左为太阳，右为太阴**　丹家认为，督脉元气分三路上行，在尾闾叫"金鼎"，在夹脊叫"辘轳"，辘轳居中，根据人体左阳右阴特性，其左受太阳膀胱经的影响，属太阳；其右受太阴脾经的影响，属太阴。

④ **阳升阴呼降**　人体六条阳经都与督脉交会于大椎，督脉对阳经气血有调节作用，总督一身之阳经，故称为"阳脉之海"；而人体任脉受手足三阴经脉气，与全身所有的阴经相连，总任一身阴经之气，凡精血、津液均为任脉所司，故有"阴脉之海"之说。在丹道修炼中，督脉的阳经之气逆行而上，会呼应任脉的阴经之气循经下降，故有"阳升阴呼降"之说。

⑤ **天柱穴**　人体经穴名，出自《灵枢·本输》，属足太阳膀胱经位于顶部，大筋（斜方肌）外缘之后发际凹陷中，约当后发际正中旁开 1.3 寸，布有枕大神经干和枕动、静脉干。丹家谓之天柱骨端，为玉枕关处；医家谓之颈柱骨，又名旋台骨。

⑥ **内双林**　督脉"槽溪"一路上通天柱穴，因天柱穴属足太阳膀胱经，而足太阳膀胱经在这里有一个交汇点，即足太阳膀胱经从腿部膝后委中穴开始分支，在天柱穴这里又汇合为一脉。这样在人体身后各又有两条经脉，所以有"双林"之称。外双林即左右足太阳膀胱经，内双林即左右足太阳膀胱经的两条分支，所以又有内外相通之说。

⑦ **外双林**　为外双林，异音同义。含义见上条"内双林"。

⑧ **阳关脉伏**　指在天柱穴处，足太阳膀胱经的阳脉之气潜伏聚集。

⑨ **熏蒸关窍**　指天柱穴的元气聚集的又热又满之后，不停地熏蒸着玉枕关窍，直使督脉的元气贯通玉枕关。

⑩ **络接绛宫、华池**　指督脉"槽溪"的元气穿通玉枕关后，通过络脉和绛宫相联系，故有元气经过头顶泥丸宫降落于心下绛宫和舌下华池的练功体悟。

⑪ **坎水降于华盖**　坎水，本指肾精，因肾之精炁已变为纯阳之炁，经督脉三关上升至泥丸，泥丸为上、为北，故再称为坎水，降至肺部，即华盖，沐浴至全身，这就是真正的醍醐灌顶。

⑫ **五行之所**　指土釜，即中丹田。金、木、水、火、土五行配五脏，五脏之神聚集在中丹田周围，所以这里既是藏神、炼神之处，

169

又是五行之所。

⑬ **命蒂**　指玄关橐龠。命蒂，就是人体生命最关紧要的地方。凡是花叶瓜果与枝茎相连的地方，都叫做"蒂"。此处一断，花叶便立即枯萎，瓜果就失去了生命力。人身命蒂，就是下丹田之中的玄关橐龠，中医认为是两肾之间的肾间动炁，在人身受命之初，原由此处通过脐带而呼吸；人之生成，此处永远不停地跳动；此处炁断，人身立亡。可见命蒂于人之重要。

批文之十·译文

这是位于夹脊关的一段文字。夹脊关，为人体后三关的第二关，即辘轳关，分为胸夹脊和腰夹脊，分别位于腰阳关和脊中穴。现代人体解剖学认为人体脊柱是由 7 个颈椎、12 个胸椎、5 个腰椎等 24 个椎骨和 1 个骶骨、1 个尾骨构成。针灸学认为夹脊指脊中穴，位于胸椎骨第十一节棘突的下面，与内肾相对。一说与中丹田相对，一说两肘尖连线与脊椎相交的位置，一说背部脊椎两旁的穴位。现代中医学则将其分为胸夹脊和腰夹脊，胸夹脊位于脊中穴，即胸椎的最后一块椎骨处；腰夹脊位于腰阳关，即腰椎的最后一块椎骨处（见图 2-21）。所以丹家有"夹脊双关"之说。夹脊双关之中，被认为是督脉真气运行的坦途，所以被称为"神仙升降"通道和路径。这里有人体中隐藏最深的身脉——即膏肓穴道，从人体部位看，膏肓位于心之下，膈之上人体较深的的位置；从人体经穴看，膏肓属足太阳膀胱经，位于背部，当第 4 胸椎棘突下，旁开 3 寸处。在这里布有第 2、3 胸神经后支的内侧皮支，外侧支及肩胛背神经，肋间动脉后支及颈横动脉降支。夹脊双关内，督脉"槽溪"中的真气像被车水的辘轳车不断地往上运送，"槽溪"的左右各有一条身脉，即左侧为足太阳膀胱经从头到足正向运动为太阳，右侧足太阳膀胱经则从足到头反向运动为太阴[①]，所以有"阳升阴呼降"的说法；也有

---

① 　见武当山老道医祝华英《人体十二经脉揭秘及应用》一书。

认为，督脉总督一身之阳经，故称为"阳脉之海"；任脉总任一身之阴经，故称为"阴脉之海"。督脉的阳升之气必然带来任脉的阴气下降，它们之间存在相互呼应的关系，所以导致"阳升阴呼降"的现象。督脉"槽溪"一路上通天柱穴，因天柱穴属足太阳膀胱经，而足太阳膀胱经在这里有一个交汇点，即从腿部膝后委中穴足太阳膀胱经开始分支，在天柱穴这里又汇合为一脉。这样在人体身后各又有两条经脉，所以有"双林"之称。外双林即左右足太阳膀胱经，内双林即左右足太阳膀胱经的两条分支，所以又有内外相通之说。在天柱穴阳脉之气潜伏聚集，当元气聚集到热满的时候，天柱穴的元气就会不停地熏蒸着玉枕关窍，直至贯通玉枕关。所以在这里往下直通足底涌泉穴，向上直透泥丸宫。并且督脉"槽溪"的元气穿通玉枕关后，经过头顶泥丸宫向下降落到位于心下绛宫穴和舌下的华池。这就是被称作"坎水"的肾精，通过下丹田的烧炼，由精变炁；元气沿督脉贯通尾闾、夹脊、玉枕三关，然后降落到被称作"华盖"的肺部。最后降落到被称作"五行之所"的中丹田和被称作"下丹田"的小腹胞内，也就是被称作"命蒂"的两肾之间、肾间动炁之内的全过程。

批文之十一·原文（督脉三关文字见图2-23）

　　玉枕关，此处一名阳宫[①]，玉京[②]也，天柱，太乙宫[③]，雷霆宫[④]，大椎骨[⑤]前也。一寸窍处，来冥[⑥]上天逆行之径路[⑦]也。内黄龙关[⑧]，卷上中湘冲渡[⑨]，上下通彻。此关

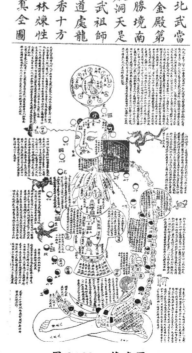

图2-23　修真图

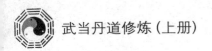

紧固，神守关⑩，耳旁用阳炁度⑪方能冲通。此生⑫真炁，至鹊桥而牛女⑬，如一意育婴儿⑭。

批文之十一·注释

① **阳宫**　因大椎为六阳经之会，可上涌玉枕，故称玉枕关为阳宫。

② **玉京**　天帝所居之地，喻指玉枕关，处于人体的高位。道教称为三十二帝之都，在无为之天。《枕中书》云："玄都玉京七宝山，周围九万里，在大罗天之上。"《魏书·释老志》云："道家之原，出于老子，其自言也，先天地生，以资万类。上处玉京，为神王之宗；下在紫微，为飞仙之主。"

③ **太乙宫**　喻指玉枕关所在位置。太乙，亦称"太一"，星名也。《史记·天宫书》："中宫天极星，其一明者，太一常居也。""太乙，在紫微宫阊门中。"

④ **雷霆宫**　指元气通过脑部的玉枕关时，以鸣天鼓的方法辅助。《抱朴子》曰："雷，天鼓也。"许旌阳《灵剑子》："天鼓者，耳中声也。"

⑤ **大椎骨前**　指大椎穴。大椎骨指第七颈椎棘突，所以大椎骨前自然是指大椎穴。大椎，经穴名。出自《素问·气府论》。《肘后备急方》作"大槌"，《铜人腧穴针灸图经》作大槌，别名百劳、上杼。属督脉。为三阳经、督脉之会。在后背正中线上，第七颈椎棘突下凹陷中。大椎穴布有第八颈神经后支及第一胸神经后支的内侧支；颈横动脉分支。

⑥ **冥**　通"觅"，指寻找、追求。

⑦ **上天逆行之径路**　指元气通过"反其动"，逆行而贯通天关玉枕穴的途径和方法。

⑧ **黄龙关**　龙为阳，生于离，离属火，故龙从火里出。外丹亦以龙属阳，虎属阴。黄龙，一般指欲克之都城或腹地重镇。所以，这里借指十分难以贯通的阳气汇集的关碍，即玉枕关。武当山黄龙

洞即隐喻这里。

⑨ **卷上中湘冲渡** 指元气沿人体中线如同倒卷着湘江之水冲击而渡过玉枕关。

⑩ **神守关** 指玉枕关，喻指过玉枕关要全神贯注，专心专意地守住玉枕关中所聚集的元气。

⑪ **耳旁用元气度** 指元气过玉枕关时，要配合"耳后飞金晶"的方法。其法与"肘后飞金晶"基本相同。不同的是肘后飞金晶，是通过两肘的扇动来开合夹脊关的；而耳后飞金晶则是通过两耳根部的扇动来开关玉枕关的。这也是道家修炼的不传之秘。

⑫ **此生** 指刚从玉枕关冲通而生发过来的元气。

⑬ **至鹊桥而牛女** 指元气通过督脉三关之后，从上鹊桥沿任脉而下至土釜。这里常常被称作"西南坤地"、"牛女"宫。

⑭ **育婴儿** 道教炼丹隐语，指专心致志地在中丹田培补元气，也指元气不足时，先行在肾间动炁处培补先天之肾精。《内丹还元诀》云："婴儿者，是肾中之精。"

批文之十一·译文

这是位于玉枕关的一段文字。玉枕关，为人体后三关的第三关，即天谷关，位于脑后枕骨之处。《甲乙经》："玉枕者，玉者贵重也，枕者枕骨也，仰卧着枕，脑后之骨要保重甚于执玉，故名玉枕。"说明玉枕位于脑后高骨枕头的地方，前面约与鹊桥相对。现代医学认为在此有枕大神经分支和枕动、静脉。所以丹家认为这是一个非常重要的位置。过去在道家的内丹典籍中很少介绍玉枕关，因为人之一身，精动之源，情动之处，都是受到脑下垂体支配的，此窍又位于人体大脑中枢神经的位置，所以一般不愿意说清，也不想说清。但是武当山《修真图》在此不仅以图标注，而且专设文字加以说明。此处因为位于大椎骨前，而大椎为六条阳经之会，可上涌玉枕，下通涌泉，故称之为"阳宫"；又因为玉枕位于人体脊柱的最高端，所以将其称为天帝所居之地——"玉京"；又因为人体脊柱的颈椎位置被称做天柱骨，所以玉枕又有"天柱"之称；又因为玉枕位于天柱骨端，前面对应于脑中紫微宫，"太乙，在紫微宫阊门中"[①]，所以称为"太乙宫"；又因为玉枕位于被称做"天鼓"的两耳之间，元气在玉枕关聚集到又热又满时，有时会用耳后飞金晶和鸣天鼓的方法，促使元气通过玉枕关，这样就会发出"隆隆"的轰鸣，所以称为"雷霆宫"；天柱骨，就是七块颈椎骨，大椎骨为七块颈椎骨的最后一块，所以从下向上数为"大椎骨前"。玉枕关最为狭小，元气难以贯通，就象在一寸方圆的关窍处，去寻觅登天的上行通道和路径，是非常难以达到目的的。玉枕窍内有"黄龙关"，龙为阳，生于离，离属火，故龙从火里出；又因为黄龙一般指欲克之都城或腹地重镇。所以，这里借指玉枕关为阳气汇集的关碍，而且十分难以贯通。武当山在快到山顶的登山途中专门建有"黄龙洞"，即隐喻《修真图》中的玉枕关。督脉"槽溪"中的元气上上下下已经贯通了尾闾关和夹脊双关，现在如同湘江之浪，翻卷着、冲撞着，急于渡过"黄龙关"，穿通玉枕关。然而玉枕关非常紧固，难以贯通。当然我们可以通过一些辅助措施进行通关，如在神守玉枕的同时，采用"耳后金晶"的办法进行通关，即阳炁通关的时候，可以用伏首、顶项和两耳根开合扇动着元气的方法帮助贯通玉枕关。在此穿通产生的元气，可以经泥丸达到鹊桥，再经鹊桥而达到"牛女"，即中宫土釜。元气达到中宫，缓缓而息，柔弱而纯阳，在这里便要温养、爱惜这个纯阳之气，犹如专心专意地养育"婴儿"。

（四）任脉线所属部分

批文之十二·原文（咽部文字见图2—24）

舌下二窍，名玄膺[①]，后名咽[②]，吞下一切饮食。前名喉[③]，

———————

① 见《史记·天宫书》。

上篇

十二节，称为十二重楼，通达清气者也。

批文之十二·注释

① **玄膺** 通达津液之窍。《上清黄庭内景经·天中章第六》云："舌下玄膺生死岸。"务成子注："玄膺者，通津液之岸也。"《太上黄庭外景经》："玄膺气管受精府。"务成子注："喉中之央则为玄膺。"

② **咽** 指食咽，《内景图》中有"飧①咽"的标注，意为吞下饮食的通道。

③ **喉** 指气喉。《内景图》的相同位置有"氣喉"的标注。

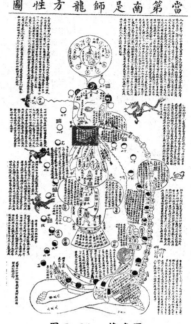

图 2—24　修真图

批文之十二·译文

人的舌头下面有两个孔窍，名叫玄膺，中医称左孔为金津，右孔为玉液，是通达津液的孔窍；又名玄泉，指口中唾液，即丹道修炼时产生的津液。从这里产生的玉液、醴泉充满被称为"华池"的口腔，三十六漱之后，分三次咽下。这也是咽玉液琼浆。由咽向下为喉咙。喉咙即指气管，为"C"形环状脆骨，共有十二节，名叫"十二重楼"。喉咙的作用就是上下通达清气者，即吸入清气，排出废气。

批文之十三·原文（胸部左侧文字见图 2—25）

绛宫中一穴，实我真性①也。一名离卦②，一名午时③，又号南宫，受炼神灵之所④。又名姹女⑤，一名真阴⑥，又名碧眼

---

① 飧：（音 sūn）指饮食。

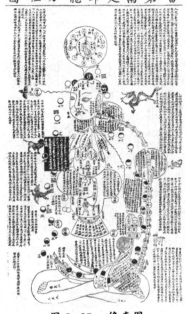

图2-25　修真图

胡儿⑦。在方为南，上所有掩骨覆之，医家名为鸠尾。退此后天思虑之神⑧，又云龙从火里出⑨也。

批文之十三·注释

① **真性**　指真性，天性。丹家认为绛宫、土府、戊己之中藏有炼丹的本性、天性。《庄子·马蹄》曰："马，蹄可以践霜雪，毛可以御风寒，吃草饮水，跷足而陆，此马之真性也。"

② **离卦**　乃《周易》八卦之一，卦形为☲，又为六十四卦之一，离下离上，象征火。故绛宫又称"赤帝宫"。魏王弼注："离卦之体，以柔顺为主。"《易·说卦传》："离也者，明也，万物皆相见。南方之卦也。"

③ **午时**　地支纪时，午为中午11时至13时，在干支与八卦配合中，午在离，离为火。在地支与五行配合中，巳午为火，午为阳火，巳为阴火。故午时为离卦，为赤帝宫，为绛宫。

④ **受炼神灵之所**　指炼炁化神的鼎器。《大戴礼记·曾子天圆》云："阳之精气曰神，阴之精气曰灵。神灵者，品物之本也。"

⑤ **姹女**　丹道修炼的隐语，外丹指汞，内丹指人之性也。《周易参同契》①："河上姹女，灵而最神，得火则飞，不见埃尘。"蜀彭晓云："河上姹女者，真汞也，见火则飞腾，如鬼隐龙潜，莫知所往。"

⑥ **真阴**　亦为真汞，喻指心神。玉豀子《丹经指要》："真汞者、离女也，姹女也，……阳中有阴也。《性命圭旨·乾坤交媾》："盖离

---

①　为东汉魏伯阳所著，分三卷："大易"、"黄老"、"炉火"，为道家最早的炼丹著作，被称作"丹经王"。

中灵物，号曰流珠。"离为火，属心。故流珠指心阴，或曰真阴。这与中医所说的"真阴即肾阴"相去甚远。中医认为：真阴与真阳相对而言。肾为元真所在，藏先天之精，是人体生长发育最基本的物质。

⑦ **碧眼胡儿** 指绛宫。这与《内景图》的描述是一致的，但与吕洞宾《沁园春》："木金间隔。"马真子所注："木居东方甲乙……碧眼也，东海青龙也，木液也"，虽然都在中宫位，但侧重点有所不同。在玉蟾子的《丹经指要》却又作了这样描述："真汞者，离她，姹女也，日魂也，阳龙也，砂中汞也，雄里雌也，阳中有阴也。异名众多。名曰真汞，实木液而已。"所以，两者所指基本一致，并以绛宫定位较妥。

⑧ **九天思虑之神** 指脾神。脾藏意，主思。《素问·宣明五气》："脾藏意。"《素问·阴阳应象大论》："在脏为脾……在志为思。"中医认为人思虑过度会伤脾，影响脾的健运而出现食欲不振、胸腹痞满等病症。

⑨ **龙从火里出** 指心神。龙为阳，生于离，离属火；心属南方火色，故名"丹元"。所以这里以龙喻心神，从南方火中出，投向北方坎水，即龙虎交泰，心肾交融，水火既济。

批文之十三·译文

心下绛宫中有一穴，叫做土釜，或叫做中丹田，里面隐藏着人的先天之性。因为它处于心下，在方位为南方，在五行中属火，在八卦中为离卦，在经络流注中为午时，即 11 ～ 13 时，在干支与八卦配合中，午在离，离为火；绛宫穴的字号叫做"南宫"，或称为"南昌上宫"，也叫"朱陵大府"，是丹道修炼中炼炁化神的地方，也是藏神、炼神的所在。因为姹女为丹道修炼的隐语，外丹指汞，内丹指人之天性、本性。又因为它喻指心神，为真汞，所以称之为"真阴"。玉蟾子《丹经指要》称："真汞者、离女也，姹女也，阳中有阴也。"《性命圭旨·乾坤交媾》也说：人的天性"盖离中灵物，号曰流珠"。流珠指心阴，或叫做真阴。这与中医所说的"真阴即肾阴"

相去甚远。又根据吕洞宾《沁园春》"木金间隔"之说，由马真子注曰："木居东方甲乙，碧眼也，东海青龙也，木液也"，而知"碧眼胡儿"指绛宫，在中宫位，只是与其他称谓所表达的侧重点有所不同。这与《内景图》的描述也是一致的。绛宫的上方有一块胸椎骨掩盖和隐护着，中医学家称之为"鸠尾"骨。由鸠尾直入胸腔内，藏有"九天思虑之神"，即指脾神。因脾藏意，主思。中医认为人思虑过度会伤脾，影响脾的健运而出现食欲不振、胸腹痞满等病症。还有一种说法叫做"龙从火里出"，这里的"龙"指心神。龙为阳，生于离，离属火；心属南方火色，故名"丹元"。所以这里以龙喻心神，从南方火中出，投向北方坎水，即可龙虎交泰，心肾交融，水火既济。

批文之十四·原文（上腹部文字见图2-26）

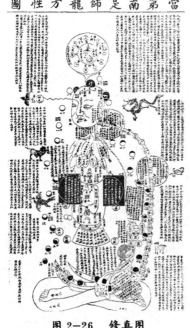

湖北武当
山金殿第
一胜境南
巌洞天是
真武祖师
成道处龙
颐香十方
叢林煉性
修真金圖

图2-26　修真图

（右侧）：一曰东海青龙[①]，甲方，木液[②]。在卦属震[③]，在方属东，在五行属木，在道为魂，性[④]也。属火神之母[⑤]，在五藏属肝，在天为日[⑥]，实我魂灵之所也。

（左侧）：一曰西山白虎[⑦]，庚位[⑧]，金精[⑨]。在卦属兑，在方属西，在五行属金，在道为魄，情[⑩]也。属水精之母[⑪]，在藏腑为肺，在天为月[⑫]，实我魄室[⑬]之所也。

批文之十四·注释

① 东海青龙　指肝神。丹道修炼家认为，肝在五行属木，在方属东，其色青，藏魂，藏血。故肝神谓之东海青

龙。星相学认为，东海青龙，又作苍龙，乃东方之神，即二十八宿中之东方七宿——角、亢、氐、房、心、尾、箕。因其组成龙像，位于东方，色青，故称。儒学家认为，青龙与白虎、朱雀、玄武合称四方四神。《礼记·曲礼上》："行前朱鸟（朱雀）而后玄武，左青龙而右白虎。"孔颖达疏："朱鸟、玄武、青龙、白虎，四方宿名也。"

② **甲方，木液**　根据天干与五行的关系，甲乙为木，甲为森林之木（阳木），乙为花草之木（阴木），在人体为肝。又因肝为血海，故称之为"木液"。

③ **在卦属震**　是指后天八卦，其位为东方。（图示右侧有一震卦☳）

④ **性**　肝之本性在于血藏魂。因肝藏魂，魂性为志，肝志为怒。肝为将军之官，其气易急，实则易怒；肝又主藏血，血有余则易怒，故肝志怒。肝之气血过盛则怒，虚则恐。《素问·阴阳印象大论》云："肝……在志为怒，怒伤肝。"

⑤ **火神之母**　源自五行相生原理，即木生火，故木为火神之母。

⑥ **在天为日**　根据民间传说，日藏天魂。所以与肝藏人魂相比拟。

⑦ **西山白虎**　指肺神。肺、五行属金，在方属西，其色白，藏气舍魄，故肺神谓之西山白虎。西方白虎，又称白虎，乃西方之神，即二十八宿中之西方七宿：奎、娄、胃、昂、毕、觜、参。

⑧ **庚位**　根据天干与五行的关系，庚辛为金，庚为斧铖之金（阳金），辛为首饰之金（阴金），在人体为肺。

⑨ **金精**　五脏配五行，肺属金，因肺藏魄，魄乃阴精所生，故称之为"金精"。

⑩ **情**　因肺藏魄，魄情为志，肺志为忧。《素问·阴阳印象大论》云：肺，"在志为忧，忧伤肺。"

⑪ **水精之母**　源自五行相先原理，即金生水，故金为水精之母。

⑫ **在天为月**　根据民间传说，月藏天魄。所以与肺藏人魄相比拟。

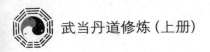

⑬ **魄宝** 指肺脏。魄，乃精神活动中主司感觉和支配动作的功能。又因肺主气以养魄，所以肺之本性在于藏魄，故为魄宝。

批文之十四·译文

（右侧）：这里有被称做"东海青龙"的肝神，根据天干与五行的关系，甲乙为木，甲为森林之木（阳木），乙为花草之木（阴木），在人体为肝。又因肝为血海，故称之为"木液"。在八卦中属震，在方位属东，在五行属木，在脏腑的本性表现就是肝藏血、血藏魂。所以丹道修炼家称肝神为东海青龙。根据五行相生原理，因木生火，所以木为火神之母。在五脏属肝。又根据民间传说，日藏天魂。所以与肝藏人魂相比拟，有"在天为日"之说。其实这里就是我的魂灵所处的地方。

（左侧）：这里有被称做"西山白虎"的肺神，根据天干与五行的关系，庚辛为金，庚为斧铖之金（阳金），辛为首饰之金（阴金），在人体为肺。又因为在五脏配五行中，肺属金，因肺藏魄，魄乃阴精所生，所以称之为"金精"。肺在八卦中属兑，在方位上属西，在五行中属金，在脏腑的本性表现上，肺主气以养魄，所以肺藏魄。所以丹道修炼家称肺神为西山白虎。由于魄为阴精所生，肺为阴脏，所以肺志在忧。在五行中金生水，所以肺为"水精之母"。根据民间传说，月藏天魄。所以与肺藏人魄相比拟，有"在天为月"之称。其实这里就是我的魄宝所居的处所。

批文之十五·原文 （内肾位文字见图 2—27）

（内肾位上端）：内肾者，两仪①也。中间有路连通，是我真精②，内藏赤白二炁③。在母腹中，未有此身，已有此穴。因有此穴，始生此身。左肾玄阳，右肾牝阴④，中穴实我后天之精源⑤，又为真铅鼎⑥，俗名赵州桥⑦，儒名太极⑧。道云：玄牝水⑨、真铅⑩，乃北方肃杀正炁⑪，紫河车⑫。顺则成人，逆则成仙。一名漕溪，一名祖窍，通上下三关，降于华池⑬，在舌下窍内出也，名玉泉。

（内肾位下端）：桃康⑭，合延君⑮，顶莲花冠，衣朱衣，如真人状，住肾宫，有碧紫黄白绿青赤苍之炁，乃九方八天⑯所化也。

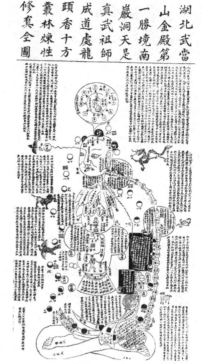

图 2-27 修真图

批文之十五·注释

① **两仪** 指内肾有两个，而且功能不同，即左玄肾门，右牝命门，亦即左为正肾，以配五脏；右为命门，男以藏精，女以系胞。

② **真精** 指元精，先天之精。先天之精是肾本脏之精，它秉受于父母，与生俱来，是生育繁殖，构成人体的原始物质。

③ **赤白二炁** 亦为黑白二气。《道机经》云："天有三光日月星，人有三宝三丹田，三丹田中炁，左青右黄，上白下黑也。"

④ **左肾玄阳，右肾牝阴** 指肾阴肾阳两方面的作用。肾阳即"命门之火"，肾阴即"命门之水"。牝为雌，为阴，所以称肾阴，为真阴，元阴；玄为阳，故以肾阳为真阳、元阳。《上清黄庭内景经·五行章第二十五》务成子注"中黄经云：左肾为玄妙君，右肾为玄元君。"

⑤ **后天之精源** 指下丹田中两肾之间的空穴是产生后天之精的本源。后天之精为五脏六腑之精，它来源于食物中的水谷精微，由脾胃化生并灌溉五脏六腑。而脾胃化生后天之精的本能，是由先天之精气提供的原动力。

⑥ **真铅鼎** 指上文所说的"空穴"，是藏命火的地方，亦即人体生命之源，或称下丹田。真铅，喻指先天之肾精。玉豀子《丹经指要》："真铅者，坎男也，婴儿也，月魄也，阴虎也，金公也，铅中银也，黑中有白也，阴中有阳也。异名众多。名曰真铅，实先天一气尔，采之于太易之先。紫阳曰：'但将地魄擒朱汞'，是遇真汞而成丹，得真土而相制也。"所以又名地魄、水中金也。而钟吕派认为，"真铅"即真炁中之真一之水。《钟吕传道集·论抽添第十一》云："出于己肾中所藏父母之真气而为铅，真一、正阳所合之药变而为汞。……真铅者，自身之真气合而得之也。真铅生真气之中、气中真一之水。"这里是以下丹田为鼎器的，所以称之为"真铅鼎"。

⑦ **赵州桥** 指两肾之间的连线，即肾间动气。赵州桥为李春创建于隋开皇大业年间（590～608年），名扬四海，历经几百年而不废。以赵州桥隐喻肾间动气，也间接证明了《修真图》首创于宋元之前。张三丰《玄要篇·固漏歌》云："赵州桥上去饮茶，甘河里边听人叫。大运通，小运到，三家相见同欢乐。"《修真图》与张三丰的说法非常一致。

⑧ **太极** 指天地未分以前的混沌状态。《易·系辞》："易有太极，是生两仪。"《道藏·太极先天之图》："太极之道，无古无今，无始无终也。……太极也者，天地之大本耶，天地分太极，万物分天地。"周敦颐《太极图说》："自无极而为太极。"把万物的本体"太极"看成从无形无象的"无极"产生出来，其"太极图"是采用道士修炼的先天图，吸取佛教的《阿黎耶识图》，参照陈抟的《无极图》而制造出来的天地万物生成图式。《老子·第二十四章》云："知其白，守其黑，为天下式。常得不忒，复归于无极。"所以这里指下丹田之中的混元气，是无中生有的地方。

⑨ **玄牝水** 玄，为阳，意为深远；牝，为阴，意为雌性，指衍生万物的本源。玄牝在这里指人体肾脏中先天之精的功能。由于先天之精位于坎地。坎为北，北为水，而且钟吕派也认为，"真铅"即

真炁中之真一之水。故称之为"玄牝水"。

⑩ **真铅** 喻指先天之肾精。玉豀子《丹经指要》："真铅者，坎男也，婴儿也，月魄也，阴虎也，金公也，铅中银也，黑中有白也，阴中有阳也。异名众多。名曰真铅，实先天一气尔，采之于太易之先。"

⑪ **北方肃杀正炁** 指丹田中的先天真气。北为坎，坎为下丹田之肾水；肃杀，顺则生人，逆则成仙，一念之差，判若仙凡，所以是一件十分严肃和毫不容情的事情；正炁，乃先天真气。

⑫ **紫河车** 据《钟吕传道集》称，炼神合道，练习出神时，神炁循大周天运转，称"紫河车"。实际上，通大周天，紫河车不是循任督脉运转，而是十二经脉、奇经八脉等全方位的循经脉运转，即百脉通的景象。

⑬ **华池** 指口。《太平御览》："口为华池。"这与《上清黄庭内景经·中池章第五》务成子所注"舌下为华池"是一致的。

⑭ **桃康** 丹功神名，指桃核，为阴极之穴，即人体前后阴之间的会阴穴。《上清黄庭内景经·脾长章第十五》："男女倜九有桃康。"注："桃康，下神名，主阴阳之事。"

⑮ **合延君** 即桃核，一名伯桃亦即桃康。《仙经》曰："命门脐宫有大君，名桃核，字合延，衣朱衣，巾紫芙蓉冠，暮卧存之，六甲六丁来侍人也。生华芒，谓阴阳之炁不衰也。"

⑯ **九方八天** 八方加中央，即为九方；八方为四正四隅，即东西南北为四正，东北、东南、西南、西北为四隅。八天，指东方的苍天，东北的变天，北方的玄天，西北的幽天，西方的颢天、西南的朱天，南方的炎天，东南的阳天。再加中央的钧天，合为九天。

批文之十五·译文

（内肾位上端）：内肾，就是肾脏。肾是人体脏腑阴阳的根本，生命的源泉，有"先天之本"的说法。肾脏有两个，位于腰部脊柱两侧。两个肾脏的功能各不相同，即左为正肾，以配五脏；右为命门，男以藏精，女以系胞。两肾之间有通路连接，而且永无止尽地发出生命的跳动，这是我身先天真精的功能，里面储藏着"赤白二炁"，即阴阳二气。当人体胚胎还在母腹中的时候，尽管还没有形成婴儿的身体，就已经有了这个炁穴。正因为有了这个炁穴，才开始演化、生成人身体躯干及四肢等。左肾玄阳，右肾牝阴，是指肾阴、肾阳两方面的作用。肾阳即"命门之火"，肾阴即"命门之水"。肾阴，亦即真阴，元阴；肾阳，亦即真阳、元阳。这个被称做"中穴"的炁穴，就是人体"后天之精源"。中医认为肾脏所藏之精，包括先天之精和后天之精。先天之精是肾本脏之精，它秉受于父母，与生俱来，是生育繁殖，构成人体的原始物质；后天之精为五腹六脏之精，它来源于食物中的水谷精微，由脾胃化生并灌溉五脏六腑，以维持人体生命的正常运行。可见脾胃化生水谷精微的本能是由那个"中穴"的先天之精提供的原动力。丹道修炼家又将两肾之间"中穴"提供先天之精的功能，称之为"真铅鼎"。真铅，就是先天之精；鼎，就是"中穴"，也认为是下丹田。佛家弟子用俗名称两肾之间的连线为"赵州桥"，儒家后代将下丹田之中含有"赤白二气"的空穴名之为"太极"。道家所取名称各异，一说"玄牝水"，玄为阳，牝为阴，玄牝在这里指人体肾间动气的位置和肾脏中先天之精的功能。由于先天之精位于坎地，坎为北，北为水，所以叫做"玄牝水"。一说"真铅"，喻指先天之肾精，钟吕派认为"真铅"指真炁中的"真一之水"，即先天之精。人的先天之精顺则生人，逆则成仙，一念之差，判若仙凡，所以丹道修炼是一件十分严肃和毫不容情的事情，修炼者不要当成儿戏，白白浪费了先天真气，甚至肃杀了宝贵的生命。"紫河车"，是通大周天的方法，实际上紫河车不是循任督脉运转，而是十二经脉、奇经八脉等全方位的循经脉运转，即百脉通的景象。两肾之间连线与督脉相通，所以有人称之为"漕溪"，有人名之曰"祖窍"，其中的元气在督脉贯通上下三关，最后下降到口中"华池"，并从舌头之下的孔窍内泌出，此孔窍道家名之为"玉泉"。

（内肾位下端）：桃康，也叫桃核、合延君，在人体为阴极之穴，即人体前后阴之间的会阴穴内；同时它也是主司男女阴阳之事的下神名。桃康神头顶莲花冠，身穿红色的长袍，它的样子就像"真人"。桃康神住在被称做"真铅鼎"的肾宫，它的炁色有碧、紫、黄、白、绿、青、赤、苍等等色彩。这些炁色是由八方加中央的"九方"和被称为东方的苍天，东北的变天，北方的玄天，西北的幽天，西方的颢天，西南的朱天，南方的炎天，东南的阳天等"八天"所化生。

批文之十六·原文（下腹部左侧文字见图 2-28）

　　　肺①为生门②，太乙③居之。主人性命④。司身一万三千精⑤也。

批文之十六·注释

　　①肺　为"脐"字误刻，指脐门、生门、脐下精海。

　　②生门　指命门。生门，乃肚脐之门，为人身最初受命之所在。其门下通外肾，乃精炁走漏之处，在丹道修炼中非常重要。《上清黄庭内景经·上有章第二》云："后有密户前生门。"务成子注："生门，命门也。"《云笈七签》（卷八十一）载有《治脾肾舌术》，其中说："闭塞命门如玉都。"注："肾宫主寿，故曰命门也。"曾慥《道枢·黄庭篇》："夫命门者何也？性命之门，非独右肾而已也。"谓"命门在脐下一寸三分，名曰玉环，身为下丹田，"包括肾、脐。可见生门、

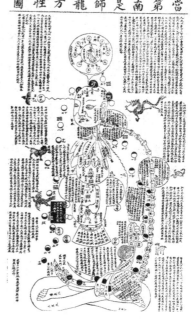

图 2-28　修真图

命门、脐门实指一处，而且主宰着人之性命也。

③ **太乙** 指居于生门主阴阳之事的下神名之一。《上清黄庭内景经·脾长章第十五》云："三老同坐各有朋。"务成子注："上元老君居上黄庭宫，与泥丸君、苍华君、青城君及明堂中君臣、洞房中父母及天庭真人等共为朋也；中玄老君居中黄庭宫，与赤城童子、丹田君、皓华君、含明君、玄英君、丹元真人等为朋也；下黄老君居下黄庭宫，与太一君、魂停君、灵元君、太仓君、丹田真人等为朋也。常存三老、和合百神，流通诸位营卫，无有差失也。"

荆门郭店楚墓竹简《道德真经》开篇第一句就是"大（太）一生水，水反（辅）大一，是以成天。天反（辅）大一，是以成（地）。天（地）复相（辅），是以成神明。"可知，太一为物质的最初始状态。正如《吕氏春秋·大乐》指出："道也者，至精也。不可为形，不可为名，强为之名，谓之太一。"并认为"太一出两仪，两仪出阴阳"，"万物所出，造于太一，化于阴阳。"所以，太乙即太一，在这里指含合了男精女卵的最初始混沌状态。与丹道修炼家们所说主司男女（精卵）合会的神（道或自然规律）是基本相同的。

④ **主人性命** 一方面，命门主宰着人体维持自身生存的基本物质，另一方面命门深藏先天之精，维持着人类的繁衍生息。在这里"顺则生人，逆则成圣"。一念之差，精炁泄漏，损命折寿；一念向上，保精护命，益寿延年。故曰"主人性命"。

⑤ **一万三千精** 指男子的生殖能力，也指人体精穴所发出的辉光。丹家认为，人体入静时，守丹田而体表有一万三千个精穴会发出如同日月一样的光辉。梁丘子《黄庭内景玉经注》曰："脐中为太一君，主人之命。一名太渊，一名昆仑，一名太极，主身中万三千精光。"[①]《云笈七签·受身天魂法》又云："一万二千精光，备守体

---

① 见梁丘子《黄庭内景玉经注》"治生章第二十三"中对"兼行形中八景神"一语的注释。最早的炼丹著作，被称作"丹经王"。

外，日日存之，时时相续，念念不忘，长生不死。"这里"精穴"，指阳经之穴；精光，原指日月之光，喻指精穴之光。

批文之十六·译文

脐门，也叫做生门、命门。生门，乃肚脐之门，为人身最初受命之所在。其门下通外肾，是精炁走漏的地方，在丹道修炼中非常重要。太乙即太一，指含合了男精女卵的最初始混沌状态。与丹道修炼家们所说主司男女（精卵）合会的神（道或自然规律）是基本相同的。所以说太乙神是居住在生门并主司男女阴阳之事的下神名。太乙神一方面，通过命门主宰人体维持自身生存的基本物质，另一方面通过命门深藏先天之精，维持着人类的繁衍生息。在这里"顺则生人，逆则成圣"。一念之差，精炁泄漏，损命折寿；一念向上，保精护命，益寿延年。所以说它能"主人性命"。道教认为，男人一生有"一万三千精"，都是靠命门之中的太乙神控制和主使、储藏的。精乃精光，人体阳经之穴光，一次泄露，便会熄灭一穴或多穴之精光，损人寿命。故静而守之，可长生不死。

批文之十七·原文（下丹田位文字见图 2-29）

此田中炁，左青，右黄，下黑，上白。下丹田①，真虎②、坎地③、婴儿处④、扶桑宫⑤、气海⑥、水晶宫⑦、牝户⑧。中间一穴，实我真精命蒂⑨。再上一寸三分，实造化之所⑩，天地之根⑪，白头老

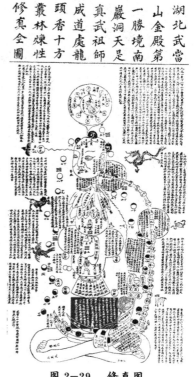

图 2-29　修真图

子⑫，青玄之处⑬，实我命造化之山川也。真一处⑭，水中金⑮，号金精⑯，实我先天之至精。又云：虎相水中生⑰，一阳复初⑱，子时⑲海底月⑳，人门㉑初生我根基㉒。此数名㉓，乃修真之子，不可不知也。

批文之十七·注释

① **下丹田**　此田中炁，左青右黄，下黑上白，道家修炼内丹时因神气变化而感应出的内景。源自《道机经》"天有三光日月星，人有三宝三丹田，三丹田中炁微。左青右黄，上白下黑也。"

② **真虎**　指元精，也喻为真铅。玉豀子《丹经指要》云："真铅者，坎男也，阴虎也……名曰真铅，实先天一气尔，采之于太易之先。"

③ **坎地**　指下丹田。虎为阴，生于坎，所以叫做坎地。

④ **婴儿处**　肾精所处位置，亦指下丹田。肾精属水，处坎位。《内丹还元诀》①："婴儿者，是肾中之精。"

⑤ **扶桑宫**　原指水帝所居之府第，统治十三河源。此处借指下丹田。《十洲记》②："扶桑在碧海之中，地方万里。"

⑥ **气海**　中医以为经穴名，属任脉，在脐下 1.5 寸，指下丹田。明代道士陆西星的《玄肤论》说："夫生穴者，乃吾人胎元受气之初，所禀父母精气乃成者，即吾人各具之太极也。其名不一，曰气海、曰关元、曰灵谷、曰下田、曰天根、曰命蒂、曰归根窍、复命关，即一处也。"

⑦ **水晶宫**　原指神话中龙王居住的水下宫殿，这里借指下丹田。

⑧ **牝户**　即指气穴，亦谓之生门死户。《赤肚子胎息诀》："气穴之间，昔人名之曰'生门死户'，又谓之'天地之根'。"

⑨ **真精命蒂**　指两肾之间连线，即肾间动气。真精，是元精或

---

① 　《内丹还元诀》：作者不详，叙述内丹修炼的基本术语。收入《道藏》第743 册。

② 　《十洲记》：志怪小说，全称为《海内十洲记》。旧题汉代东方朔作，实学六朝道人依托成书。

先天之精；命蒂，就是元精化生元炁的地方。陆西星《玄肤论》："夫气穴者，其名不一，曰气海，曰下田，曰天根，曰命蒂。"所以田诚阳在《仙学详述》一书中说：命蒂，就是人体生命最关紧要的地方。凡是花叶瓜果，和枝茎相连的地方，都叫做"蒂"。此处一断，花叶便立即枯萎，瓜果就失去了生命力。人身命蒂，就是丹田，在人生身受命之初，原由此处通过脐带而呼吸，此处炁断，人身立亡，可见命蒂于人之重要。

⑩ **造化之所** 指自然的创造化育，也指创造化育万物的天地或自然界。这里指生化我身之最初始的所在，是创造化育人体生命的本源。

⑪ **天地之根** 指人之所以呼吸保持生命存在的根本所在。中医认为，肺主呼吸，肾主纳气。而丹家说的让人难以理解一些，《老子·第六章》云："谷神不死，是谓玄牝。玄牝之门，是谓天地根。"据台湾金师圃先生所著《道德经浅注》一书解释：谷者，天谷也，一身之无气。天之谷含造化，容虚空；地之谷容万物，载山川。人与天地同所禀也，亦有谷焉，其谷藏真，一宅元神。元神所住之宫，其空如谷，而元神居之，故谓之谷神。不死者，即是虚灵不昧之义，视之不见，感而遂通。玄者，天也，阳也；牝者，地也，阴也。神妙为阳，谷虚为阴，阴阳交合，故曰玄牝。门乃出入之枢机，道为枢机，万物皆出于机，入于机。所以，只有具备了"谷"、"神"、"不死"三种特性的道，才是"玄牝之门"、"天地之根"。

⑫ **白头老子** 指金精，亦即肺藏魄。《吕洞宾·沁园春》了真子注："为西山白虎，金精也。"按中医的说法，心红肺白，肝青肾玄。这里的白必然指肺的呼吸功能。又因肺在五行中属金，肺藏魄，魄乃阴精所生，故称魄为"金精"。但这里的金精，应指下丹田之精气。

⑬ **青玄之处** 青玄指两肾，这里指两肾所处的位置，为肾气所聚之处。按胡孚琛教授秘示：这里就是"囊龠"，即真气发动之处，

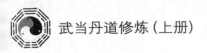

亦即结胎采药之处。

⑭ **真一处**　指元神与元精相合的地方，即真汞、真铅相合而为一的地方。为青玄之处的别称。

⑮ **水中金**　指水精，即肾中先天之精。中医有"肺肾相生"的说法。所谓"肺肾相生"，又称金水相生。肺属金，肾属水，肺金与肾水为母子关系，生理、病理均相互影响。如肺为水之上源，肾为水之下源。肺主通调水道，肾为水脏，主津液，二脏相互配合，共同调节人体水液代谢。又如肺主气，司呼吸，肾主纳气，二脏共同维持正常呼吸。清代林佩琴所撰《类证治裁》云："肺为气之主，肾为气之根，肺主出气，肾主纳气，阴阳相交，呼吸乃和。"病理上多见肺肾两虚，治疗时则肺肾同治，所以也有"肺肾同源"之说。

而丹道修炼家们认为，"水中金"乃坎卦中的一阳。坎象婴儿。《钟吕传道集·论五行第六》云："肾，水也。水中有金。金本生水，下手时要识水中金。水本嫌土，采药后须得土归水。龙乃肝之象，虎本肺之形。阳龙出于离宫，阴虎生于坎位。五行逆行。气传于母。"真虎，即肾气中之真液。钟吕称"真一之水"，《钟吕传道集·论龙虎第八》云："肾水生气，气中有真一之水，名曰阴虎，虎见液相会也。心火生液，液中有正阳之气，名曰阳龙，龙见气相合也。"

⑯ **金精**　指人体肺中精气，即金生水时所产生的精微之气。

⑰ **虎相水中生**　指元精生于坎水。虎乃元精处于北方，北为坎水，虎生于坎水。相，为"向"字误刻。

⑱ **一阳复初**　指阳精初动的一瞬间，即人体在阴极阳生的一瞬间，又恢复到阳气上升的初始阶段。道家以此为人体"活子时"。《易·复》中称为"一阳来复"。古人以为天地间确有阴阳二气，每年到了冬至日，阴气尽，阳气开始复生，所以也叫做一阳来复。丹道修炼家认为，人体亦有阴阳二气，此消彼长，相互转换，所以真阳之炁出现时，也存在"一阳来复"。《性命圭旨·生死说》云："一阳生乎复卦。"宋代张伯端《悟真篇》云："若到一阳来起复，便堪

进火莫延迟。"总之，"一阳复初"在年，即冬至一阳生；在日，即子时海底月。阴尽阳生之义。

⑲ **子时** 指武当丹道家安排的练功时间。《王子乔胎息诀》说："奉道之士，须审子午卯酉四时，乃阴阳出入之门户。"子时为一天的 23 ～次日 1 时，此时为肾中阳气发动之时，应举心念，以应水火既济之功；午时为一天的 11 ～ 13 时，此时阳极阴生之时，届时身中一阴之气下降，应举情以合之，行坎离交媾之道；卯酉二时为一天的 5 ～ 7 时和 17 ～ 19 时，此时人体阴阳平衡，为心肾二气交分之际，所以要澄心静坐，行沐浴之功。后世丹家不再寻找自然之"冬至"、"子时"，而较为关注人体内的"活子时"。

⑳ **海底月** 指下丹田之气海之中忽然升起一轮明月。喻指一阳初升的景象。海底，会阴也，下丹田气海之底。

㉑ **人门** 指生殖门。

㉒ **根基** 指脐门，即母体最初受命的地方，生命之根基有赖于此，所以被称为母腹初生我时的生命纽带。丹道修炼称之为炼丹结胎的根本和基础。

㉓ **数名** 指下丹田的上述名称。下丹田中的异名很多，异名而同义，称呼时的角度、侧重点以及名称体系不同，所使用的名称也不相同。

批文之十七·译文

下丹田，为丹道修炼中的三丹田之一，丹道修炼的书籍中常常简称为"丹田"，又别称为"气海"。下丹田的具体位置众说不一，张兴发《道教内丹修炼》认为"位于脐下一寸二分，方圆一寸二分，虚空一穴，藏有先天真一之精，为结丹之所。"《抱朴子内篇·地真》却说"在脐下二寸四分"，《医心方》卷二十七："脐下三寸为命门宫，此下丹田也。"又《东医宝鉴》引："下丹田，藏精之所也。"内丹家历来重视下丹田，故有"五脏六腑之本"、"十二经脉之根"、

"呼吸之门"等称。下丹田之中的真炁，左青右黄，下黑上白，这是道家修炼内丹时因神气变化而感应出的内景。源自《道机经》"天有三光日月星，人有三宝三丹田，三丹田中炁微。左青右黄，上白下黑也。"下丹田异名很多，因"虎向水边生"，下丹田为坎地，坎为水，所以称为"真虎"、"坎地"；又因肾精属水，处下丹田位，《内丹还元诀》也有"婴儿者，是肾中之精"的说法，所以又叫做"婴儿处"；又因《十洲记》中有"扶桑在碧海之中，地方万里"，原指水帝所居之府第，统治十三河源，喻为下丹田，所以叫做"扶桑宫"；也因气海为经穴名，属任脉，在脐下 1.5 寸，所以也指下丹田；"水晶宫"原指神话中龙王居住的水下宫殿，所以这里借指下丹田；又因下丹田亦指气穴，有人称为"生门死户"，所以又称之为"牝户"。下丹田在下腹部之中为中空一穴，实际上是人体的"真精、命蒂"。真精，即先天之精；命蒂，就是人体生命最关紧要的地方。田诚阳在《仙学详述》一书中说："凡是花叶瓜果，和枝茎相连的地方，都叫做'蒂'。此处一断，花叶便立即枯萎，瓜果就失去了生命力。人身命蒂，就是丹田，在人生身受命之初，原由此处通过脐带而呼吸，此处炁断，人身立亡，可见命蒂于人之重要。"人体平躺着向肚脐的方向再上一寸三分的距离，实际上这里仍然指下丹田的虚空一穴。这里是造化人身最初始的地方，也是人之所以呼吸保持生命存在的根本所在。"天地之根"实际上就是中医所说的"肺主呼吸，肾主纳气"。而丹家说的让人难以理解一些罢了。白头老子，实际上指肺的呼吸功能。丹家引用中医学原理，将其复杂化了。丹家认为"白头老子"，指金精，亦即肺藏魄。《吕洞宾·沁园春》了真子注："为西山白虎，金精也。"按中医的说法，心红肺白，肝青肾玄。这里的白必然又因肺在五行中属金，肺藏魄，魄乃阴精所生，故称魄为"金精"。肺所作的呼吸，肾将其引纳入下丹田，从而化生了下丹田之精气，形成了"金精"。所以《内景图》中才有"白头老子眉垂地，碧眼胡僧手托天。若问此玄玄会得，此玄玄外更无玄"这样的内丹诗句。"青玄之处",实际指两肾所处的位置,为肾气所聚之处。这里的"青玄"指两肾之间的动气。按胡孚琛教授秘示:这里就是"橐籥",即真气发动之处,亦即结胎采药之处。所以说这里被喻为"造化我之生命的山川湖海"。"真一处",就是先天之精气所聚的地方,元精、元神在此相合而育胎。"水中金"指肾中的先天之精。中医有"肺肾相生"的说法,又称金水相生。就是说肺属金,肾属水,肺金与肾水为母子关系,生理、病理均相互影响。如肺为水之上源,肾为水之下源。肺主通调水道,肾为水脏,主津液,二脏相互配合,共同调节人体水液代谢。又如肺主气,司呼吸,肾主纳气,二脏共同维持正常呼吸。清代林佩琴的《类证治裁》一书中云:"肺为气之主,肾为气之根,肺主出气,肾主纳气,阴阳相交,呼吸乃和。"病理上多见肺肾两虚,治疗时则肺肾同治,所以也有"肺肾同源"的说法。所以水中之金,字号为"金精",是人的先天至精,就是肺肾相生时所产生的精微之气。另外,下丹田还有几种说法,如"虎向水中生",是指元精的形态生于坎水;"一阳复初",指阳精初动的一瞬间,即人体在阴极阳生的一瞬间,又恢复到阳气上升的初始阶段;"子时",就是道家所称的人体"活子时";"海底月"就是指下丹田之气海之中忽然映照出一轮明月,喻指一阳初升的景象。海底,会阴也,下丹田气海之底;"人门",指生殖之门,就是我的生命最初受命于母体的地方,丹道修炼称之为炼丹结胎的根本和基础。下丹田中的异名很多,异名而同义,称呼时的角度、侧重点以及名称体系不同,所使用的名称也不相同。所以下丹田的上述名称,是每一位修真炼丹的学子都应该了解、熟知和掌握的基本知识。

落款文字(见图2-30)

武当山十方丛林南岩宫监院[1]刘理卿[2]简众[3]刻版存印
中华民国十三年[4]岁次[5]甲子[6]五月吉日[7]

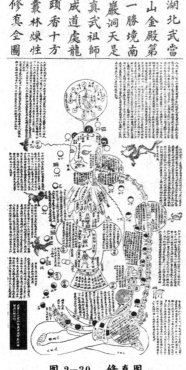

湖北武当
山金殿第
一胜境南
巖洞天是
真武祖师
成道处龙
颐香十方
丛林炼性
修真全图

图 2-30　修真图

落款文字·注释

① **监院**　道教职务，亦称住持，俗称当家，是十方丛林中管理实际事务的首领。由丛林道众公选，三年一任，可连选连任，如确有重大过失，道众亦可公议撤换。因监院是全观的当家人，故多推选精明能干者任之。观中大事由监院决定，小事分由客、寮、库、账等执事办理。

② **刘理卿**　1923～1926 年期间任武当山全山总道长。关于他的生平事迹难以查考。

③ **简众**　指持刀雕刻工匠的人名。应为南岩宫住持所请刻版人，其生平亦难考查。

④ **中华民国十三年**　指 1924 年。

⑤ **岁次**　岁星每年所在的星次和干支。也叫年次。

⑥ **甲子**　是指用干支纪年或计算岁数的方法，一般把六十组干支字轮一周叫一个甲子。但是这里是指纪年，就是指甲子年，即 1924 年，亦即与《心性图》同时雕刻于中华民国十三年。

⑦ **吉日**　现在一般称为好日子，如良辰吉日。但这里是指农历的每月初一，所以也叫朔日。

三　《修真图》图示注文解

上丹田位图注·注释（从头顶部自上而下、自右至左）

① **脑有九瓣**　丹道修炼家认为，在人脑（指大脑）中央，有九

位真神主导着人体各部功能和行为，及其与外部的联系。现代解剖学认为，人脑由大脑、小脑和脑干三部分组成，大脑由左右两个大脑半球组成；小脑由中间的蚓部和两侧膨大的小脑半球组成；脑干由间脑、中脑、脑桥和延髓组成。一般认为脑有九瓣就是指的这九个组成部分。实际上丹道修炼家所指脑有九瓣，是指人体大脑的内核位置有九瓣。我们从现代解剖学的大脑水平切面可以看到，在人脑中央的屏状核内，有这样的九瓣构造，有两侧尾状核、两侧豆状核、两侧丘脑核、两侧内核群，加上穹窿柱，大体上形成"九片菊花瓣状"。

②**房有一寸**　指人脑中的九位真神，在一寸的立体空间中各居一个位子，即在"九片菊花瓣状"中，每位真神各占一个"菊花瓣"的位置，这里借喻脑有九室，每室都有一定的空间。《上清黄庭经·至道章第七》云："泥丸百节皆有神。"又云："脑神精根字泥丸。"又云："一面之神宗泥丸。泥丸九真皆有房，方圆一寸处此中……但思一部寿无穷。"根据《性命圭旨》的阐释，"所谓'方圆一寸'者，即释迦摩顶授记之处也。此处乃玄中之玄，天中之天，郁罗萧台，玉山上京，脑血之琼房，魂精之玉室，百灵之命宅，津液之山源。此正在两耳交通之穴，前明堂，后玉枕，上华盖、下绛宫。北极太渊之中，乃真一元神所居之室也。"李建章注释曰："泥丸九真都有洞房，方园一寸处于头部之中……只要存思其中一部之神即可长生。"这样的解释似乎有些缺憾，如果九真各居一房，每房一寸方园，那么人的头脑起码要有九寸的空间，显然有些牵强。

③**不灭之道**　指长生不老的法门。《上清黄庭内景经·至道章第七》云："但思一部寿无穷。"务成子注："存思九真，不死之道也。"

④**存想泥丸**　乃丹道修炼家合丹技术之一。指丹道修炼到上乘功法，即到了炼神合道的阶段，必须意收大脑中央泥丸宫。《上清黄庭内景经·至道章第七》云："泥丸九真皆有房，方圆一寸处此中。"务成子注："房有一寸，故脑有九宫。"

⑤ **九真**　道教称九种上清真境为九真，一为上真，二为高真，三为太真，四为玄真，五为天真，六为仙真，七为神真，八为灵真，九为至真。《八素经》云：真有九品，向外列位，则当上真上向，高真南向，太真东向，神真西向，玄真北向，仙真东北向，天真东南向，灵真西南向，至真西北向。夫真者，不视而明，不听而聪，不言而正，不行而从。很多图、文因对这段话断句有误，所以在九真的定向排位上也随之发生错误，作者已在《武当》杂志连续发文八篇一一予以纠正。

⑥ **泥丸宫**　内丹术语。指专供元命真人居住的在大脑立体空间中位于最中央的位置。围绕在它的四周排列有九位真神的位置。《上清黄庭内景经·至道章第七》有"脑神精根字泥丸"，"泥丸夫人当中立"等描述。务成子注："泥丸，脑之象也。"根据现代医学的判断，泥丸宫就是位于人脑中央的"松果体"，又称上丹田。

⑦ **元命真人**　内丹术语。指控制人体生命根源的生理机制。元命，指元神，即人的生命根源。在图中专指居于泥丸宫中央，双手合十的真人形象。

⑧ **玉帝宫**　道教术语。道教称之为最高尊神居住的地方。

⑨ **玄穹主**　道教术语。道教称之为最高尊神，武当山尊奉真武大帝。玄穹主应指玄武，即真武大帝。

⑩ **九真之服，皆象气色飞轻**　道教以为九位真神行云驻色的形象；而丹道修炼家认为这种景象是一种内丹修炼到一定程度所感知的脑内景象。《上清黄庭内景经·至道章第七》云："同服紫衣飞罗裳。"务成子注："九真之服，皆象气色，犹飞轻也。"飞，轻清之意；罗裳，指九宫真人所穿服的霞衣云裳。现代解剖学所说的脑实腔隙，间孔中的脑脊液，一般呈紫红色，这为丹道修炼家所感悟到的"九真之服"，具备了内景觉察的物质基础。

头部图注·注释

① **脑发头鼓闯泥丸**　指通过鸣天鼓的方法打通玉枕关。这是丹

道修炼家打通玉枕关的核心机密技术之一。天鼓，耳中声也。鸣天鼓，即以两手心紧按两耳门，以食、中指交替击其脑户，"欲使其声壮盛不散"[①]。也以叩齿作为鸣天鼓的方法。中医亦有鸣天鼓的说法，清代沈金鳌所著内科著作《杂病源流犀烛·口齿唇舌病源流》中说："齿宜朝幕叩以会神。……若存念至真，叩中央齿，名曰鸣天鼓。"亦有鸣法鼓之说：叩齿时，左左相叩为天钟，右右相叩为天磬，正中相叩为法鼓。

② **灵宝、天宝、神宝**　合称为道教"三宝"，即上清灵宝君、玉清天宝君、太清神宝君。道教还将居于玉清境的元始天尊称为"道宝尊"，将居于上清境的灵宝天尊称为"经宝尊"，将居于太清境的道德天尊称为"师宝尊"，故学道者又以此作为"道、经、师"三宝。丹道修炼家则以上清喻下丹田，以玉清喻中丹田，以太清喻上丹田，并与之相对应，称精气神为人之三宝。

③ **太乙**　亦称太一，星宿名，在天龙座内，属紫微垣，一说在紫微阖门中。道家以太为至高至极，一为绝对唯一。《上清黄庭内景经·若得章第十九》云："太一流珠安昆仑。"注："昆仑指上丹田。"故以脑门为天庭，"太乙"列之极高位。这与中医所说太乙为经穴名，属足阳明胃经，位于上腹部，当脐中2寸等，是完全不同的。这里所说的太乙、流珠又属"三房"之一。"三房"指：明堂、金匮、玉房，或指玄丹、太乙、流珠三宫。玉房即洞房，位于两眉之间入里2寸处；明堂，位于两眉之间入里1寸处；金櫃，上丹田泥丸穴，位于两眉之间入里3寸处。玄丹，位于两眉之间入里4寸处；太乙、流珠二宫位于玄丹之上方。《上清黄庭内景经·常念章第二十二》云："常念三房相通达。"务成子注："三房谓明堂、明房、丹田之房也。与流珠、玉帝、天庭、极真、玄丹、泥丸、太皇等诸宫，左右上下，皆相通达。"

④ **九霄**　指天之极高处，这里喻指头部额头位于人体的极高处。

---

① 见晋代许旌阳《灵剑子》。

197

⑤ **紫微**　即北极紫微大帝，道教称之为万星帝王、北极大帝、紫微帝君。《晋书·天文志》："北极五星，一曰紫微，大帝之座也。天子之常居也。"

紫微在此还有一层含义，即北极七星之统。上述流珠、天庭、九霄、太乙、神宝、天宝、灵宝，各居北极七星之一位，构成"北斗"之形态，以比喻指泥丸九真居于北方极高处的七星之上。武当山道士并以此暗喻玄天上帝真武所在位置，故武当山有很多地名与北斗有关，如拜斗台、姥姆祠、七星台、七星剑等等。

⑥ **天庭**　指两眉之间。《上清黄庭内景经·黄庭章第四》云："天庭地关列斧斤。"务成子注："两眉间为天庭。紫微夫子祝曰：开通天庭，使我长生。"这与中医所称天庭穴位基本相同，如《灵枢·五色》云："庭者，首面也。"《幼科推拿秘术》[①]云："天庭穴，即天门。"这里喻指头部额头位于人体的极高处。

⑦ **流珠**　丹道修炼家所指人脑中的穴位名，即流珠宫。《上清黄庭内景经·灵台章第十七》云："洞房紫极灵门户。"务成子注："泥丸宫，左有上元赤子，右有帝卿君，却入四寸为流珠宫。"《云笈七签·思修九宫法》："流珠宫。注：在泥丸宫后一寸，是雄宫。"这里与《性命圭旨》所称流珠为"离中灵物"，即心阴或真阴，有所不同。

⑧ **明堂**　内丹穴位。眉心人脑一寸为明堂，眉上发际五分直入一寸亦为帝乡，又明堂上一寸为天庭，天庭即天中也。又鼻为上部之地户，心存日月星辰等诸神，皆当在其端，端谓鼻之上，发际之下也。

⑨ **天目**　亦称天眼、法眼。人体穴位，位于印堂上二寸。

⑩ **九宫**　即脑中九真所居九室。《上清黄庭内景经·常念章第二十二》云："九室正虚神明舍。"务成子注："九室，谓头中九宫之室。"

---

① 　《幼科推拿秘术》：原名为《小儿推拿广义》，清代石印本，为"幼科三种"，即《幼科痘症金镜录》、《幼科铁镜》、《小儿推拿广义》之一。后人刻版改称。

⑪ **雷府**　丹道修炼家，以鼻为雷府。

⑫ **神光**　指眼神所发之光，会意以神炼神。《性命圭旨·涵养本源救护命宝》云："神光一出便收来，造次弗离常在此。"李建章注："神光，眼光。"神光即是眼光，光即是神，光是本有，不是外来，所以神光在这里是暗示"以神炼神"。

⑬ **一神**　是讲心神守一，别无他念。这是丹道修炼的基本要求。《庄子·在宥》曰："无视无听，抱神以静，形将自正。"

⑭ **尊告**　此语在《修真图》中是讲不通的，而原武当山雕版已经字迹不清，无法确认。只能根据北京白云观和武汉民间传图拓片的模糊字迹以及上下文意进行推测，确定此语为"专守"。因为繁体汉字"專"与"尊"字的形体极为相近，"告"字与"守"字在字形上亦很相近。这样与"一神"相合，即为"一神专守"，其文意就通了。所以"一神尊告"，是为误刻，应纠正为一神专守，意为专心致志地注守丹道修炼之事才对。

⑮ **七王二事**　在北京白云观版的《修真图》中，依稀可见此四字为"七王奏事"，显然都不通。依据各版《修真图》注文及其所在位置和上下文意推测，"王"字应为"五"字缺笔，"二"字应为"之"字变形或误刻，如此一改，注文便通顺了。此句注文正确的表述应为"一神专守七五之事"。那么，"七五之事"是什么"事"呢？根据道教经典著作，可作如下理解：

首先，"七五之事"为"五时七候"。《云笈七签》卷三十三《杂修摄·太清存神炼气五时七候诀》云："初入五时，后通七候。……名曰度世，号曰真人，天地齐年，日月同寿。"所谓五时，即第一时为心神动多静少，第二时为心神静少动多，第三时为心神动静相半，第四时为心神静多动少，第五时为心神一向纯静。所谓七候，即第一候为神静气安，抱一守中，名曰得道；第二候为超过常限，通灵彻视，名曰寿星；第三候为游诸名山，延年千载，名曰仙人；第四候为炼身成气，气绕身光，名曰真人；第五候为炼气为神，变通自在，名曰神人；第六候为炼神为虚，神通灵就，名曰至人；第七候为修至道源，万行休停，名曰究竟。可见，一神专守如此"五时七候"，自然会修成大丹，达到长生不老的境界。

其次，"七五之事"为"七政五星"。中国古代历法家认为，日月星辰在天宫中运行的位置与九宫、十二辰、二十四节气、四季气候变化关系密切。丹家以此为行度，"天地人谓之三才，日月五星谓之七政"，并将日、月、土星、木星、火星、金星、水星配合五脏，从而实现食气绝谷，强身健体的愿望。《云笈七签》卷五十九《诸家气法部·王真人气诀》云："又存想七政配合五脏，所谓肺魁、肝魀、心魒、脾脾魓、胆魓、左肾魖、右肾魑。"

再次，"七五之事"为"阳明之性"。《黄老经》云："北斗第一天枢星，则阳明之魂神也。"《北极七元紫庭秘诀》云：北斗七星"一阳明星（应五七）"。五者，丹元星也，主命箓籍；七者，天关星也，主天地机运。加之"辅星"、"弼星"亦在此位，其性阳明和空灵，故与中医经络学的"手阳明大肠经与足阳明胃经在此交合"一说相吻合。

⑯ **喉为辅**　喉，一指咽喉，主要指十二重楼。辅助呼吸吐纳的重要器官。另一指面颊。辅为北斗九星之一。《云笈七签·北斗九星职位总主》，第八洞明星，则辅星之魂精，阳明也。

⑰ **舌为弼**　舌，在丹道修炼中具有很重要的辅弼作用，一是靠舌作降桥，连通任督脉；二是乌龙搅海生津液；三是发音作开穴和疏通经脉之用。另外，弼为北斗九星之一。《云笈七签·北斗九星职位总主》："第九隐元星，则弼星之魂明，空灵也。"《云笈七签·北极七元紫庭秘诀》："辅弼真君一隐一显，至真至神，佐相北极环绕紫晨。"

⑱ **叫为舌之母**　根据一语不重字和"喉为辅，舌为弼"一语可知，"叫"字通"喉"，亦为喉的发声机理。在丹道修炼中，喉与舌都是十分重要的部位，故在《修真图》、《内景图》中均有喉咙的

"重堂"、"十二重楼"之称和舌头的"搭鹊桥"、"降桥"之说。若按五行相生理论阐明"喉为舌之母",显然是说不通的。因为喉属肺系,五行属金;心气通于舌,故舌随心,五行属火。金不能生火,反被火克,自然喉不可能为舌之母。但根据"喉为辅,舌为弼"和"辅弼二星,一隐一显"所论,隐为显母,辅为弼母,自然就可知"喉为舌之母"了。再则,根据喉舌的发声机理可知,喉亦为舌之母。按照中医理论,肺主声,喉辅声,舌弼声。故谓呼吸之气所由出入者为"气喉",人之声音所由出入者为"喉舌"也。

⑲ **人中** 又名水沟,指鼻下方、唇上方的皮肤纵沟——鼻唇沟部。《灵枢·大肠手阳明之脉》中说:"其支者,从缺盆上颈贯颊,入下齿中,还多挟口,交人中,左之右,右之左,上扶鼻孔。"《十四经腧穴分寸歌》曰:"禾髎水沟旁五寸。"①

⑳ **承浆** 人体部位穴,在下唇中央部下方凹陷处。因口中有水浆外溢多流经此处,故名。亦为经穴名,出自三国时期皇甫谧的《针灸甲乙经》,别名天池、悬浆、垂浆,属任脉,为手、足阳明、督任脉之会。布有面部神经分支和下唇动、静脉的分支。

胸部图注·注释

① **奎娄胃昂毕觜参** 属二十八宿星,为西方白虎之象。《淮南子·天文训》云:"太阴在四仲,则岁星行三宿;太阴在四钩,则岁星行二宿。二八十六,三四十二,故十二岁而行二十八宿。"而丹道修炼家则将二十八宿星与五行相配,将"奎娄胃昂毕觜参"七星配为白虎星君。《云笈七签·内丹部》曰:"白虎者,西方庚辛金,白金也。得真一之位,经云:'子若得一万事毕。'淑女之异名,五行感化,至精之所致也。其伏不动,故称之为虎也。"

关于二十八宿星在丹道修炼中的运用,可以通过《云笈七签·玉真人气诀》窥见一般。气诀讲述了二十八宿周遍形体的次序:

---

① 见《中医基础理论》,湖南科技出版社,1985。

先从左手腕起，角左肘，亢左肩，氐房右胯，心右膝，尾右足踝，箕却从右手腕起，斗右肘，牛右肩，女虚自心至左胯，危左膝，室左足踝，壁又却从右足以踝起，奎右膝，娄右胯，胃至心，昴自心至左肩，毕左肘，觜左手腕，参却又从左足踝起，井左膝，鬼左胯，柳至心，星自心至右肩，张右肘，翼右手腕，轸又自左手腕起，角宿至右手腕匝，轸宿凡一十三处。

② **七魄藏肺**　肺主气以养魄，故魄藏于肺。《素问·宣明五气》云："五脏所藏……肺藏魄。"张志聪注："魄乃阴精所生，肺为阴脏，故主藏魄。"道教取中医肝藏魂，肺藏魄之说，称人身有三魂七魄。《云笈七签》卷五十四《魂神》谓七魄之名：一尸狗，二伏矢，三雀阴，四吞贼，五邪毒，六除秽，七臭肺。言此"七魄"为"身中之浊鬼也"，故专举炼制"七魄之法"。

③ **无英公子居之**　指肝神的居所。无英：道家指肝神。《上清黄庭内景经·肝部章第十一》云："百病所钟存无英，同用七日自充盈。"务成子注："左为无英，肝神在左，故存之一本为无英。无英者，物生之象也。"因肝为青龙，龙为阳，故称为公子。

④ **井鬼柳星张翼轸**　属二十八宿星，为南方朱雀之象。丹道修炼借朱雀以喻心神。朱雀者，南方丙丁火，朱砂也。剖液成龙，结气成鸟，其气腾而为天，其质降而为地，所以为大丹之本也。见火即飞，故得朱雀之称也。

⑤ **角亢氐房心尾箕**　属二十八宿星，为东方苍龙之象。丹道修炼借苍龙以喻肝神。苍龙亦即青龙，东方甲乙木，水银也。澄之不清，搅之不浊，近不可取，远不可舍，潜藏变化无尽，故言龙也。

⑥ **白元尊神居之**　指肺神的居所。白元：道家称之为肺神。《上清黄庭内景经·肺部章第九》云："喘息呼吸体不快，急存白元和六气。"务成子注："白元君，主肺宫也。"《大洞经》云："白元君者，居洞房之右也。"与前句"右有洞房"相对应。

⑦ **三魂藏肝**　肝属东方木而藏魂，肺属西方金而藏魄，并借用

"洛书"左三右七之说，称人身有三魂七魄。《云笈七签》卷五十四《说魂魄》："三魂，一名胎光，为太清阳和之气；二名爽灵，为阴气之变；三名幽精，为阴气之杂。""胎光延生，爽灵益禄，幽精绝死。"丹道修炼者要不为三魂所制，须制御阴杂之气，使清阳之气久居于人体之中，如此则"神气常坚，精华不散，则人不衰不老"。

⑧ **斗牛女虚** 属二十八宿星。虽然在《修真图》中没有明确的文字标示，但根据"危室壁"所在的下腹部位置，可以推测出"斗牛女虚"四宿星应位于下丹田的右位，与"危室壁"形成北方玄武之象。丹道修炼借玄武为肾神。玄武者，北方壬癸水，黑汞也。能柔能刚。经云：上善若水，非铅非锡，非众石之类，水乃河车神水，生乎天地之先，至药不可暂舍。能养育万物，吕洞宾《沁园春·七返还丹》云："进火工夫牛斗斗争危。"其中牛、斗、危为二十八星宿中的北方玄武七宿。喻指进火功夫要下在牛斗、斗危相争之时。武当山太子坡（复真观）大门有副联云："复见天心虚危应宿峰峰碧，真成神武旗创扬烟处处玄。"其中的"虚危"即指玄武。

⑨ **危室壁** 见"斗牛女虚"条下解释。

⑩ **南昌上宫** 即绛宫，亦名朱陵大府。《太清玉册》："南极朱陵丹天上帝，为元始之元炁所化生，居南昌宫，即道称南昌上宫朱陵度命天尊。"

⑪ **绛宫** 原指朱漆的宫殿，丹道修炼借以指心下的一个区域，即心肾二炁相通之处，属于心的部位。葛洪《抱朴子·内篇》中"地真"一篇中说道："或在心下绛宫金阙中丹田也"。因为心属火，为赤色，故丹道修炼又称之为"赤帝宫"。

⑫ **朱陵大府** 指朱陵上帝居住的府邸。朱陵上帝是炼度魂魄主宰的神（参见注释⑩南昌上宫）。

⑬ **呼接天根，吸接地根** "呼接天根"标注于中丹田位，"吸接地根"位于下下丹田位，两者形成一对丹道修炼的呼吸之法。"吸接地根"，位于下丹田，坎位，是指吸气之法；"呼接天根"位于中丹

田，离位，乃呼气之法。这里实际上隐含了"坎离交媾"的过程。即"鼻中吸清气一口，以意会及心目寂地，直送至腹脐下一寸二分丹田元海之中，略存一存，谓之一吸；随用下部轻轻如忍便状，以意力提起使归脐，连及夹脊、双关、肾门一路提上，直至后顶玉枕关，透入泥丸顶内，其升而上之，亦不觉气之上出，谓之一呼。一呼一吸，谓之一息"①。由此可知"天根"，乃泥丸顶也；"地根"，乃元海底也。《老子·第六章》："谷种不死，是谓玄牝。玄牝之门，是谓天地根。"所说的天地根则应指玄牝。玄为天根，牝为地根。这从张三丰注解的《吕祖百字碑》中也可以得到应证："盖呼接天根，吸接地根。即阖户之谓坤，辟户之谓乾。呼则龙吟云起，吸则虎啸风生。一阖一辟，一动一静。"

⑭一　此"一"字，错写到"心不动"之前，形成了"一心不动"。这很可能是刻版时误刻或是有意隐晦。正确的写法，应标注在代表"元炁"的盘坐小人头顶上。它是指在炼炁化神的阶段，特别要强调一个"一"字。"一"字在道教或丹道修炼中都有着多种解释：如指来源于一门，《淮南子·原道》云："万物之总，皆阅一孔；百事之根，皆出一门。"又如指构成天地万物的基本物质，《庄子·知北游》："臭腐复化为神奇，神奇复化为臭腐，故曰通天下一气耳。"再如指玄关灵明一窍，《性命圭旨》："夫修道先观其心，观心之妙，在玄关灵明一窍。"《抱朴子内篇·地真》云："人能守一，一亦守人。"

⑮ **心不动，炁自固**　源出《性命专旨·五气朝元》："心不动，则炁固。"即虚其心，使神与性合。神，心神也，火也；性，木性也，火之母。木生火，故两性一家。也就是说，代表元气的"龙"，从心神之火里呼云生风，然而由于心神的守中和寂静，使体内元气聚而不散。只有气聚神定，才能进入炼炁化神阶段。正如《性命圭旨·和合四象说》中所云："心若不动，则龙吟风起，朱雀敛翼，而元气聚矣。"就是要求丹道修炼时神不外放，专心守住体内，只有这

① 见明代高濂《遵生八笺·李真人长生一十六字诀》。

样才能收住心神的翅膀，使其与元精相合，从而促使元炁越聚越多。否则神驰炁泄，足达不到内丹修炼目的的。《修真图》中"心不动，炁自固；意不动，神自灵；身不动，精自固"的丹法要则，与张三丰注解的《吕祖百字碑》的说法也是一致的："身不动名曰炼精，炼精则虎啸，元神凝固。心不动名曰炼气，炼气则龙吟，元气存守。念不动名曰炼神，炼神则二气交，三元混，元气自回矣。"

⑯ 炁 "炁"字上有一个双手合十的婴儿，即元炁。"炁"字大体上与气的含义相同。但在丹道修炼中却有一些差别，气指构成万物的始基物质，而炁则指人体内的元气，即先天元气和经修炼而产生的后天元气。道家、道教以先天元气为炁。《老子·四十二章》："万物负阴而抱阳，冲炁以为和"，把阴阳调和，趋向统一的"和气"作为养生之道。《汉书·艺文志》著录《文子·守弱篇》："形者生之舍也，气者生之元也。"以气作为万物生存的根本。道教早期经典《太平经》云："人欲寿，乃当爱气"，"人有气即有神，气绝即神亡"，以养气作为养生三要素（精、气、神）之一。道教有气法。《参同契》云："食气鸣肠胃，吐正吸外邪。"1973 年长沙马王堆出土的彩帛绘画导引图，是导引、吐纳、行气等方法的古代养生图。《论衡·论死篇》认为："人之所以生者，精气也。"又，《养性篇》："养气自守，闭目塞听，爱精自辅，服气导引。"北朝嵩山道士寇谦之主张：养生"以礼拜求度为主，以服气食药，闭精练气为辅"。《抱朴子内篇·释滞》亦有"道家之所至秘而重者，莫过乎长生方也"。其法即修炼内丹及房中术，"至要者在于宝精行炁"、"还精补脑"。以行气宝精作为养生长寿的关键道术。《晋书》："犹混成之先大帝，若一炁之生两仪。"明确以太一混然先天之气释"炁"。张伯端《悟真篇》："道从虚无生一炁，又从一炁产阴阳。阴阳再合成三体，三体重生万物昌。"白玉蟾："神即性也，炁即命也。"

⑰ 就己、戊门 "就己"标注于元炁旁，"戊门"标注于元精旁，合而为"戊己"。一般丹法称中丹田为"戊己门"，戊己者，脾土也，

故又称之为中宫。根据天干配五行，戊己为土，戊为阳土，己为阴土。道家据此，将戊土和己土的两"土"字，合并而成"圭"字；又取"戊"字一撇（丿）与"己"字一折（乛），合而为"刀"字。故又称中宫为刀圭，称吞津液、取坎填离为不同修真阶段的"饮刀圭"。《性命圭旨·龙虎交媾法则》云："原夫龙之情性，常在于戊；虎之情性，常在于己。只缘彼此各有土气，二土合并，而成刀圭。"可见龙属火，常在戊；虎属水，常在己。而中宫之上为离，离为火；中宫之下为坎，坎为水。所以戊己二土，常人以戊上己下而居，而修真之人到了炼炁化神阶段，就会出现己上戊下、龙虎交会、水火既济、坎离颠倒之景象。这就是道教中派丹法在《内药图》中将"就己"标注在离卦，而将"流戊"标注在坎卦的理由。就，既也；流，引也。就是指肾水上升，既济心火；心神降于坎宫，"勾引"元精也。故此《修真图》的"戊门"应改为"流戊"较为妥切。

戊己：指脾的阴阳两个方面，故又称戊土、己土。《诸真圣胎神用诀·袁天罡胎息诀》云："夫阴阳者，天地之真气……此两者能改移四时之气，此乃戊己。"传统中医根据干支、阴阳学说，即以天干纪日，戊己为戊日和己日。戊己属土，土分阴阳。戊为阳土，内应足阳明胃经，故胃经旺于戊日；己为阴土，内属足太阳脾经，故脾经旺于己日。《素问·脏气法时论》："脾主长夏，足太阴、阳明主治，其日戊己。"《太上黄庭外景经》："脾中之神主中宫。"务成子注："中宫，戊己也。主于土府。"

腹部图注·注释

① **魁魒魓魓魓魒魒** 道教称之为七政，在此处表达七政配合五脏的情况。《云笈七签》卷五十九《诸家气法·玉真人气诀》云："七政配合五脏，肺魁、肝鬼勺、心鬼灌、脾鬼行、胆鬼毕、左肾鬼甫、右肾鬼票。"

② **黄庭** 祖窍异名。一指下丹田。黄色为土，象征结丹的土地；

"黄"者中央之色，故喻指人身之正中，所以叫做规中；"庭"者四方之中，阶前空地，喻中空，如"田"之中央。一指中丹田，位于人身之中，心下肾上之所。《黄庭经注》："黄庭，炼丹在此，结丹在此，还丹在此，养神在此。"

③**中** 指坎中，规中，见"黄庭"，位于膀胱上、脾之下，肾之前，肝之左，肺之右，故谓之中。在丹道修炼中，"中"字代表许多意思，如"执中"，指把握"中正"的原则，也就是恪守中庸之道，做事要无过无缺。语出《尚书·大禹谟》："惟精惟一，允执厥中。"执，把握、遵循。又如"守中"，指意守身体的某个部位。语出《老子·五章》："多言数穷，不如守中。"这里所说的"守中"，就是静守心中的意思，后世丹家在此基础上进行了发挥，于是便产生了意守身体的某个部位以进行修炼的方法。再如"空中"，借佛教术语，指使精神意识归于空寂明净。还有"一意归中"，这里的"中"为气穴，意为心神，即以神驭气，凝神入气穴。张三丰《道言浅近说》："夫守中者，须要回光返照，注意规中，于脐下一寸三分处，不即不离，此寻身中之中也。"陈撄宁先生也曾说过："若云守窍，当以'规中一窍'为最适宜，但不可死守，当顺气息之自然。"

至于"一"与"中"的关系，《性命圭旨》说得清楚："唯此本体，以其虚空无联，强名曰'中'；以其露出端倪，强名曰'一'。"意思是说：只是这个本体，因为它空虚而无形迹可循，所以勉强起了个名字叫"中"；因为它又露出了些头绪，所以勉强起了个名字叫"一"。在这里，"本体"、"中"、"一"都是道的意思，是道的异名。按照老子"道生一"和"有生于无"的说法，"中"即"道"、即"无"，而"一"即"炁"、即"有"。

所以"中"和"一"的关系就是"中"为"一"的藏身之地，"一"就是"中"的作用。可见，"中"指的是道体，"一"指的是道的作用。道是"中"与"一"的统一，亦即"无"与"有"的统一。就其"虚空无朕"而言，它是"中"，是"无"；但它于"虚空无朕"

中又露出端倪，所以它又是"一"、是"有"。朕，先兆，头绪。

④**刀圭**　原为古代道家炼外丹时的量药之器，因其状如刀头之圭角，故名。一刀圭为十分之一方寸匕（即匙）。《金丹玄学》说：医书言方寸匕，又言刀圭者，刀头圭角简称而已。所以后来有人称医术为"刀圭之术"。所以丹道修炼家所称刀圭，实指炼精化炁、周天运转时口中产生的津液，"如琼浆甘露，一滴落于黄庭，宴之味之，精液甘美，故曰饮刀圭也。"王道渊《崔公入药镜注解》："饮刀圭，窥天窍，辨朔望，知昏晓。"饮刀圭，就是指吞咽口中产生的津液，服食丹田产生的元炁。《元始天尊说得道发身经》亦有"咽液服炁为饮刀圭"之说。

《性命青旨·龙虎交媾法则》对刀圭的来历有明确解释："原夫龙之情性，常在于戊；虎之情性，常在于己。只缘彼此各有土，二土合并，而成刀圭。"这里所指"二土"，即戊土和己土；两个"土"字合并而成"圭"，"戊"字的撇（丿）与"己"字一折（フ）合并而成"刀"，所以二土合并，而成刀圭。就修真图而言，指中丹田。吕洞宾也在《沁园春·七返还丹》中吟咏："当时自饮刀圭。又谁信无中养就儿。"

⑤**土釜**　指黄庭宫，即中丹田。陈撄宁批注《邱祖秘传大丹直指》云："心下三寸六分，名曰土釜，黄庭宫也，乃中丹田，方圆一寸二分，亦虚间一穴，乃藏炁之所，炼丹之鼎。"《黄庭经注》："黄庭，炼丹在此，结丹在此，还丹在此，养神在此。"其位置在膀胱之上，脾之下，肾之前，肝之左，肺之右，是谓中央。黄庭之景，指内丹修炼功夫之中空景象。一说土釜为下丹田，并称上丹田为上土釜。

⑥**意不动，神自灵**　指精神意识活动专注一境而不散乱，自然精、炁、神合而结丹。意，精神意识活动；神，心神；灵，大丹结成，大功告成的境界。《性命圭旨·三家相见说》："意若不动，则戊己还从生数五也。""意大定，则三元混一。"《性命圭旨·和合四象说》："意若不动，则二物交，三宝结，四象和合，五行攒簇，俱会

入于中宫而大丹成矣。"

⑦ **精** 标注在下丹田的小人之上，意指元精。

⑧ **阳蹻** 指阳蹻脉，或称阳跷脉，为奇经八脉之一。蹻脉左右成对，阴蹻脉、阳蹻脉均起于足踝下，主宰人之一身左右的阴阳。阳蹻脉，从外踝下申脉穴分出，沿外踝后上行，经腹部，沿胸部后外侧，经肩部、颈外侧，上挟口角，到达目内眦。与手足太阳经、阴蹻脉会合，再上行入发际，向下到达耳后，与足少阳胆经会于项后。阳蹻脉主人之一身左右之阳。

⑨ **阳腧** 与阳蹻脉对应，指寄附于十四经中阳脉上的穴位。腧，一般指人体脏腑经络气血输注出入的部位。腧穴通过经络与脏腑密切相关，能反应各脏腑的生理或病理变化。

⑩ **双炉丹殿** 指修炼内丹的条件。炉，指修炼内丹的炉鼎。炉鼎即有内外之分，又有大小之分。外炉鼎指丹田之形而言，内炉鼎指丹田中之"气穴"而言，即关窍。大炉鼎，以乾（首）为鼎，坤（腹）为炉；小炉鼎，以黄庭为鼎，气穴为炉。或内外，或大小故称为"双炉"。丹殿，指丹房，内丹修炼以人体之身心为丹房。

⑪ **玄武煞炁** 位于坎位，是指内肾先天之炁逐渐减少，由于"顺则凡"的作用，逐渐削弱了人之生命力。玄武，北方之神，位于坎，代表肾精元炁；煞，同"杀"，削减、衰退。

⑫ **身不动，精自固** 位于下丹田位，指炼形阶段的筑基功法。人体以静为主，形无损劳，无好贪欲，自然形不劳神，精无外泄。《性命圭旨·和合四象说》云："身若不动，则虎啸风生、玄龟潜伏，而元精凝矣。"《性命圭旨·五气朝元》云："身不动，则精固。"《张三丰大道指要·注〈吕祖百字碑〉》曰："身不动，曰炼精。炼精则虎啸，元神凝固。"

⑬ **逆则圣，顺则凡** 凡夫俗子，顺则生人，欲横天下，散尽肾精，耗尽性命；修真之人，视精若命，不妄自生欲而泄精，而是反其道而行之，炼精化炁，炼炁化神，炼神还虚，炼虚合道而为圣。

《金丹大要》云："三物相感，顺则成人，逆则成圣。"

⑭ **任脉** 督脉标注在人的颌部，表示任督脉上断于龈交，若行周天必须搭"上鹊桥"；任脉标注在下方的海底位置，表示督脉下断于会阴，若行周天必须搭"下鹊桥"。（其他见《修真图》批文之一·注释"任脉"条和《修真图》批文之二·注释"督脉"条）。

⑮ **焱** 指地狱炼殿。《玉扁·火部》云：焱，"火华"；《广音员》云："火焰也。"焱，炎也，隐喻炎帝，即丰都大帝也。陶弘景《真灵位业图》，称丰都大帝乃"炎帝大庭氏，讳庆甲，天下鬼神之宗，治罗丰山，三千年而一替。"焱字位于九大地狱之上，意指坐镇各大地狱。

⑯ **铜柱地狱、火车地狱、金刚地狱、普凉地狱、冥冷地狱、屠割地狱、风雷地狱、镬汤地狱、无间地狱** 为九幽地狱。道教指腹内肠道为地狱丰都，因有九曲回肠，故称九幽地狱。这里与《三十六部尊经·玉清经》所述的二十四地狱，在内容和名称上大不相同；而且与佛教的《长阿含经》所述的"大地狱其数总八，其八地狱各有十六小地狱围绕"也不一致；与民间传说的"十八层地狱"也是不一样。当然武当山下过去修有多处东岳庙、泰山庙，都是供奉阴间神位的，尤其是在遇真宫与玉虚宫之间还建有象征着道教监狱的元和观，这里对那些不守道规的道士实行严厉的惩罚，轻者施以跪香、面壁、藤革、杖革、鞭革，重者施以劳役、烙眉、逐出、焚刑。说明武当山道士们不仅对地狱比较恐惧，而且希望通过这些严令酷刑来挽救那些将入地狱的同道们。

⑰ **阴腧** 与阴蹻脉相对应，指寄附于十二经脉和任、督二脉中阴脉上的穴位。

⑱ **阴蹻** 指阴蹻脉，或称阴跷脉，为奇经八脉之一。阴蹻脉从内踝下照海穴分出，沿内踝后直上下肢内侧，经前阴，沿腹、胸进入缺盆，出行于人迎穴之前，经鼻旁，到目内眦与手足太阳经、阳蹻脉会合。阴蹻脉主人之一身左右之阴。

丹道修炼家称阴蹻为"阳关"、"地户"、"危虚穴"等，位置在会阴之上，配复卦，为生气之所。张伯端《八脉经》谓此穴"上通泥丸，下透涌泉，真气聚散皆从此关窍尻脉周流，一身贯通，和气上朝，阳长阴消，水中火发，雪里花开。天根月窟闲来往，三十六宫都是春。得之者身体康强，容颜返壮"。认为阴蹻的位置"在坤地尾闾之前，膀胱之后，小肠之下，灵龟之上。此乃天地逐日生炁之地"。并指出"采阳气，唯在阴蹻为先"。张三丰称调息之要，在意念微微随息，并内视阴蹻脉，则内炁与外气相会，自然相感相通。故道家与医家所称阴蹻、阳蹻均有所不同。

肾部图注·注释

① 左玄肾门，右牝命门　指肾的两方面重要功能，左肾深藏着维护人体生命的基本物质；右肾蕴藏着人类繁衍生命的先天之精。玄，深远，深藏；牝，雌性，指衍生万物的本源。《难经·三十九难》说："肾有两脏也。其左为肾，右为命门。命门者，精神之所舍也，男子以藏精，女子以系胞。"可见"肾门"所藏人体自身生存的生理需要之精，如"五脏六腑之精"。《素问·金匮真言论》云："夫精者，身之本也。"《灵枢·经脉篇》亦云："人始生，先成精，精成而脑髓生。骨为干，脉为营，筋为刚，肉为墙，皮肤坚而毛发长。"清朝徐灵胎《医学源流论》说得更直接："五脏有五脏之真精，此元气之分体者也，而其根本所在，即道经所谓丹田，《难经》所谓命门，《内经》所谓七节之旁有小心。阴阳阖辟存乎此，呼吸出入系乎此，无火而能令百体皆温，无水而能令五脏绔润，此中一线未绝，则生气一线未亡，皆赖此也。"充分说明了"精"是整个人体生命存在的物质基础，没有"精"的作用，就没有生命的存在。

"命门"则蕴含了人体繁衍生命的元精、元气。除了《难经·三十九难》说："命门者，精神之所会也，男子以藏精，女子以系胞。"医圣张仲景也认为："命门之火谓之元气，命门之水谓之元精。"① 是说命门包括了肾阴肾阳两方面的作用。肾阳即"命门之火"，肾阴即"命门之水"。肾阴，亦即真阴，元阴；肾阳，亦即真阳、元阳。古人言命门，无非是强调肾中阴阳的重要性而已。《云笈七签·庚申部》（卷八十一）所载《治脾肾舌术》中说道："闭塞命门如玉都。"注："肾宫主寿，故曰命门。"所以道家在丹道修炼中要求"闭塞命门"、"坎水逆流"、"逆则圣"等等。

命门，人体生命之门。先天之气蕴藏所在，人体生化的来源，生命的根本。命门之火体现肾阳的功能。关于命门概念，古人有数种观点：一是右肾为命门说。《难经·三十九难》："其左为肾，右为命门。命门者，精神之所舍也。男子以藏精，女子以系胞。"《云笈七签·服气精义论》："左为正肾，以配五脏；右为命门，男以藏精，女以系胞。"二是两肾俱为命门说。明代虞抟《医学正传》云："两肾总号命门。"明代张介宾《类经附翼》云："肾两者，坎外之偶也，命门一者，坎中之奇也。以一统两，两而包一。是命门总乎两肾，而两肾皆属命门。故命门者，为水火之府，为阴阳之宅，为精气之海，为死生之窦。"三是两肾之间为命门说。明代赵献可《医贯》云："命门在人身之中，对脐附脊骨，自上数下，则为十四椎；自下而上，则为七椎。"四是肾间动气为命门说。明代孙一奎《医旨绪余·命门图说》"命门乃两肾中间之动气，非水非火，乃造化之枢纽，阴阳之根蒂，即先天之太极，五行由此而生，脏腑以继而成。"

命门，中医学中也指眼睛。《灵枢·根结》："太阳根于至阴，结于命门。命门者，目也。"而在针灸学中，命门为经穴名。出自《针灸甲乙经》。属督脉，位于第二、三腰椎棘突间。石门穴为其别名，属任脉，位于脐下二寸。

② **枢机** 又称桃康，主要指阻断生殖门的开关，是武当山道士们丹道修炼的关键性隐秘技术之一。枢为户枢，机为门阃；枢主开，机主闭，故以枢机并言，以比喻指事物的关键部位。《易·系辞上》：

① 见《类经附翼》。

"言行君子之枢机，枢机之发，荣辱之主也。"注："枢机，制动之主。"所以枢机在这里指炁机的开合、通闭。那么以枢机标注在这里是何含义呢？实际上是暗示"顺成人，逆成仙"，就是说，人的肾精不要走生殖之门，一方面要意守肾间动气，使神不外驰；另一方面要严守生死窍，使精不外泄。

所谓肾间动炁，是一种非常隐秘的生理现象，又称生气之原。它是指两肾之间一线相连，这一线非物质性的，而是以其所藏真气的不停开合扇动，像一个皮囊式的"橐籥"不停地开合扇动着，这种开合扇动是生命之火的体现，是生机的表达。一旦它不再扇动，生命便是真正的停止了。所以《难经·八难》所云："所谓生气之原者，谓十二经之根本也，谓肾间动气也，此五脏六腑之本，十二经脉之根，呼吸之门，三焦之原，一名守邪之神。"正是指的肾间动气。

③ **桃度** "度"字误刻，应为"桃康"，指桃核，为阴极之穴，即人体前后阴之间的会阴穴，为掌管人体男女之事的下神。《上清黄庭内景经·脾长章第十五》云："男女侕九有桃康。"务成子注："桃康，下神名，主阴阳之事。"《大洞真经》云："三元隐化，则成三宫。三宫中有九神，谓上中下三元君。太一、公子、白元、天黄司命桃康，各有宫室。"

④**霝** 内丹专用字，意为元神，属火。

⑤**靐** 内丹专用字，意为元气，属木。

⑥**㶄** 内丹专用字，意为元精，属水。

⑦ **琼焱地** 指烧炼丹药的地方。琼指丹药。《上清黄庭内景经·肝气章第三十三》云："唯待九转八琼丹。"注曰："八琼：丹砂、雄黄、雌黄、空青、硫黄、云母、戎盐、硝石等物是也。"

⑧ **毓池** 指孕育胎元的水宫。毓，生养、孕育；池，非一般水池，应为养胎育婴的"子宫"，即下丹田精海。

⑨ **胎元滋润吾所之海** 指丹道修炼所养育的胎元，置身于自己的毓池精海之中，享受着沐浴香熏，一天天成熟起来。

⑩ **橐籥**　本指古代冶炼用的大风箱、皮囊袋，一般认为内丹修炼中指呼吸吐纳，心肾相交。清袁仁林注《周易参同契》曰："橐籥者，冶人鼓铸，用以敛气成风，兴发炉火之具。盖橐之蓄极而必泄于籥，籥之泄极而待蓄于橐，循环不已，有似乾坤之阖辟，日月之盈亏，吾息之呼吸，心肾之升降。"实际上橐籥是比喻肾间动气的功能，运炼内功时的口鼻出入之呼吸只是一种表面现象。《性命圭旨》云："鼓之以橐籥，吹之以巽风，锻之以猛火。"元萧元端《金丹问答》："橐乃无底囊，籥乃三孔笛。又是铁匠手中所弄鼓风之物也。老子曰：'天地之间，其犹橐籥乎？'"

⑪ **机关之窍**　指会阴穴内开合精道的功能。常人性交时射精，会阴穴内放开通道精液射出；丹道修炼中搭"鹊桥"，接通任督脉，以致"坎水逆流"。所以在《内景图》中有"机关拨转水逆流"的注文，来表达机关之窍的作用。

⑫ **成仙之门**　亦指机关之窍。在这里人之无精元气走生殖之门，便是凡夫俗子；如果保精不泄，保元育胎，提高生命质量，便是修真成仙之道。

⑬ **谥仙生门**　指列入仙班，赐封仙号的地方。与魔慧剑所相对应。意即顺则赐子，逆则封仙。

⑭ **北极降**　指北极降星，降生玄武之星。意指真武大帝便是在这里修仙得道的。

⑮ **仙凡界**（此处图为骑牛吹笛牧童）　指人的元精顺行便坠入六道轮回，逆行便会得道飞升。所以丹道修炼至关重要的就是保精护元。

⑯ **魔慧剑所**　魔，修道之障碍；慧，修道之智慧。在这里，顺着六贼、三尸、三焦等人之七情六欲或邪魔精怪者，即成为魔障；而逆着人之生性，"降优魔障，制诸外道"[1]者，即为慧，这一过程即为慧剑。所以在这同一地方，一念之差，或为魔剑所，或为慧剑所。

---

① 　见《三十六部尊经·玉清经》。

⑰ **愚人以此杀身，圣人以此飞形** 指那些不明白丹道修炼的世俗之人就是在这里损命折寿的；而那些明白修真之理，持之以恒，修成大丹，得到正果的人，也是在这里得道飞升的。

⑱ **涌泉** 自左向右书写。涌泉标注在这里，暗示涌泉穴与内肾有着十分重要的关系。宋代石泰所辑《修真十书》（卷三）云："天门常开，地户永闭。"头顶、命门、涌泉分别为天、地、人三门。中医亦有"足少阴经起于足小趾下，斜行于足心涌泉穴，上股内侧后缘入脊内，穿过脊柱，属肾"之说。《灵枢·根结》云："少阴根于涌泉，结于廉泉。"

⑲ **谷道** 指肛门①，暗示在这里撮肛提会阴，"搭鹊桥"通周天，也指辟谷修炼。《史记·孝武本纪》云："是时而李少君亦以祠灶、谷道、却老方见上，上尊之。"裴姻集解引李奇曰："食合道引，或曰辟谷不食之道。"

⑳ **谷水** 指尿道，提示丹道修炼在这里夹尿道、缩会阴，以便"搭鹊桥"通周天。

㉑ **玉仙** 指玉人，亦指会阴穴的功能。《神异经·中荒经》："九府玉童玉女，与天地同休息。男女无为匹配，而仙道自成。张茂先曰，言不为夫妻也。男女名曰玉人。"所以丹道修炼以"玉仙"提示禁绝男女之事，守持玉童玉女之身。

㉒ **涌泉穴** 经穴名。别名"地冲"。属足少阴肾经。井（木）穴。在足底部，卷足时足前部凹陷处，约当足底二、三趾趾缝纹头端与足跟连线的前1/3与后2/3交点上。布有第二趾底总神经，深层为足底弓。此涌泉穴，分别标注于两足底，起穴位的定位作用，与暗示由内肾而出的少阴经脉不同。

㉓ **三里穴** 标注于腿外侧，故为足三里。别名鬼邪、下三里，属足阳明胃经。合（土）穴。在小腿前外侧，当犊鼻下3寸，距胫骨前缘一横指。布有腓肠外侧皮神经及隐神经分支，腓深神经，及胫

---

① 见《备急千金要方》卷二十三。

前动、静脉。武当山下有一位百岁老拳师，一辈子只掐一穴，即足三里。掐此穴具有强壮身体的作用。

㉔ **朔望** 在武当山、北京版《修真图》中只有位于头顶部圆月处的"望"字，而在武汉版《修真图》中的谷道位有一"朔"字。朔、望等词是古人根据月亮的阴晴圆缺命名的。农历月末（三十），月亮阳魂之金散尽，阴魄之水盈轮，所以纯黑而无光，故名之为"晦"；此时与下月初一相交，感阳光而有孕，也是上文所说的"一阳复初"，故又称"朔日"；到了月中十五，三阳备足，月圆如故，故名之为"望"；到了月底三十，三阴备足，又回到了"晦"。《上清黄庭内景经·肝部章第十一》云："摄魂还魄永无倾。"务成子注："每月朔望晦日，七魄流荡，交通鬼魅。"所以"朔望"对丹道修炼来说是十分重要的。

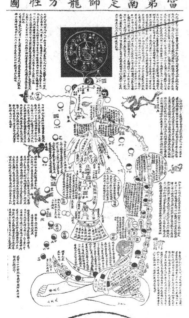

四 《修真图》图示注略

泥丸宫图示

泥丸宫为上丹田（见图 2-31，泥丸宫的局部图为《修真图》全图中黑色覆盖部分的放大图，下同），乃脑神所居之处。泥丸宫中有房一寸，分为九室，脑中的九位真神，在其中各居一室。《上清黄庭经·至道章第七》云："泥丸百节皆有神。"又云："脑神精根字泥丸。"又云："一面之神宗泥丸。泥

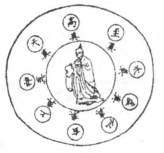

图 2-31 泥丸宫

丸九真皆有房，方圆一寸处此中……但思一部寿无穷。"根据《性命圭旨》的阐释，"所谓'方圆一寸'者，即释迦摩顶授记之处也。此处乃玄中之玄，天中之天，郁罗萧台，玉山上京，脑血之琼房，魂精之玉室，百灵之命宅，津液之山源。此正在两耳交通之穴，前明堂，后玉枕，上华盖、下绛宫。北极太渊之中，乃真一元神所居之室也。"图中道人形象，是指泥丸宫中的"元命真人"，《上清黄庭经》称之为"泥丸夫人当中立。"那么"九真"，是指上真、玄真、仙真、太真、天真、高真、灵真、神真、至真，在泥丸宫中都是各居一房。

发髻图示

　　经考证，根据《修真图》中的人物发形，为三个发髻，由此判定该图应是王重阳画像（见图2-32）。王重阳生于宋徽宗政和二年（1112年），原名中孚，字允卿。"自稚不群，既长美须眉，躯干雄伟，志倜党，不拘小节。"据李道谦的《七真年谱》记载，他颇喜弓马，于金天眷初（1138年）"应武略"，中甲科，改名世雄，字德威。入道以后，改名

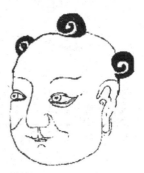

图2-32　王重阳画像

嚞，字知明，号重阳子。头顶好扎三髻，人称王疯子。陕西咸阳人。累世为世家大族。他任气好侠，不治家业。相传48岁时于甘河镇遇仙，得修炼的真诀，悟道出家，在终南山筑墓穴居两年多，自称"活死人墓"。金世宗大定七年（1167年）抵达山东，建立教会，以之传道说法；并收马钰、谭处端、刘处玄、丘处机、王处一、郝大通、孙不二等7人为徒，称"北七真"。金大定九年（1169年）十月，与弟子马、谭、刘、丘4人西归，次年1月死于大梁（今河南开封）。葬于终南刘蒋村故庵（今陕西户县祖庵镇）。金章宗赐庵名为"灵虚观"，元太宗加封为"重阳万寿宫"。全真道尊为"祖庵"

或"祖庭"。元世祖至元六年（1269 年）封为"重阳全真开化真君"。元武宗至大三年（1310 年），加封为"重阳全真开化辅极帝君"，全真道尊为"北五祖"之一。他的传世著作有《重阳全真集》，收传道诗词千余首。另有《重阳立教十五论》、《重阳软化集》、《分梨十化集》等，都收入《正统道藏》一书中。张三丰"生于元定宗贵由二年（1247 年）丁未岁，"曾受丘处机点化，吸收了全真龙门派心性学说和修真方法的精华，并在此基础上创制了《修真图》和以"三髻"发式纪念先师王重阳。

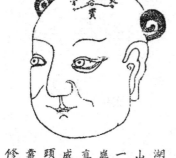

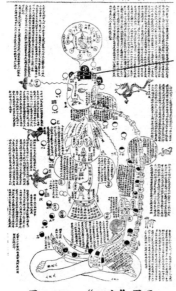

湖北武当
山金殿第
一胜境南
岩洞天是
真武祖师
成道处龙
颐香十方
丛林炼性
修真全图

"三宝"图示

"三宝"图示绘制在额头部位（见图 2-33），由于木刻版时间久远，字迹不清，实际应为灵宝、天宝、神宝，道教合称为"三宝"，即上清灵宝君，玉清天宝君、太清神宝君。道教还将居于玉清境的元始天尊称为"道宝尊"，将居于上清境的灵宝天尊称为"经宝尊"，将居于太清境的道德天尊称为"师宝尊"，故学道者又以此作为"道、经、师"三宝。丹道修炼家则以上清喻下丹田，以玉清喻中丹田，以太清喻上丹田，并与之相对应，称精气神为人之"三宝"。

"二十八宿"图示

道教认为，三魂藏于肝，七魄藏于肺。同时又将二十八宿按东、南、西、北四方，划分为青龙、朱雀、白虎、玄武四

图 2-33　"三宝"图示

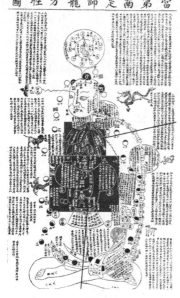

湖北武当
山金殿第
一胜境南
岩洞天是
真武祖师
成道处龙
颐香十方
丛林炼性
修真全图

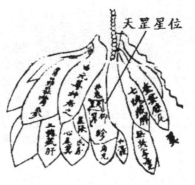

图 2-35 "天罡"星位

组天神，其中青龙属肝，白虎属肺，而且每组含有七宿（见图2-34）。所以我们才能在《修真图》的胸腹部看到关于二十八宿的表述。就是说，《修真图》胸腹部二十八宿的位置排列，是紧密结合了人体五脏位置所做的巧妙排位。肺，五行属金，在方为西，在象为白虎，其性藏七魄，在脏曰华盖。华盖者，处各脏之上，所以西方白虎七宿"奎、娄、胃、昴、毕、觜、参"，分别排列于胸部最上位左右肺叶上；肝，五行属木，在方为东，在象为青龙，其性藏三魂，在脏曰血海，处心肺之下，所以东方青龙七宿"角、亢、氐、房、心、尾、箕"，分别排列于胸部下位的肝叶上；心，五行属火，在方为南，在象为朱雀，其性藏神，其脏主运血，处肺下肝上，所以南方朱雀七宿"井、鬼、柳、星、张、翼、轸"，集中排在了胸部中心位置的心胞上。在此位置还有一个北斗七星，斗中标注有"天罡"星位（见图2-35）。此乃示意道家的"天罡卧斗法"，《抱朴子·杂应》云："又思作七星北斗，以魁覆其头，以罡指前。"此图的绘制与《云笈七签·大还丹契秘图》基本相似（见

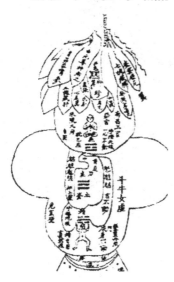

图 2-34 "二十八宿"图示

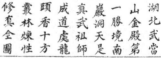

图 2-36　《云笈七签·大还丹契秘图》

图 2-36）[1]；肾，五行属水，在方为北，在象为玄武，其性藏精，在脏曰精海，处腹内腰下，所以北方玄武七宿的"危、室、壁"三宿，排列于腹部右侧位，其中北方玄武的另外四宿"斗、牛、女、虚"应处于《修真图》腰肾位的左侧。

"姹女"图示

《修真图》的胸部中央画有一个小女孩，虽然没有明确标示，但我们可以确认为"姹女"（见图 2-37）。姹女，内丹修炼中指人之性也。《周易参同契》云："河上姹女，灵而最神，得火则飞，不见埃尘。"蜀彭晓云："河上姹女者，真汞也，见火则飞腾，如鬼隐龙潜，莫知所往。"[2] 姹女之下标注一个"炁"字，是说明元气的汇集于此以养神。

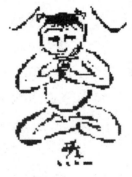

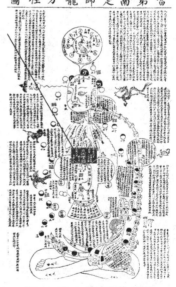

图 2-37　"姹女"图示

---

①　见《云笈七签》（卷七十二）《大还丹契秘图》。
②　见五代彭晓根据东汉魏伯阳的《参同契》所作的《周易参同契分章通真义》注本"类如鸡子"章第六十四。

"月兔日乌"图示

"月兔日乌"一语是以绘图喻指的，并无明确文字标示（见图2-38）。武当山《修真图》在其胸部位两侧各画一只小动物，有人认为：一为稚鸡，一为雏狗；也有认为：一为黑鸠，一为小羊；我们认为应当是乌和兔，它们既代表人体之阴阳，也代表丹道修炼中的铅汞、坎离、魂魄等，还代表人的两只手。张伯端《悟真篇》有诗为证："先把乾坤为鼎器，次将乌兔药来烹。既驱二物归黄道，争得金丹不解生。"这里的"乌兔"即指日乌月

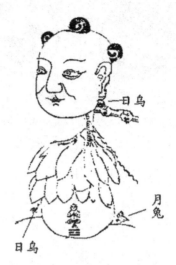

图2-38 "月兔日乌"图示

兔，两者是丹道修炼的"铅汞"两种药物。日乌，日为阳，乌为阴，所谓阳中至阴，是铅和坎的代名词，意指元精；月兔，月为阴，兔为阳，所谓阴中至阳，是汞和离的代名词，意喻元神。这里的"二物归黄道"，就是归入任督二脉。武当山《修真图》不仅有胸前部的"乌"归入任脉的"鸠尾"，而且有"乌"归入督脉的"玉枕"，我们在图中的脑后部可以看到，有只乌已进入了半部身躯，只剩下一个尾部尚在脑后部之外。

关于"日乌月兔"，《云笈七签·内丹部》也作了阐明。在内丹部的首篇《大还丹契秘图》开篇第一句就说道："大还丹者，乃日之魂，月之魄，二曜精气之所致也。"其后的"日月第六"中进一步说："天日月者，天地之至精也，药中即以坎男为月，离女为日。日中有乌属阴，月中有蟾[1]属阳。白金产于河车中，即阴中有阳，水银生于朱砂中，即阳中有阴。此二者，圣人相传，贤人相授，宝诀具明，非常凡士所能窥也。"（见附图79）《大还丹契秘图》接着说："如知日月在乎手，造化万灵事无难也。访神仙，瞻日月之精，

---

① 蟾：即蟾宫，指月宫，此指月兔。

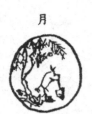 

图 2-39　日乌月兔

为长生之道，实可重矣。"也可称为"金乌玉兔"，意为铅汞之别，喻指心液肾气。萧元端《金丹大成集·金丹问答》云："日中乌比心中液，月中兔比肾中之气。"

关于"日魂月魄"的说法，《性命圭旨全书·魂魄图》中有所阐释："阳神日魂，阴神月魄。魂之与魄，互为室宅。"日魂为阳，喻肝，月魄为阴，喻肺。它们代表人体内的阴、阳两个方面。所以其他版本的《修真图》在无法辨别武当山《修真图》的图文含义的情况下，几乎都画作"心猿意马"，这实在是非常浅层而且失真的臆断。

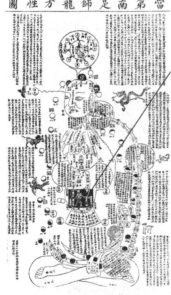

图 2-40　"婴儿"图示

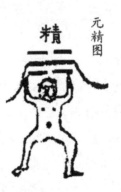

"婴儿"图示

在《修真图》的腹部下丹田中央画有一个小男孩，隐示为"婴儿"（见图 2-40）。婴儿，指人的先天之肾精，即元精。《内丹还元诀》云："婴儿者，是肾中之精。"婴儿，外丹指铅，内丹借指人之情。又称汞为"姹女"。五代崔希范《入药镜》彭好古注："婴儿者，金也，水也，情也；姹女者，木也，火也，性也"，谓二者交合，精气神合炼，即结金丹。

坎离交媾图示

《修真图》上腹部中央画有坎离交媾图（见图 2-41），这是《修真图》的核心，也是丹道修炼的核心技术。所谓坎离，在丹道修炼中指肾与心。无名氏《周易参同契注》说："在人则肾属坎而居乎下，心属离而居乎上。"所谓"坎离交媾"，也叫"取坎填离"，即心肾相交，水火既济。此为小周天功夫，在百日筑基的过程中可以实现。元代陈虚白《规中指南》："坎离交媾，亦谓之小周天，在立基百日之内见之。"又引宋张伯端语："龙虎一交相眷恋，坎离方媾便成胎。"盖依内丹周天功理论，小周天阶段以后天八卦图指导，使炼成先天八卦图式，着眼点在坎、离两卦，故称"坎离交媾"。宋代张平叔撰《玉青金笥青华秘文金宝内炼丹诀》云："坎者肾宫也，离者心田也。坎静属水，乃☵也。动属火，乃一也。离动为火，乃☲也。静属水，乃一也。交会之际，心田静而肾府动，得非真阳在下而真阴在上乎？况意生乎心，而直下肾府乎？阳生于肾而直生于黄庭乎？故曰：坎离颠倒。若不颠倒而顺行，则心火而不静，则大地火坑之义明矣。"

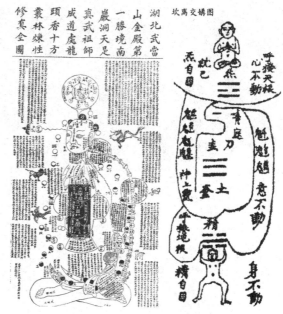

图 2-41 "坎离交媾"图示

"阳腧"图示

阳腧，与阳蹻脉对应，指寄附于十四经中阳脉上的穴位（见图 2-42）。腧，一般指人体脏腑经络气血输注出入的部位。腧穴通过经络与脏腑密切相关，能反映各脏腑的生理或病理变化。

"阳蹻脉"图示

中医认为，阳蹻在足外踝前一寸陷者宛宛中，见于宋代王惟一

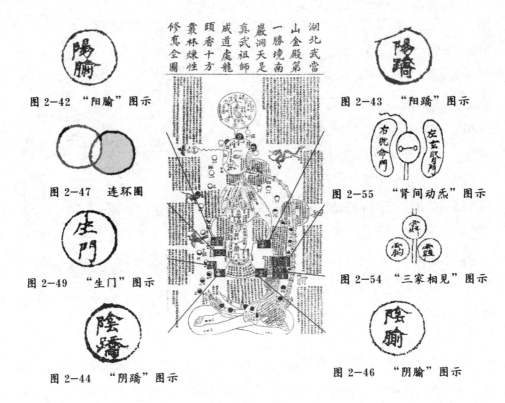

图 2-42　"阳腧"图示

图 2-47　连环图

图 2-49　"生门"图示

图 2-44　"阴蹻"图示

图 2-43　"阳蹻"图示

图 2-55　"肾间动炁"图示

图 2-54　"三家相见"图示

图 2-46　"阴腧"图示

的《铜人针灸经》；即指阳蹻脉，为奇经八脉之一。蹻脉，左右成对，阴蹻脉、阳蹻脉均起于足踝下，并分别由人体的内外侧上行，主宰人之一身左右阴阳。阳蹻脉，从外踝下申脉穴分出，沿外踝后上行，经腹部，沿胸部后外侧，经肩部、颈外侧，上挟口角，到达目内眦。与手足太阳经、阴蹻脉会合，再上行入发际，向下到达耳后，与足少阳胆经会于项后。而丹道修炼家在《修真图》中之所以把阳蹻标注在这里，是因为此处有一重要穴位，即居髎穴（见图 2-43），足少阳胆经与阳蹻脉交会于此，而且阳蹻脉主人之一身左右之阳；丹道修炼家只称"阳蹻"，而不称为"脉"，就是与"阴蹻"对应。所以阳蹻应位于上部的眼睛、脑神，眼睛为阳精之聚、阴蹻脉与阳蹻脉之会合，脑神通过眼睛下照海底阴蹻，使之上下贯通一气，处于整体照察之中。因此，武当丹道修炼对阳蹻的重视程度与阴蹻是一样的。

"阴蹻脉"图示

中医认为，阴蹻，"以足内踝陷中宛宛是"，亦见于宋代王惟一的《铜人针灸经》；即指阴蹻脉，为奇经八脉之一。阴蹻脉从内踝下照海穴分出，沿内踝后直上下肢内侧，经前阴，沿腹、胸进入缺盆，出行于人迎穴之前，经鼻旁，到目内眦与手足太阳经、阳蹻脉合。阴蹻脉主人之一身左右之阴。丹道修炼家对此非常重视，称阴蹻为"阳关"、"地户"、"危虚穴"、"虚无穴"、"牝门"、"死户"、"归根窍"、"复命关"、"死生根"、"天根"、"生死窍"、"海底"、"桃康"等等（见图 2-44）。阴蹻的位置在会阴之上，配复卦，为人身生气之所。为先天大道之根，一气之祖。采药首先从此窍起。此处发动，八脉皆通。窍位虽在会阴之内，但上通泥丸，下透涌泉。如真气聚散，皆从此窍，则天门常开，地户永闭，功用虽在丹田，气根产铅却在此处。为千峰老人赵避尘所绘"阴蹻脉示意图"（见图 2-45），正如张伯端《八脉经》所说此穴"上通泥丸，下透涌泉，真气聚散皆从此关窍尻脉周流，一身贯通，和气上朝，阳长阴消，水中火发，雪里花开。天根月窟闲来往，三十六宫都是春。得之者身体康强，容颜返壮"。认为阴蹻的位置"在坤地尾闾之前，膀胱之后，小肠之下，灵龟之上。此乃天地逐日生炁之地"。并指出"采阳气，唯在阴蹻为先"。我国古代著名医学家李时珍曾说："紫阳[1]八脉经所载，稍与医家之说不同，在内景隧道，惟返观者能照察之，其言必不谬也。"张三丰也称调息之要，在意念

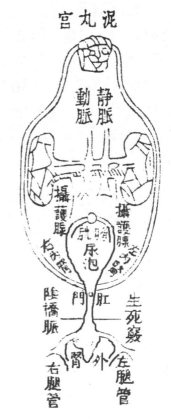

图 2-45 阴蹻脉示意图

---

[1] 紫阳：即张紫阳，指张伯端。

微微随息，并内视阴跷脉，则内炁与外气相会，自然相感相通。故道家与医家所称阴跷、阳跷均有所不同。

"阴腧"图示

阴腧，与阴跷脉相对应，指寄附于十二经脉和任、督二脉中阴脉上的穴位。中医认为，阴跷为足少阴之别脉，共有八穴，与张紫阳所著《八脉经》所列位置有所不同。一般比较明确的有四穴，即交会于足少阴经的照海、交信、会阴，上与阳跷会合于足太阳经的睛明。丹道修炼家之所以在《修真图》中将"阴腧"列为修持秘窍（见图2-46），是因为此处为生药的地方，为青春活力萌动之处，是产生内分泌的源头。张紫阳《八脉经》论此窍说："八脉者先天大道之根，一气之祖，采之惟在阴跷为先，此脉才动，诸脉皆通，次督、任、冲三脉，总为经脉造化之源。"丹学大家王沐先生认为，阴跷以会阴位置为体，以生精采药为用。在筑基阶段作用在生精补亏，在炼精化炁阶段为采药之处，"舐吸撮闭"是这些有为动作的总枢，所以列为首位。但内外药会合而成大药之后，精已化尽，它的作用也就微小了。用功在这里时，要有四窍的整体观念，明白它们有着相互的促进作用，目的都是调动生机，使其活泼焕发，返还童年。当然，阴跷重点在动态，随机而动，不必执著坚守。

"道胎"图示

在《修真图》下腹部小婴儿的右侧画有一个连环圈（见图2-47），其旁边还有一段注文："肺（脐）为生门，太乙居之。主人性命。司身一万三千精也。"精为水，水为阴，在丹道修炼中所采之药，即是阴精；心神为火，火为阳，水火既济，阴阳相合，即成"道胎"（见图2-48）[1]，这就是道家所说的丹母、丹坯。阴阳相合为丹母，初成道胎为丹坯。道胎就是圣胎，指精、气、神在丹田相凝

---

[1] 此道胎图选自千峰老人赵避尘《性命法诀明指》（卷六）。

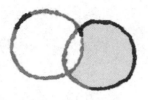

图 2-47　连环圈

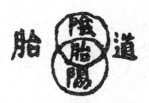

图 2-48　"道胎"图示

结，所形成的胞胎。《修真图》的道胎图为暗示，千峰老人赵避尘所绘道胎图为明指。

"生门"图示

"生门"即脐门，也叫做"命门"。生门，乃肚脐之门，为人身最初受命之所在。其门下通外肾，是精炁走漏的地方，在丹道修炼中非常重要（见图 2-49）。太乙即太一，在这里指含合了男精女卵的最初始混沌状态。与丹道修炼家们所说主司男女（精卵）合会的神（道或自然规律）是基本相同的。所以说太乙神是居住在生门并主司男女阴阳之事的下神名。太乙神一方面通过命门主宰着人体维持自身生存的基本物质，另一方面通过命门深藏先天之精，维持着人类的繁衍生息。在这里"顺则生人，逆则成圣"。一念之差，精炁泄漏，损命折寿；一念向上，保精护命，益寿延年。所以说它能"主人性命"。道教认为，男人一生有"一万三千精"，都是靠命门之中的太乙神控制和主使、储藏的。

"青牛牧童"图示

"青牛牧童"应为青童，青童为仙童（见图 2-50）。《真灵位业图》云："仙人青童君。"青牛牧童画在这里，一方面说明炼丹之人逆向求索，修真得道，由青童引入仙班，也可以得到青牛牧童送来的谥封仙号；另一方面说明凡夫俗字，传宗接代，生男育女，便可得到青牛牧童的送子之赐。那么，牧童手中所持竹笛，作何解释？应为"无孔笛"。陈撄宁大师校正《丘祖秘传大丹直指》中有一段"论玄

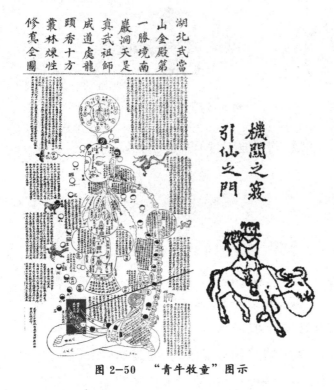

图 2-50　"青牛牧童"图示

窍"的文字："汝欲内呼吸，汝当得其一，则万事毕。一之为物，有两窍，两窍又止一窍。此一窍也，无内外，无边际，中有乾坤理五炁，合百神，此根蒂之处，结胎之所，性命始于此，精炁神俱生于此。及吾生身受炁之初，父母精炁相交之顷，流注一线之路，其中似有一管相通，故曰无孔笛，没口人吹也。有此管，然后生肾，生诸脏腑，一身经脉，皆从此生，又曰总持门，曰三关要路。在母腹时，吸至此窍，合天降，呼从此窍，合地升，又名为龟鼻头。惟此一窍，乃内呼吸之根蒂，先天元炁实游于此，天地正炁实从此人。"丘长春真人在《青天歌》中也有此论，"我家此曲皆自然，管无孔兮琴无弦，得来惊觉浮生梦，昼夜清音满洞天。"歌中所言，琴音笛曲，都是寓言，长春真人恐人取象而求，所以反复说明，自家的笛曲乃罔象之象，希声之声，谓管无孔，谓琴无弦，所谓无情作为，无情听受，与世俗之音大相径庭，仙凡不同，且阎浮之世，浊梦昏沉；洞天之中，清音弥漫。故尘梦非此乐而不醒，此乐非梦醒而不得，岂不寤寐遐思，令人念念不舍矣。所以谓之牧童吹笛，取其仙乐意境。丘祖又有诗云："月下方堪把笛吹，一声响亮振平夷，惊起东方玉童子，倒骑白鹿如星驰。"意思是说，当炼性到一定程度后，方能临炉，因之有月下吹笛之说。华夷，意指内外，一声响亮，寓意笛声，实言雷动，当此雷动之时，内宾外主，一时交会，故震动华夷，令人惊骇。东方玉童，以喻己汞；倒骑白鹿，以喻虎铅。白鹿即白虎之意，又鹿五百岁始变白，亦精气之全者。倒骑者，喻逆转而上也；如星驰，形容其快也。这段诗意是指当虎铅来到之时，必以己汞迎之，然后宾迎主人，西过东家，顷刻间如星驰电掣，径上昆仑，降入宫中，丹道修炼中所说的还丹也就从这里开始了。张三丰在谈到这一情景时，完全是一种陶醉的感觉："金华朵朵鲜，无财难修炼。不敢对人言，各自糊盘算。访外护，未遇高贤，把天机牢抱几年。聊试验妙更玄，凭慧剑采先天。今日方知，道在目前，才信金丹有正传。吹的是无孔之笛，弹的是无弦之弦；喜的是黄芽白雪，爱的是首经红铅；饮的是延命仙酒，服的是返魂灵丹；做的是壶中活计，戏的是海底金蟾。"

"生门死户"图示

这个位置的图示基本上都是在讲"生门死户"（见图 2-51）。首先，"机关之窍"是指会阴穴内开合精道的功能。常人性交时射精，会阴穴内放开通道精液射出；丹道修炼中搭"鹊桥"，接通任督脉，以致"坎水逆流"。所以在《内景图》中也有"机关拨转水逆流"的注文，来表达机关之窍的作用。其次，"成仙之门"亦指机关之窍。在这里人之无精元气走生殖之门，便是凡夫俗子；如果保精不泄，保元育

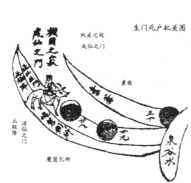
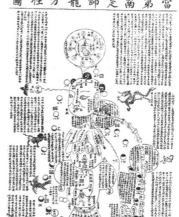

图 2-51 "生门死户"图示

229

胎，提高生命质量，便是修真成仙之道。再次，"谥仙之门"，指列入仙班，赐封仙号的地方。与"魔慧剑所"相对应。意即"顺则赐子，逆则封仙"。又次，"仙凡界"（此处图为骑牛吹笛牧童），指人的元精顺行便坠入六道轮回，逆行便会得道飞升。所以丹道修炼至关重要的就是保精护元。又再次，"魔慧剑所"，魔，乃修道之障碍；慧，即修道之智慧。在这里，顺着六贼、三尸、三焦等人之七情六欲或邪魔精怪者，即成为魔障；而逆着人之生性，"降伏魔障，制诸外道"[①]者，即为慧，这一过程即为慧剑。所以在这同一地方，一念之差，或为魔剑所，或为慧剑所。最后，"愚人以此杀身，圣人以此飞形"，指那些不明白丹道修炼的世俗之人就是在这里损命折寿的；而那些明白修真之理，持之以恒，修成大丹，得到正果的人，也是在这里得道飞升的。此外，"北极降"指北极降星，降生玄武之星。意指真武大帝便是在这里修仙得道的。

"胞胎"图示

胞胎就是胞衣中的胎。《修真图》中绘制的胞胎图（见图 2-53）与《云笈七签·大还丹契秘图》中绘制的胞胎图（见图 2-52）如出一辙。《云笈七签·大还丹契秘图》"胞胎证混元图第九"中这样说道："夫包者，爻也。爻者，五阴之下一阳，潜龙建子之初卦也。谓一生二，二者，丑也；一者，子也。子至丑，丑即临卦也；至寅，三阳成胎。胎者，泰也。阴阳二气并和气，三也。故云一生二，二生三，三生万物。三谓子丑寅，发生之气也故胎者，泰也，在混沌为天地间，在人为精血气，在药为水火

胞胎图

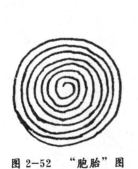

图 2-52　"胞胎"图

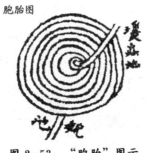

图 2-53　"胞胎"图示

----

① 见《三十六部尊经·玉清经》。

土。鼠化牛，牛化虎，此三象者，希夷微也。三者混沌，出《太一经》云尔。"实际上这里讲的就是凝结胞胎，是指神凝气结，形成一个神意包裹着元气的虚无体。所以张兴发在《道教内丹修炼》一书中说"此时真气驾驭呼吸之气，使之化无，而为胎息"。《抱朴子·释滞》中说："得胎息者，能不以鼻口嘘吸，如在胞胎之中，则道成矣。"

"三家相见"图示

《修真图》中所绘制的三个文字为道家内丹修炼的专用字，即上者为"神"，左者为"精"，右者为"炁"（见图2-54）。此三字绘制在这里，是表达药物，即丹道修炼中的采药环节。丹道修炼物质基础就是"药物"，这是因为内丹修炼是借用外丹的名词，所以用精、炁、神三种物质构成要素比喻为药物。"神"为支配内炼

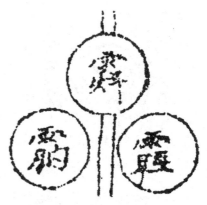

图2-54 "三家相见"图示

的主宰，包括思维及意识在内，也有灵感及信息感应作用。丹经指神为主宰，炁为动力，精为基础，实际上就是中医所称的生命三大要素，它们相互为用。宋代俞琰说："心虚则神凝，神凝则气聚，气聚则精生。"然后经过内炼互化过程，成为返老还童的基础。《悟真篇》绝句第五首云："咽津纳气是人行，有药方能造化生。鼎内若无真种子，犹将水火煮空铛。"这是因为咽津纳气，乃后天滓质，并非生命精微。只有经过"三家相见"的修炼，才能采到真药，修得大丹。

这里所说的"三家相见"，就是指元精、元气、元神相互吸引合而为一，形容圣胎初步凝结的功夫完成时的情形。如张伯端说："戊己自归生数五，三家相见结婴儿。婴儿是一含真气，十月胎圆入圣基。"[①] 说的就是元精、元气、元神相结合叫做三家相见，结成丹母，

---

① 见张伯端《悟真篇·七言四韵》第十四首。

经过十月温养，丹成而进入下丹田。也有将身、心、意作为三家描述的，认为身、心、意分为三家，各自为政，不相统一，通过修炼，使三者从统一协调到合而为一，故称"三家相见"。如《性命圭旨》中说："身心意谓之三家。三家相见者，胎成而结婴儿也。"胡孚琛教授认为，三家相见在龙虎丹法中另有所指。

"肾间动炁"图示

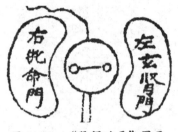

图 2-55　"肾间动炁"图示

所谓肾间动炁，就是左右肾脏之间有一条非物质性连线，它像一个永动机，只要生命存在，它就会永远自发地跳动（见图 2-55），所以丹道修炼家们非常重视，常称之为"玄牝"、"玄关"、"橐籥"、"玄关一窍"、"天地之根"、"虚无之谷"、"众妙之门"等。

人体的气，从总体上说，是由肾中之精气、饮食水谷之精微和自然界之清气三个部分在肾、脾胃、肺等脏腑的共同作用下生成的。但是人之元气却主要生发于肾间，又因为元气是人体最基本、最重要的气，是人体生命活动的原动力，所以丹道修炼家们历来十分注意元气的培补、养护、采取、生化等。元气以先天之精为基，又赖后天之精的培育。元气的主要来源与生成过程，是从父母禀受的先天之精气，经肾的化生作用和水谷精微的滋养而成。所以元气的盛衰与先天禀赋有直接关系，但后天饮食、锻炼、劳作，以及精神因素、疾病等也可以改变元气的强弱状况。先天禀赋不足的人通过饮食调养与丹道修炼等，可以使元气逐渐充足。当然先天元气充足的人，也会由于后天各种不利因素而导致元气损伤过度。所以，元气之盛衰，并非完全取决于先天禀赋，与脾胃运化水谷精气的功能密切相关，也与练功和不练功，或所选功法是否得当有着密切关系。

肾间动炁是元气生发的地方，从命门起通过三焦，沿经络系统和腠理间隙循行全身，内而五脏六腑，外而肌肤腠理无所不到，以作用于机体各个部分。命门为元气之根，水火之源。五脏之阴气，非此不能滋；五脏之阳气，非此不能发。元气循行的路线为：始于肾间，经下、中、上三焦，由手太阴经进入十二正经中，布于周身，蓄于奇经，溢于三百六十五穴；然后再经腠理和大小络脉汇聚于四肢末端的井穴，入本输至经别，直接深入脏腑，继而浅出头颈部、胸腹俞穴和背俞穴，自奇经总集于任督二脉，下归肾脏。元气在循行过程中，经过了人体的各脏腑、经络及体表组织。元气循此路径周而复始地循行，以发挥其正常的生理功能。元气不仅具有推动和温煦的生理功能，而且具有推动人体的生成和发育功能，它是人体生命活动的原动力，是维持生命活动的最基本的物质。根据《灵枢·天年》的记载：人 10 ～ 40 岁，元气充足，由下部之根本达于上部的标、结，脏腑、肌肉、四肢百骸、头面胸腹、背脊皆受其作用。故五脏渐定，肌肉渐长，形体壮盛，能跑善行。人到 50 ～ 100 岁，元气渐衰，不能由下部之根本上达于标、结，脏腑肌肉、四肢百骸、头面胸腹和脊背皆失其荣，故五脏渐衰，目昏，肌肤枯槁，好卧，形骸独居而终。所以，肾间动气既是人的生命力的象征，又是丹道修炼的着手之处。

在肾间动气这里，之所以引入橐籥的概念，是要以橐籥比喻肾间动气的功能。丹道修炼时，口鼻呼吸只是一种表面现象，最为关键，也是千百年来秘而不传的，实际上是橐籥的功能。《性命圭旨》云："鼓之以橐籥，吹之以巽风，锻之以猛火。"元萧元端《金丹问答》："橐乃无底囊，籥乃三孔笛。又是铁匠手中所弄鼓风之物也。老子曰：'天地之间，其犹橐籥乎？'"。

"枢机"图示

"枢机"，又称"桃康"，主要指通阻生殖门的开关，是武当山道士们丹道修炼的关键性隐秘技术之一（见图 2-56）。枢为户枢，机为门阃；枢主开，机主闭，故以枢机并言，以比喻事物的关键部位。《易·系辞上》："言行君子之枢机，枢机之发，荣辱之主也。"注："枢机，制动之主。"所以枢机在这里指凥机的开合、通闭。那么以枢机标注在这里是何含义呢？实际上是暗示"顺成人，逆成仙"，就是说，人的肾精不要走生殖之门，一方面要意守肾间动凥，使神不外驰；另一方面要严守生死窍，使精不外泄（见图2-58）。"桃康"，为阴极之穴，即人体前后阴之间的会阴穴，为掌管人体男女之事的下神。《上清黄庭内景经·脾长章第十五》云："男女侗九有桃康。"务成子注："桃康，下神名，主阴阳之事。"《大洞真经》云："三元隐化，则成三宫。三宫中有九神，谓上中下三元君。太一公子、白元、天黄司命桃康，各有宫室。"可见，正是"桃康"神起着开关生殖之道的作用。所以，枢机又称为"机关之窍"，即指会阴穴内开合精道的功能。常人性交时射精，会阴穴内放开通道精液射出；丹道修炼中搭"鹊桥"，接通任督脉，以致"坎水逆流"（见图2-57）。

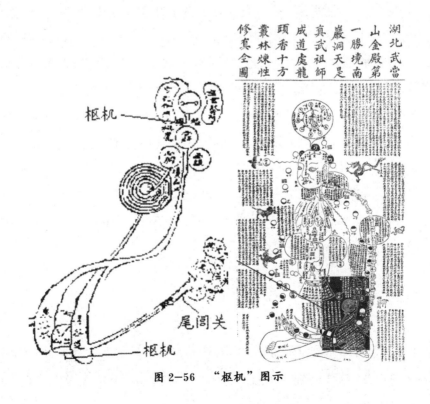

图2-56　"枢机"图示

所以在《修真图》中绘制了玉仙之下的"枢机"插栓，若能关闭精道，再经过炼精化炁的程序，元气便可逆行入尾闾关；若不能关闭精道，则顺行入生殖之道。《内景图》中也有"机关拨转水逆流"的注文，来表达机关之窍的作用。

"养育胎元"图示

"胎元"，即由元精、元气、元神凝结而成的内丹初始形态。而养育胎元的关键，就是张三丰的"逆用阴阳，返还先天"（见图 2-58），并具体做到神不外驰，气不叉出，精不外泄。张伯端《悟真篇》绝句第一首曰："道自虚无生一气，又从一气产阴阳，阴阳再合成三体，三体重生万物昌。"清代刘一明《悟真直指》注道："此性命之道即造化之道，生生不息之道也。然此皆顺行造化之道。修道者知此顺行造化，逆而修之，则归三为二，归二为一，归一于虚无矣。"注解所指的"道"为生生不息，即指生命的本源；"逆行"即必须扭转自然中生老病死的规律，使其永葆青春；所谓"一气"分为阴阳，即

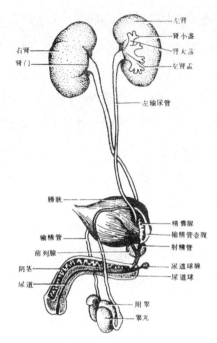

图 2-57 "男性泌尿生殖系统"图示

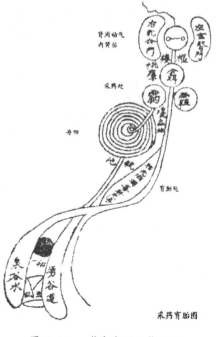

图 2-58 "养育胎元"图示

以心为性，以肾为命，心为离为阳，肾为坎为阴；阴阳分三，即精气神三宝，由此而孕育万物。此程序本是顺行，但张伯端暗示丹法必须反此而行，使其归根返本，复归于道。邱处机《大丹直指》进一步解释说："金丹之理，在一性命而已，一气由虚无而生，精气合炼，精气神三宝凝结，即复归于道。"张三丰说"自幼至老，被天地人物盗去的天真，今于虚无中，尘色内，却要夺盗返还于我天性之中，方得元精、元气、元神三全，至是乃心明理融。"[①] 这也是丹道修炼的内炼物质基础，有的丹经称之为大药。《玉皇心印妙经》说："上药三品，神与气精。恍恍惚惚，杳杳冥冥。"南宗五祖白玉蟾说："其精不是交感精，乃是玉皇口中涎。其气即非呼吸气，乃知却是太素烟。其神即非思虑神，可与元始相比肩。"清代龙门派道士闵一得注曰："是即所谓元精、元气、元神也。"

"三关河车"图示

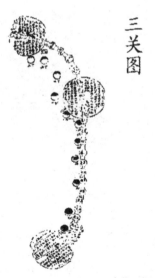

三关图

图2-59　"三关河车"图示

《修真图》的督脉三关处有三车图示（见图2-59），而且加注了文字，乃是丹道修炼家贯通周天的核心机密技术之一。丹道修炼家关于"三关"的说法是指人体背后的三处关窍，即尾闾、夹脊、玉枕，所以也叫"后三关"。修炼到周天开通的时候，首先就是要冲破三关。陈撄宁校注《丘祖秘传大丹直指（抄本）》中说："尾闾关在背后夹脊下，脊骨尽头处，其关通内肾之窍。直上至背后对内肾处，谓之夹脊双关。又上至脑后，谓之玉枕关。三关通起一条髓路，号曰漕溪，又曰黄河，乃阳炁上升之路。"丹家关于"三车"也有三种说法和三个方面

①　见《张三丰全集·玄机直讲》。

的含义：一指使者车、雷车、破车，比喻内丹修炼中针对不同的目的、运用不同的方法所取得的三个不同验证。道教认为凡聚火而心行意使，以攻疾病，叫做使者车；凡既济自上而下，阴阳正合，水火共处，静中闻雷霆之声，叫做雷车；若心为境役，物以情牵，感物而散于真阳之气，自外而内，不知休息，久而气弱体虚，以成衰老，或而八邪五疫，返以役人，真气元阳难以抵挡，既老且病而死，叫做破车。"[1]二指小河车、大河车、紫河车，比喻内丹修炼的三个层次。道家认为丹道修炼的人，闻悉大道，得遇明师，通晓天地升降的道理，日月往来的理数，以此匹配阴阳，聚散水火，进而采药进火，添汞抽铅，即过小河车关；等肘后金精入顶，黄庭大药渐成，一撞三关，直超入院，后起前收，上补下炼，即过大河车关；以关过后便要炼形、炼气、炼神，终而合道，出凡入圣，即为过紫河车关。[2]三指羊车、鹿车、牛车，暗示着内丹修炼中到了精炁通过督脉三关时的难易、迟速与用意轻重的对应关系。初过尾闾关，因为初学过关难以把握火候，加之"九重铁鼓"当关，十分难以突破。所以须驾"羊车"轻步慢行（见图2-60），用意至柔，耐心地等待精炁渐渐聚足后，关碍自行突破；次过夹脊关须驾"鹿车"，意即夹脊为直坦大道，炁行加速，如鹿急奔之迅捷（见图2-61），所以意要随之，毫不犹豫地乘势通关；最后过玉枕关须

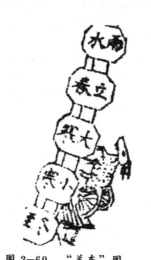

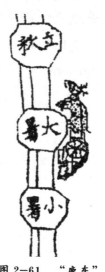

图2-60 "羊车"图　　图2-61 "鹿车"图

---

① 见《钟吕传道集·论河车》。

② 见《钟吕传道集·论河车》。

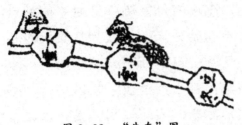

图 2-62　"牛车"图

驾"牛车"，炁过玉枕关障碍最大，犹如险山危岩的脑颅，通关的危险性加大，用意过轻过不了关，过重则炁冲琼室，前功尽弃，所以过关宜迟缓。此时须驾"牛车"，靠一股子百折不回、持之以恒的冲劲，持力过关（见图 2-62）。如仍过不去，则宜仰首、顶项、内视顶门、耳后金晶，逼气过关。此说见于宋代王庆升的《三极至命筌蹄》"羊车载火为小乘，鹿车载水为中乘，牛车载气为大乘。"

"返先天八卦"图示

"先天"一词最早出于乾卦《文言》："夫大人者……先天而弗违，后天而奉天时。"即是说大人的所作所为合乎天道，天道又先于、优于自然之天，所以自然之天无法违背大人的所作所为（见图 2-63）；但是从现实宇宙的角度看，所有人们的所作所为都是在现实的时空条件下所做的举动，所以大人又必须后于并且依奉自然的天时来行事，否则大人就不能顺天时，应民意（见图 2-64）。所以大人的言行既是先天的，又是后天的。

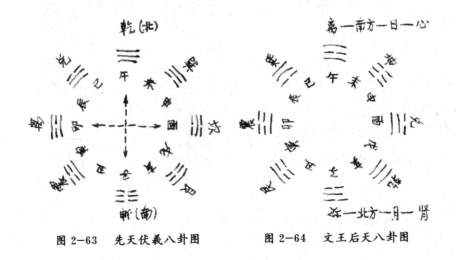

图 2-63　先天伏羲八卦图　　　图 2-64　文王后天八卦图

由此可见，先天是原始的、本然的、不可诉说的。这就是易之本、易之心，即是说先天的根源在于人心，这一方面可以解释为世界的生成根源于人心，另一方面也可以理解为人心先验地预设并且拥有关于这个世界的规则。由此先天图产生，其构成的原理正如《系辞》中所说："易有太极，是生两仪，两仪生四象，四象生八卦。"实际上先天八卦图建立的目的就是要表现先天易学中合乎天道、原始、本然、且不可述说的特性。道家正是借助于这一特性建立了自己的后天返先天的理论大厦。道教认为，先天，一方面是指天地万物未生前的状态，如老子所说："有物混成，先天地生，独立而不改，周行而不殆。"①另一方面是指丹道修炼到混混沌沌、无他无我、恍恍惚惚、杳杳冥冥的状态，如老子所说："惚兮恍兮，其中有象，恍兮惚兮，其中有物，杳兮冥兮，其中有精，其精甚真，其中有信。"而且也指一种想象中修炼预设，即婴儿处于母腹中的状态，因不识不知，混混沌沌，故属先天。由此创立了"先天呼吸"、"先天之精"等概念。所谓先天呼吸，指婴儿在母腹中用脐带随母体呼吸，这个呼吸也叫"胎息"。婴儿出生后，用自己的肺呼吸，说明胎息已断。内丹修炼的目的就是要重新回到婴儿出生前的状态，利用先天呼吸，夺造化之机，炼就长生久视之道。所以叫做"后天伏先天"。那么，道教所认识的"后天"又有什么意义呢？道教认为，后天，一是指天地万物产生后的状态；二是指各种念欲及人体生老病死的状态；三是指婴儿出生后的状态。虽然后天皆为有形的事物，但是没有精神则生命便处于一种无主状态，由此可见念欲也是由先天转化而来，所以要摆脱此种状态，就必须借助后天的肉身，来修炼先天的无形大道，达到先天的状态。具体方法就是利用"后天呼吸"。所谓后天呼吸，指婴儿出生后停止胎息，改用肺呼吸。《修真图》中后天伏先天的呼吸、胎息、结胎、成丹、返还方法就隐藏在这幅《后天返先天八卦图》里（见图2-65），它是从隐藏在《修真

---

① 见《道德经·第二十五章》。

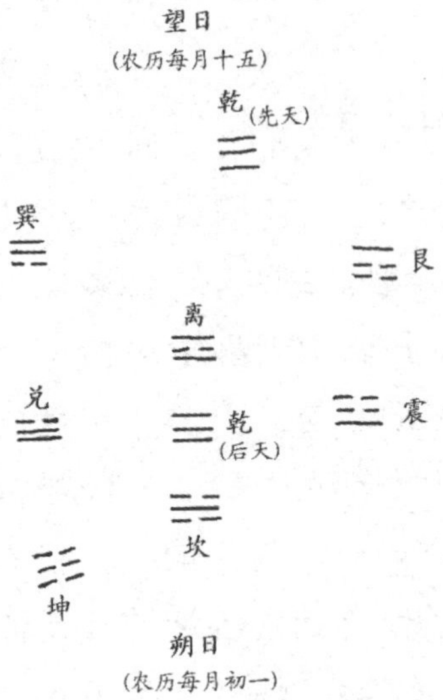

望日
（农历每月十五）

乾（先天）

巽

艮

离

兑　乾（后天）　震

坎

坤

朔日
（农历每月初一）

图2-65　后天返先天八卦图

图》中的卦象里抽取而得，它通过坎离交媾，坎离颠倒而返先天。

"二十四节气与十二消息"图示

督脉二十四节气图自下而上排列，由尾间关到玉枕关分别为：冬至、小寒、大寒、立春、雨水、惊蛰、春分、清明、谷雨、立夏、小满、芒种、夏至、小暑、大暑、立秋、处暑、白露、秋分、寒露、霜降、立冬、小雪、大雪等。它说明了人体节律随着一年四季、十二月、二十四节气的变化而变化的规律性。梁丘子《黄庭内景玉经注》曰："天有二十四真气，人身亦有之。又三丹田之所，三八二十四真人，皆自然之道气。"[①]在道家的理念中天与人、人与自然是相通的。

当二十四节气与十二消息与八卦配合后，更能表达人体随着寒来暑往而阴消阳长的状况，如阳生、阳长、阴生、阴长而阴翕的人体八卦图运行状况。武当山道家对人体"生物钟"已经达到相当高的水平，他们在修炼丹道时配合节气的方法，除了与二十四节气配合、与十二月消息配合之外，还与每月月相圆缺的变易相配合，甚至还要与每天十二时辰相配合，出现"朔"、"望"和"子"、"午"的标注（见图2-66）。暗示我们冬至、朔旦、子时分别为一年、一月、一日的"一阳生"，这是最佳练功时间。

当然，对于大自然来说，先天八卦圆图同样可以用来图示地球绕日的轨则，可以用来说明四时节气的推移。以先天八卦圆图来说，震值冬至，离值立春，兑值春分，乾值立夏，巽值夏至，坎值立秋，

———————

① 见梁丘子《黄庭内景玉经注》"治生章第二十三"中对"二十四真出自然"一语的注释。

艮值秋分，坤值立冬。阴阳二气消长的原理跟月相之圆缺变易一致，同样是阳生－阳长－阴生－阴长。这些也是我们进行丹道修炼时必须掌握的节气和气候知识。

　　① **冬至**　太阳黄经为270°。一般以冬至、朔旦、子时分别为一年、一月、一日的"一阳生"。冬至这一天，阳光几乎直射南回归线，在北半球白昼最短，黑夜最长，故称"日短至"，民间习惯将其作为节日看待，叫冬至节。冬至起

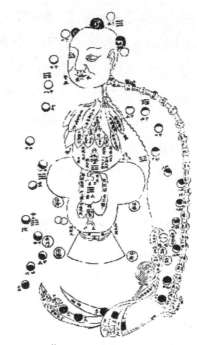

图2-66　"二十四节气与十二消息"图示

九，开始进入数九寒冬。天文学上规定这一天是北半球冬季的开始。民间谚语说："冬至无霜，碓臼无糠。""头九没落雪，九九如六月。"而冬至以后，阳光直射位置逐渐向北移动，北半球的白天就逐渐长了，谚语说："吃了冬至面，一天长一线。"所以丹道修炼十分重视"冬至"的时机，往往将每天子时视为"冬至一阳生"，并选择此时为进火采炼的良好时机。《易》孔颖达疏："冬至一阳生，是阳动而阴复静也。"所以丹道修炼十分重视冬至日的练功。

　　② **小寒**　太阳黄经为285°。小寒节气开始，寒冷天气将至。全国各地1月份的平均温度最低。民间谚语说："小寒大寒不下雪，小暑大暑田开裂。"

　　③ **大寒**　太阳黄经为300°。大寒节气开始。大寒就是天气寒冷到了极点的意思，大寒前后是一年中最冷的季节。大寒正值三九，谚语说："冷在三九。"大寒以后，便是"水暖三分"的立春了，天气渐暖。至此地球绕太阳公转一周，完成了一个循环。

④ **立春** 太阳黄经为315°。是二十四节气的头一个节气。其含义是开始进入春天，"阳和起蛰，品物皆春"，过去有"立春大于年"的说法。可见，在民俗中，对立春节气是何等重视。过了立春，万物复苏，生机勃勃，一年四季从此开始了。民间谚语说："立春一日，水暖三分。""雷打立春节，惊蛰雨不歇。"

⑤ **雨水** 太阳黄经为330°。这时春风吹遍，冰雪融化，空气湿润，雨水增多，所以叫雨水。人们常说："立春天渐暖，雨水送肥忙。""雨水惊蛰寒，芒种水淹岸。"

⑥ **惊蛰** 太阳黄经为345°。这个节气表示"立春"以后天气转暖，春雷开始震响，蛰伏在泥土里的各种冬眠动物将苏醒，开始活动，所以叫惊蛰。这个时期过冬的虫卵已开始孵化，我国部分地区进入了春耕季节。民间谚语说："惊蛰过，暖和和，蛤蟆老角唱山歌。""惊蛰一犁土，春分地气通。""雷打惊蛰前，四十九个阴雨天。"

⑦ **春分** 太阳黄经为0°。春分日太阳在赤道上方。这是春季90天的中分点，这一天南北两半球昼夜相等，所以叫"春分"。我国古书中有不少有关春分的记载，如："春分者，阴阳相半也，故昼夜均而寒暑平。"这天以后太阳直射位置便向北移，北半球昼长夜短。所以，春分是从北半球春季开始，我国大部分地区越冬作物进入春季生长阶段。农家谚语有："春分有雨家家忙，先种瓜豆后插秧"，以及"冻了春分，才有夏雨"等。

⑧ **清明** 太阳黄经为15°。此时气候清爽温暖，草木开始发新枝芽，万物开始生长。农民忙于春耕春种。在清明这天，按传统习俗有些人家在门口插上柳条，还到郊外踏青，祭扫坟墓。民间谚语还说："清明竹笋出，谷雨笋出齐。"以及"春分无雨勤管田，秋分无雨勤管园"，"光清明，暗谷雨"。

⑨ **谷雨** 太阳黄经为30°。就是雨水生百谷的意思，由于雨水滋润大地五谷得以生长，所以，谷雨就是"雨生百谷"。民间谚语说："谷雨前后，种瓜种豆。"

⑩ **立夏** 太阳黄经为45°。是夏天的开始，万物旺盛。习惯上把立夏当作是气温显著升高，炎热降临，雷雨增多，农作物进入生长旺季的一个重要节气，民间十分重视。民间谚语说："立夏日晴，蓑衣斗笠随身行。""立夏不干，干死鱼虾。"

⑪ **小满** 太阳黄经为60°。从小满开始，大麦、小麦等夏收作物已经结果。籽粒饱满，但未成熟，所以叫小满。小满一般在农历四月上半月交节气。民间谚语说："四月八日晴，油菜麦子长两层；四月八日落，油菜麦子光壳壳。"

⑫ **芒种** 太阳黄经为75°。这时最适合播种有芒的谷类作物，如晚稻、黍、稷等，过了这个时候再种有芒的作物就不好成熟了。芒种前后，我国中部的长江中下游地区，雨量增多，气温升高，进入梅雨季节，空气非常潮湿，天气异常闷热，各种器具和衣物容易发霉，所以叫"黄梅天"。民间谚语说："芒种火烧天，夏至雨涟涟。""芒种雷轰大，定是大旱年。"

⑬ **夏至** 太阳黄经为90°。"夏至点"时，阳光几乎直射北回归线上空，中午太阳最高。这一天是北半球白昼最长、黑夜最短的一天，从这一天起，进入炎热季节，天地万物在此时生长最旺盛。所以古时候又把这一天叫日北至，意思是太阳运行到最北的一日。过了夏至，太阳逐渐向南移动，北半球白昼一天比一天缩短，黑夜一天比一天加长。民间谚语说："夏至风西南，路上水成潭。""夏至见晴天，有雨在秋边。""夏至雾茫茫，洪水漫山冈。"

⑭ **小暑** 太阳黄经为105°。天气已经很热，但不到最热的时候，所以叫小暑。此时已是初伏前后。民间谚语说："小暑南风十八朝，吹得南山竹叶焦。""小暑头上一声雷，四十五天野黄梅。"

⑮ **大暑** 太阳黄经为130°。大暑是一年中最热的节气，正值二伏前后。长江流域的许多地方，经常出现40℃的高温天气。要做好防暑降温工作。这个节气雨水多，有"小暑、大暑，淹死老鼠"的谚语，要注意防汛防涝。民间谚语说："春夏东南风，不必问太公。"

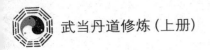

"小暑凉飕飕，大暑热熬熬。"

⑯ **立秋**　太阳黄经为 135°。秋是植物快成熟的意思。从此进入秋天，秋高气爽，月明风清。此后，气温由最热逐渐下降。民间习惯作为秋季始日，常进行一些"立秋节"的活动。民间谚语说："雷打立秋，干死泥鳅。""立秋无雨秋是旱。"

⑰ **处暑**　太阳黄经为 150°。这时夏季火热已经到头了。暑气就要散了，它是气温下降的一个转折点，是气候变凉的象征，表示暑气终止。但江南一带，由于受高温高湿的太平洋副热带高气压的影响，有些年仍炎热不减，故有"大暑小暑不是暑，立秋处暑正当暑"之说。

⑱ **白露**　太阳黄经为 165°。白露后，天气转凉，地面水汽结成白色的露珠，为白露最多时节，白露节气也因此而得名。白露时节，凉爽的秋风自北向南推进，俗话说："白露秋风夜，一夜凉一夜。""白露雾迷迷，秋风稻出齐。""白露身勿露，露了冻泻肚。"

⑲ **秋分**　太阳黄经为 180°。日光直射点又回到赤道上，昼夜几乎等长。秋分的另一层含义是依我国旧历的秋季论，这一天刚好是秋季 90 天的一半，而成为名副其实的秋分。天文学上以秋分日为北半球秋季开始。

⑳ **寒露**　太阳黄经为 195°。秋分后，太阳直射点南移，北半球气温继续下降，天气更凉，露水有瑟瑟寒意，故名"寒露"。寒露节气前后，常有较强的冷空气南下，形成寒露风，对双季晚稻危害很大。故有"禾怕寒露风，人怕老来穷"的说法。

㉑ **霜降**　太阳黄经为 210°。天气已冷，开始有霜冻了，所以叫霜降。从黄河流域的情况看，初霜期一般是 10 月下旬，与霜降节气非常吻合。成霜的早晨，地面温度均降至 0℃以下，使农作物遭受冻害。民间谚语说："寒露不出终不出，霜降不黄终不黄。"

㉒ **立冬**　太阳黄经为 225°。习惯上，我国人民把这一天作为冬季的开始，民间还视为"立冬节"。冬，作为终了之意，是指一年的田间操作结束了，作物收割之后要收藏起来的意思。立冬一过，黄

河中下游地区即将封冻。我国各地农民都将陆续地转入农田水利基本建设和其他农事活动中。

㉓**小雪** 太阳黄经为240°。气温下降，开始降雪，但还不到大雪纷飞的时候，所以叫小雪。小雪前后，黄河流域开始降雪，北方已进入封冻季节，在南方降雪要晚两个节气。民间谚语说："小雪现晴天，有雪到过年。""小雪不落雪，大雪满天飞。""小雪雪满天，来岁定丰年。"

㉔**大雪** 太阳黄经为255°。大雪与小雪同为降雪，只是强度不同而已。大雪前后，黄河流域一带渐有积雪；而北方，已是"千里冰封，万里雪飘"的严冬了。

五 《修真图》图示破译

"九真"之居应当面向外

《修真图》是在武当山道门内口传心授的丹道修炼秘图，因代代相传，难免在雕版重刻时出现一些错误。有些错误是为了隐晦真机，故意设障；有些错误是雕版时的笔误，以错就错；有些错误则是对道家的经典著作理解有误，出现了一些与原著不一致的地方。为了读者便于对照阅读，我们将部分错误的图示挑选出来，一一加以分析和考证，以便后人在阅读时得到正确结论。展开《修真图》，最为引人注目的，就是人体头部之上的泥丸九真图示。这是因为，丹道修炼中，人体头部的泥丸位十分重要。陈撄宁在《黄庭经讲义》中说得很清楚："夫脑髓之体极精，脑髓之用至灵。其成也，乃间接由元气化生；其亏也，非物质直接所能补足。人当中年以后，每患脑力薄弱，常欲求助于药，然药无补脑之效。惟有仙家妙术，借阴阳升降之机，化生灵质，日积月累，方可使脑髓渐充，回复原状，或更觉超胜。于是性有所寄，命有所归。虽不仙，不远矣。"所以，丹

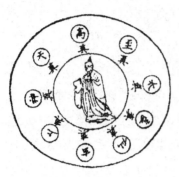

图 2-67　泥丸九真

道修炼者都十分重视人体脑部的泥丸位。从现有的三个版本《修真图》（武当山版、北京白云观、武汉民间流传版）来看，都存在泥丸九真排位错误（见图 2-67）。

那么，泥丸九真为什么这样排位，又为什么会排错位了呢？

九真，指道教所称的九种上清真境：一为上真，二为高真，三为太真，四为玄真，五为天真，六为仙真，七为神真，八为灵真，九为至真。其排列位次的方法均源自《黄庭经》。《上清黄庭内景经·至道章第七》云："泥丸九真皆有房，方圆一寸处此中。同服紫衣飞罗裳，但思一部寿无穷。非各别住俱脑中，列位次坐向外方。"务成子注："神绕丹田而外其面，以捍不祥。"《八素经》云："真有九品，向外列位，则当上真上向，高真南向，太真东向，神真西向，玄真北向，仙真东北向，天真东南向，灵真西南向，至真西北向。天①真者，不视而明，不听而聪，不言而正，不行而从。"根据这段文字，可知《修真图》雕版简单理解了九真所居方位，而忽略了"列位次坐向外方"及务成子的注文"神绕丹田而外其面，以捍不祥"，故而将"上真上向，高真南向……"排成了内向位，即将上真排于下，而向其内上；高真排于上，而向其内下（南），其他以此类推。

这种错误同样出现在《道教文化辞典》和一些专著中。如《气功》杂志 1987 年第 1 期所载《气功古籍丛刊·黄庭经》注文："《云笈七签》云：'真有九品，向外列位，则当上真。上向高真，南向太真，东向神真，西向玄真，北向仙真，东北向天真，东南向灵真，西南向至真，西北向夫真者，不视而明，不听而听，不言而正，不行而从。'"毫无疑问，这是因为作者在古文断句中发生错误，而导致文章大错，九真排位而特错矣！

---

①　天：应为"夫"字误写。

故正确理解《黄庭经》的这段文字，确应从原文出发，把握以下几点：第一，泥丸宫方圆一寸，宫内有九室，九真各居一室；第二，九真所居位置呈立体状，平面看去，大体呈圆轮状；第三，九真皆面向外而居，以抵御外来不祥。是故，正确的九真排位应是

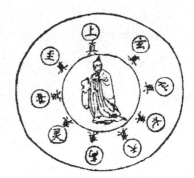

图 2-68 "泥丸九真"的正确排位

自头顶沿顺时针方向依次为：上真、玄真、仙真、太真、天真、高真、灵真、神真、至真（见图 2-68）。

当然，也有专家和道家对此种排位持有异议，认为《修真图》所列九真位置符合上南下北，右东左西的四方四隅排位原则。这种说法不无道理，我们在很多古图本中可以看到这类排位法，而且丹道修炼也讲究心处上，心神为火，火为南；肾处下，肾精为水，水为北的识别方位原则。既使这样，《修真图》中九真所处四正四隅位置，也是颠来倒去，无规矩可循。更何况这样的排位法，与整个《修真图》的其他内容并不统一。

如在《修真图》中共有九个卦象，其中乾卦有两个，一个在头顶，位于望月；一个在中丹田离卦与下丹田坎卦之间。在腹部右侧有一坤卦，位于下弦月旁。卦象的安排均为上乾下坤，即为先天八卦。在先天八卦中，自然是乾为上，上为北；坤为下，下为南。与此相统一，泥丸九真所处位置亦应取上北下南，左东右西的四方四隅位。

"三宝"乃是修真至要

历来道教或道家，都十分重视"三宝"在丹道修炼中的作用和地位，武当山亦不例外。因此《修真图》将"三宝"列于人体的显著位置，即"顶有三宝神天灵，身有三宝精气神"。由图中可见，神

宝、天宝、灵宝位于人体头顶部，精、气、神"三宝"则分列于人体纵向中线的腹部（下丹田）、胸部（中丹田）、脑部泥丸位（上丹田）。然而，我们从现有的三个版本的《修真图》中却发现，不仅"三宝"的名称不对，而且其排列顺序亦有误差。

原图"三宝"文字依次为"骨__天__炙"（见图2-69）。实际上，它是一种图文组合标示，即"神宝、天宝、灵宝"的简化标示。意在表达道教所尊奉的"三宝君"，同时也是将道家修真至要——"三宝"在此举纲，以应"身有三宝精气神"。道教原以元始天尊所化"玉清天宝君，上清灵宝君，太清神宝君"为之"三宝君"，简称为道教"三宝"。后来因道教以学道、修道为本，故以其本之"三要旨"，尊为"三宝"，即以玉清元始天尊为道宝尊，上清灵宝天尊为经宝尊，太清道德天尊为师宝尊。《道教义枢》云："一者道宝，二者太上经宝，三者大法师宝。"这就是后世所说的道教的"道、经、师"三宝，它与佛教的"佛、法、僧"三宝在内涵上基本一致。此后，道教又尊崇《老子》教诲，要求修行之人当以"慈、俭、让"为立身行道、作入世功夫的"三宝"。《老子》云："我有三宝，持而宝之，一曰慈，二曰俭，三曰不敢为天下先。"道家，尤其是武当山的丹道修炼家们，更为重视"三宝"的作用。他们以人体的元精、元气、元神为"三宝"，称"天有三光日月星，人有三宝精气神"。陈撄宁批注的《邱祖秘传大丹直指》云："三宝者，精炁神也。精，先天一点元阳也；炁，人身未生之初祖炁也；神，即性也，天所赋也。此三品上药，炼精化炁，炼炁化神，炼神化道，三宝之旨也。"白玉蟾仙师亦云："人身只有三般物，精炁与神常保全。其精不是交感精，乃是玉皇口中涎；其炁亦非呼吸气，乃知却是

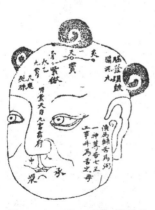

图2-69　"三宝"原图示

太素烟；其神更非思虑神，可与元始相比肩。”

再后来丹道修炼家又将精、炁、神列为"内三宝"，而将耳、目、口视为"外三宝"，强调丹道修炼中塞兑垂帘、收神内听之重要作用。《周易参同契》云："耳目口三宝，固塞勿发扬。"就是要求修真之人，做到耳不外听，目不外视，口不开言。从而使五窍之神光闭而不用，潜入丹田那混沌之渊，自然一身之筋骨强而不疾，精神凝而不散，寿命增而不减。

在《修真图》头顶部"三宝"排列位置上，武汉民间传本依次为"天、宝、圣"、"宝"。不仅"三宝"名称有误，而且"三宝"的排序位置亦出现错误。因为道教将元始天尊信奉为最高天神，居于无极之上的玉清圣境，为三清首席。而且道教认为，元始天尊是一切天神、地仙乃至世间凡人的始祖。故几乎在所有的道观大殿之中，无一例外地将其所供奉的三清天神做如下排位：元始天尊安居于正中位，而道德天尊和灵宝天尊分别列其左右。

由上述，我们可以断定：《修真图》头顶部的"三宝"，正确的名称及其排列位置应是，"天宝"居正中位，"神宝"居其左位，"灵宝"居其右位（见图2-70）。

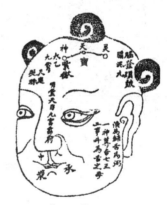

图2-70 "三宝"正确名称及排位

北斗应为九星

北斗七星，在道教中也是占据非常重要位置的。在武当山有拜斗台、七星岩、七星树、七星观、斗姆祠等关于北斗七星的景点。因此在《修真图》中，对北斗七星也有着很显著的表达。当然这里要有所申明，研究《修真图》的目的是为了拨去覆盖其上的神秘的宗教面纱，把道教追求了千百年的长生不老真谛展现给大家。所以我们研究、阐明道教的教旨教义、道规道法，决不是去蛊惑读者。

北斗，以其星在北方，有七星聚成斗状，故有其名。道教认为，奉道者拜礼北斗七元星君，可以消灾解厄，保命延生。那么，北斗究竟从七星说，还是九星说呢？它在《修真图》上究竟是如何表达的呢？根据《黄老经》记载：北斗星第一星为天枢星，其神为阳明；第二星是天璇星，其神为阴精；第三星为天机星，其神曰真人；第四星是天权星，其神为玄冥；第五星为玉衡星，其神为丹元；第六星为闿阳星，其神曰太极；第七星为摇光，其神曰天关。一般星相学也认为，北斗为七星。当然，道家经典中亦有九星之说。《云笈七签·日月星辰部》云："北斗九星，七见二隐，其第八、第九是帝皇太尊精神也。"可见，上述七星再加二隐星，即为北斗九星（见图2-71）。第一隐星名曰辅星，乃洞明星之魂精，其性阳明也；第二隐星名曰弼星，乃隐元星之魂明，其性空灵也。此二隐星，"上扶天意，下度迷津"，其所以重要，在于修真过程中起承上启下的作用。

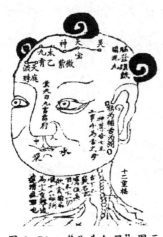

图2-71 "北斗九星"图示

现在我们再回到《修真图》中人体的头面部，其头顶位置除了标示有"三宝"（前文已作分析）外，另有流珠、天庭、九霄、太乙四大神位。《大洞经》云：两眉直上，却入一寸为明堂，却入二寸为洞房，却入三寸为泥丸，却入四寸为玄丹，却入五寸为玉帝。太乙、流珠位于玄丹之上，天庭位于明堂上一寸。《修真图》中头面部的"三宝"加"四大神位"，即形成了北斗七星星位，在武汉民间传本《修真图》中就这么标示的。那么，还有二隐星何在呢？

我们在《修真图》人体头面部的脸庞上，看到这样一句文字："喉为辅，舌为弼。"这正是我们要找的两颗隐星，即辅星和弼星。只不过《修真图》采用了与道教经典著作相反的表达方式，即隐去了七显星的名字，而重在阐明脑部真神所居宫位；相反的却又指明了二隐星的星名，并暗含了喉部的"十二重楼藏秘诀"和舌部的"搭桥降桥通任督"及其承上启下的作用，还有"鸣天鼓"的共同功用等。

那么，辅弼隐星的位置又向我们昭示了什么呢？辅星，其性阳明，位在手阳明大肠经与足阳明胃经的交会处。手阳明大肠经，起于手食指桡侧端（商阳穴），经手臂入肩，再经颈部和喉部上行至下齿中，并左右交叉于人中，至侧鼻翼旁交于足阳明胃经。弼星，其性空灵，位在足阳明胃经与手阳明大肠经的交会处。足阳明胃经，起于迎香穴，挟鼻上行至承泣，与足太阳经相交，向下至地仓、大迎、下关，上行于发际。其分支下行至人迎穴，并沿喉咙向下行，最后交于太阴脾经（见图2-72）。所以丹道修炼中，喉、舌的作用是十分重要的。

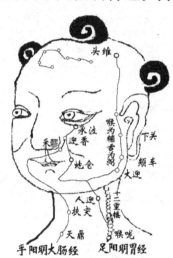

图2-72 "手阳明大肠经"和"足阳明胃经"

那么，在北斗七星之下的"紫缴"起什么作用呢？

实际上这两个字应为"紫微"。紫微，乃北极紫微大帝，道教称之为"万星帝主"、北极大帝、紫微帝君。《晋书·天文志》："北极五星，一曰紫微，大帝之座也。天子之常居也。"紫微放在这里，暗含"万星之主、北斗之统"的意思，喻指脑神统御人身百神，驾驭人之生命运动的作用，主持人之益寿延命的"生物钟"，并以此告诉我们内丹修炼中"养神"至关重要。

由此，我们得到启示：北斗九星，七显二隐；头面九神，二彰七晦。紫微星主，统御九星；人之宗神，主宰寿命。

头鸣天鼓闯泥丸

在《修真图》头面部的后脑位，有这样一句文字标示："脑发头鼓闯泥丸。"其意在于通过某种方式使人体头颅的某个部位鸣响起来，又通过这个部位的鸣响将真气送入泥丸，以滋养脑神。

那么此句文字能否正确表达上述修真过程和达到滋养脑神的效果呢？本文认为，不能正确表达。其因有三：一是"脑"字用法不当。脑，有三层含义，或指颅内中枢神经系统，或指被称为"奇恒之府"之一的"髓海"，或泛指头颅等。可见脑是不能"发头鼓"的。所以这里用"头"字较妥。二是"发"字用的不对。"发"字乃主动词，颅腔内的脑能主动地"发"头鼓吗？显然不能。而"鸣"字则不同，既可成为主动词，如耳鸣；又可以成为被动词，如鸣掌。

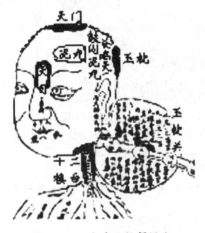

图 2-73　头鸣天鼓闯泥丸

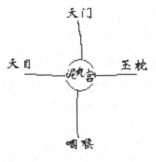

图 2-74　头鸣天鼓

三是"头鼓"用法不妥。我们在道家的经典著作中很难找到像"头鼓"这样直白的表述，而常常可以看到"天鼓"这样隐晦的喻指。因此，本文认为，此句文字标示，应以"头鸣天鼓闯泥丸"更为妥切（见图 2-73）。

从《修真图》头面部的标示可以看到，"头鸣天鼓"并非专指脑后玉枕部位，而是头颅的"上下前后"四个部位。这四个部位，均可通过主动或被动的鸣响，将人体"真气"送入泥丸宫。其上有天门百会，下有咽喉"十二楼台"，前有天目印堂，后有玉枕骨端（见图 2-74）。这些在武当山丹道修炼中是绝对秘不传人的。

上部天鼓，源自晨钟暮鼓、溪流潺湲、风铃叮当等外界的鸣响，自天门而入；丹道修炼者长期凝视天门，自然会感悟到天门穴的脉动，强烈时犹如天鼓轰鸣。上述外源者被动，内发者主动。故谓之"头鸣天鼓"，下述者亦同。

下部天鼓，源自咽喉的"十二重楼"。我们都见过巫师念咒、佛徒念经、道士祝文、气功师的字诀，似乎习以为常，殊不知其中奥秘，皆为"声振上苍"。上苍，即脑后顶也。我们可以试做一下，微闭双目，舌舔上颚，气从胸腔上冲，发声"轰"、"通"等彭祖发音密部，或发密宗的"吽、嗡"顿觉气涌体内不同部位。

前部天鼓，源自九宫雷府。鼻腔，在丹道修炼中称之为"九宫雷府"。九宫，脑神泥丸九宫也；雷府，鼻腔也。当鼻腔发声时，内视天目，长期以往，出现印堂脉动，强烈时犹如天鼓雷鸣。当天目穴开，泥丸之气出入自如，自然脑神得养，寿命延长。

后部天鼓，是稍有气功常识或内丹修炼体验者皆知的玉枕部位。它源自两种方式，气功修炼者以掌根闭耳，左右手的四指交替相继弹敲玉枕骨顶端部位，头颅中发出"嘣、嘣"的鸣响，从而振动泥丸宫，实现气入头脑深部的目的；而丹道修炼者，则常以叩齿方式振动泥丸宫，达到气养脑神的效果。《云笈七签》卷五十八《诸家气法部·胎息口诀》云："鸣天鼓三十六过，漱满华池"，讲的就是叩齿。这也是我们在《北斗九星——七显二隐》一文中，关于辅弼星位多种功能的又一破解。

我们在武当山的许多经文中，可以看到"叩齿"、"咽液"的要求，如《神杖法》"叩齿三十六通"，《服雾法》"又叩齿七通"，《朝礼诀》"北向叩齿三十六通"，《推诵黄庭内景经》"叩齿二十四通，咽气十二过"等等。用叩齿的方法鸣天鼓可以一功多用，即不仅可以振动穹隆，送真气直入泥丸宫；还可以固齿养骨，使真元之气深达齿根及全身骨髓；更能生津降液，叩齿时以舌尖抵下齿龈，即可生津，津漱而为液，吞下即可化精。至于叩齿的方法也是十分讲究的，《九真高上宝书神明经》曰："叩齿之法，左相叩名曰打天钟，右相叩名槌天磬，中央上下相叩曰鸣天鼓。""若存思念道，致真招灵，当鸣天鼓。当以正中四齿相叩，闭口缓颊，使声虚而深响也。"

此外，在《修真图》人体后颈部的玉枕关可以看到这样的文字表述："真气至热满，冲关轰鸣而过"，也是与"头鸣天鼓闯泥丸"有关联的。当然，冲玉枕关并不是一件容易的事，必须有一些辅助措施，如耳后金晶、低头顶项、目上翻视、气上呼提等方法，这些都是武当丹道修炼中难得一传的秘诀。

一神专守"七五"之事

在《修真图》人体头面部有一段注文："喉为辅，舌为弼。一神尊告，七王二事。叫为舌之母。"对于前一句"喉为辅，舌为弼"，我们已在上文中作了破解。而后两句"一神尊告，七王二事。叫为舌之母。"是何含义？在图中有何功用？正是本文将予以解决的问题。

"一神" 是讲心神守一，别无他念。这是丹道修炼的基本要求。《庄子·在宥》曰："无视无听，抱神以静，形将自正。"

"尊告" 此语在《修真图》中是讲不通的，而原武当山雕版已经字迹不清，无法确认。只能根据北京白云观和武汉民间传图拓片的模糊字迹以及上下文意进行推测，确定此语为"专守"。因为繁体汉字"專"与"尊"字的形体极为相近，"告"字与"守"字在字形上亦很相近。这样与"一神"相合，即为"一神专守"，其文意就通了。

"七王二事" 在北京白云观版的《修真图》中，依稀可见此四字为"七王奏事"，显然都不通。依据各版《修真图》注文及其所在位置和上下文意推测，"王"字应为"五"字缺笔，"二"字应为"之"字误刻，如此一改，注文便通顺了。此句注文正确的表述应为"一神专守七五之事"（见图2-75）。那么，"七五之事"是什么"事"呢？根据道教经典著作，可作如下理解：首先，"七五之事"为"五时七候"。《云笈七签》卷三十三《杂修摄·太清存神炼气五时七候诀》云："初入五时，后通七候。……名曰度世，号曰真人，天地齐年，日月同寿。"所谓"五时"，即第一时为心神动多静少，第二时为心神静少动多，第三时为心神动静相半，第四时为心神静多动少，第五时为心神一向纯静。所谓"七候"，即第一候为神静气安，抱一守中，名曰得道；第二候为超过常限，通灵彻视，名曰寿星；第三候为游诸名山，延年千载，名曰仙人；第四候为炼身成气，气绕身光，名曰真人；

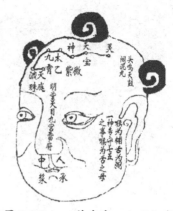

图 2-75　一神专守，七五之事

第五候为炼气为神，变通自在，名曰神人；第六候为炼神为虚，神通灵就，名曰至人；第七候为修至道源，万行休停，名曰究竟。可见，一神专守如此"五时七候"，自然会修成大丹，达到长生不老的境界。

其次，"七五之事"为"七政五星"。中国古代历法家认为，日月星辰在天宫中运行的位置与九宫、十二辰、二十四节气、四季气候变化关系密切。丹道修炼家以此为行度，"天地人谓之三才，日月五星谓之七政"，并将日、月、土星、木星、火星、金星、水星配合五脏，从而实现食气绝谷、强身健体的愿望。《云笈七签》卷五十九《诸家气法部·王真人气诀》云："又存想七政配合五脏，所谓肺魁、肝鬼勺、心鬼灌、脾鬼行、胆鬼毕、左肾鬼甫、右肾鬼票。"

再次，"七五之事"为"阳明之性"。《黄老经》云："北斗第一天枢星，则阳明之魂神也。"《北极七元紫庭秘诀》云：北斗七星"一阳明星（应五七）"。五者，丹元星也，主命箓籍；七者，天关星也，主天地机运。加之"辅星"、"弼星"亦在此位，其性阳明和空灵，故与中医经络学的"手阳明大肠经与足阳明胃经在此交合"一说相吻合上文已有所述，恕不赘述。

"叫为舌之母" 根据"喉为辅，舌为弼"一语可知"叫"字应为"喉"字误刻。在丹道修炼中，喉与舌都是十分重要的部位，故

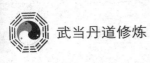

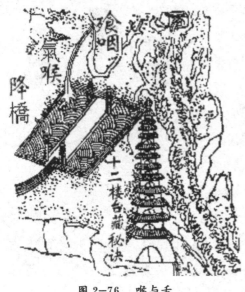

图 2-76 喉与舌

在《修真图》、《内景图》中均有喉咙的"重堂"、"十二重楼"之称和舌头的"搭鹊桥"、"降桥"之说（见图 2-76）。若按五行相生理论阐明"喉为舌之母"，显然是说不通的。因为喉属肺系，五行属金；心气通于舌，故舌随心，五行属火。金不能生火，反被火克，自然喉不可能为舌之母。但根据"喉为辅，舌为弼"和"辅弼二星，一隐一显"所论，隐为显母，

辅为弼母，自然就可知"喉为舌之母"了。再则，根据喉舌的发声机理可知，喉亦为舌之母。按照中医理论，肺主声，喉辅声，舌弼声。故谓呼吸之气所由出入者为"气喉"，人之声音所由出入者为"喉舌"也。

玄武应处二十八宿之下

二十八宿配合三垣，是我国古代划分天区的重要标准，源于

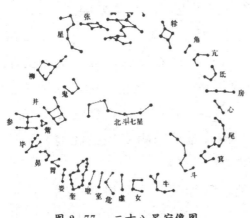

图 2-77 二十八星宿像图

周、秦以前，至今仍起着重要作用。三垣者，紫微垣、太微垣、天市垣；二十八宿者，依日、月视运方向，将黄道上分布的恒星自西向东排列成的二十八个星座（见图 2-77）。它不仅在中国，而且在古印度和阿拉伯国家也有流传，被称作"纳沙拉特"、"玛纳吉尔"。

当然我们认为它源自中国。

道教将二十八宿按东、南、西、北四方，划分为青龙、朱雀、白虎、玄武四组天神，每组含有七宿（见图2-78）。所以我们不仅在《修真图》的胸腹部看到了关于二十八宿的表述，而且在许多道家经典著作中看到了相关的描述，如《云笈七签》卷二十四《日月星辰部·二十八宿》中，对二十八宿星神的称谓、服饰、佩物等，都做了一一描述；在《诸家气法》中，对二十八宿周遍人体各部位及先后顺序等，也做了详细描绘，等等。

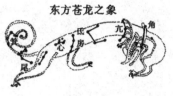

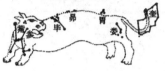

图 2-78 四组天神

道学家的这种认识和对二十八宿方位的划分是否与中国古代星象学发生了矛盾，如道教名为"东方青龙"的七宿却位在西方，名为"西方白虎"的七宿却位在东方。这不仅在道家的一些内丹修炼名著中有类似的具体排位，如《大还丹契秘图》中二十八宿在"金鼎"周围的排位，《真元妙道修丹历验抄》中二十八宿在"周易七十二候图"内的排位等等。而且在《修真图》中，这种排位的矛盾性更为突出：从全图整体看，其左有"青龙"图符，其右有"白虎"图符，虽与"左青龙，右白虎"的列位规范相符，却与"二十八宿自西向东"的星位排列规则不符；从胸腹部二十八宿的列位看，毫无东南西北的方位规律可循，即将"东方青龙"七宿列于胸部右下位，将"南方朱雀"七宿列于胸部中心位，将"西方白虎"七宿列于胸部上位的左右两边，将"北方朱雀"七宿分列于胸部的中下位和腹部的右侧位（见图2-79）。那么，《修真图》为什么采取了既不同于中国

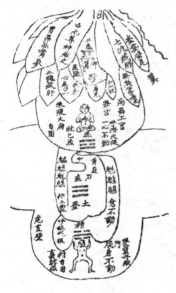

图2-79　《修真图》二十八宿

古代星象的排位方式，也不同于道家内丹修炼经典的排位方式呢？

可以肯定地回答，这就是我们揭去《修真图》的宗教外衣，所发现的全部图符和全部注文字里行间所显示出的"闪光点"之一，那就是《修真图》注重人体科学，注重人体生命科学。在《修真图》胸腹部的二十八宿排位问题上，既是这种"注重人体科学，注重人体生命科学"宗旨的典型反映，也是武当山丹道修炼将中国古代哲学思想、道家理论、中医学说融为一体来阐明"健康长寿术"的典范。

实际上，《修真图》胸腹部二十八宿的位置排列，是紧密结合了人体五脏位置所做的巧妙排位：肺，五行属金，在方为西，在象为白虎，其性藏七魄，在脏曰华盖，华盖者，处各脏之上，所以西方白虎七宿"奎、娄、胃、昂、毕、觜、参"，分别排列于胸部最上位的左右两边的肺叶上；肝，五行属木，在方为东，在象为青龙，其性藏三魂，在脏曰血海，处心肺之下，所以东方青龙七宿"角、亢、氐、房、心、尾、箕"，分别排列于胸部下位的肝叶上；心，五行属火，在方为南，在象为朱雀，其性藏神，其脏主运血，处肺下肝上，所以南方朱雀七宿"井、鬼、柳、星、张、翼、轸"，集中排在了胸部中心位置的心胞上；肾，五行属水，在方为北，在象为玄武，其性藏精，在脏曰精海，处腹内腰下，所以北方玄武七宿的"危、室、壁"三宿，排列于腹部右侧位。虽然如此，我们发现《修真图》在其胸腹部二十八宿的位置排列上，仍有四处欠妥：第一，"翼"宿，应随南方朱雀排于心胞位置上，而不应排列在"奎娄"、"鸠尾"之下；第二，北方玄武的另外四宿"斗、牛、女、虚"应处于《修真图》的下位，即排列在腰肾位的左侧，而不是在肝之短叶位置上；

第三，"角亢"应列于肝之短叶下的胆位，即与胆脏共处一位，即代表部分肝，又代表胆脏较为妥切；第四，"鸠尾"应排列于原"角亢"位置，至少其与"奎娄"之间应有一线分割，其因有三：一是"鸠尾"非二十八宿之列，在二十八宿神位中突然冒出一个经穴名，实在令人费解。二是《修真图》文字表述中有"心上有骨，名为鸠尾；心下有穴，名曰绛宫。乃龙虎交会之处"一说，正是从立体的角度将胸部看成一个腔体，蔽护于心上的是鸠尾骨。《灵枢·骨度》云："缺盆以下至骨曷骨亏长九寸。"张景岳注："骨曷骨亏，一名鸠尾，一名尾翳，蔽心骨也。"据此将"鸠尾"排列于心肺之下，也确实是较为合适。三是"鸠尾"既是人体经穴名（任脉），又是人体部位名（胸骨剑突）。《灵枢·九针十二原》："膏之原，出于鸠尾，鸠尾一。"鸠尾属任脉之络穴，在上腹部，前正中线上，当胸剑结合部下一寸。所以鸠尾适合于排列在心下中心位置（见图2-80）。

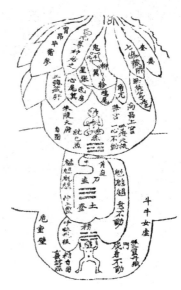

图 2-80　鸠尾

坎离交媾图谱应出自中派

《修真图》中，无论是图谱还是注文，均吸收了道家众多经典名著之精华，博采诸家高道丹法之特长，因此十分珍贵，应是价值连城的中华文化遗产。本篇文字所要分析的，就是《修真图》人体胸腹部的"坎离交媾"图谱。它是吸收中派丹法为己用的一个典范。中派理论源于宋代张伯端的《悟真篇》，道派开创于元代浙江的李道纯，鼎盛于清代江西的黄元吉。中派丹法讲究"守中"，故据其地理位置而别于东南西北各派取名"中派"。中派丹法认为，过初关的

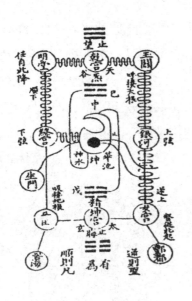

图 2-81　外药图

炼精化炁是有为的。李道纯说："身中之至精，乃元阳也。采者，采此也。"这种有为的"采"，就是采人之体内的元阳，亦即元精。如此"采外药"，以达到取坎填离的目的。这种外药采炼之法，被中派归纳为《外药图》（见图 2-81）。

当我们拿《修真图》的胸腹部图谱（见图 2-82）与《外药图》进行一番比较之后，便会立即发现《修真图》的胸腹部图谱取自中派的《外药图》：第一，卦象一致。两者均为上乾下坤，中间两卦为坎卦和离卦，并通过坎离两卦之间的连线，构成"取坎填离"的中宫景象。第二，"元阳"的表达一致。《外药图》的黄庭（指土釜）之中是一黑色圆点，表示它是来自命门（人体穴位，位于腰眼，通内肾）的元阳，即外药。并在此拉出一线，所连接的

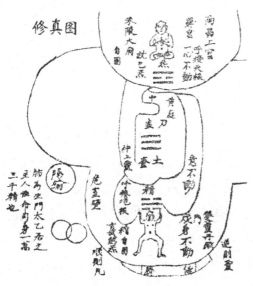

图 2-82　《修真图》胸腹部图谱

是"生门"。《修真图》的黄庭中为一乾卦，在初关中表示"元阳"，而在中关即炼炁化神阶段，表示"乾宫交媾"。而且《修真图》也在《外药图》"生门"的相同位置注有一段文字："脐为生门，太乙居之。主人性命，司身一万三千精。"第三，两者任督脉表达一致。即督脉起于尾闾，至头部明堂而下接任脉，并于"坤宫"位注明"顺则凡，逆则圣"。第

四，两者的关键性注文大体一致，如"下晦上望"的标注、"坎精离炁"的标注、"刀圭中宫"的标注、"呼接天根，吸接地根"的标注，等等（见图2-82）。

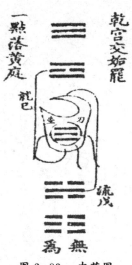

在炼炁化神的无为阶段，中派丹法的图谱以《内药图》为代表，以"乾坤交媾罢，一点落黄庭"为效果（见图2-83）。《修真图》与此一致，亦在相同的位置标注了"乾卦"、"刀圭"、"就己"、"戊门"等等。同时，在两图的比较中，《修真图》的误刻也就显现出来了：

图2-83　内药图

一是呼吸调息的表达不对。《修真图》在绛宫位有一个文字标注，即"呼接天根"；在下丹田位的文字标注仍为"呼"字，即"呼接地根"。这不仅与中派丹法的图谱不一致，而且与许多道家经典著作中"胎息诀"的表述亦不相同。故此处应改为"吸接地根"。《老子》曰："谷神不死，是谓玄牝。玄牝之门，是谓天地根。"在炼精化炁阶段的"玄牝"，就是人体内呼吸，亦谓之"胎息"。

二是"戊门"的表达不妥。一般丹法称中丹田为"戊己门"，戊己者，脾土也，故又称之为中宫。根据天干配五行，戊己为土，戊为阳土，己为阴土。道家据此，将戊土和己土的两"土"字，合并而成"圭"字；又取"戊"字一撇（丿）与"己"字一折（乛），合而为"刀"字。故又称中宫为刀圭，称吞津液、取坎填离为不同修真阶段的"饮刀圭"。《性命圭旨·龙虎交媾法则》云："原夫龙之情性，常在于戊；虎之情性，常在于己。只缘彼此各有土气，二土合并，而成刀圭。"可见龙属火，常在戊；虎属水，常在己。而中宫之上为离，离为火；中宫之下为坎，坎为水。所以戊己二土，常人以戊上己下而居，而修真之人到了炼炁化神阶段，就会出现己上戊下、龙虎交会、水火既济、坎离颠倒之景象。这就是中派丹法在《内药

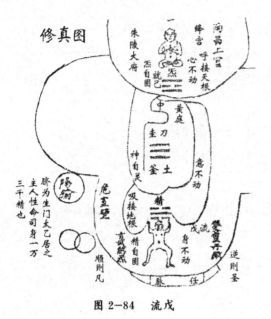

修真图

图 2-84　流戊

图》中将"就己"标注在离卦，而将"流戊"标注在坎卦的理由。就，既也；流，引也。就是指肾水上升，既济心火；心神降于坎宫，"勾引"元精也。故此《修真图》的"戊门"应改为"流戊"较为妥切（见图 2-84）。

"三不动"乃是修真至要

《修真图》在人体精海位标注了"身不动，精自固"；在绛宫位标注了"心不动，炁自固"；而在土釜位标注了"意不动，神上灵"等文字。这是吸收了《性命圭旨》的"三家相见"学说，在丹道修炼中至关重要。《性命圭旨·三家相见说》云："身心意谓之三家，三家相见者，胎圆也。精气神谓之三元，三元合一者，丹成也。"

由此看来，《修真图》在三个不同位置分别标注了"精、炁、神"，并警示修真学子一定要做到"三不动"，是有其深意的。

首先，"身不动"，则精与情寂，进而精生水固，只有精满水固之后，方能炼精化炁　也就是说，代表着元精的"虎"，在肾水之中呼啸风生而行；同时由于身静而虚空，元精又像"玄龟"一样潜伏而不动，于是元精就会不断地凝聚起来，形成炼精化炁需要的丰富的"外药"。因此《性命圭旨·和合四象说》中云："身若不动，则虎啸风生，玄龟潜伏，而元精凝矣。"

其次，"心不动"，即虚其心，使神与性合　神，心神也，火也；性，木性也，火之母。木生火，故两性一家。也就是说，代表元气的"龙"，从心神之火里呼云生风，然而由于心神的守中和寂静，使体内元气聚而不散。只有气聚神定，才能进入炼气化神阶段。正如《性命圭旨·和合四象说》中所云："心若不动，则龙吟风起，朱雀敛翼，而元气聚矣。"

再次，"意不动" 意，指思想意识活动，意识定而不动，使人的精神思维活动专注一境而不乱；不动，即定，定乃入静这手段，又是指一入静后所达到的境界。也就是说，当人之精神意识活动处于"大定"的状态时，就会出现代表人体金木水火土的"五行俱全"，即性为木，情为金，精为水，神为火，而意为土矣；就会出现"四象和合"，即性、情、精、神四象和合即可会于中宫土，产生真意，以至于中央戊己土还会回到它原来的"生数五"去（见图 2-85）。

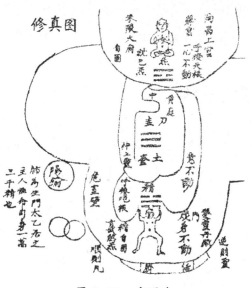

图 2-85 意不动

如此看来，《修真图》中的"意不动"所对应的应是"神自灵。"因此，只有做到"意不动"，人的先天之真神，即元神才能出现。元神出，自然会产生很多"灵"的表现，其中最为重要的表现就是大丹修成。所以《性命圭旨·和合四象说》云："意若不动，则二物交，三宝结，四象和合，五行攒簇，俱会入于中宫，而大丹成矣。"而且，在《性命圭旨·五气朝元说》中，又运用五行学说对"三不动"做了进一步的说明：只有圣人才知道"返本还元"的道理，就是攒簇五行、和合四象、三家相见、坎离交媾，最后归之于一也。这实际上就是道家经过千百年的总结，给出了一个"人类得以健康长寿"的方法论，即"攒五，簇四，会三，合二而归于一也"。那么，这个方法论再具体说，就是"三不动"，这些盖出自"身不动则精固，而水朝元；心不动则气固，而火朝元；真性寂则魂藏，而木朝元；妄性忘则魄伏，而金朝元；四大安和则意定，而土朝元。此谓五气朝元，皆聚于顶也"。

由上述可知，《修真图》在中宫位的坎离交媾图谱中出现有三处错误：第一，"心不动，炁自固"，而非武当山版《修真图》中所表达的"一心不动，就己炁，自固。"北京白云观版《修真图》在此表述较为准确，即将"就己"标注于离卦旁边，而将与"心不动"相对称的"炁自固"斜放于"朱陵大府"之下。第二，"意不动，神自灵"，而非《修真图》中所表达的"意不动，神上灵"。第三，"一心不动"的"一"字并不多余，而是排错了位置。正确的排法，应放在"婴儿"图形之上（见图 2-86）。

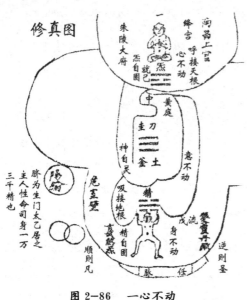

图 2-86　一心不动

这样，《修真图》就从人体的中轴线上形成了多个修真学说，如"晦望"、"三田、三关、三宝"、"精、炁、神"、"身、心、意"、"任督脉"、"顺则凡，逆则圣"、"坎离交媾"、"二十四节气"、"一中"等。

所谓"一中"，按照《性命圭旨》的说法应当指"道"，《性命圭旨·大道论》说："唯此本体，以其虚空无联，强名曰'中'；以其露出端倪，强名曰'一'。言而'中'，即'一'之藏也；'一'即'中'之用也。故天得此而天天，地得此而地地，人得此而人人——而天、地、人之大道，原于此也。"意思是说："一中"是道的本体，因为它空虚而无形迹可循，所以勉强起了个名字叫"中"；因为它又露出了些头绪，所以勉强起了个名字叫"一"。在这里，"本体"、

"中"、"一"都是道的意思，是道的异名。这与《道德经·第二十五章》中所说"有物混成，先天地生，吾不知其名，强名曰道"的意思基本一致。按照老子"道生一"和"有生于无"的说法，"中"即"道"、即"无"，而"一"即"炁"、即"有"。所以"中"和"一"的关系就是"中"为"一"的藏身之地，"一"就是"中"的功能和作用。可见，"中"指的是道体，"一"指的是道的作用。道是"中"与"一"的统一，亦即"无"与"有"的统一。就其"虚空无朕"而言，它是"中"，是"无"；但它于"虚空无朕"中又露出端倪，所以它又是"一"、是"有"。朕，在这里指先兆，头绪。

当然这样解释并不能解决"一中"在《修真图》中的含义。在《修真图》中，"中"字位于"黄庭"；在人体解剖中，位于膀胱上、脾之下，肾之前，肝之左，肺之右，故谓之"中"。在丹道修炼中，"中"字代表许多意思，如"执中"，指把握"中正"的原则，也就是恪守中庸之道，做事要无过无不及。语出《尚书·大禹谟》："惟精惟一，允执厥中。"又如"守中"，指意守身体的某个部位。语出《老子·五章》："多言数穷，不如守中。"这里所说的"守中"，就是静守心中的意思，后世丹家在此基础上进行了发挥，于是便产生了意守身体的某个部位以进行修炼的方法。再如"空中"，借佛教术语，指使精神意识归于空寂明净。还有"一意归中"，这里的"中"为气穴，"意"为心神，即以神驭气，凝神入气穴。陈撄宁先生曾说："若云守窍，当以'规中一窍'为最适宜，但不可死守，当顺气息之自然。"可见，《修真图》中的"一中"，就是"一中归中"的暗示。

北京白云观藏板《内景图》

第三章
《内经（景）图》
——人体卷扬机

内景图里藏玄机

未曾炼丹先明理

　　《内景图》，为武当山丹道修炼家修炼内丹时的一种纯技术性图示，其中隐含着性功和命功的两种修持方法。破译它，虽然是一项十分繁重和复杂的工作，但对于人们消除"亚健康"，追求健康长寿来说，却是非常珍贵的养生资料和十分重要的延寿方法和技术。胡孚琛教授认为，人体的各个关窍联成一个系统，犹如一架卷扬机，一旦摸着这个卷扬机的开关（玄关一窍），称之为"摸着造化鼻孔"，这个卷扬机就会自己运动起来，先天的人体生命系统从此会自动运药过关、凝炼结丹，这就是《内经（景）图》中隐藏的秘密。

　　作者手中有五种版本的《内经（景）图》，一为武当拳法研究会整理发行的拓片，称《内景图》，应为武当山刻本《内经图》[①]的翻

---

① 　徐本善在任武当山道长期间，亲自组织雕刻了武当《修真图》、《内经图》等图本。见王光德、杨立志《武当道教史略》，华文出版社，1993。

版；二为《〈武当〉杂志创刊十周年精华本》[①]（下卷）中刊印的图片，称《内经图》；三为北京白云观《内经图》版本的拓片；四为清宫如意馆藏彩绘复制品，称《内经（景）图》[②]的照片；五为武当山紫霄宫存列的山西五台山《内景图》。而且又陆续发现清代龙虎堂藏本《内景图》、素云道人传明善书局印制的《内经图》以及医博馆所藏彩绘版《内景图》。以上各种版本《内经（景）图》的称谓基本相同，但内容、版式及图注均有所不同，这将在后述文字的分析中涉及到。

　　本书比较上述多种版本的《内经（景）图》，并相互对照、补充，保留了最为完整的图注文字和批文文字，并在称谓上使用《内景图》之名，以与《上清黄庭内景经》[③]的文意相呼应。因为据《云笈七签》载，《上清黄庭内景经》三十六章，《太上黄庭外景经》[④]上中下三部经，皆以文字叙述，故而称"经"；而《内景图》则以图示为主，所示内容主要以内景观照之"象"予以阐释，从而隐示了"经"的机要，所以我们在这里统一称"景"为好。同时在文字注释和译文中以及图示上，则以武当山道教民国时期所藏图本及其原文为底本，并补充其他多种图本的内容加以说明，以便读者更容易理解图中玄妙。

一　《内经图》注文注释

注文原文

① 内景图　　　　　④ 水火交接地

② 阴阳玄牝车　　　⑤ 坎水逆流

③ 丹鼎　　　　　　⑥ 尾闾下关

---

① 　《〈武当〉杂志创刊十周年精华本》，1991。
② 　清宫如意馆藏《内经（景）图》，为国画彩图。
③ 　见《云笈七签》卷十一《三洞经教部》。
④ 　见《云笈七签》卷十一《三洞经教部》。

⑦ 左右二肾府之穴

⑧ 夹脊中关

⑨ 半升铛内煮山川

⑩ 玉枕上关

⑪ 灵峰之穴

⑫ 巨峰顶

⑬ 郁罗灵台

⑭ 泥丸宫

⑮ 一粒粟中藏世界

⑯ 升阳府

⑰ 九峰山

⑱ 白头老子眉重地

⑲ 夹脊双关透顶门
　　修行路径此为根

⑳ 紫虚之天

㉑ 督脉

㉒ 任脉

㉓ 碧眼胡僧手托天

㉔ 降桥

㉕ 气喉

㉖ 升法之源

㉗ 十二楼台藏秘诀

㉘ 五十境内隐玄关

㉙ 刻石儿童把贯穿

㉚ 牛郎桥星

㉛ 胆神龙曜字威明
　　肺神皓华字虚成
　　肝神龙烟字含明
　　肾神名玄冥字育婴
　　心神名丹元字守灵

㉜ 中丹田（田者、艮土）

㉝ 正丹田

㉞ 铁牛耕地种金钱

㉟ 织女运转

注文注释

① **内景图**　亦称内经图，指以图示的方式表现武当丹道修炼家修炼内丹时的人体内在体验和感悟。内景，亦称"内象"，指思维活动内向，以意存观脏腑、经脉组织及其运动规律的一种人体内在体验，并根据这一体验加以描述的图象。《上清黄庭内景经》梁丘子注《题释》："内者，心也；景者，象也。外象，谕[1]即日月星辰云霞之象也；内象，谕即血肉筋骨脏腑之象也，心居身内、存观一体之象也。故曰内景也。"[2]

---

① 谕：同喻，晓谕，意喻。
② 见《云笈七签》卷一十三《洞经教部·经》，书目文献出版社。下同。

② **阴阳女儿车** 在其他《内经图》中标注为"阴阳玄牝车"，均指河车。阴阳的本义指日照之向背，后古代哲学用以阐释相互对立统一的两种事物或事物的两种属性，并且其含义不断扩大，用来解释万物生化。《易·系辞上》："一阴一阳之谓道。"[①] 又："阴阳不测之谓神。"《老子》："万物负阴而抱阳。"[②] 女儿，在此指玄牝，源出《老子》："谷神不死，是谓玄牝。玄牝之门，是谓天地根。"玄，深远；牝：雌性，指衍生万物的本源。车，指河车，即在丹道修炼中，元气在任督脉形成周天运转的景象。萧元端《金丹问答》："北方正气，名曰河车。左曰日轮，右曰月轮，搬运正气，运在元阳。应节顺行下手，无非此车之力。"[③]

③ **丹鼎** 指武当丹道修炼家修炼内丹过程中的鼎炉。丹鼎派渊源颇深，自先秦至汉魏南北朝，丹鼎修炼伴随道教的逐渐成熟，并成为道教的重要组成部分。后分为外丹和内丹修炼，图中所称丹鼎为内丹修炼时的鼎炉，即以身为玉炉，心为金鼎，以炉火烹炼之象，形容内丹修炼之法。

④ **水火交接地** 指体内元神作用于元精的位置，一般处丹鼎之位。《金丹大要》："天一生水，在人曰精；地二生火，在人曰神。"[④] 故以水火喻元精元神，即以心神、意火去烹炼精水，从而达到炼精化炁的功效。

⑤ **坎水逆流** 指丹道修炼家们通过修炼使男性的肾精不外泄，而返回丹鼎炼精化炁，炼炁化神，炼神还虚。坎水：坎为《周易》中的八卦之一。《说卦传·第五章》："坎者，水也。正北方之卦也。"肾精外泄，乃人类繁衍的必然，自然为顺；肾精不外泄，而返还鼎炉，以意烹炼，使其逆转，是谓逆流。

⑥ **尾闾下关** 指武当丹道修炼家在内丹修炼通小周天时，督脉

① 　见孙振声《周易入门》，文化艺术出版社，1988。下同。
② 　见高亨《老子正诂·第六章》，中国书店，1988 年影印本。下同。
③ 　见元代萧元端《金丹大成集》，清代董德宁辑《道藏精华本》。下同。
④ 　见元代陈致虚《上阳子金丹大要》，共 16 卷，现收入《道藏》。下同。

三关的第一关。崔希范《入药境》："归根窍，复命关，贯尾闾，通
泥丸。"[1] 林厚省、骆佩钰《气功三百问》[2]："尾闾关位于脊椎骨
最下端，上连骶骨，下端游离，在肛门的后上方，该处有长强穴。"
庞明《气功探邃》[3]："尾闾部是督脉的起始部。"一般意义上的尾
闾，是指传说中海水所归之处。《庄子·秋水》："天下之水莫大于
海：万川归之，不知何时，止而不盈；尾闾泄之，不知何时，已而
不虚。"[4]

⑦ **左右二肾府之穴** 指肾俞穴。《灵枢[5]·背腧》：属足太阳膀
胱经。位于第二腰椎棘突下旁开一寸五分处。王新明等《针灸学》：
"肾俞，在第二腰椎棘突下，督脉命门穴旁开 1.5 寸。"[6] 此处与《修
真图》比较，应指"左玄肾门"和"右牝命门"。

⑧ **夹脊中关** 指武当丹道修炼家在丹功修炼通小周天时，元气
贯通督脉三关的第二关景象。《金丹大成集》："脑后曰玉枕关，夹脊
曰辘轳关，水火之际曰尾闾关。"这里的"夹脊辘轳关"即是夹脊中
关。林厚省、骆佩钰《气功三百问》："辘轳关位于背部第十四椎上，
即仰卧时正常两肘尖连线点正中处。"

⑨ **半升铛内煮山川** 略（见《内景图》"第二处批文·注释"）。

⑩ **玉枕上关** 指武当丹道修炼家在丹功修炼通小周天时，元气
贯通督脉三关的第三关景象。张志哲等《道教文化辞典》说："尾闾
为太玄关，夹脊为辘轳关，玉枕为上谷关。"[7] 林厚省、骆佩钰《气
功三百问》："玉枕关位于头后部，即仰卧时后脑着枕处，亦即颈椎
连接颅骨处。"

⑪ **灵峰之穴** 指玉枕穴。玉枕穴位于两侧风池穴连线中点之上

① 见汉代崔希范《入药镜》，凡 3 言 82 句，现收入《道藏》、《道书全集》。
② 见林厚省、骆佩钰《气功三百问》，广东科技出版社，1983。下同。
③ 见庞明《气功探邃》，北方妇女儿童出版社，1988。下同。
④ 见《庄子校释》，中国书店，1988。
⑤ 灵枢：中医书名，亦称《针经》，与《素问》合称《内经》。
⑥ 见王新明等《针灸学》，江苏科技出版社，1988。下同。
⑦ 见张志哲等《道教文化辞典》，江苏古籍出版社，1994。下同。

方。灵峰，指两枕骨脑后对称连接处突凸位，有山峰之象，为头部九峰之一。又因此穴为神灵所居之穴，故为灵峰。

⑫ **巨峰顶**　指后囟门，位于两顶骨与两枕骨及脑后顶对称相接的空隙处，并随人的年龄增长而骨化突凸处，亦即百会穴。庞明《气功探邃》：百会穴位于两耳尖连线于头顶中点后一厘米处，相当于一般人的发旋处，与中医常用的针灸穴位有所不同。

⑬ **郁罗灵台**　道教所称"郁罗"，指大罗天也；"灵台"，指元始天尊演法时所居之台，在大罗天上。丹道修炼家所称灵台，指脑及脑中神根、性根。《性命圭旨全书·第二节口诀·安神祖窍翕聚先天》①中在引证"抱一守中"时，所列曹文逸《大道歌》云："借问真人何处来？从前元只在灵台。昔年云雾深遮蔽，今日相逢道眼开。"此处所说灵台即指元神所居之所。

因古人不知元神藏于脑中，所以经常把灵台指为"心"或"灵关"。《云笈七签·灵台章第十七》云："灵台郁蔼望黄野，三寸异室有上下。"务成子注："灵台，心也。谓心专一，存见黄庭。则黄野也。"而《性命圭旨全书·涵养本源·救护命宝》则云："观心之法，妙在灵关一窍。人自受生感气之初，禀天地一点元阳，化生此窍，以藏元神。其中空空洞洞，至虚至明，乃吾人生主宰。真所谓有之则生，无之则死。生死盛衰，皆由这个。儒曰灵台，道曰灵关，释曰灵山。"故知这里是借了佛家的"郁罗"，借了儒家的"灵台"称谓，暗示了儒、释、道三家圆润的思想。

⑭ **泥丸宫**　指上丹田，为武当丹道修炼家修炼内丹中的最重要位置之一。庞明《气功探邃》说："上丹田是炼神还虚之处，在山根②至额颅之间，中心在眉上二寸之颅腔内。"《黄庭内景经·琼室章第二十一》云："琼室之中八素集，泥丸夫人当中立。"③现代

---

① 性命圭旨：道教修炼著作，为明代万历年间尹真人弟子所著。
② 山根：内丹穴位，位于鼻梁中间凹陷处。《东医宝鉴》卷一："印堂之下曰山根，即两眼之间。"
③ 琼室：指脑室；八素：即四方四隅之神；泥丸夫人：指位于中央主神。

科学发现，人脑中央的松果体，与古代丹道修炼家们所称泥丸的位置和功能几乎一致，所以有的内丹大师便直接将"泥丸"解释为"松果体"。张志哲等《道教文化辞典》注："内丹家认为，泥丸一部，有四方四隅，并中央共九宫，皆脑神所居，而当中央泥丸处为百神总会。存思泥丸之神，即可长生。"

⑮ **一粒粟中藏世界** 略（见《内景图》"第二处批文·注释"）。

⑯ **升阳府** 指纯阳之气上升和集聚的地方。升阳，取自中医学名词，指升举阳气。

⑰ **九峰山** 人脑骨有八块，加上随着年龄增长囟门逐渐骨化，故民间素有"狮子头上九个包（隆起）"的说法，道家借名为九峰山。

⑱ **白头老子眉垂地** 略（见《内景图》"第二处批文·注释"）。

⑲ **夹脊双关透顶门，修行路径此为根** 此两句指"河车运转"，即元气积聚丹田，上无路可通，只得下撞尾闾，而后相继冲开腰夹脊、胸夹脊两道关碍，最后通过玉枕到达头顶百会的周天贯通过程。当然这个过程的气机升降规律也在起作用，即"前降之气，愈引后升之气，上而复下，下而复上。"因此，要想修持成功，必须有真元之气通过腰夹脊、胸夹脊双关，直冲顶门玉枕关，并打通任督脉，这才是丹道修炼的根本途径。

⑳ **紫虚之天** 位于中央的太虚境。紫，中央；虚，太虚。紫虚，一般指天空，高空。借指仙境。

㉑ **督脉** 奇经八脉之一。督者，都也，以其为人体阳脉之总纲，故名。其循行路线：起于尾闾骨端长强穴的会阴部，沿脊柱直上至颈项风府穴，脉气入于脑部，上头部巅顶，下行到鼻部止。此脉所经有长强、腰俞、阳关、命门等二十八穴。

㉒ **任脉** 奇经八脉之一。为阴脉之海，有总任诸阴经之作用。其循行路线：起于胞中，出于会阴，沿腹正中上行，过胸腹至咽喉，再上颐面至两目下。此脉所经会阴、曲骨、中极、关元、石门、气海等二十四穴。《奇经八脉考》："任督两脉，人身之子午也，乃丹家

阳火阴符升降之道，坎水离火交媾之乡。"①

㉓ **碧眼胡僧手托天** 略（见《内景图》"第二处批文·注释"）。

㉔ **降桥** 接通任督脉的连接处。桥：鹊桥。古代传说每年农历七月初七的晚上，牛郎和织女在银河相会，喜鹊来搭桥，搭的桥叫鹊桥。道家丹功认为，人出生后任督两脉即已中断，而两脉之间原衔接的地方，称之为鹊桥。因此，降桥即为搭鹊桥。同时认为，人体鹊桥有两处，即崔希范《入药镜》所说："上鹊桥，下鹊桥，天应星，地应潮。"上鹊桥在印堂、鼻窍②处，一虚一实；下鹊桥在尾闾、谷道（会阴）处，一实一虚。降桥或搭鹊桥，即以目观鼻、鼻观心和舌抵上软腭处，接通上鹊桥任督两脉；以噏谷道和提会阴的方法，接通下鹊桥任督两脉。

㉕ **气喉、食咽** 指丹道修炼中呼吸、吞津的管道。"食咽"的标注只在江西龙虎山《内景图》版本中才有。道家有"气喉"与"食咽"之分，一般称气喉为调息之道，称食咽为"饮刀圭"、"吞精液"之通道。也有人认为，气喉为内龈交穴，是真气运行之"喉"也，所以在其他版本中只有气喉的标注，而无食咽的标注。这需要修炼者自身细细体验。

㉖ **升法之源** 指升阳火、退阴符的法门。任督脉在此断开，上鹊桥搭上后，阳气从这里开始升发，进入升阳府；而阴液（津液）由此下降。故称为升法之源。

㉗ **十二楼台藏秘诀** 在十二节喉管处藏有丹道修炼的秘诀，包括吐纳、呼吸、止息、胎息等等妙法。十二楼台，亦称十二重楼，道教称神仙所居之地。武当丹道修炼家将心脏至咽喉的十二节气管称之为十二楼台。《道教文化辞典》载《金丹元奥》云："何谓十二重楼？人之喉咙管，有十二节，是也。"

㉘ **五十境内隐玄关** 此句注文与上句"十二楼台藏秘诀"形成很

---

① 见《四库全书·医家类》载李时珍《奇经八脉考》。
② 鼻窍：指内龈交，脑髓之孔，位于《针灸学》所指龈交穴的口腔内侧。

好的对应关系，但只有北京白云观版本上有此记载，其他版本无此注文。不外乎三个原因，一是不知此句何意，二是刻版时遗漏了，三是后人对中丹田内景有所感悟加注上去的。中医认为，"五十境"指经脉之气在人体内按一定规律运行，一昼一夜间循行全身五十周，使五脏的精气得以畅行的境界。[①] 这里主要指人体的营卫之气。《灵枢·根结》亦曰："五十动而不一代者，五脏皆受气。"所谓隐玄关，指运行于心、肾、脾、肝、肺等五脏神之中的精气，隐藏于"生气之源"的下丹田之中。丹道修炼家认为，"五十境"是指丹道周天运行一周的过程。"隐玄关"是指丹道周天的运行中，隐藏着一些玄窍。《无上秘要》曰："玄关大启，正觉流通。"《道法会元》说：玄关一窍，名曰玄牝。此窍非凡窍，中中复一中，万神从此出，真炁与天通，真人潜深渊，浮游守规中。认为玄关为一窍，即在下丹田。而《性命圭旨》普照图示三关之窍为：上关者心源性海之窍，中关者黄中正位之窍，下关者关元气海之窍，是皆玄窍也。据此认为玄关又非一窍。

㉙ **刻石儿童把贯穿** 略（见《内景图》"第二处批文·注释"）。

㉚ **牛郎桥星** 指能够搭桥而过的牵牛星。一般认为，因牛郎与织女在鹊桥相会，故以"桥"字暗示炼丹功中搭鹊桥，并与"织女运转"相对应。实际上丹道修炼家在上鹊桥的内龈交搭鹊桥后，即接通任督二脉，于是沿督脉上升之气，化为津液下降于口，并吞咽至下丹田，然后靠反复的"织女运转"，达到炼精化气的目的。这也是丹道修炼家的关键技术。

㉛ **心神名丹元字守灵，肺神皓华字虚成，肝神龙烟字含明，胆神龙曜字威明，肾神名玄冥字育婴** 均出自《黄庭内景经·心神章第八》："心神丹元字守灵，肺神皓华字虚成，肝神龙烟字含明，翳郁导烟主浊清，肾神玄冥字育婴，脾神常在字魂停，胆神龙曜字威明，六腑五脏神体情，皆在内心运天经，昼夜存之自长生。"与其他

① 见李经纬、余瀛鳌、蔡景峰等主编，《中医名词术语精华辞典》"五十营"条下，天津科学技术出版社，1996。

刻版不同，武当山版本《内经图》中的这段文字，完全抄自《黄庭内景经·心神章第八》的全文。其他版本则有所变化。《道教文化辞典》注曰：心属南方火，故名"丹元"，字"守灵"；肺为心之华盖，其质清虚，其色皓白，西方金之色，故名"皓华"，字"虚成"；肝位木，木生火，得火而生烟，日出东方，东方青龙之色，又肝主目，故名"龙烟"，字"含明"；胆色青黄，主勇捍，盖取东方青龙雷震之象，故名"龙曜"，字"威明"；肾属水，肾精为子，故名"玄冥"，字"育婴"。另脾为中央土位，乃黄庭之宫，故名"常在"；又脾磨食消，神康力壮，故字"魂停"。

㉜ **中丹田**　亦名黄庭、玉房、金鼎、中宫、戊己门、神明之舍等，为武当丹道修炼家的炼丹基地，其位置据葛洪《抱朴子·地真》①云，在心下绛宫。

田者：北京白云观和明善书局的《内经图》中，在中丹田的位置还标注有"田者"和"艮土"。田者，即指丹田；艮土，既有田，必有土也。那么"艮"在这里是何意呢？

艮者，许慎的《说文解字》释为"很"；《易·象辞》中解释为"止"。所以我们在此理解为"特别止于此"，"特别地专注于此"。具体到《内景图》来说，气止于丹田，神注于丹田，意守于丹田。那么，土为黄色，位于中央，既指黄庭。所以将艮土合起来理解，就是要特别注意中宫黄庭、土釜的内景变化。

㉝ **正丹田**　即下丹田，只有武当山版本的《内经图》中有"正丹田"的标注，而其他版本的《内景图》中无此标注。武当丹道修炼家内丹修炼时称人体中线脐下三寸处，为子位，乃炼丹基地，故称正丹田。亦称：玄牝、玄谷、华池、灵根、玉池、玄关。其所在部位，对人体生命活动的关系最为密切。它居于人体中心，其范围包括"神阙"、"关元"、"气海"、"命门"等重要穴位，自然包括

---

①　《抱朴子》为西晋葛洪所注。朴，本真；抱朴，即抱守本真。见李德范、林世忠《道教经典精华》，宗教文化出版社，1999。

这些穴位的作用和"肾间动气"的功能；是真气升降开合的枢纽，也是男子藏精、女子养胎的处所。故在道家经典中，把下丹田奉为"众妙之门"、"性命之祖"、"生气之源"、"五脏六腑之本"、"十二经之功"、"阴阳之会"、"呼吸之门"、"水火交会之乡"。

㉞**铁牛耕地种金钱** 略（见《内景图》"第二处批文·注释"）。

㉟**织女运转** 与"牛郎桥星"相对应，一般认为，任脉下行之气复又上升。而丹道修炼家则是将"牛郎降星"送下来津液，存入下丹田，并用意火烹炼，使其化作精气复又上升，滋养五脏六腑。这一过程，即用"织女运转"暗喻。正如北京张耀忠《炼道歌》中所说："织女房中一线牵，金针暗渡出天然。停梭不语含情处，一片春光满目前。"①

二 《内经图》批文译注

第一处批文：

原文

众妙之门①何处求，机关拨转②水逆流，万丈深潭③应见底，甘泉④涌起满山头⑤。此长生之机要也。在其他《内经图》中，这段文字标注为："复复连连⑥步步逼⑦，机关拨转水东流⑧，万丈深谭应见底，甘泉涌起南山头⑨。"

注释

①**众妙之门** 广义上讲，是指精深奥妙的天地万物及其变化规律由此而出的总门。《道教文化辞典》：众妙，万物的玄理。《老子》：

---

① 见《武当杂志创刊十周年精华本》第108。德范、林世忠《道教经典精华》，宗教文化出版社，1999。

"玄之又玄，众妙之门。" 狭义上讲，是指丹道之妙，源自下丹田，起于此，终于此，有玄门之感。《太上黄庭外景经》云："出于天门入无间。"务成子注曰："出于天门，见四邻；入于无间，睹太玄。太玄中有众妙之门。"《内景图》在次标注"众妙之门"，意为"玄关一窍"。

② **机关拨转** 控制丹道修炼的关键部位——常人的生殖之门，将用于丹道修炼的重要物质——精水，逆转运化。一个"拨"字，体现了丹道修炼家逆转乾坤，反其道而证道的精神境界。

③ **万丈深潭** 下丹田，气血之渊。《周易参同契》："真人潜深渊，浮游守规中。"这里"深渊"即指下丹田；"规中"即指中丹田。

④ **甘泉** 指甘露，琼浆。丹道修炼时，元气上至头顶，并出现一股下行之炁，犹如醍醐灌顶。是一种内景感受。陶弘景《养性延命录》中说："华池者，口中唾也。""唾者，漱为醴泉，聚为玉浆，流为华池，散为精汋，降为甘露。故曰为华池中有醴泉，漱而咽之，溉藏润身，流利百脉，化养万神，肢节毛发宗之而生也。"

⑤ **满山头** 指甘泉漫过整个头顶，并逐渐向下浸润，有一种无比的愉悦。山头，指头顶，即前面所说的"九峰山"。

⑥ **复复连连** 丹道修炼中，人体元气像个顽劣的儿童，并不会顺从地按周天轨道运行，而是走走停停、进进退退，难以驾驭过关，因此要耐住性子，要顺其自然，因此就出现反反复复的情景。

⑦ **步步逼** 有的丹道修炼家认为，周天运行中要有所作为，对于元气时进时退的顽劣秉性，要毫不松懈，步步紧逼，方有速效。武当山紫霄宫王太科道长曾秘示作者这样的方法。

⑧ **水东流** 东流为顺流，与"坎水逆流"的原意相悖。疑为藏意法。藏字法、藏意法为丹道修炼中的常用方法，目的在于心传口授，以免失秘。

⑨ **南山头** 离动为火，在上；坎动为水，在下。《易·说卦传》："离也者，明也，万物皆相见。南方之卦也。"因此人头顶心位于上，称作"南山头"。

译文

开启精深奥妙的天地万物及其变化规律之门的总钥匙到何处求？丹道修炼的关键技术方法，守窍的关键部位在哪里？只要使用内求法，向内观，意存下丹田虚空一窍，然后拨转肾精的顺行通道，通过"河车"的作用，令真元之气沿督脉逆行，并贯通尾闾、夹脊、玉枕三关，实现周天运行；丹田气海犹如万丈深潭，然而清明豁亮，直视渊底，一朝气海甘泉沿督脉直通头顶，并涌遍满头，又一泻而下，犹如醍醐灌顶，灌遍全身。这就是健康长寿的总诀，更是丹道修炼能够带来延年益寿效果的秘诀！

第二处批文：

原文

铁牛耕地①种金钱②，刻石儿童③把贯穿。一粒粟④中藏世界，半升铛⑤内煮山川。白头老子⑥眉垂地⑦，碧眼胡僧⑧手托天⑨。若向⑩此玄玄会得，此玄玄外更无玄。

注释

① **铁牛耕地** 指意守丹田。牛，执著，蠢笨。铁牛，更加执著、坚定，而且铁牛是冰冷的、一动不动的，以此暗示丹道修炼时必须意识专注、坚定。耕，动词，意守也；地，暗示丹田。

② **种金钱** 因金钱尚未成金丹，故这里指意识专注一穴。"种"字在这里是凝神入气穴，不要着急之意。金丹，此处指内丹，是丹道修炼家通过抱一守中，炼元养素，修心养性，炼精炁神，而逐渐形成的体内结丹。《悟真外篇·金丹四百字解并序》："七返九还金液大丹者，七者火数，九乃金数，以火炼金，返本还原，谓之金丹也。"《修炼大丹要旨·金丹论》则云：其名金丹，盖"取其不灭不

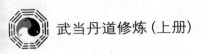

坏不变不易坚刚之义，可以永保长生。"

③ **刻石儿童** 指真元之气去冲撞尾闾那九重石鼓。儿童，隐指倍加爱护的真元之气，亦即"炁"。刻石，凿通九重石鼓，隐指贯通尾闾下关。

④ **一粒粟** 亦称一粒黍、一粒黍米、黍米珠等，指金丹，譬喻内丹。陈撄宁曾说："丹经虽有黍米之说，非谓形状像一粒黍米，乃是极小极小之意。"张紫阳《金丹四百字》："混沌色虚空，虚空拓三界，及寻其根源，一粒如黍大。"

⑤ **半升铛** 铛，音 chēng，平底锅。是内丹丹鼎的一种，仅有丹鼎的一半，且小于鼎径。武当丹道修炼家认为，"半升铛"在中丹田位置，与下丹田的"鼎"是有区别的。

⑥ **白头老子** 有两层意思，一是初入丹道修炼的一种功态，即坐忘已久的丹道修炼家，双目垂帘之下呈现一片白色氤氲之光，犹如一个白首老者处在一片混沌之中。二是指肺神白虎与肝神青龙，由间隔到交并的过程。吕洞宾在《沁园春》中说："木金间隔。"了真子注为："木居东方甲乙，在象为青龙，……碧眼也；金居西方庚辛，在象为白虎……白头老子也。"两者卯酉隔居，无由聚会，须托付黄婆媒合为一。所以张紫阳丹诗云："木金间隔会无因，须仗媒人勾引。"然后木生火，金生水，水火同乡，则金木交并矣。

⑦ **眉垂地** 指含着"白毫光"的双目一直往下看。暗指虚目观鼻，鼻观心，心存下丹田及"手印"的景象。

⑧ **碧眼胡僧** 指手印。碧眼胡僧，一般指域外之人，因手在"体"外，所以丹道修炼家修炼时常常"搭手印"，以加速真气发动和周天贯通，而且"手印"之间常有蓝光映目，故以高举双手的"碧眼胡僧"借称，突出丹道修炼中"搭手印"的重要性。又据民间传说，胡僧指李铁拐，他度钟离权成就仙道。当然，也有各说不一，张兴发在《道教内丹修炼》一书中将元神名之曰"碧眼胡儿"；而南怀瑾在《道家、密宗与东方神秘学》一书中则说"碧眼方瞳"是

"修炼气脉有成就的人，在定境中，自已反视到自己体内"，所看到的"中脉打通时""呈出的一种蓝色等景象"。以上说法请于丹道修炼中自鉴。

⑨ **手托天** 有两层含义，一是"舌抵上腭"，二是以"搭手印"的方式，托住"白头老子"的"眉垂地"，从而使下丹田（小腹部）的聚气感觉更快、更明显。

⑩ **向** 应为"问"字。可能是刻版者笔误。

译文

坚定执著的意念像"铁牛"一般，反反复复地"勤耕"——坚守丹田处，久而久之丹田中便会生出一粒"金钱"般的"丹母"；真元之气不断地去冲撞那如同九重石鼓的尾闾下关。经过修炼结成的一粒小小的"丹坯"中，包含着"真阴"、"真阳"的大"世界"。没有鼎盖的丹鼎中，精气被意火烹煮的热气升腾，犹如云雾翻滚直达头顶。炼丹人盘腿端坐，眼帘垂地，虚目中一片白毫之光。丹道修炼家的"搭手印"，加速了内气发动和贯通周天；"搭手印"中所生蓝光，如同"碧眼胡僧"上接垂地白光，水火相接，喜结内丹。如果要问丹道修炼中，是如何获得上述玄妙感悟的，除了静中内守体悟之外，没有任何外求的方法。

第三处批文：

原文

我家嵩①种自家田②，可育灵苗③活万年。花似黄金④苞不大⑤，子如玉粒⑥果皆圆。栽培全籍中宫土⑦，灌溉需凭上谷泉⑧。有朝一日功行满，便是蓬莱大罗仙⑨。

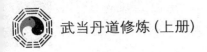

注释

① 耑　同专，音 zhuān，一心一意。

② **自家田**　指丹田，这里专指中丹田。

③ **灵苗**　灵，心也；苗，念也。灵苗，指心动一念。丹道修炼家借指"黄芽"。《云笈七签》：黄芽是长生之至药。芽是万物之初也，原本是白色，所以有些丹家也称之为"白雪"。因受意火而变黄色，故名黄芽。丹道修炼家借用为静中有动的象征。

④ **花似黄金**　黄芽长成，渐渐长大，其色如黄金，熠熠耀眼，金灿灿的。

⑤ **苞不大**　刚刚开放的丹花（丹坯），其金色的花苞没有多大。所以炼丹之人不必过度追求有形具象，那只是一种喻比。

⑥ **子如玉粒**　结成的果实——金丹，像黄灿灿的玉米粒大小，呈圆圆的颗粒形状。

⑦ **中宫土**　脾，色黄，为中央之色，音律为"宫"，五行为土，故称"中宫土"。又因戊土己土，为脾的阴阳两个方面，又称"戊己土"。武当丹道修炼家也称之"黄婆"，喻指意念，借以调配精炁神三件宝，使阴阳交感，水火相济。这里意念起着中间媒介作用，故称"黄婆"。五代崔希范《入药镜》："托黄婆，媒姹女，轻轻地，默默举。"王道渊注："黄婆者，坤土也，即戊己土也。又言意也。"

⑧ **上谷泉**　即玄泉，指舌下津液之孔，丹道修炼家在修炼时口中生出的津液，要鼓漱吞下，落入下丹田。《上清黄庭内景经·黄庭章第四》："玄泉幽关高崔巍。"务成子注："玄泉，口中之液也。一曰玉泉，一名醴泉，一名玉液，一名玉津，一名玉浆。"

⑨ **蓬莱大罗仙**　蓬莱，传说中的三神山之一，为神仙居住的地方；大罗，指大罗天，道教称之为三十六天中最高最广的天。大罗仙，意即蓬莱仙山之上的法力最大的最惬意的神仙。

译文

丹道修炼家只要专心一志的意守自己的丹田处，就可培育出灵苗、黄芽等这样的长生药。一旦培育出了这样的长生药，我们便可长生不老，延寿万年。丹田处的灵苗、黄芽，色如黄金，其子如"一粒黍珠"，颗粒如"金丹"。若要栽培这棵灵苗、黄芽，全凭中央戊己土，精心扶植培育，并且常需口中津液这样的"上谷之泉"，鼓漱吞入丹田加以灌溉。一旦顺利实现炼精化炁，炼炁化神，炼神还虚各个阶段的修炼成果，便会享尽蓬莱仙境、大罗天上的奇景妙观。

第四处批文：

原文

> 法藏①云：绀目②澄清四大海③，白毫④宛转至须弥⑤。
> 慈氏⑥云：眉间⑦常放白毫光⑧，能灭众生⑨转轮⑩苦。

注释

① **法藏** 唐代僧人，中国佛教华严宗的创立者。因武则天赐号"贤首"，后即称为"贤宗大师"。法藏原籍西域康居，先从智俨学《华严》，俨死后，才出家。他曾参加八十卷《华严经》的翻译工作，还著有《华严探玄记》、《五教章》、《起信论义记》等。

② **绀目** 绀，音 gān，苍青色。《说文·糸部》："帛深青扬赤色。"《论语·乡党》："君子不以绀緅饰。"何晏注："绀，齐服盛色。"邢昺疏："绀，玄色。"绀目，指如儿童般苍青色的眼珠。

③ **四大海** 道教认为，四海为东海、西海、南海、北海，而且四海神名分别为"东海神名阿明，西海神名祝良，南海神名巨来，

北海神名禺强。"①武当丹道修炼家认为，人体有四大海，即心为血海，肾为气海，脑为髓海，脾胃为水谷之海。

④ **白毫**　原为佛家用语，佛家认为是白毫即"甘露"，正如道家所称"甘泉"或醍醐灌顶时的"琼浆"。与白毫光有所区别。

⑤ **须弥**　又译为"修迷卢"、"须弥楼"，意译"妙光"、"安明"，为古印度神话传说中的山名，认为它是人类所住世界的中心，日月环绕此山回旋出没，三界诸天也依之层层建立；并称它的四方有东胜神、南赡部、西牛贺、北俱卢四个洲。佛家坐禅时以头部顶心喻须弥，认为须弥在上，阳气行上形成甘露；甘露一出，真阴即现，令人一身清凉舒服。相当于丹道修炼家醍醐灌顶的体验。《吕祖百字碑》云："白云朝顶上，甘露洒须弥。"

⑥ **慈氏**　指佛教大师。根据《内景图》左上方注文的落款"僧谨识"来看，此图经过佛家子弟之手。而且"法藏云"、"慈氏云"的内容所在位置也各不相同。说明此图经过佛家子弟之手时，使图中内容均有所增加。也有人认为，"慈氏"指左慈，道教中，被奉为丹鼎派最早的传人之一。

⑦ **眉间**　印堂穴，亦称天目穴。

⑧ **白毫光**　与前句的"白毫"应有所不同，因为根据下句的"能灭众生转轮苦"，可知此处的"白毫光"指坐禅中出现的"天目开光"，并以此劝戒世人坐禅信佛。丹道修炼家则认为，白毫光亦称"白雪"，是指静坐修炼时，眼帘下展布的白色细微的氤氲之光。《悟真篇》："黄芽白雪不难寻，达者须凭德行深。"白玉蟾注："虚室生白，谓之白雪；心地开花，谓之黄芽。"

⑨ **众生**　佛教名词，意指众多有生命的，包含天、人、阿修罗、地狱、饿鬼、畜生六种（六道）。

⑩ **转轮**　亦为轮回，佛教认为，一切有生命的东西，如果不去求"解脱"，则永远在"六道"中生死相续，犹如车轮的旋转不停，故

---

①　见《云笈七签》卷之十四《黄庭遁甲缘身经》。

称"转轮"、"轮回"，亦称"六道轮回"。

译文

唐代高僧法藏说：眼目之神在苍青色的玄海中，久视着清亮见底的血海、气海、髓海、水谷之海等四大海，自然有一片白毫光，氤氲宛转至头顶的上端，展布在虚眯着的眼帘下。

佛家大师们常说：如能端坐法坛，吃斋念佛，眼帘下常放白毫之光，不仅自己可以成佛，而且可以超度芸芸众生的轮回之苦。

三 《内景图》图示注解

（一）脑中各部

九峰山 是指脑中有九座仙山，九真各居一山，与《修真图》的脑有九室，九真各居一室的意思相同；升阳府，指经过丹道修炼产生的纯阳之气上升的通道和汇聚的地方；郁罗灵台，指心性所居之处，也有说指脑神，因为幽深难以觉察，所以古人常常用来表示心灵；巨峰顶，指脑中最高位置，丹道修炼中通督脉三关时，在这里最不容易通过（见图3-1）。

泥丸宫 指上丹田，脑神所居之地，为武当丹道修炼家修炼内丹中的最重要位置之一。《黄庭内景经·琼室章第二十一》云："琼室之中八素集，泥丸夫人当中

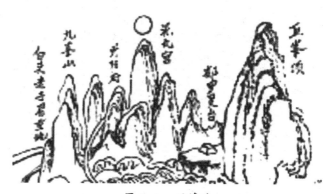

图3-1 巨峰岭

立。"注曰："上丹田乃炼神还虚之处。"现代科学发现，人脑中央的松果体，与古代丹道修炼家们所称泥丸的位置和功能几乎一致，所以有的内丹大师便直接将"泥丸"称为松果体。张志哲等《道教文化辞典》注："内丹家认为，泥丸一部，有四方四隅，并中央共九宫，皆脑神所居，而当中央泥丸处为百神总会。存思泥丸之神，即可长生。"因此泥丸有时也被称为"一粒粟"。除武当山《内经图》之外，在其他图中的这个位置，还有一句"一粒粟中藏世界"的标注。所谓一粒粟，亦称一粒黍、一粒黍米、黍米珠等，喻指金丹。陈撄宁曾说："丹经虽有黍米之说，非谓形状像一粒黍米，乃是极小极小之意。"一粒黍，也就是纯度极高、密度极大的纯阳之气。

（二）三田三海

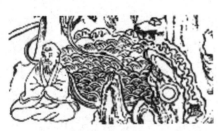

图 3-2　髓海

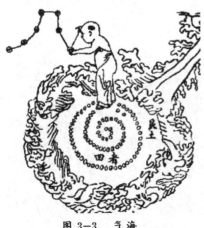

图 3-3　气海

一般说来，丹道修炼中有四大海之说，即上丹田为髓海，中丹田为气海，下丹田为血海，两肾中为精海，这与中医所说的心为血海，肾为气海，脑为髓海，脾胃为水谷之海有所不同。《内景图》中只标注了上丹田髓海（图3-2）、中丹田气海（图3-3）、两肾部位的精海（图3-4），没有标注下丹田的血海。上丹田髓海，脑主人体一身之髓，所以称脑为髓海。《灵枢·海论》："脑为髓之海，其输上在于其盖，下在风府。"又"髓海有余，则轻劲多力，自过其度；髓海不足，则脑转耳鸣，胫酸眩冒，目无所见，懈怠安卧。"

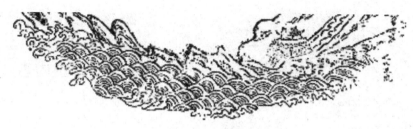

图 3-4　精海

《类经》卷九注："凡骨之有髓，惟脑为最巨，故诸髓皆属于脑，而脑为髓之海。"

中丹田气海　道家认为气海位于膻中内的中丹田，也称为土釜、黄庭宫。《邱祖秘传大丹直指》云："心下三寸六分，名曰土釜，黄庭宫也，乃中丹田，方圆一寸二分，亦虚间一穴，乃藏炁之所，炼丹之鼎。"所谓藏炁之所，就是气海也。而中医认为，气海作为人体部位名。有上下之分。膻中为上气海，是宗气所聚之处。《灵枢·海论》："膻中者，为气之海。"《类经附翼》说：下丹田为下气海。

两肾中为精海　是指命门的藏精舍神功能。《云笈七签·服气精义论》："左为正肾，以配五脏；右为命门，男以藏精，女以系胞。"中医认为，命门乃藏精舍神之地，与人之生殖功能有密切关系。《难经·三十九难》有云：命门者，神精之所舍也；男子以藏精，女子以系胞。用之则走生殖之门，便成死炁；守之则炼精化炁，自然成为生炁之府。肾中所藏精气，中医称之为肾本脏之精，它禀受于父母，与生俱来，是生育繁殖，构成人体的原始物质，并与人的生长、发育和衰老等相关。

（三）人体太极图

《内景图》中的人体太极图，主要由山水所构成的阴暗部分表示阳鱼，鱼眼为右边的双圈，阴阳鱼之间的界限由"升阳府"的曲线和"升法之源"的曲线组成；阴鱼却由任督脉形成的双线飞弧以

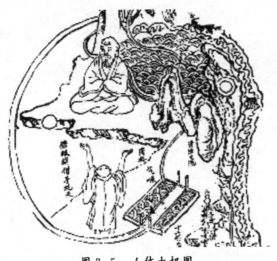

图3-5　人体太极图

及圆圈中的明亮部分组成，其阴鱼的鱼眼为圆图中的单线小圆圈表示。图中"白首老子"代表老阳，"碧眼胡僧"代表极阴。而且通过"降桥"接通任督脉，使其形成人体阴阳大回环。这是一种隐晦的藏意绘图方法，没有阴阳丹法的功底，是难以觉察其中玄妙的。（见图3-5）

（四）"三观"丹法

丹道修炼中的三观，主要指眼观鼻，鼻观心，心观脐。《内景图》中的"绀目澄清四大海，白毫宛转至须弥。""眉间常放白毫光，能灭众生转轮苦。"其中的"白毫宛转"和"白毫光"都是指丹道修炼的"三观"法。这在《心性图》中也有反映，如"半帘月影三杯酒"中的"半帘月影"也是指"三观"法。因为日照月明，月明为影。在丹道修炼中，双目垂帘，盘腿而坐，以目观鼻，以鼻观心，心注脐内丹田，久而久之，必然在眼前产生一片氤氲之气，白茫茫一片。在上的心神虚目以观，即为"白首老子眉垂地"；在下的炁穴则要即时应接，这就是"碧眼胡僧手托天"的含义（见图3-6）。碧眼

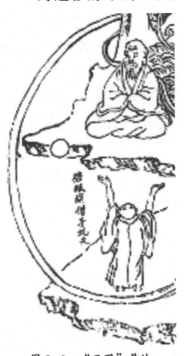

图3-6　"三观"丹法

胡僧，一指舌头，即舌抵上腭；二指肝脏，肝属木，以与肺金对应；三指双手在小腹前所搭手印与下丹田形成内外炁穴，以接应下观之神和下行之气。

（五）天池降桥

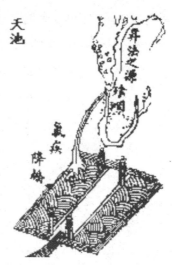

图中一长方形水池，意即天池；池中一条空白地带，即是天桥，亦即鹊桥；天池左上角有一条细管道，即指气喉，意思是说天池之水并不是俗称之水，而是由督脉的纯阳之气点化的阴液，所以在其根源位还被标注了"升法之源"，表示丹道修炼从这里开始（见图3-7）。当"碧眼胡僧"暗示舌头时，就是指接应上界的真阴，使之落入天池之中，然后漱咽而入小腹胞，化津液而为精气。所以舌抵上腭就是实施"降桥"功能的动作。

图 3-7　天池降桥

（六）十二重楼

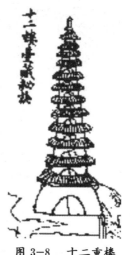

十二重楼的概念，无论在《内景图》，还是在《修真图》，都有广泛的运用。十二重楼实际上指器官，古人认为它是由十二节"C"形软骨构成。而丹道修炼家则关心的是气管的功能作用，如气管的呼吸作用，而且适应功法的要求，又有很多呼吸方法，有长吸短呼，短吸长呼；也有急吸慢呼，慢吸急呼；还有重吸轻呼，轻吸重呼；深吸浅呼，或浅吸深呼；更有逆式呼吸、不吸不呼的胎息功夫等等，而丹道修炼的关键环节就在运用呼吸上（见图3-8）。所以说，十二楼

图 3-8　十二重楼

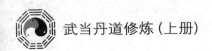

台中隐藏着许许多多的丹功秘诀。如果不知道这些秘诀，就无法进行丹道修炼。

（七）贯通三关

三关，《修真图》说："人之一身，有三百六十骨节，八万四千毛孔。后有三关：尾闾、夹脊、玉枕也。尾闾在脊椎之尽头处，关可通内肾之窍。从此关起一条髓路，号曰漕溪，又名黄河，乃阳升之路。至两肾对处，为夹脊。又上至脑，颈椎顶端与颅骨相接处，为玉枕。此三关也。"

尾闾关 又称龟尾（见图3-9），指督脉起始的第一关，位于脊椎末端，处于谷道的后上方，为督脉三关的第一关，即太守关。此关有"九重铁鼓"，阴关固闭，十分难通，须纯阳之气醍醐灌顶才行。

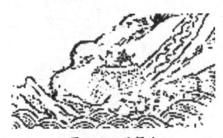

图3-9 尾闾关

夹脊关 指脊中穴，位于椎骨第十一节的下面，与内肾相对。一说与中丹田相对，一说两肘尖连线与脊椎相交的位置，一说背部脊椎两旁的穴位。现代中医学则将其分为胸夹脊与腰夹脊。此为后三关的第二关，即辘轳关（见图3-10）。

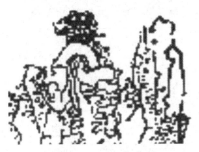

图3-10 夹脊关

玉枕关 指脑后枕骨下，前与鹊桥相对位置。一说在后发际正中直上2.5寸，旁开1.3寸，平枕外隆凸上缘凹陷处；一说在脑户穴旁开1.5寸处。现代医学认为在此有枕大神经分支和枕动、静脉。此为后三关的第三关，即天谷关（见图3-11）。

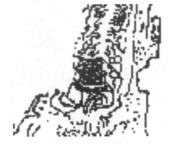

图3-11 玉枕关

（八）左右二肾府

左右二肾府，是指人的两个肾脏。此处与《修真图》比较，应指"左玄肾门"和"右牝命门"的位置（见图3-12）。所谓左玄肾门，右牝命门，是指肾的两方面重要功能，左肾深藏着维护人体生命的基本物质；右肾蕴藏着人类繁衍生命的先天之精。《难经·三十九难》说："肾有两脏也。其左为肾，右为命门。命门者，

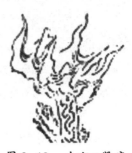

图3-12 左右二肾府

精神之所舍也，男子以藏精，女子以系胞。"可见"肾门"所藏人体自身生存的生理需要之精，如"五脏六腑之精"。清朝徐灵胎《医学源流论》说得更直接："五脏有五脏之真精，此元气之分体者也，而其根本所在，即道经所谓丹田，《难经》所谓命门，《内经》所谓七节之旁有小心。阴阳阖辟存乎此，呼吸出入系乎此，无火而能令百体皆温，无水而能令五脏绊润，此中一线未绝，则生气一线未亡，皆赖此也。"充分说明了肾门所藏之"精"是整个人体生命存在的物质基础，没有"精"的作用，就没有生命的存在。而"命门"则蕴含了人体繁衍生命的元精、元气。医圣张仲景认为："命门之火谓之元气，命门之水谓之元精。"是说命门包括了肾阴肾阳两方面的作用。肾阳即"命门之火"，肾阴即"命门之水"。命门之火体现肾阳的功能。明代张介宾《类经附翼》云："命门者，为水火之府，为阴阳之宅，为精气之海，为死生之窦。"两肾之间，命门之内有肾间动气，为人之生命一线所系。明代孙一奎《医旨绪余·命门图说》"命门乃两肾中间之动气，非水非火，乃造化之枢纽，阴阳之根蒂，即先天之太极，五行由此而生，脏腑以继而成。"所以《内景图》在这里绘制了一团火，而《修真图》在这里绘制了"肾间动气"，并标注了"枢机"二字。所谓枢机，是指炁机开合、通闭的关键所在。所谓肾间动气，是一种非常隐秘的生理现象，又称生气之原。它是指

两肾之间一线相连，这一线乃非物质性的，而是以其所藏真气的不停开合扇动，象一个皮囊式的"橐籥"不停地开合扇动着，这种开合扇动是生命之火的体现，是生机的表达。一旦它不再扇动，生命便是真正的停止了。所以《难经·八难》所云："所谓生气之原者，谓十二经之根本也，谓肾间动气也，此五脏六腑之本，十二经脉之根，呼吸之门，三焦之原，一名守邪之神。"

（九）牛郎织女

图中小男孩为牛郎，与下方的织女上接下引。这里之所以叫做"牛郎桥星"、"织女运转"，一般认为，因牛郎星与织女星在鹊桥相会，故以此"牛女会"暗示丹道修炼中的"坎离交媾"（见图3-13）。那么，从唐末五代崔希范《入药镜》却又是另一番说法，"上鹊桥，下鹊桥，天应星，地应潮"。这里上鹊桥，就是牛郎与织女星在鹊桥相会，故曰"天应星"；而下鹊桥，正是指会阴"枢机"，因处北方坎地，故曰"地应潮"。实际上丹道修炼家在上鹊桥的内龈交搭鹊桥后，即接通任督二脉，于是沿督脉上升之纯阳之气，化为津液下降于口，并吞咽至下丹田，然后靠反复的"织女运转"，达到生津养精，炼精化炁的目的。织女运转实际上是一个不断去掉元气中的阴质，不断纯化元气的过程。经过不断纯化的纯阳之气，即真气，又不断充养五脏六腑的元神。从而初步发挥炼炁化神的作用，这就是"织女运转"的作用。所以在清宫如意馆藏《内经（景）图》中，把牛郎桥星的

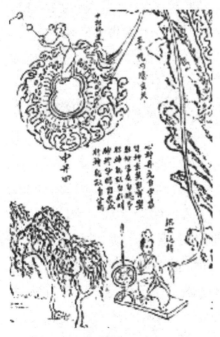

图3-13　牛郎桥星、织女运转

上方标注了"刻石儿童把贯穿"一语。所谓贯穿，就是拿织女运转的真气不断地输送给五脏六腑，以培补真元，滋养五脏神。这也是《内景图》中在这个位置标注五脏神名的目的。这些都是武当丹家在《内景图》中暗藏的石破天惊之秘，一直以来是秘而不宣的。

（十）金花树

武当山的"金花树"，由净乐宫进山，至玄岳门右侧有依山布局一院典雅玲珑的庵堂，名"冲虚庵"，又叫"金花祠"。这里坐北朝南，背依小终南山，面对丹江、汉江的汇合水域，眼前一片开阔，地势向阳藏风，常年清幽。祠中两层吕祖（吕洞宾）楼供奉着吕洞宾神像，是昔日道家炼丹的最佳境地。殿前有水井一口，传说为舜帝开凿，故曰"舜井"。吕洞宾在舜井旁植一棵神奇的古柏，由根部分为两枝，长成后一枝为扁柏，一枝为刺柏，形成同根同干而异枝的且两枝躯干都是挺拔高耸，虬枝蟠曲，丰彩奇目，宛若鸾凤引颈而鸣。每至春夏之交，此树通体闪光，开放金花，所结柏籽犹如金丹，成为武当山奇景之一。可见，"金花树"置于丹田位，正是向我们暗示，这里是开花奇景，住观道长说此中暗含阴阳妙蒂。而苞、初结金丹的地方（见图3-14）。

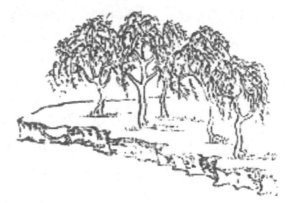

图 3-14 金花树

（十一）丹坯丹母

紧接着在标注有"正丹田"的位置，绘制了初结丹坯的景象。所谓正丹田，就是下丹田，只有武当山版本的《内经图》中有"正丹田"的标注，而其他版本的《内景图》中均无此标注。武当丹道修炼家内丹修炼时称人体中线脐下三寸处，为子位，乃炼丹基地，

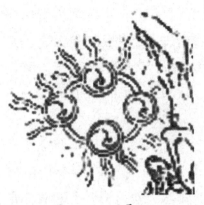

图 3-15　正丹田

故称正丹田（见图 3-15）。其所在部位，对人体生命活动的关系最为密切。它居于人体中心，其范围包括"神阙"、"关元"、"气海"、"命门"等重要穴位，自然也包括这些穴位的作用和"肾间动气"的功能；是真气升降开合的枢纽，也是男子藏精、女子养胎的处所。故在道家经典中，把下丹田奉为"众妙之门"、"性命之祖"、"生气之源"、"五脏六腑之本"、"十二经之功"、"阴阳之会"、"呼吸之门"、"水火交会之乡"、"养胎育胎，凝结丹元之地"。之所以称此图景象为丹坯、丹母，是因为它的每一个丹元中均含有阴质，需要加注意火继续烧炼。这与中医所说人体横膈以下多阴质，需加重意火烹炼的道理是一致的。《内景图》只有三处绘制了火焰，一是丹鼎，二是丹坯，三是夹脊关，三者均处于人体下位。

（十二）铁牛耕地

铁牛耕地，指意守丹田。牛，执著，蠢笨。铁牛，更加执著、坚定，而且铁牛是冰冷的、一动不动的，以此暗示丹道修炼时必须意识专注、坚定。耕，动词，意守也；地，暗示丹田。所谓种金钱，是说金钱尚未成金丹，故这里指意识专注一穴。"种"字在这里是指神注忞穴。金钱，此处指内丹，是丹道修炼家通过抱一守中，炼元养素，修心养性，炼精忞神，而逐渐形成的体内结丹（见图 3-16）。

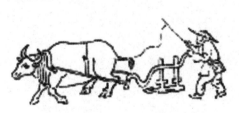

图 3-16　铁牛耕地

（十三）丹鼎意火

丹鼎，指丹道修炼过程中的鼎炉。图中所绘制和标注的"丹鼎"为内丹修炼时的鼎炉，指下丹田的意守景象（见图3-17），它与中丹田的"半升铛内煮山川"中的"半升铛"是不一样的。"半升铛"的铛，是一种平底锅。也是内丹丹鼎的一种，仅为丹鼎的一小半，且小于丹鼎的最大直径。武当丹道修炼家认为，"半升铛"在中丹田位置，与下丹田的"鼎"是有区别的。即以下丹田为鼎，心意为火，以炉火烹炼鼎中之水而生炁的景象，形容内丹修炼的内景图像。

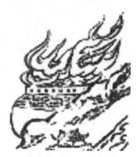

图 3-17 丹鼎

（十四）阴阳女儿车

亦即阴阳玄牝车，这与《老子》的"谷神不死，是谓玄牝。玄牝之门，是谓天地根"的说法是一致的。玄，深远；牝：雌性，指衍生万物的本源。车，指河车，为道教内丹用语，即在丹道修炼中，元气贯通任督两脉而形成周天运转的景象。萧元端《金丹大成集》内《金丹问答》："北方正气，名曰河车。左曰日轮，右曰月轮，搬运正气，运在元阳。应节顺行下手，无非此车之力。"在武当山《内经图》中将此车标注为"阴阳女儿车"（见图3-18），而在其他《内景图》版本中均标注为"阴阳玄牝车"，指搬运"坎水逆流"的水车。在这里人体精气被气化为纯阳元气，沿着督脉逆向运用，走炼精化炁，炼炁化神，炼神还虚的路子，便会长命百岁；如果在这里人体精气顺

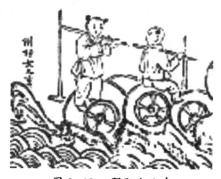

图 3-18 阴阳女儿车

着生殖之门变为阴液排泄而出，则为死气之门。所以《易·系辞上》说："一阴一阳之谓道。"

四 《内景图》考

（一）名出黄庭经

《云笈七签》所载《黄庭经》，分为《上清黄庭内景经》（三十六章），为梁丘子、务成子所注《太上黄庭外景经》（上中下三部），务成子所注。而载于《道藏》的《黄庭经》，则分为《黄庭内景玉经》（推字号下，为梁丘子、白履忠注）、《太上黄庭中景经》（典字号下，李千乘注）和《黄庭外景玉经》（优字号下，务成子注）。

《太上黄庭中景经》一般疑为后人所著，所以当我们说《黄庭经》时，实际上是指《太清黄庭内景经》和《太上黄庭外景经》，不包括《太上黄庭中景经》。

《黄庭经》最早不分内外，亦无撰人名氏及年代。但据《道教文化辞典》"魏华存"条下云："传景林真人授其《黄庭内景经》，宣称恒诵神名及存思诸神形象，可消灾祛病，不惮虎狼凶残，腑脏安和，却老延年，甚至可登天成仙。"又据《云笈七签》（卷四）《上清经述》：刘文任汲郡修武县令时，曾有太极真人安度明、东华大神方诸青童、扶桑碧海阳谷神王景林真人、清虚真人小有仙王子登，同降于魏华存静室，称魏华存为"紫虚元君"，"又加名山之号，封南岳夫人。"并将《上清经》三十一卷授予魏华存，"阳谷神王又别授夫人《黄庭内景经》。"可知，魏华存夫人之前已有《黄庭内景经》之称。

然而，据刘国梁《道教精萃》云："《黄庭经》之名，始见于《抱朴子·内篇·遐览》和《旧唐书经籍志》。"[①]且陶弘景所著诸篇

---

① 见刘国梁《道教精萃》吉林文史出版社，1991。

中，如《真诰》①卷十八《握真辅》第二、卷十九《翼真检》第一、卷九《协昌期》第一等，均称《黄庭经》，并无内外之分。因此，推测魏华存夫人所受景林真人《黄庭内景经》应为手抄秘本。因为魏夫人在世八十三年及自此以前，民间确无《黄庭经》内外之分。

又考，陶弘景《真诰》云：《上清真经》，晋哀帝兴宁二年（364年），南岳魏夫人授其弟子，使作隶字写出。数传而后，为某某窃之，因济浙江，遇风沦漂，惟《黄庭》一篇得存。

然而，据圆顿子、陈撄宁《黄庭经讲义》云：魏夫人为晋之任城②人，司徒魏舒之女，名华存，字贤安，幼而好道，摄心夷静，年二十四，适③太保④掾⑤刘文，字幼彦，生二子，长曰璞，次曰瑕。其后幼彦物故⑥，夫人携二子渡江，璞为太真司马，至安成⑦太守。瑕为陶太尉从事，至中郎将。夫人在世83年，晋成帝咸和九年（334年）化去。据此，陶弘景《真诰》所称魏夫人授其弟子以隶书写出《上清真经》，并仅存《黄庭》一事，已是魏夫人死后30年了。其中出入是显而易见的。但是这一记载却告诉我们一种可能性，即魏夫人授其弟子以隶书抄写的《黄庭内景经》依然是手抄密本。30年后，至晋哀帝兴宁二年（364年），其弟子才再度抄写并传之于世。至此，民间便有了《黄庭》内外经广为流传，如从晋代王羲之写经换白鹅，到唐代大诗人李白"山阴道士如相见，应写《黄庭》换白鹅。"⑧均为明证。

---

① 见《四库全书·道家类》载陶弘景《真诰》。
② 任城：《历代郡县地名考》"任"条下："国名，春秋齐楚间小国。"《中国历史地图集》标注在山东济宁市。而非《道教文化辞典》所注"今属河南"。
③ 适：出嫁。
④ 太保：官名，西周设置，为辅弼国君的官。春秋后废，汉复置，次于太傅。历代沿置，多为大官加衔，并无实职。
⑤ 掾：音 yuàn，属员。
⑥ 物故：死亡，去世。
⑦ 安成：《历代郡县地名考》"安成"条下："三国郡名，治所平都。晋因之。今江西安福县。"
⑧ 见《千首唐人绝句》载于李白《送贺宾客归越》。

那么，先有《外经》，还是先有《内经》呢？一般认为先有《外经》，后有《内经》。最具代表的当为《道教文化辞典》"黄庭经"条下所释："欧阳修《集古录》曾记录其亲见东晋永和十三年（357年）《黄庭》石本，即指《外经》。"然而，据王明[1] 先生考证：约晋成帝咸和中（326～335年），《黄庭外景经》问世。《魏夫人传》："晋成帝咸和九年（334年），夫人卒，年八十三。"可能就在这一年《黄庭外景经》问世。此前世人称《黄庭经》即指《黄庭内景经》，及至《黄庭外景经》问世，才有《黄庭内景经》之名。可见，《黄庭内景经》先有其实，后有其名，时至今日人们仍然习惯性地称之为《黄庭经》或《黄庭》。自然与魏华存夫人同时代的葛洪，甚至比魏华存夫人晚世205年的陶弘景也只称《黄庭经》，而没有称《黄庭内景经》和《黄庭外景经》，自然就不足为奇了。由此我们得出结论：《内经》著世应早于《外经》。

无论《黄庭内景经》，还是《黄庭外景经》，其精理贯通，体用相备。因此许多争论都是无碍实质的，真正知道其中玄妙者，对待两经决不会厚此薄彼的。唐末五代著名道士吕洞宾《宿州天庆观诗》云："肘传丹篆千年术，口涌黄庭两卷经。鹤观古坛槐影里，悄无人迹户带扃。"南宋大诗人陆游《道室杂兴诗》云："身是秋风一断蓬，何曾住处限西东。棋枰窗下时闻雹，丹灶崖间夜吐虹。采药不辞千里去，钓鱼曾破十年功。白头始悟颐生妙，尽在黄庭两卷中。"又《书怀诗》云："早佩黄庭两卷经，不应灵府杂膻腥。凭君为买金鸦嘴，归去秋山属茯苓。"这里所指"两卷经"，就是《黄庭内景经》和《黄庭外景经》。

黄庭内景者，按《云笈七签·三洞经教部》载《上清黄庭内景经》梁丘子注《题释》曰："黄者，中央之色也。庭者，四方之中也。外指事，即天中人中地中。内指事，脑中心中脾中，故曰黄庭。内者，心也。景者，象也。外象，谕即日月星辰云霞；内象，谕即血肉筋骨藏府（脏腑）之象也。心居身内，存观一体之象也，故曰内景也。"《道教文化辞典》亦云："黄庭之景，即为道家修炼功夫的

---

[1] 见王明《黄庭经考》，载于《历史语言研究所集刊》，1948年第20本。

中空景象。"

与本书前述"《内景图》图注注释"、"《内景图》批文注释及译文"对比可知，《上清黄庭内景经》所表述的主要内容，在《内景图》上均有所描述，甚至《内景图》以图说文，以图表意，以图破译其道家修炼内丹的玄机，其效果是文字难以表述的。这样一幅图冠以《内景图》之名，用来表达《上清黄庭内景经》的经意，真是再恰当不过了。

根据上述考察，我们在这里可以给《内景图》一个较为准确的定义，从而使其名副其实。所谓《内景图》，是指按照《上清黄庭内景经》的经意，以图示的方式表现道家修炼内丹时的内景图象及其身体的内在体验和感悟。或者这样表述：《内景图》是指思维活动内向追求，以主观意识存观血肉、筋骨、脏腑、经脉等人体组织的存在形式及其运动规律的一种人体内在体验，并根据这一体验加以描述的图象。

这里所说的"内景图象"，是指内丹修炼者血肉、筋骨、脏腑、经脉等人体组织的存在形式及其运动规律；这里所说的"经"，是指修炼内丹者将主观意思长久地存观一穴，由此带来的体内自动感悟和体验，用文字或口传形式加以传诵的学问。

上述对《上清黄庭内景经》的溯源和对《内景图》的定义，使我们真正了解了《内景图》之名的来历、原因及其内在含义。但这还不够，我们还必须做进一步的考证研究。

（二）图出丘处机

在《〈武当〉杂志创刊十周年精华本》（下卷）中刊印的《内经图》中左上角有这样一段文字，现抄录如下：

此图源出于邱真人之笔。当时为众生宣扬教化，费尽婆心。厥后，时转境迁，各方杂教纷起，迄今道脉虽曰有存，而得其真传者，盖亦寡矣！日今修身图行世者虽不少见，然年多（久）[1]而讹错多，人多忌之而不着意焉。幸经张化真人特指（授）意我学社，其有讹错者，更之改之。从此此图之真便又见于今日矣。曾嘱曰：道法禅机均存此图矣。宜善护存之。拙自元朝以至今，已历五百年之久，幸此图之名天。此天机留之益吾后人也。望后之得此图者，珍之，宝之。不洁之地，以体真人婆心济世之至意焉。

僧谨识

可见，《〈武当〉杂志创刊十周年精华本》（下卷）中刊印的《内经图》版本，最早创绘于丘处机之手。后几经辗转流传于世，且其刻本很多，讹错者亦多。故告知读者应认真鉴别。

丘处机（1148 ~ 1227 年） 字通密，号长春。世人称长春真人。金末元初道士，全真道北七真[2]之一，龙门派[3]开创人。19 岁入道，20 岁拜王重阳为师。金大定十四年（1174 年）穴居陕西磻溪[4] 6 年，后又在龙门山[5]隐居 7 年。金大定二十八年（1188 年）丘处机奉金世宗诏，至燕京（今北京），主持"万春节"醮事[6]，同年中秋返陕。元太祖十五年（1220 年），应太祖成吉思汗召请，携弟子尹志平、宋德方、李志常等 18 人，从山东莱州出发，行程万余里，

---

[1] 括号内为作者校正或加注。下同。

[2] 北七真：全真教初期 7 位开创者，皆为王重阳之高弟，元世祖至元六年（1269 年）封为真人。即丹阳真人马钰、长春真人丘处机、长真真人谭处端、长生真人刘处玄、玉阳真人王处一、广宁真人郝大通、清净散人孙不二。南北宗合并后，相对于"南七真"而称"北七真"。

[3] 龙门派：全真教支派。丘处机为其祖师。

[4] 磻溪：《历代郡县地名考》磻溪条下，一名璜河，在陕西宝鸡县东南，源出南山，北流入于渭。吕氏春秋谓"吕尚钓于此而遇周文王"。

[5] 龙门山：《中国历史地图集》（元）标注在今陕西汉中市西部。

[6] 醮事：指道士设坛做法事，包括设坛摆供、焚香、化符、念咒、上章、诵经、赞颂、并配以烛灯、禹步及道教音乐等等仪范和程式，祭告神灵，祈求消灾赐福。

于太祖十七年（1222 年）抵达西域大雪山。太祖问治之方，对以敬天爱民为本；问长生久视之道，则告以清心寡欲为要。太祖尊为神仙，待之甚厚。丘处机回到燕京后，元太祖以虎符、玺书赐之，并命他掌管天下道教，又下诏免除道院和道人的一切赋税差役，还准其在燕京设长春、平等、灵宝等"八会"，在各地建宫观。元世祖至元六年（1268 年）诏赠长春演道主教真人，元武宗至大三年（1310 年）又加封为长春全德神化明应真君。上有最高统治者的信任，下有黎民百姓的拥戴，丘处机遂使全真教发展到鼎盛，《元史》、《新元史》特地为其立传。

丘处机一生有许多著述，如《摄生信息论》、《大丹直指》、《磻溪集》、《玄风庆会录》、《鸣道集》等。其中《大丹直指》详述了修炼内丹的理论和方法。《大丹直指》分为二卷，现收入《道藏》第115 册。《大丹直指》阐述了内丹的基本原理，是依赖天地之精气才得以生成，运转人体之本性才能孕育。丘处机认为，人须"先使水（肾气）火（心气）二气上下相交，升降相接，用以勾引，脱出真精真气，混合于中宫，用神火烹炼，使气周流于一身"，方可"气满神壮，结成大丹"。《大丹直指》用图、诀、诀义等详述了"九转炼丹法"，即小成三转、中成三转、大成三转："五行颠倒，龙虎交媾"；"五行颠倒，周天火候"；"三田返复，肘后飞金精"为小成之法，从而补虚益气，形如少年。"三田返复，金液还丹"；"五气朝元，太阳炼形"；"神水交合，三田既济"为中成之法，从而返老还童，长生久视。"五气朝元，炼神入顶"；"内观起火，炼神合道"；"弃壳升仙，超凡入圣"为大成之法，从而达到修道成仙。因此，丘处机的《大丹直指》代表了道教北宗对内丹修炼的理论见解，也是对隋唐以来内丹修炼术发展的一大总结。

由此可见，《内景图》的图谱、图注、批文，应出自《大丹直指》的图、诀、诀义。很可能就在丘处机于燕京"设八会"期间，《内经图》问世的。

（三）文出儒释道

《内经图》虽说是道教内丹修炼的重要图谱，但也不难发现儒教和佛教经意的痕迹；或者说此图源出道家，却经历了儒家、佛家之手；或者说此图也得到儒、释两家推崇，以至流传于三门，为修身、坐禅、炼丹的共同法诀。

儒教痕迹　"灵台"之称，为儒家称谓；道教无灵台之称，而称之为灵关、仙关。《孟子·梁惠王上》："文王以民力为台为沼，而民欢乐之，谓其台曰灵台，谓其沼曰灵沼。"[①]这里所指灵台，故址位于今陕西西安西北。后儒家以灵台寓意藏元神之所。而中医所称"灵台"，则指位于背部第六胸椎棘突下凹陷中的经穴名。道家取"灵台"之名，释"心"之义。《庄子·庚桑楚》曰："不可内于灵台。"《释文》："郭（象）云：心也。案谓心有灵智能任持也。"《孔子家语·哀公问政》曰："是以君子不可以不修身。"并进一步论证："人生有气有魄。气者，神之盛也。"《大学》中则说得更清楚："欲修其身者，先正其心。"甚至在《论语·卫灵公》中表白："吾尝终日不食，终夜不寝。以思。"此外还有"升阳府"之称，亦应出自儒家。

佛教痕迹　三个版本的《内景图》均有两条出自佛家的注文，一条为"法藏云：绀目澄清四大海，白毫宛转至须弥。"另一条为"慈氏云：眉间常放白毫光，能灭众生转轮苦。"其意为：唐代高僧法藏说：像儿童般苍青色的眼睛珠，久视着清亮的血海、气海、髓海、水谷等四大海，自然有一片甘露宛转地升至头顶，又由头顶润泽全身，其感觉舒服极了。佛家大师们常说：如能端坐法坛，吃斋念佛，两眉之间的天目处常放白毫之光，不仅自己可以成佛，而且可以超度芸芸众生的轮回之苦。当然，这些佛教痕迹也不排除为道家借用。此外，还有"碧眼胡僧手托天"、"升法之源"等，亦应出自佛家。

道教痕迹　《内景图》是道家内丹修炼的纯技术性图谱，无论图

[①]　见《四书五经》线装书局出版。下同。

注文字，还是图外注文，多出自道家的内丹修炼术，如"水火交接地"、"坎水逆流"、"阴阳玄牝车"、"丹鼎"、"紫虚之天"等。图外注文几乎全是道家所题，这里不必赘述。

五　各种版本《内景图》评品

从作者手中的六幅《内景图》比较而论，可作如下评品。

（一）武当山刻版《内经图》

武当拳法研究会整理的《内景图》刻版，应出自武当山道士徐本善之手，图题《内景图》原为《内经图》，其图及注文、批文均在比较分析和综合酌定的基础上，与其他两图有一些区别。其一，《内景图》的"郁罗灵台"绘成城洞关碍式的空心平台，与道教的"灵关"相符，即与"灵台之上皆仙境"，"过了仙关入仙境"的说法应是一致的。故改其他两图的实心平台而为空心平台应更恰当。但此处更改尚无图谱依据。其二，《内景图》将玉枕关之上的"天鼓"①绘成了太阳光射状，与其他两图的重合双圆——"耳窍"的形状不同，不符合内丹修炼的秘籍要求。内丹修炼的秘籍隐喻要在这里"鸣天鼓，闯泥丸"。其三，《内景图》将法藏、慈氏的两句批文放在"眉垂地"的位置，这与清宫如意馆藏《内经（景）图》的刻版法是一致的，且符合批文"白毫光"的含义。其四，《内景图》在"阴阳玄牝车"位置上的注文，与清宫如意馆藏《内经（景）图》的注文一致，虽与《〈武当〉杂志创刊十周年精华本》（下卷）中刊印的《内经图》注文内容不一致，但其注文更符合内丹修炼的机要。

那么，徐本善何以要组织雕刻《内经图》？徐本善，号伟樵，河南杞县人，生于清咸丰元年（1851年）（见图3-19）。幼习儒业，聪

---

① 天鼓：指耳窍。用掌根蒙住耳朵，"以手指尖击打玉枕穴，叫鸣天鼓。"

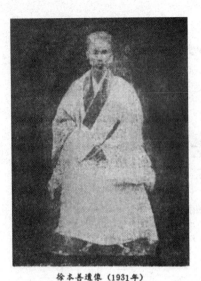

徐本善遗像（1931年）

图 3-19　徐本善遗像

明过人，及长入道，拜武当龙门派第十四代王复渺为师，为全真龙门派第十五代传人。徐本善立志振兴武当道教，于光绪二十年（1894年）回武当山，为全山总道长。徐本善道长在任期间，清整教务，制定道规，大修庙宇，使武当道教重现生机，并组织刻印了《真武本传经》、《武当功课》等经籍，以及《悟真篇》、《大成捷要》、《无根树》、《张三丰全集》，组织雕刻了武当《修真图》、《内经图》等图本。因此，我们认定武当拳法研究会整理的《内景图》刻版，应出自武当山道士徐本善之手，并参照清宫如意馆藏《内经（景）图》的刻版作了补正，刻版存武当山。

（二）清宫如意馆藏《内经（景）图》

清宫如意馆藏《内经（景）图》图本，为宫廷所传，应是白云观高道模仿刻版《内景图》精心绘制而成，并作为贡品献进宫的。此图为彩绘国画，其绘制精美典雅，运笔流畅准确，注文清晰规范，不失为一件精美的艺术藏品，应是有一定功夫的画家所绘，非一般住观道士所能绘。那么此图何时、何人所绘、何时送进宫的，无法准确考证。但从此图的画风及画中人物的装束上看，此图应为宋元时期画家所作。其模本应为丘处机当年随《大丹直指》一同带入燕京的图谱刻本。由此看来，丘处机"内景图"刻本在先，而清宫如意馆藏《内经（景）图》彩绘图在后。

（三）北京白云观刻版《内景图》

《〈武当〉杂志创刊十周年精华本》（下卷）中刊印的《内景图》

版本，应为白云观刻版传入民间的版本。《武当》杂志1990年第二期有一篇戈文所辑的短文，对此说提供了线索，曰：北京白云观亦有一图，乃木刻版，与此图[①]大致相同，在右上角有"光绪丙戌年荷月上浣"[②]的刻版时间。左下角还有一段文字：

> 此图向无传本，缘丹道广大精微，纯根人无从领取，是以罕传于世。予偶于高松斋中检观书画，此适悬壁上。绘法工细，筋节脉络注解分明，一一悉藏窍要。展玩良久，觉有会心，始悟一身之呼吸吐纳，即天地之盈虚消息，苟能神而明之。金丹大道思过半矣，诚不敢私为独得，妥急付梓，以广流传。
>
> 素云道人刘诚印敬刻并识
>
> 板存京都白云观

这段文字说明，素云道人刘诚印在高松斋检观书画时，偶然发现墙壁上悬挂着一幅与清宫馆藏《内经（景）图》大体相同的《内经图》，此图在中国医史博物馆所编的《文物选粹》亦有收录。于是经过对彩图认真识别、雕刻，并"妥急付梓"之后便广为流传了。由此推论，《〈武当〉杂志创刊十周年精华本》（下卷）中刊印的《内经图》，应为白云观刻版拓片流入民间后，几经辗转，才有了现在注有"僧谨识"落款的《内经图》。这进一步证明了清宫如意馆藏《内经（景）图》的年代较为久远，起码早于武当拳法研究会整理的《内景图》和《〈武当〉杂志创刊十周年精华本》（下卷）中刊印的《内景图》版本。

（四）三图异同比较

《〈武当〉杂志创刊十周年精华本》（下卷）中刊印的《内经图》

---

① 指清宫如意馆藏《内经（景）图》。
② 即1886年6月上旬。

与武当拳法研究会整理《内景图》和清宫如意馆藏《内经（景）图》绘图方式和批文、注文均有所不同：其一，把与上丹田对应的两段批文置于标题下，似作题注之意，又把最下面一段批文分成两部分，并分别置于中丹田和下丹田的位置。其二，在中丹田位置，与其他两图不同，完全引注《上清黄庭内景经》中关于"六腑神" [①] 的名子和字号。其三，在河车的位置上，与其他两图不同，其图注文字如下：

> 阴阳女儿车：
> 复复连连步步逼，机关拨转水东流。
> 万丈深潭应见底，甘泉涌起南山头。

而其他两图在这个位置上的图注文字是：

> 阴阳玄牝车：
> 众妙之门何处求，机关拨转水逆流。
> 万丈深潭应见底，甘泉涌起满山头。
> 此长生之机要也。

其四，是《〈武当〉杂志创刊十周年精华本》（下卷）中所刊《内景图》，即北京白云观《内景图》的最大特点，即图中注文为一种笔迹，批文为一种笔迹，僧谨识关于此图的说明又是一种笔迹。而其他两图的注文、批文，均出自一人之手。可见，《〈武当〉杂志创刊十周年精华本》（下卷）中刊印的《内景图》，经世更早，传人更多，应该更为可信。

---

① 中医所称六腑为：胆、胃、小肠、大肠、三焦、膀胱等人体的六个脏器。这里所述六腑神，是道教称谓，指五脏加胆为六腑，即：心、肝、脾、肺、肾、胆。

六 破译《内经图》的玄机

（一）关于命功和性功

道教修炼内丹，分为命功和性功两个阶段。命功重在形体，故以炼精炁为主；性功重在心性，故以炼心神为主。

那么，《内景图》应属哪个阶段、归于什么修炼范畴呢？《内景图》图示、注文所揭示的武当山丹道修炼家内丹修炼秘诀，可做这样划分：其一为"丹道周天"，即属命功；其二为"三田结丹"，主要属于命功范畴，即炼精化炁，炼炁化神应属命功范畴，而炼神还虚则属性功范畴。由此确认《内景图》所揭示的健身延寿秘法虽是性命双修的法诀，但更主要的还是阐明命功的修炼方法。

有了这样的认识，我们就把握了破译《内景图》的总钥匙。

所谓命功 与性功相对，是指以调节人体呼吸为主，重在形体修炼，进而培补元气、元神的内丹功法。命，指肾精以及身躯有形物体。命功修炼者，从形体修炼入手，体健而精满，精满而气足，气足而神旺。所以其练功阶梯大体有补亏筑基，炼精化炁，炼炁化神等阶段。这一阶段的动功修炼要求大起大落，大开大合，抻筋拔骨，舒经通脉；静功修炼要求自呼自吸，似春沼鱼，如百虫蛰，灏气融融，灵风习习，不浊不清，非口非鼻，无去无来，无出无入，返本还原。炼功时多为抱元守一，清修静养，等待下丹田大药出现而进入采药育胎，养育丹元。如丹道周天功及各类强壮功、筑基功等多属命功，本书推荐《太乙采气法》，以采取大自然清气，融合体内水谷精微和先天之气，用以补精填亏，培补真气；推荐《太乙五行桩》，以抻筋拔骨，舒经通脉，调和五脏，滋润六腑，以便将所采之气充养脏腑之神。所以此类功法在吐故纳新，调畅气机，益气补元，调节脏腑功能等等方面效果是十分显著的。当然，对于一般气功修炼者来说，命功修炼主要强调"气"的锻炼，强调气的培育、储存、运行，重点在于促使人体内的"精气"、"真气"充实和使"内气"循经运行等等。此一阶段有利于促使人体绝对消除"亚健康"，实现真正健康。因此一般气功修炼者的命功修炼与武当道士的此一阶段补亏筑基修炼是基本相同的，但是接下去的修炼可就大不一样了。其中一支进入武术锻炼，一支进入硬气功训练，一支进入软气功练习，一支进入传统医学研究，能保留下来从事丹道修炼的已经是很少了。

所谓性功　与命功相对，是指以调节人的精神意识活动为主，辅以胎息辟谷、炼养元神的内丹功法。修炼性功者，主要从炼炁化神入手，渐次进入炼神阶段，完全集中于精神意识活动的锻炼。性功的修炼多基于命功的修炼，开始多从上丹田炼起，或不加意念，任其自然，主张止念、息念、无念，内外两忘，专事一处。要求内观其心，心无其心；外观其形，形无其形。形无其形者，身空也；心无其心者，心空也。此类功法重在调和精神，使脏腑神旺，脑神安闲，所以此一阶段尤其注重涵养道德，以便先天之气各归其元。武当山五龙宫流传的《心性图》和《修性篇》即属此。对于一般养生功修炼者来说，性功是指在练功时强调"意"的修炼，这个"意"是指神意，即指大脑的意识、精神活动，强调意识、意念、意守和入静，其中尤其注重人的品性修炼，这与武当道士的丹道修炼的初级功法相似。

所谓性命双修　是指道家将修性与修命相结合，同时修炼的内丹功法。修性即修心，与禅宗的明心见性大致相同；修命即修术，即养气炼形，与儒家的修身养气大同小异，非道教所特有。《性命圭旨》："持戒、定、慧而虚其心，炼精、气、神而保其身；身保则命基永固，心虚则性体常明；性常明则无来无去，命永固则何死何生。"可见，命与精、气、神相结合，以精为根，以气为命，以神见性。此神乃识神，此性乃秉性。性与戒、定、慧相关联，以戒为基，以定为度，以慧为真性。此神乃元神，此性乃真性。可见，武当丹道修炼家也吸收了佛家的一些养生真谛。

道教内丹各派，均以性命兼修为宗旨。吕洞宾《敲爻歌》云："只修性，不修命，此是修行第一病。"至于先修命抑或先修性，又有不同说法。北宗主张先性后命，性是主，命是宾。丘处机《丘祖语录》云："吾宗三分命功，七分性学，以后只称性学，不得称功。"南宗主张先命后性，张伯端《悟真篇·自序》云："世间凡夫，卒难了悟，黄老悲其贪著，先以修命之术顺其所欲，渐次导之于道。"故道以养性，术以延命，性命双修，可达形神具妙，与道合真。

由此，我们再一次确认，《内景图》所揭示的丹道秘法主要是命功修法，其中包含了"丹道周天"修炼之法和"三田结丹"的主要部分。而且在先修性还是先修命的步骤上，《内景图》所揭示的丹道秘法也作了明确答复，即先修命而后修性。如"降桥"、"气喉"、"飧咽"，讲的就是小周天运行中接通任督脉的"搭鹊桥"；"十二楼台藏秘诀"，讲的就是呼吸吐纳之妙诀；泥丸、中丹田、正丹田，讲的就是三田聚气、育胎、炼丹的初步功法；尾闾下关、夹脊中关、玉枕上关，讲的就是通小周天时必须聚气贯通的三个关碍等。

（二）关于督脉三关

道教关于"三关"的论述有很多，基本归纳为三种说法：一是"前三关"，即印堂为上关、重楼为中关、绛宫为下关。《内景图》中没有这样的标注。二是丹道修炼的三个关键性阶段，即炼精化炁为初关，炼炁化神为中关，炼神还虚为上关。显然《内景图》中也没有这样的标注或暗示。三是"外三关"，即以手、口、足为三关。《上清黄庭内景经·三关章第十八》云："三关之内精气深，九微之内幽且阴。口为天关精神机，足为地关生命扉，手为人关把盛衰。"自然《内景图》中也没有这样的标注或暗示。四是"女子三关"，指女子的乳溪、脐内、子宫三处，是女丹修炼的三个重要部位。乳溪为女子丹田，脐内即为女子下丹田，子宫即女子血海。《女功正法》云："功始上关乳溪，继在中关脐内，终归下元子宫。"显然也不是《内景图》中所指"三关"。五是"督脉三关"，指人体背部沿脊柱中线分布的三处关窍，即尾闾关、夹脊关、玉枕关，所以也叫"后三关"。要想通过丹道修炼达到周天开通，首先就是要冲开督脉三关。《内景图》中所指三关，可以肯定地说，是指"后三关"。

　　《内景图》中所指"督脉三关"，对于整个丹道修炼来说，是理法上的要求；而对于贯通大周天来说，却是技术上的要求。因为欲要贯通大周天，就必须首先贯通小周天；欲要获得丹道修炼的阶段性成果，又必须首先开通大周天。所以贯通督脉三关既是丹道修炼的基础，也是丹道修炼的关键性技术内容。张三丰说："夫道者，其层次须知三候三关。"[1]"急下手，采先天，灵药一点透三关……玄中妙，妙中玄，河车搬运过三关。"[2] 至于督脉三关的名称、具体位置等，《内景图》是有明确标示的。如：在一片海洋之上，有一个城廓关碍，表示尾闾下关；在"织女运转"的对应位置有一团火，这就是夹脊中关；在头部后位，又绘有一个城廓关碍，表示玉枕上关，并标注为"灵峰之穴"。这与道家内丹经典是吻合的。陈撄宁校注《丘祖秘传大丹直指（抄本）》中说："尾闾关在背后夹脊下，脊骨尽头处，其关通内肾之窍。直上至背后对内肾处，谓之夹脊双关。又上至脑后，谓之玉枕关。三关通起一条髓路，号曰漕溪，又曰黄河，乃阳气上升之路。"

　　所谓尾闾关　又称龟尾，指督脉起始的第一关，位于脊椎末端，处于谷道的后上方，为后三关的第一关，即太守关。

　　所谓夹脊关　指脊中穴，位于椎骨第十一节的下面，与内肾相对。一说与中丹田相对，一说两肘尖连线与脊椎相交的位置，一说

---

　　[1]　见张三丰《道言浅近说》。
　　[2]　见张三丰《打坐歌》。

背部脊椎两旁的穴位。现代中医学则将其分为胸夹脊与腰夹脊。此为后三关的第二关，即辘轳关。

所谓玉枕关 指脑后枕骨，位于玉枕穴之中间，前与鹊桥相对。一说在后发际正中直上 2.5 寸，旁开 1.3 寸，平枕外隆凸上缘凹陷处；一说在脑户穴旁开 1.5 寸处。现代医学认为在此有枕大神经分支和枕动、静脉。此为后三关的第三关，即天谷关。至于如何贯通督脉三关及其作用在《内景图》中尚未说明和标注，但在《修真图》中是有明确标注和详细说明，所以在此不再重复。

（三）关于丹道周天

《内景图》的绘图部分，总体上呈现出一个端坐修炼内丹的人体侧面形象，以山岩表示人体骨骼，以奔流而上的"漕溪"表示人体气血，其中又在人体的对应位置描绘一些暗示性图画，从而表现出丹道修炼家在修炼中形成的一幅内景图像。

在图的最下部，有一男一女两个儿童，正踩着"阴阳玄牝车"的车水轮子相顾嬉戏。女童隐喻姹女，男童隐喻婴儿，各自代表阴阳。所谓姹女，乃丹道修炼家的隐语。《周易参同契》上："河上姹女，灵而最神，得火则飞，不见尘埃。"明代蒋一彪《集解》引蜀彭晓云："河上姹女者，真汞也，见火则飞腾，如鬼隐龙潜，莫知所往。"刘禹锡《送卢处士归嵩山别业》诗："药炉烧姹女，酒瓮贮贤人。"又称铅为婴儿，谓二者交合，乃结圣胎。崔希范《入药镜》沧溟（李攀龙）诗注曰："姹女妖娆性最灵，婴儿二八正青春，黄婆媒合为夫妇，产出明珠无价珍。"

丹道修炼家的金精玉液，也就是含有"金童玉女"的元精，不能从常人的"生门"而出，而要在其"玄牝之门"逆水而上，使元精元气不泄不漏，并用"真意（元神）之火"烹炼之，进而不断培补"真元之气"，使之精满气足，为结丹打下基础。这里所说的真元之气，因含有元精（元血）、元气、元神，精满而强，气足而壮，神旺而灵，所以它如同顽童一般，不断地去撞击那犹如"九重石鼓"般的尾闾关，直到把尾闾关撞开。接着真元之气循行人体督脉又相继贯通夹脊关、玉枕关，上至头顶。一时间真元之气布满整个头颅（包括皮肉脉络层和颅内各组织），并缓缓向下浸润，犹如"醍醐灌顶"。这一过程就是"坎水逆流"的真实写照，正如《内景图》下部批文所述："众妙之门何处求，机关拨转水逆流，万丈深潭应见底，甘泉涌起满山头。此长生之机要也。"以及《内景图》上部批文所示："夹脊双关透顶门，修行路径此为根。"

此时只是督脉之气贯通，接着经"上鹊桥"（内龈交，舌根）与人体任脉相通。丹道修炼家盘腿端坐，虚目之中有"白毫之光"用来"目观鼻，鼻观心"，冥冥之中似乎处于一片混沌的氤氲之中。再施以"绵若抽丝"甚至"胎息"的呼吸秘诀，以至真元之气顺利贯通"十二楼台"（气喉，喉管），循人体任脉下行复归"玄牝之门"，再接通"下鹊桥"（会阴，谷道），与人体督脉相通，从而使任督二脉形成回路，真元之气遍布全身。体内精气旺盛，神意融融，如顽童之快活，如婴儿之呼吸，最终达到回春延寿之目的。这就是丹道修炼家对"丹道周天"的描述。

这一描述，在《内景图》的上部绘图中得到进一步"点化"，即在"白头老子"的左右，各绘有一个圆圈，右边为双层圆圈，左边为单线圆圈；在清宫如意馆藏《内经（景）图》中这两个圆圈的形状却不同，即右边的圆圈为黑色的球体，左边的圆圈则为白色的球体；在武当拳法研究会整理的《内景图》中这两个圆圈却都被绘成了放射性太阳状，表现出刻版者对此图案的理解不同。实际上，这里点化我们的是一幅"人体太极图"。左右两边的球体各代表太极阴阳鱼的"鱼眼"，右边的黑色球体代表阴，左边的白色球体代表阳。同时任督脉在此绘成一个封闭性回路，暗示着小周天的阴升阳降，即指督脉之气上行，任脉之气下行。

武当丹道修炼家的上述"丹道周天"功法，与丘处机《大丹直指·论河车》所论如出一辙："元气积聚丹田，上无路可通，只得下穿尾闾。由尾闾而夹脊、而玉枕、而泥丸，则背后炁通也。前降之炁，愈引后升之炁，上而复下，下而复上。玄门所谓'河车运转'、'夹脊双关透顶门，修行路径此为尊'者也。总之是任督二脉通。任起中极之下，上至咽喉，属阴脉之海；督起少腹以下，至上鹊桥，属阳脉之海。二脉通，则百脉皆通。"

这里，丹道修炼家的"丹道周天"与一般养生气功修炼家最大的不同，就是丹道修炼家于清静无为的内外环境中等待脾胃腐化水谷精微上输于肺，肺将水谷精微融合大自然之清气并通过逆式呼吸竟其下输于肾脏，肾脏通过纳气功能竟肺输送来的后天之气与其自身的先天之气融合，进而使人的元精元气得到充养，又通过元神的下照，下丹田的鼎炉中盛有先天之气与后天之气的混元体，在元神下照的自行熏蒸中，不断生发出真元之气，而且越聚越多，越是要注意藏精保元，待真气聚满之后，任其自己去贯通"三关"，从而才有"醍醐灌顶"之妙。而一般养生气功修炼家习惯于使用意念去导引、引领内气，甚至使用很多小窍门去贯通"三关"和大小周天，从而达到养生延命之目的。当然一般养生气功修炼家的一些小窍门并非百无一用，我们在后边的功法介绍中还要集中、详细、有所选择地加以探讨，这里恕不赘述。

（四）关于三田结丹

武当丹道修炼家的炼丹意志，犹如铁牛（意念）耕地（意守丹田），始终不渝，这样才能以神注炁穴的方式"种金钱"、结"金丹"（内丹），最终长生久视，到达"紫虚之天"。

内丹家们依据《老子》及《周易》阴阳八卦学说，建立了内丹修炼的理论和方法。他们认为，《老子》所说："道生一，一生二，二生三，三生万物"，是生生不息的造化之道，是顺行。修炼内丹则要逆而行之，方使万物合而为三（精、气、神），三复化为二（"铅汞"、"坎离"或叫"阴阳"），二复归于一（即"圣胎"或"金丹"），从而达到重返本源，常住永生的目的。

又因汉河上公所作《无极图》[①]，经陈抟传火龙，火龙传张三丰，从而奠定了武当山丹道修炼的"顺则生人，逆则成仙"的修真理法和"炼精化炁，炼炁化神，炼神还虚，炼虚合道"的基本步骤，从而形成了武当山丹道修炼的基本骨架。武当丹道修炼家们根据上述方法和理论，归纳、总结出了"三田结丹"的内丹修炼方法，应当是武当文化的精髓，也应当是我中华传统文化的重要组成部分，而且将会成为人类养生长寿文化的核心内容。当然我们仅停留在浅层文化现象的研究上，意义不是很大。我们必须深入研究其方法理论和技术体系，而"三田结丹"正是这一方法理论和技术体系的核心内容，其遵循的原则自然也是尊崇"逆行修炼"的方法和步骤。

第一阶段：筑基，包括丹道周天中的"补亏筑基" 筑基为基本功，重在填亏补虚。由于人生劳心损力，先天元精、元炁、元神多有亏损，不宜骤然炼丹。而应先行补亏，以达到精全、气全、神全。基础坚固，方可炼精化炁。武当丹道修炼家在此一阶段通过动功"太极球"、"卧功"和静功"丹道周天"来实现填亏补虚。本书所介绍的《采气图》和《太乙五行桩》也属于这一类功法。

所谓补亏 即补益精气，使之达到青年人的健康标准。主要是针对童体已破，精气神有所亏损者所言。《灵宝毕法》[②]云："十年之损，一年用功补之，名曰采补还丹。"精气补足的标志，是说炼丹者回复到了十六岁未漏精之前的生理特征，男不漏精，女断月经。若修炼者有疾病，补亏的第一步则须先治病，通过药物、一般气功、或武当"太极拳"、"太极球"、"睡卧功"及静功，治好各种疾病，使身体健壮，精气充足，从而为"炼精化炁"下一阶段的修炼做好

---

① 据清朱彝尊《太极图授受考》及黄宗炎《易学辩惑》均谓《无极图》由汉河上公所创，经魏伯阳、钟离权、吕洞宾，传至陈抟。陈抟将之刻于华山石壁，以表达内丹修炼术的全过程。

② 《灵宝毕法》：道教内丹著作。据传为汉代钟离权著，唐代吕岩所传。

物质准备。

补亏过程中，尤其要注重叩齿漱液，吞津生精的方法运用，从而达到积精累气的阶段性目标。每当行功之中，常有津液（唾液）产生，千万不要随意吐掉。而要将津液鼓漱吞咽下行至下丹田并加以烹炼，以加速补益精气的目的。如果没有津液产生，就应当使用一些小窍门加以解决，如"赤龙搅海"，以舌在口中搅动，使其生出津液；或如"龟缩鼻息"，即通过伸缩舌头，使舌下的两个腺孔打开并分泌出津液。《修真图》中曾告诉我们，"舌下有两孔，左为玄膺，右为澧泉"；张三丰《玄机直讲·返还证验说》云："舌根下又有两穴，左为丹井，右为石泉，此正是廉泉穴"；而且又有中医理论告诉我们，左生津而濡脏腑，右生液而泽体外。所以炼丹人有"惜精如命"、"津液生精"等说法。

此一阶段的修炼秘诀，是由《内景图》的上部所绘"天池"（只有图而没有"天池"图注）、十二层塔楼等图示，以及"升法之源"、"气喉"、"降桥"、"十二楼台藏秘诀"等图注文字加以暗示的。

第二阶段：下丹田"炼精化炁"，即运转丹道周天，使真元之气循返往复于任督二脉，并将精、气、神"三味药"放在下丹田中反复烹炼 所以《内景图》在这里绘画出丹鼎旺火，暗示炼丹人在此要加大意火。经过阴升阳降，文武火候，元精元气即可凝成大药（炁），即所谓"玄牝"。这样说读者很难读懂，正是道门内口传心授之所在。这一阶段又称"初关"，即于静定恍惚之中采取第一阶段所聚真元之气，行河车运转，即将真元之气运转于全身脏腑经络，以便在大周天运转到一定时候，能出现全身通透，三花聚顶的效果。大周天一般运转360次，有如地球一年360天绕日一周，所以才称得上"大周天"。这一阶段，包括采药、封固、沐浴温养等功夫。此时只须以真意微微寂照住那个丹田中气，并用神意之余光照察于下丹田之中、两肾之间的虚境，以便观察黄芽白雪之内景变化，待阳光三现，大药炼就，圣胎初成，便可进入"中关"。

在《内景图》的下部，即下丹田位绘制一个圆鼎，称为"丹鼎"、"水火交接地"。丹鼎内烹炼的热气之中升腾着四个小小的太极球。太极球环绕着"丹母"飘忽不定，形成一个"太极环"，并继续被意火烹炼着。我们将这个太极环称为"炁"，也是"铁牛耕地"所种的"金钱"。同时在"正丹田"的对应位，绘有一片树林，一般认为是"铁牛耕地"的田上树荫，没有特殊隐喻。实际上，这片树林向我们暗示，它们是"金花树"，"花似黄金苞不大"。还在一片"金花树"前绘有"织女运转"，从而点化我们：织女正将这些"金花"源源不断地运转到中丹田，以便炼炁化神。"金花树"在武当山又称"冲虚奄"，这足以说明武当山古神道的宫观庙堂的设置与武当丹道修炼的步骤是暗合的，而且无一不是对丹道修炼的提示。

这一阶段的修炼秘诀全部隐含在"正丹田"对应位的批文中，即："铁牛耕地种金钱，刻石儿童把贯穿。一粒粟中藏世界，半升铛内煮山川。白头老子眉重地，碧眼胡僧手托天。若问此玄玄会得，此玄玄外更无玄。"意即：坚定执著的意念像"铁牛"一般，反反复复地"勤耕"——坚守丹田处，久而久之丹田中便会种下一粒粒"金钱"、"大药"，即"炁"；真元之气（炁）这个"刻石儿童"不断地把那代表水、木、金、火、土等五行和心、肾、胆、肺、肝等"五藏神"贯穿起来。经过修炼凝结成小小的"一粒粟"，即"金丹"，它包含着"真阴"、"真阳"的大世界。在没有鼎盖的"半升铛内"反复地在下丹田与上丹田之间烹炼"金丹"，鼎内的热气升腾，犹如云雾翻滚直达头顶。炼丹人盘腿端坐，眼帘垂地，虚目中一片白毫之光，犹如白发老人"眉垂地"。丹道修炼家的"搭手印"，加速了内气发动和贯通周天；"搭手印"中所生蓝光，如同"碧眼胡僧"上接垂地白光，水火相接，喜结金丹。如问此中玄妙如何获得，除了静中内守体悟之外，没有任何外求的方法。

这段批文虽然超越了"初关"炼法的范围，但其主旨还是"炼精化炁"，即围绕着"炼精化炁"这一主题，所作的图示、图注。

第三阶段：中丹田"炼炁化神"，就是将真元之气归于各个脏腑之中，以养脏腑之元神，为下一步的"炼神还虚"做准备 但是对于炼丹来说，需要有一个炼丹过程的连续性，所以还必须接着第二阶段往下走，即在第三阶段需要炼去"金钱"、"大药"的阴质，使之成为纯阳之金丹，而且纯阳之气越来越纯，金丹越来越小，越来越金光灿烂，最后才能达到泥丸之中。即经过反反复复的大周天运转，第二阶段便会产下圣胎；再经过本阶段在中丹田和下丹田反反复复烹炼至圣胎的阴质渐尽，元神与元炁凝结成一个丹坯；由于丹坯已经在圣胎的基础上去掉了部分阴质，所以丹坯又比圣胎要小一些；又由于丹坯在"七返九还"的修炼中变得越来越纯，最后才能成为真正的金丹。因此这段丹法以中丹田为鼎，下丹田为炉进行烹炼，故称为小炉鼎，大周天。

炼炁化神阶段又称为"中关"。这一阶段分大药服食和守中过关两段功夫。所谓大药服食，是说已经炼就的圣胎不可能一蹴而就，需要继续采药、温养，并一次次地封固、沐浴，这就需要不断地采取丹药，即元精、元气、元神，来沐浴温养，一直到圣胎成熟；再经过"大周天"的反复烹炼和"七返九还"的长期修炼，最后使药变为胎，胎变为坯，坯变为丹；随着金丹的不断纯化，纯阳者轻而上升，一点"纯阳"落入黄庭，这就是"大药服食"，也叫"金丹服食"。行功时间，一般是分三个阶段过三关，即"百日筑基"、"十月胎熟"、"九年丹成"。这一阶段是跨越"十月关"和"九年关"的关键时段，所以必须"守中过关"即意守中丹田，只需以真意微微寂照住那个落入黄庭的"一点纯阳"，如日之照临下土即可；并用心神之余光普照于中下二田之间的虚境，以便观察出金丹的变化情况。

在《内景图》的中部，绘有"牛郎桥星"、"织女运转"，并以"刻石童儿"暗示真元之气，以图表示用真元之气贯穿、滋养"五脏神"，正是隐喻了炼气化神的诀窍。

结合《内景图》，上述丹法可做如下描述：第二阶段凝成的真元之气，或曰"金钱"，或曰"大药"，再放在中丹田这个"半升铛内"烹炼，不断除去阴质，所生真元之炁经"牛郎桥星"这个"刻石儿童"贯通于"五脏神"，即"心神名丹元字守灵，肺神皓华字虚成，肝神龙烟字含明，胆神龙曜字威明，肾神名玄冥字育婴"。所炼之炁不足以化神，自然通过"织女运转"源源不断地、反复地向"刻石儿童"输送"金钱"、"大药"。"大药"的阴质消尽，与元神凝结为"金丹"。"金丹"即成。可谓：牛郎桥星中丹田，织女运转下丹田，两丹之间反复炼，化神还虚五脏元。

这一阶段的修炼秘诀主要隐藏在中丹田对应位的一段批文中："我家专种自家田，可育灵苗活万年。花似黄金苞不大，子如玉粒果皆圆。栽培全籍中宫土，灌溉需凭上谷泉。有朝一日功行满，便是蓬莱大罗仙。"其意为：丹道修炼家只要专心一志地意守自己的丹田处，就可培育出灵苗、黄芽。果真如此，则可长生不老，延寿万年。丹田处的灵苗、黄芽，色如黄金，其子如"一粒黍珠"，颗粒如"金丹"。若要栽培这棵灵苗、黄芽，全凭中央戊己土，精心扶植培育，并且常需口中津液这样的"上谷之泉"，鼓漱吞入丹田加以灌溉。一旦顺利实现炼精化炁，炼炁化神，炼神还虚各个阶段的修炼成果，便会享尽蓬莱仙境、大罗天上的奇景妙境。

同样此段批文亦超越了这一阶段的丹法范围，但其主旨乃是隐喻了"炼炁化神"的要求、过程和方法。

第四阶段：上丹田"炼神还虚"，即要对成熟的"金丹"精心呵护，沐浴温养，达到虚寂无为，由有入无，复还虚空 这一阶段又称"上关"，就是金丹、"阳神"归于"无"的阶段，是武当丹道修炼之大成阶段。此时，精气神三宝经过百日、十月、九年的合炼，只剩下元神了。我们只需要对元神进行沐浴温养就行，也就是说，在修炼方法上只需要虚静无为，常定常觉，寂定观照，一切归于自然，自己的形体、气血均已没有了运动变化，只有元神在"强健"、"灵动"，并最终达到阳神出游，进入"炼虚合道"阶段。炼神还虚之功，被武当丹道修炼家归类为"性功"。其实性功的修炼在每一阶段都存在，只是这一阶段的修炼更集中、更显著、更典型罢了。

"炼神还虚"的修炼方法与前三阶段有着很大区别，也是命功与性功的根本区别。《灵宝毕法》将这一阶段分为朝元炼炁，内观交换，超脱分形三节功。其修炼方法为：先将在中丹田中炼就的纯阳金丹迁就于上丹田泥丸宫中，然后以真意微微温养，至三年，再炼三年"金丹返还"之功，然后阳神成就。"阳神"即识神的最高境界，它刚刚脱胎于识神，是元神的初级阶段，它是能够受到控制的、尚处于柔弱的元神。在此时练习"出神"，就是练习阳神出游，直至元神出，并再施以由近及远，由弱至强的练习，以与虚空同体，在虚空中飞行。

在《内景图》的上部，即头顶部位绘有一个小圆球体，隐喻泥丸宫中有"一粒粟"。其上有一句注文，即"一粒粟中藏世界"。这个"一粒粟"即是炼就的"金丹"，经过沐浴温养，即可复还虚空，即阳神出游，进入紫虚之天而合于大道。武当丹道修炼家追求成仙飞升，其实是阳神的飞升，并不是肉体的飞升。即使是道教的宗教信仰相信、追求、宣传"得道飞升"，作为一个唯物主义者，作者自然不能附和。但达到炼神还虚阶段，确实能使人体健康步入一个新的境界，使人经常处于无比愉悦的状态中，而且从已"修成正果"的丹道修炼家考察，确实能使人延年益寿，这是其他任何一种养生和延年益寿的方法，都无法与之媲美的。

此一阶段的修炼秘诀主要隐含在《内经图》"紫虚之天"的"题注"或上丹田所处位置附近的四句批文，即："法藏云：绀目澄清四大海，白毫宛转至须弥。慈氏云：眉间常放白毫光，能灭众生转轮苦。"意即：丹道修炼中自然有一片白毫光氤氲宛转地展布在虚眯着的眼帘下，久视着清亮的血海、气海、髓海、水谷等人体四大海，一片甘露升至头顶，并很快润泽全身。如能在空灵幽静的环境中常坐常炼，如坐云端，修炼者眼前、头顶、周身出现一片皓白之光，甚至修炼者的整个身体被融化在一片皓白之光中。这一片白皓之光就是人的性光出现。在一片性光之中，阳神出于此，炼神还虚在此；元神出于此，炼虚合道在此。故有"紫虚之天"的警示。

即是说，炼神还虚之后还有一个"炼虚合道"的最高境界的修炼。所谓炼虚合道，就是以强大的元神粉碎虚空阴阳，并在虚无和实有世界中运用自如，出入自由，与天地之道同体，与大自然运行规律合一，从而达到无生无死，无来无往的永生境界。

上述"三田结丹"之法，与丘处机《大丹直指》中所叙述的内容是完全相符的："金丹之秘，在于一性一命而已。性者天也，常潜于顶；命者地也，常潜于脐。顶者性根也，脐者命根也。"

七　武当山宫观布局与丹道修炼

《内经图》，以山水造势暗示丹道周天的循行模式，以图示注文隐喻丹道修炼的玄机妙诀。当我们仔细考察武当山的山川地貌、山水胜境、登山神道、宫观布局等，就会发现它们与《内经图》的图形注文有着惊人的一致性。欲破译丹道修炼，而且是武当山的丹道修炼，就不得不考察这种暗合关系。

武当山，依山势而布宫，傍涧水而造观，是以山水而喻人体骨骼经脉及气血，以宫观而示人体气穴丹功之内景。因此，我们有理由认为：武当山巧借大自然的山势水流，精心设计巧夺天工的宫观布局，以此暗示武当丹道修炼的全过程。这是迄今为止，作者本人对武当丹道修炼与武当山山川地貌、山水胜境、登山故道、宫观布局之间暗合关系的重大发现，也是作者本人对武当山宫观布局及道教修道成仙之玄妙的重要破解之一。这一发现揭示了武当丹道修炼的方法、步骤、原则、诀窍，论证了武当山宫观布局的原创动机、思想根源、设计理念，破解了武当丹道修炼与武当山山势水流、宫观布局之间的暗合关系。

武当山历代丹道修炼家们，或许对这种暗合关系有所感悟，但迄今为止没有任何人对此做过著述或发表过言论，甚至道门内世代相传的也仅仅是武当丹道修炼的丹功秘诀，没有任何文字材料和口传心授的功课说明这种暗合关系。实际上武当山的山川地貌及其宫观布局就有大学问，它与武当山道士们生生不息、一代接一代所坚持的丹道修炼有着密切关系，可以说它是按照丹道修炼时出现的内景图像而依山设计布局的。作者苦苦探寻，深入研究 20 余年，终于有所感悟。我们可以通过两张图的对比分析，直观地发现其中的奥秘，一张是武当山丹道修炼《内景图》（见本章前插图），一张是作者绘制的《武当山丹道登山图》（见图 3-20）。下面我们结合图上所标注的武当山山川地貌、山水胜境、登山故道、宫观布局及其与丹道修炼的暗合关系来进行破解，从而进一步揭示武当丹道修炼的艰难历程。

纵观国内外建筑史，大凡标志性建筑，尤其大型、群落型的标志性建筑布局，必有其思想渊源抑或本原性创作意识。这些创作思想或本原意识代表了和反映了某一国家，或某一民族，或某一宗教的一定时期的文化内核或精髓。武当山群落型建筑布局亦不例外。

在考察武当山群落型建筑布局与武当丹道修炼内景图像关系之前，我们必须对武当丹道修炼有一个大体了解。

武当山道教虽然传承关系较为复杂，但是有两种行为方式是比较一致的，一是尊崇的最高尊神都是"真武大帝"，二是内丹修炼方式，均称之为"丹道"。因此为了区别于道家普遍的、不同门派的内丹修炼方式，我们将武当山的内丹修炼名之为"武当丹道修炼"。这里所说的丹道修炼，是指武当山道士们为了健康益寿、长生久视、成仙成真，采取一定的动功、静功及其他功课修炼，通过自身的体悟、体证，求得"金丹"，进而通往"大罗仙境"的一种具有深刻文化内涵的修行方法。所谓"金丹"，是指丹道修炼家修炼到一定程度，身体内出现的一种可以自我控制和操纵的体征。所谓"大罗仙境"，除去宗教外衣，应是一种人与自然高度和谐的境界。

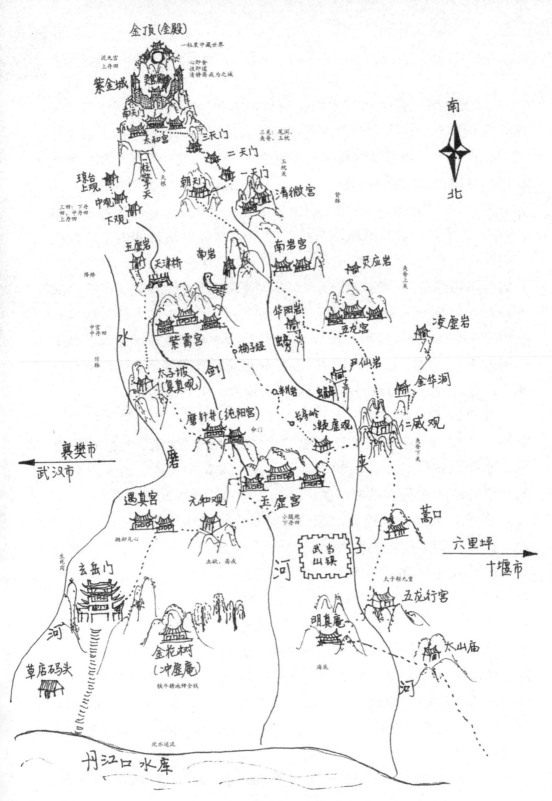

图 3-20　武当山丹道登山图

在去掉道教宗教信仰和一些封建迷信的外衣之后，就会发现丹道修炼实际上是一种养生长寿的技术方法和科学体系。一般说来道士们在进行丹道修炼时，会体悟、体证到一种或多种人体的"内景图像"。这些内景图像，是修炼者在修炼到一定程度和阶段，通过内视、内听、内嗅、内感，对自身膜络皮肤、筋骨肌肉、五脏六腑、经脉穴位、气血运行，甚至大脑神经活动所体验、感悟到的一种景象。而这种自我体验、自我观感则是以浑身百脉皆通，经络气血通畅为前提的。而百脉皆通、气血通畅，本身就是健康人的标志。因此我们说，丹道修炼是武当丹道修炼家们健康长寿的阶梯。

当然，这个阶梯——即丹道修炼方法自古以来是秘不传人的，只在道门内的极少数人中代代传承。作者有幸于 1985 年 5 月在武当山五龙宫见到《内景图》、《修真图》、《心性图》[①]三张挂图，并有幸在拙作《鄂西北胜境志》中载入"修真三图"的复制版，更为有幸的是在五龙宫得到"隐仙"《武当太乙五行庄》功法的传授。这是一件了不起的事情，但在当时人们的意识中并不怎么重视，甚至对这一类东西加以排斥嗤笑。尽管如此，作者在当时时间和其他条件均有限的情况下，择其精要作了笔记，并经整理得到"隐仙"的确认。下山后作者四处打听所学招式的理法和作用，并由此又学了许多种气功功法。经过长期的琢磨和研练，已经有了一些练功体验和效果。不可思议的是，后来居然在武当山下一位中医世家里收藏到一册周万钟记自"民国二十五年（1936 年）季春月立"的手抄本，其中赫然抄录了南宋岳武穆王流传下来的内家绝技"练手余功"和《采气图》、《太乙五行桩》功法的简略记载。这三套功法价值很高，坚持锻炼效果一定非常好。作者结合破译三张丹道修炼图潜心研究这些功法，终于有了本书第八章和第九章介绍的《太乙采气法》、《太乙五行桩》两套补亏筑基的动功功法。现在看来，如果没有这两套功法作为进入丹道修炼的阶梯，即使你如获珍宝似的得到了"修

---

① 以下简称"修真三图"。

真三图"，也是如读天书，茫茫然不得要领。所以自古以来不单是民间，就连道门内也是知之者甚少，知其然者极少，知其所以然者则是极少的极少。

然而，丹道修炼方法作为千百年来道门的智慧结晶，总是要代代相传的。这种传承，按照优胜劣汰的法则有两种方式，一靠"悟道"，二靠"点化"。所谓"悟道"，就是道人们一进山门，就亦步亦趋地修炼、参悟；所谓"点化"，就是在众多修行之士中，选其聪慧者和悟性极好者，施以点化之功，以加速其得到真传，即结丹、成仙。如果悟性高者，就会从武当山的山川地貌和宫观布局中参悟出丹道修炼的真谛，进而通过内景修炼的变化，引起身体的外壮反映，呈现精神愉悦、真气充盈之貌。一旦被住山或云游的高道发现，就会授之以"修真三图"，并点化其中奥秘或以"飞丹"方式，种金丹于你的丹鼎之中，从此你有了"仙根"、"仙缘"，修之便可事半功倍。由此，武当山群落型建筑布局与武当丹道修炼内景图像之间关系已经有了初步的联系。

下面我们重点对武当丹道修炼的关键部位和修炼过程对照武当山标志性宫观布局进行比较分析，以帮助大家更好地理解武当丹道修炼的要旨和方法。

（一）"玄牝之门"与"玄岳门"

武当丹道修炼中的"玄牝之门"、"众妙之门"，就是人类的"生身之门"。《内景图》丹语曰："众妙之门何处求，机关拨转水逆流。万丈深潭应见底，甘泉涌起满山头。"并谓之"此长生之机要也"。

丹道修炼讲究"炼精化炁"，十分重视人类"生身之门"的控制。他们认为：人之精血，"顺则生人，逆则成仙"，自古道家就有"惜精如命"之说。所以丹道修炼家将"生身之门"视为"玄牝"，称为"仙凡界"。这就是"玄岳门"分布于武当山山门的最为深刻的思想渊源。

玄岳门位于武当山北麓小终南山的两山夹峙之间，建于明嘉靖三十一年（1553年），为三间四柱五楼牌坊式石建筑，正中坊额上刻着明代嘉靖皇帝亲书"治世玄岳"四个遒劲隽永的大字。昔日由故道进入武当山山门，仰望百余石阶之上、两山夹峙之间，耸立着的"玄岳门"，令人顿生敬畏之心。在这里暗示人们，若要入道修仙，便要怀着一颗虔诚之心、敬畏之貌步入此门，并始终要把持住这个"生身之门"，切勿泄露。只有这样，才是"补漏"、"筑基"的基本功夫，进而"炼精化炁"、"炼炁化神"、"炼神还虚"。所以把持住"生身之门"，既是养生延寿，也是"修真成仙"的最为基础的理法原则。

昔日玄岳门有一副对联："好大胆敢来见我，快回头且莫害人"。以此警示人们，凡人自是凡人，切勿执迷不悟，坑害了自己，也害苦了家人；仙人自有仙根，既修仙，就什么也不要顾，清心寡欲，只管修炼丹道，最终会修道成仙。

（二）修真十戒与"元和观"

刚开始"修真"，即丹道修炼伊始，见效较快。尤其身体状况不佳者，效果尤甚。如同刚刚进入"玄岳门"，就见到"遇真宫"及其真人、神仙的感觉。这种感觉是新奇、兴奋、冲动、愉悦、自信等，都是一些良好的"消息"（内丹修炼用语）。但是，切莫浅尝辄止，见好就收，否则你是见不到真仙的。

遇真宫，是明代几任皇帝希望见到真仙而下诏修建的。原来明洪武年间张三丰在此结庵修炼，后永乐皇帝朱棣为召见张三丰而勅建为宫。日思暮盼希望见到武当真仙张三丰。而张三丰是道家内丹修炼和内家拳之集大成者，是武当山道人们崇拜的偶像，视为祖师，也被人们称为"张神仙"。从道家内丹修炼的本原含义上讲，遇真宫的布局就是暗示人们，初入道者，既有实证，即身体状况改善，精神常见愉悦；也有虚妄，即想入非非，七情六欲如火攻心。这些就像初入道者，就见到了神仙、真人一般，兴奋不已、津津乐道。为了克服刚入"修真之门"，难免产生上述虚妄之症和实证之欲，必须立即警示其道门戒律。于是"元和观"便应运而生了。

据《太和山志》载："昔元帝有元和迁校府之名"，故称为"元和观"。"元和迁校府"是上天主管群仙功过是非的都府，明代有"道教监狱"之称。武当山自古就有繁多的清规戒律，这些清规戒律可分为戒律、斋戒、清规、禁忌四种，统称为"科禁威仪"，简称为"科仪"，历代道人都必须严格遵循。凡违反"科仪"的，均交由元和观关押，轻者跪香、杖革、鞭挞，重则劳役、烙眉、焚刑等。

可见元和观的设置，就是从一开始就告知"初入道者"，时刻不要忘记"清规戒律"，对于丹道修炼者来说，尤其要"戒虚妄、戒贪欲、戒淫欲"等。否则，你就永远只在修真的入门处徘徊，难入仙境。

（三）"三田结丹"与"三清观"

武当丹道修炼十分讲究"三田结丹"，即"炼精化炁"在下丹田，"炼炁化神"在中丹田，"炼神还虚"在上丹田。这与武当山最具标志性的建筑，即玉虚宫、紫霄宫、太和宫（金殿）的布局十分吻合，而且与道教的"三清"说法也十分统一。

道教所指"三清"，即玉清、上清、太清之合称，是道教所称最高仙境。丹道修炼家则借称下丹田为玉清，位在玉虚宫；中丹田为上清，位在紫霄宫；上丹田为太清，位在太和宫（金殿）。丹道修炼家认为，在下丹田"炼精化炁"，如同"铁牛耕地种金钱"，"无根树"（也称无影树、金花树）上结"金苞"，故有"金花树"之称的冲虚庵；在中丹田"炼炁化神"，如同"刻石儿童把贯穿"，"五脏神元"育"金丹"，故有"四池五井"的五龙宫之称；在上丹田"炼神还虚"，如同"一粒粟中藏世界"，"修行"满时便会成就"大罗仙"，故有天柱峰顶金殿"定风珠"的隐喻。当然对于现代人来说，通过"三田结丹"，最终是要实现延年益寿，并不需要成什么仙。仙就是福，寿就是仙。所以在南岩有十分醒目的四个摩崖石刻"福禄寿禧"。

据丹经所注：下丹田位于人体脐下一寸二分，为藏精之府，其范围包括神阙、关元、气海、命门等重要穴位，它是丹道修炼的基础。《云笈七签》（卷五十六）中的《诸家气法·元气论》在对三丹田进行分野时说："下焦法水元，号下丹田也。其分野自脐中下膀胱囊及漏泉。下丹田之位，受水元阳气，治于气海，府于气街者，气之道路也。三焦都是行气之主，故府于气街，乃四通八达之大道也。"所以，以玉虚宫暗喻下丹田十分贴切。玉虚宫建筑群坐落在5平方公里的山间盆地之中，众山周护，九渡涧环绕，如同下丹田受治于"水元阳气"的"气海"；而且玉虚宫位于四通八达的交通枢纽，犹如"气街"。昔日宫门有一副丹道修炼对联："大道演龟蛇长存灵犀同日月，金峰伏龙虎初化阳神共古今"。

　　中丹田位于人体心下绛宫，为藏炁之所，其范围包括膻中、中庭、灵台等重要穴位，它是藏气之所，炼丹基地。《云笈七签》（卷五十六）中的《诸家气法·元气论》在对三丹田进行分野时说："中焦法地元，号中丹田也。其分野自心下膈至脐。中丹田之位，受地元阴气，治于胃管。胃管穴在心下，主腐谷熟水变化。"此处所说胃管，正是处在脾肾之中间位，道家称之为"黄庭"。所以，以紫霄宫暗喻中丹田十分准确。紫，即中央；霄，即九霄、广大。意为位于武当山中央且高入九霄的宫殿。紫霄宫建筑群沿中轴线对称布局，且崇台叠加，依山势起建，海拔高度层层抬升，气势雄伟。昔日有楹联描述紫霄宫之高远："紫霄碧岫峻　遥望武当瞻万仞，玉律金科警策耿垂真谛觉群生。"

　　上丹田位于人体头部两眉之间，正中入内三寸，其范围包括泥丸、明堂、洞房等重要穴位，方圆一寸二分，虚间一穴，为藏神之所。《云笈七签》（卷五十六）中的《诸家气法·元气论》在对三丹田进行分野时说："上焦法天元，号上丹田也。其分野自胃口之上，心下膈以上至泥丸。上丹田之位，受天元阳气，治于膻中。膻中穴在胸，主温于皮肤肌肉之间，若雾露之溉焉。"所以，以太和宫（金殿）暗喻上丹田也是十分恰当的。太和之气，即"元阳之气"，性功中的"虚室生白"、"皓白之光"，《内经图》中的"白毫光"等，犹如"雾露之溉"，均为太和宫之借喻。而且太和宫位于天柱峰顶，金殿又如人体之泥丸宫，内有"定风珠"暗指"一粒粟"或称"一粒黍米"，即"金丹"，此乃丹道修炼的最高境界。丹语曰："一粒粟中藏世界，半升铛内煮山川。"

（四）"勾连接引"与各宫观的呼应关系

武当山有许多宫观的布局是相互呼应的和内外接应的，在道家丹道修炼中我们称这种上下呼应的和内外接应为"勾联接引"，是丹道修炼的一个关键技术。所谓"勾连接引"，是指丹道修炼时上下勾引、内呼外应、整体联动的一种修炼技巧。如"白头老子眉垂地，碧眼胡僧手托天"，"牛郎桥星，织女运转"，"十二楼台藏秘诀，五十境内隐玄关"等，都讲的是上下勾引技术；而"水火交接地"、"降喉"、"气喉"、"绀目澄清四大海，白毫宛转至须弥"等，都是内外呼应的具有整体联动的丹道修炼技术。下面分别加以探讨：

一是金顶太和宫与玉虚宫之间，暗合《内景图》中"白头老子眉垂地"与"碧眼胡僧手接天"之间的上下呼应关系。太和宫犹如金顶的眉目，玉虚宫下丹田犹如搭"手印"的位置。其意在说明，坐忘已久的丹道修炼家，双目垂帘之下呈现一片白色氤氲之光，犹如一个白首老者的"垂地白眉"，使修炼者处在一片混沌白光之中。"垂地白眉"还指含着"白毫光"的双目一直往下看，虚目观鼻，鼻观心，心存下丹田及与搭"手印"相接应，直到白光照体并直落到地上的景象。碧眼胡僧，一般指域外之人，因手在"体"外，所以丹道修炼家修炼时常常"搭手印"，以加速真气发动和周天贯通，而且"手印"之间常有蓝光映目，故以高举双手的"碧眼胡僧"借称，突出丹道修炼中"搭手印"的重要性。又据民间传说，胡僧指李铁拐，他度钟离权成就仙道。手托天有两种说法，一说"舌抵上腭"，二说以"搭手印"的方式，托住"白头老子"的"眉垂地"，从而使下丹田（小腹部）的聚气感觉更快、更明显。

二是黄龙宫与玉虚宫之间，暗合了"牛郎桥星"与"织女运转"之间的上下勾引关系。黄龙宫位于进入太和宫的咽喉地段，过此有两条路登金顶，左行登百步梯，犹如"雷府天梯"；右行登三天门，就像"天柱骨端"。"牛郎桥星"，指能够搭桥而过的牵牛星。民间传说中牛郎与织女在鹊桥相会，故以"桥"字暗示炼丹功中搭鹊桥，并与位于下丹田位置的"织女运转"相对应。实际上丹道修炼家在上鹊桥的内龈交搭鹊桥后，即接通任督二脉，于是沿督脉上升之气，化为津液下降于口，并吞咽至下丹田，然后靠反复的"织女运转"，达到炼精化炁的目的。这是丹道修炼的关键技术。织女运转，积极接应"牛郎桥星"的勾引，将"牛郎降星"送下来津液，存入下丹田，并用意火烹炼，使其化作精气复又上升，滋养五脏六腑。这一过程，即用"织女运转"暗喻。

三是黄龙宫与紫霄宫之间，暗合了"十二楼台藏秘诀"与"五十境内隐玄关"之间的内外对应关系。黄龙宫之下有一段十分难登的古蹬道，相当于《内景图》中"十二楼台"，紫霄宫位于武当山的中宫，相当于人体肺部所在。十二楼台，亦称"十二重楼"，道教称神仙所居之地。所谓"十二楼台藏秘诀"，就是在十二节喉管处藏有丹道修炼的秘诀，包括吐纳、呼吸、止息、胎息等妙法。所谓"五十境"，中医认为是指经脉之气在人体内按一定规律运行，一昼一夜间循行全身五十周，使五脏的精气得以畅行的境界。如《灵枢·根结》中说："五十动而不一代者，五脏皆受气。"所谓隐玄关，指运行于心、肾、脾、肝、肺等五脏神之中的精气，隐藏于"生气之源"的下丹田之中。丹道修炼家认为，"五十境"是指丹道周天运行一周的过程。"隐玄关"是指丹道周天的运行中，隐藏着一些玄窍。因此"五十境内隐玄关"与"十二楼台藏秘诀"形成很好的对应关系。

四是头顶的"九峰山"和"巨峰顶"与山下"剑河水库"之

间，暗合了"万丈深潭应见底"与"甘泉涌起满山头"之间的上下呼应关系。《内景图》中的"九峰山"和"巨峰顶"位于人体的头顶部位，暗指"满山头"；而"甘泉"则在下丹田位置，暗指"万丈深潭"。所谓万丈深潭，应指下丹田，气血之渊。《周易参同契》："真人潜深渊，浮游守规中。"这里"深渊"即指下丹田；"规中"即指中丹田。所谓甘泉，则指甘露，琼浆。丹道修炼时，元气上至头顶，并出现一股下行之炁，犹如醍醐灌顶。是一种内景感受。意思是说，丹田气海犹如万丈深潭，然而清明豁亮，直视渊底，一朝气海甘泉沿督脉直通头顶，并涌遍满头，又一泻而下，犹如醍醐灌顶，灌遍全身。难怪唐代丹道师祖吕洞宾《题太和山》中说："混沌初分有此岩，此岩高耸太和山。面朝大顶峰千丈，背涌甘泉水一湾。"

五是紫霄宫与玉虚宫之间，暗合了"铁牛耕地种金钱"与"刻石儿童把贯穿"之间的前后因果关系。紫霄宫位于武当山的中宫，人体五脏六腑均居其中；玉虚宫位于武当山的下宫，是丹道修炼的采药炼丹之地。这种暗合关系，是说坚定执著的意念像"铁牛"一般，反反复复地"勤耕"——坚守丹田处，久而久之丹田中便会生出一粒粒"金钱"般的"胎元"，经过修炼结成的一粒小小的"丹坯"，其中包含着"真阴"、"真阳"的大"世界"。所谓"刻石儿童"，是指真元之气，它非常活跃、顽皮。它凭着无处不在，无所不能的本领，用"刻石"般的兴趣去冲撞尾闾那九重石鼓，并贯通督脉三关；接着它又充满于中宫，贯穿于五脏六腑之中，滋养着五脏神元。

六是金殿与纯阳宫之间，暗合了"一粒粟中藏世界"与"半升铛内煮山川"之间的上下迎合关系。金殿位于天柱峰山顶相当于人之头顶，而纯阳宫位于中宫之下相当于丹道修炼中采取纯阳之气的地方。所谓"一粒粟"，亦称一粒黍、一粒黍米、黍米珠等，指金丹，譬喻内丹。陈撄宁曾说："丹经虽有黍米之说，非谓形状像一粒黍米，乃是极小极小之意。"所谓"半升铛"，是指内丹丹鼎的一种。武当丹道修炼家认为，"半升铛"在中丹田之下，下丹田之上的位置。泥丸宫中的小小金丹，隐藏着仙境一般的大世界；然而金丹的形成是靠精气在"半升铛"内被意火烹煮的热气升腾，并不断滋养而获得的。

七是紫霄宫与黄龙洞之间，暗合了"栽培全藉中宫土"与"灌溉需凭上谷泉"之间的上下迎合关系。紫霄宫为中宫，以喻人体中宫脾位的"戊己土"；黄龙洞中流出的水是灵水、圣水，以喻人体舌下二泉所出津液，被称作"上谷泉"。这里所说的上谷泉，就是舌下津液，丹道修炼家在修炼时口中生出的津液，要鼓漱吞下，落入下丹田，绝不轻易吐掉。所以下丹田的黄芽，要想栽培的又壮又旺，就必须把它栽培在人体中央的脾土之上，亦即戊己土上；而且要用玄膺、澧泉中产生的津液来浇灌，黄芽才能较快成熟，变成"金丹"。

（五）坎水逆流与螃蟹夹子河

武当山西神道沿蒿口的螃蟹夹子河逆水而上，其上游有横贯五龙宫与南岩的九渡涧注入，过去沿神道登山的信徒们，一般都是从这里进入的。沿这条神道登山与武当山道士们的丹道修炼中的"坎水逆流"有关。所谓坎水逆流，是指气化了的肾精（真元之炁），沿着周天循行路线的督脉逆向而上，构成了《内景图》的"人体卷扬机"景象，也就是督脉"漕溪"中的元气突破尾闾关后，又贯穿夹脊双关和玉枕上关，并向大脑髓海奔涌而上。这是武当丹道修炼的关键技术。在易学中，坎为北，北为水，肾精为水，通过神意烹炼，使其气化，进而沿着周天通道，升腾而上。所谓筑基阶段要精满、气足、神旺，精满便是基础的基础。按照人的贪欲本性，精满之后很容易从生殖之道排泄而出，这对于年青人来说是不足为虑的，但对于中老年人来说则有较大伤害。所以丹道修炼大体以40岁为界，40岁以前以动功、武术、外丹、外药的修炼为主；40岁以后，则应以静功、胎息、食补、食丹（指内芝、内丹）、房中补益等修炼方法为主。

鉴于此，丹道修炼者登山，宜由西神道沿"督脉线"登顶，而由东神道的"任脉线"下山（见图 3-20），届时您会领略非同一般的感觉。

（六）周天运行与山川地貌

武当丹道修炼内景图像，以奔涌如潮的波涛喻意人体气血奔流，以奇石嶙峋的山岩喻意人体主要骨骼，整体表现了"周天运行"的内在景象，并在"真气"[①]运行于督脉的途中标绘出尾闾下关、夹脊中关、玉枕上关等等难以逾越的关隘，并在真气运行于任脉的途中标绘出十二楼台、五十境以及上中下三个丹田等，以此隐喻丹道修炼的重要穴位、部位。这些与武当山的山川地貌十分自然地契合。今天看来，这种契合的偶然性中必然隐含着道家最初选择武当山这方"道教福地"以暗喻丹道修炼的本原意识。

武当山地处地球北纬 30°线附近，这条线的附近聚集着太多的"世界奇迹"。武当山"七十二峰朝大顶"本身就是一大奇观，加上天柱峰周围河谷深切，溪涧纵横，形成"二十四涧水长流"的奇景，从而勾画出一幅幅奇、险、峻、秀的山川图画。武当山天柱峰顶为最高程，海拔 1612.1 米；谷地最低处仅有海拔 97 米，相对落差达1500 多米。这本身也是地质奇观。

经过实地考察，源自武当山而同归于汉江（现为丹江水库）的水系有四条，即螃蟹夹子河、水磨河、剑河、官山河。与四条河流对应的登山故道分别有四条神道，即西神道、东神道、北神道、南神道。自净乐宫至金顶故道，自古以来就是一条由凡入道成仙的登山故道。它全长 140 华里，始建于元代，重修于明代永乐年间。丹江水库蓄水淹没以前，自均州城起，沿七里屯，至草店，达玄岳门有50 华里。从玄岳门至金顶又分为两条故道登山，因陡险难行，古称"神道"，即今日"东西神道"之称。

所谓西神道，就是自玄岳门起，经玉虚宫（老营）、五龙行宫

[①] 真气：道家典籍中称为"炁"，下同。

（嵩口）、仁威观、五龙宫，与东神道同会于南岩，而后直指金顶，全长90华里的一条登山故道。加均州城净乐宫至玄岳门一程，合计140华里。在西神道上分布的道教建筑有仁威观、金华洞、尹仙岩、五龙宫、一二三天门等等。

所谓东神道，就是自玄岳门起，经元和观、回龙观、纯阳宫（磨针井）、复真观（太子坡）、紫霄宫，与西神道同会于南岩，而后直指金顶，全长70华里的一条登山故道。加均州城净乐宫至玄岳门一程，合计120华里。东西神道至朝天宫欲登金顶，又分两条神道：右行登一、二、三天门至金顶，长10华里，虽艰险难行，却风光秀丽；左行登百步梯，经分金岭至金顶，长8华里。在东神道上分布的道教建筑有回龙观、纯阳宫、复真观、上中下琼台等等。至于北神道和南神道，目前为止尚只知地名，而无宫观标示。

如前所说，每条登山故道均有河流相伴而行，犹如丹道修炼内景图像中任督脉的"周天运行"。反映了武当山山水与人体任督脉的关系，以及丹道修炼与山水相依的天人合一思想。又因汉江地处武当山北麓，《易经·说卦传》曰："坎者，水也，正北方之卦也，劳卦也，万物之所归也。"这就是《内经图》中所隐喻的，人体气血之海，位于下（北），即汉江；人体的任督脉，是阴脉之海和阳经总汇。只有驱动"阴阳玄牝车"、"河车"，并且"机关拨转水逆流"，使"坎水逆流"，才能使人体"真气"透过尾闾、夹脊、玉枕三关，形成周天运行。

这里督脉"三关"的设置，第一关为尾闾关，即在玄岳门，此为"仙凡界"，流传有"进了玄岳门，性命交给神；出了玄岳门，还是阳间人。"第二关为夹脊双关，即在十八盘之上的"仙关"。丹语曰："夹脊双关透顶门，修行路径此为根"。人体椎骨共有24块，其中腰椎5块，胸椎12块，加上第7块颈椎，即从腰夹脊至胸夹脊涵盖了18块椎骨。"真气"要在夹脊双关上上下下地来回冲撞，才能闯关而过。这就是上下十八盘的的渊源。第三关为玉枕关，即在进入天柱峰顶的南天门之后那一段长长的灵官殿。我们还可以从《明代内功反照图》中得到证实，其图中所绘最上一块颈椎称作"天柱"，即为"一柱擎天"的渊源。过了"天柱"即为"风府"、"玉枕"，这里暗喻丹道修炼者的"真气"进脑颅后必须经过五百"灵官"的考验，即除去七情六欲所演化的形形色色的名利贪念之后，才能进入"紫金城"（丹道穴位名，位于上丹田下），最终抵达"上界"，即金顶、金殿（即丹道穴位泥丸宫）。

当然，尚有一些对比分析，如琼台上中下三观源自丹道修炼的"目观鼻，鼻观心，心观下丹田"；天津桥源自丹道修炼的"降桥"和"吞津"，即将"天池"之"金津玉液"吞入下丹田以"聚津生精"，《内经图》中叫做"灌溉还须上谷泉"；五龙宫源自丹道修炼的"炼炁化神"，即五脏神攒簇育养"金丹"；纯阳宫源自丹道修炼的除去"金苞阴质"，即在下丹田结的"金苞"含有阴阳，必须不断地去掉其阴质，使之变为纯阳，方能结丹；武当山的"地穴"分布与丹道修炼中"三田结丹"的相关穴位关系等等，都说明了武当山的山川地貌和宫观布局与武当丹道修炼的一一对应关系。希望读者能够知其理，行其道，自己去体悟吧。

我们不得不惊叹古人的智慧。这就是武当山群落型建筑与丹道修炼浑然天成的具体表现，也是《内景图》给予我们的重要启示，更是准确体现道教天人合一思想的最佳典范。

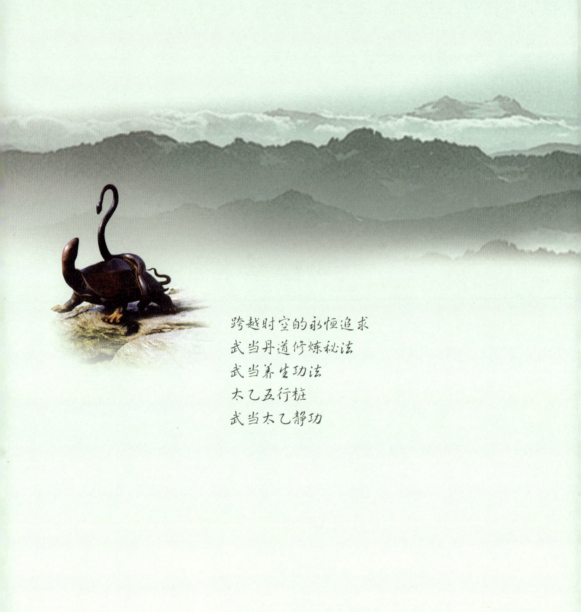

跨越时空的永恒追求
武当丹道修炼秘法
武当养生功法
太乙五行桩
武当太乙静功

武当丹道修炼

【下册】

【陈禾塬 陈凌 著】

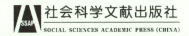

社会科学文献出版社

SOCIAL SCIENCES ACADEMIC PRESS (CHINA)

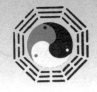

目 录

上 册

上篇　破译丹道修炼图

第一章　《心性图》——身国同构 …………………………… **(3)**

一　《心性图》主述文字原文 …………………………… (5)

二　《心性图》主述文字注释 …………………………… (6)

三　《心性图》主述文字解析 …………………………… (17)

四　《心性图》创制人考 …………………………… (27)

五　《心性图》的特点 …………………………… (35)

六　《心性图》主述文字的丹道理法 …………………………… (38)

七　《心性图》藏字联破译 …………………………… (45)

八　《心性图》图示破译 …………………………… (72)

　　（一）关于"福禄寿禧"神 …………………………… (73)

　　（二）关于八仙人物 …………………………… (76)

（三）关于藏字联的人物形象 ……………………………………（87）

第二章　《修真图》——以人为本 …………………………………**（105）**

一　《修真图》题注 ………………………………………………（106）

二　《修真图》批文 ………………………………………………（113）

（一）综述部分 …………………………………………………（113）

（二）五脏神部分 ………………………………………………（134）

（三）督脉线所属部分 …………………………………………（164）

（四）任脉线所属部分 …………………………………………（174）

三　《修真图》图示注文解 ………………………………………（194）

四　《修真图》图示注略 …………………………………………（216）

五　《修真图》图示破译 …………………………………………（245）

第三章　《内经（景）图》——人体卷扬机 ………………………**（267）**

一　《内经图》注文注释 …………………………………………（268）

二　《内经图》批文译注 …………………………………………（277）

三　《内景图》图示注解 …………………………………………（285）

四　《内景图》考 …………………………………………………（296）

五　各种版本《内景图》评品 ……………………………………（303）

六　破译《内经图》的玄机 ………………………………………（307）

七　武当山宫观布局与丹道修炼 …………………………………（320）

下 册

中篇　跨越时空的永恒追求

第四章　现代人对长寿的追求 …………………………………… （337）

一　现代科学技术对人类衰老的认识 ………………………… （338）

二　现代科学技术对人类衰老的干预 ………………………… （339）

三　现代科学技术条件下人类长寿成为可能 ……………… （341）

四　现代人延寿离不开传统养生方法 ………………………… （342）

第五章　长寿的历史溯源 …………………………………………… （347）

一　远古先民们的养生长寿 …………………………………… （348）

二　道家对长寿的追求 ………………………………………… （353）

三　儒家对长寿的追求 ………………………………………… （357）

四　医学养生长寿的理论和实践 ……………………………… （361）

第六章　丹道修炼与养生长寿 …………………………………… （368）

一　丹道修炼就是为了养生长寿 ……………………………… （369）

二　丹道养生曾在武当山盛极一时 …………………………… （380）

三　武当山再度兴起丹道修炼 ······················· （388）

四　武当山丹道修炼图的发现 ······················· （391）

下篇　武当丹道修炼秘法

第七章　武当养生功法 ······························· **（399）**

一　什么是武当养生 ······························· （400）

二　武当养生一般采用哪些方法 ····················· （402）

三　武当养生功法有哪些好处 ······················· （404）

四　太乙采气法 ································· （410）

五　附"胡孚琛补亏正法" ························· （427）

第八章　太乙五行桩 ································· **（431）**

一　理法基础（哲学和现代医学的认识） ············· （432）

二　功前准备（调心、调息、调形） ················· （469）

三　功法介绍（理法、医学认识、功法） ············· （480）

四　练功注意事项 ································· （545）

第九章　武当太乙静功 ······························· **（553）**

一　静功的一般原理 ······························· （554）

二　太乙静功功法 ································· （559）

（一）桩静功 ································· （560）

（二）坐静功 ································· （563）

（三）卧静功 ……………………………………（569）

（三）行走静功 …………………………………（574）

三　武当山十六字紫金锭 …………………………（577）

（一）一吸便提 …………………………………（578）

（二）一提便息 …………………………………（578）

（三）一息便呼 …………………………………（578）

（四）一呼便咽 …………………………………（579）

四　附录：武当名家论丹道 ………………………（579）

（一）阴真君《还丹歌》注 ……………………（580）

（二）吕祖《百字碑》 …………………………（584）

（三）陈希夷《华山十二睡功总诀》 …………（590）

（四）陈希夷《胎息诀》 ………………………（597）

（五）张三丰《道言浅近说》 …………………（601）

（六）张三丰祖师《无根树词》 ………………（606）

附　图 …………………………………………………（648）

参考文献 ………………………………………………（667）

后　记 …………………………………………………（669）

再版说明 ………………………………………………（674）

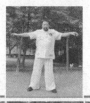
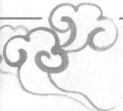

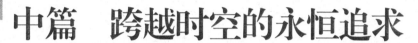

中篇　跨越时空的永恒追求

长寿与爱情，是伴随人类文明起源以来一直追求的一对既矛盾又统一、既关联又排斥，并且将不断延续下去的永恒话题。从古到今，从人类荒蛮时代到今日科学技术高度发展的文明时代，人们对长寿的追求始终没有停止过；人类只要一息尚存，或聊有温饱，即会渴望爱情，即会追求健康、长寿。所以，长寿亦是人类最高层次的精神追求。《庄子·告子》说："食、色，性也。"《礼记·礼运》说："饮食、男女，人之大欲存焉。"意思是说，食与色，既是人类，也是动物的两大本能欲望。那么，人类随着自身的不断进化，都在"食"什么？应当"食"什么才有利于长寿？

穿越时空邃道到达唐代时期，看看我国著名古代医学家孙思邈是怎么说的。陶弘景在他的《养性延命录》中记载："《神农经》曰：食谷者，智慧聪明；食石者，肥泽不老；食芝者，延年不死；食元气者，地不能埋，天不能杀。是故食药者，与天地相弊，日月并列。"这里的"食谷者"即以五谷为粮者；"食石者"即以炼"五色石丹药"为食者；"食芝者"即以"内芝内丹"为食者；"食元气者"即以吐纳呼吸导引所生发的元气为食的人；"食药者"即以内药外药为食的人。这就是说，要想长命百岁，必须修炼内丹、外丹，食气、食芝。可见我们的

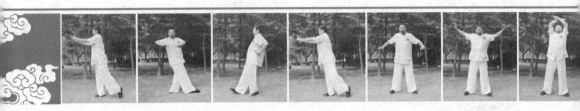

　　祖先，从炎帝神农氏开始就有了关于"延年长寿"的祖训。作为炎黄子孙，我们能不记取，视为珍宝吗？

　　一千五百年后，中国的科学家们经过对养生长寿科学的不懈努力，终于对现代人类吃什么能够长寿作出了惊人的回答。中国的科学家们在1990年7月的全国第四次人口普查的统计资料中，发现广西巴马瑶族自治县健在的百岁以上老人共有69人。90~99岁的老人达226人，80~89岁的老人达1724人……经过大量调查研究，进一步发现这些长寿老人除了生活环境、饮食习惯、性约束、爱劳动等之外，一个很重要的原因，是这些老人仍然保持着相当于中年人的双歧杆菌含量（10的8次方），甚至相当于人工喂奶婴儿的双歧杆菌含量（10的10次方）。双歧杆菌因其形状像"Y"而得名，母乳喂养的婴儿体内的双歧杆菌含量占绝对优势，因此健康水平比非母乳喂养婴儿好得多。后来科学家们从肉汤中培养出双歧杆菌，经给婴儿饮用获得成功。由此科学家们给出一个大胆设想，如果能够通过后天补充，使人体内的双歧杆菌含量达到母乳喂养婴儿出生后一周内的水平，即10的16次方，那么人的寿命达到140岁是可以实现的。

　　时空虽经历了几千年，但人类对长寿的追求没有发生丝毫的改变，所改变的是人们对长寿的追求更加依赖于现代科学技术方法及其成果，却渐渐地抛弃了传统的养生延寿理论和方法，这在新新人类中显得更为明显。人类应当反思，尤其应当在两大永恒追求中保留更多有益的传统文化。

第四章
现代人对长寿的追求

著名的人类未来学家詹姆斯·沃尔芬森自信地说："未来掌握在我们的手中。"[①] 这与 1500 年前的齐梁时期中国道学理论家陶弘景所发出的"我命在我，不在天"[②]，是何其相似！而且北宋时的张伯端在他的《悟真篇》中更加肯切地说："一粒灵丹吞入腹，始知我命不由天。"中国人超凡入圣的自信与外国人建立在现代科学基础上的自信同样让人信服。

2004 年《科学 24 小时》（第一期）杂志公布人类进入 21 世纪的七大悬念，"永远年轻，长生不死"，被列为第一大悬念。可见现代人对长寿的浓厚兴趣，一点也不亚于古人。但是现代人对长寿的追求，既不盲目接受古人的养生经验和延寿方术，亦不迷信于现代医学和科技发展成果，而是将优秀的中华养生长寿传统文化及其方法与现代生物、医学、药学、基因工程等科技成果相结合，形成科学合理的养生延寿方法，使人类对长寿的追求上升到一个较高层次，进而出现了前所未有的丰硕成果。

---

① 见詹姆斯·沃尔芬森《展望 2004》，美国《未来学家》双月刊 11 ～ 12 月号。

② 见陶弘景《养性延命录》。

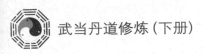

一 现代科学技术对人类衰老的认识

生物钟导致人类衰老说 这种学说认为一切有生命的东西，它的自然寿命的长短都已由预先的时间表规定好了。美国著名的老年学者海弗利克教授证明人体纤维细胞在体外培养，只能分裂50代左右，以后就会发生衰老死亡。即人类的衰老与其他生命体一样，其衰老过程是按一定的程序逐渐推进的。凡是生物都离不开这种生命过程，只是不同的物种，其各自特定的生物钟不同而已。持这种学说的大多数学者都认为，人类遗传的全部奥秘就在细胞核的一种叫DNA的化学物质中。其中某一小段的DNA分子就称为"基因"，每种生物都有衰老基因，这个基因决定着生命活动的全过程。

自由基导致人体衰老说 这种学说认为，人体的生命活动过程中必然会产生一些自由基。这些自由基与体内的某些成分发生反应，对机体造成危害，引起人的衰老。近年来的科学研究证明，自由基学说在对生物衰老和某些疾病发生和发展的关系的说明中占十分重要的位置。

内分泌功能减退导致人体衰老说 这种学说认为，人体的内分泌腺，包括甲状腺、甲状旁腺、胰岛、肾上腺、性腺和脑垂体等。它们小的不足1克，大的也不过30克，其分泌物质叫激素。虽说人体的激素微乎其微，然而它们的作用却大得惊人。激素分泌失常时，可导致人体机能的稳定状态遭到严重破坏，导致人体衰老。

中枢神经系统衰退导致人类衰老说 这种学说认为，衰老与大脑的功能减退有较大关系。人体大脑细胞大约有140亿个神经元，从出生到18岁左右，脑细胞的数量变化不大。但从成年起，脑细胞由于退化而逐渐减少。到60岁左右，将失去一半。此外，运动神经的传导速度和感觉神经的传导速度，也会随着人的年龄增加而降低。所以老年人常常表现出某些特有的心理特征，如多疑、忧郁、孤独、失去自我控制能力等，这些都表明老年人的中枢神经系统在衰老。

人体自身中毒导致人体衰老说　这种学说认为，生物体在自身代谢过程中，不断产生一些有害于机体的毒素。而衰老就是由代谢物在体内的堆积，使机体长期慢慢中毒而造成的后果。如大肠内食物残渣的积留，受细菌作用而产生酚、吲哚等毒素，逐渐导致机体慢慢中毒而出现人体衰老的。

二　现代科学技术对人类衰老的干预

手术干预　美国科学家在一次动物实验中发现，雌章鱼孵出小章鱼后，便不肯进食，只是等待着死亡的来临。经过解剖进一步发现，雌章鱼双眼窝的后面有一个腺体，只要割掉它，雌章鱼即可恢复进食，继续生存 1 年左右的时间。科学家便把这种促使"自我死亡"的腺体，称之为"死亡腺"。20 世纪 80 年代中期，美国哈佛大学登克拉教授和其他人员的进一步研究发现，动物的脑下垂体会定期分泌一种类似死亡腺的激素，简称为 DECO，它使细胞的新陈代谢失调，使动物走向衰亡。实验中切除了老鼠的脑下垂体，断绝了 DECO 的分泌，同时把甲状腺激素注射到老鼠体内。结果发现这只衰老的老鼠的心血管功能和免疫力居然恢复到它年轻时的水平。显然这项研究的结果与延长动物体的寿命关系极大，尤其是针对高级动物体来说更为重要。这些科学家们认为，人体内一定也存在着死亡腺，生理上自我衰老就是这种死亡腺的表现。因此,通过对切除死亡腺干预人类自我衰老进程，也应当是科学家们延长人类寿命的理想。

药物干预　欧美各国的科学家正在致力研究一些更简单的防止衰老的方法。在瑞士和美国弗吉尼亚医科学院，华特博士和威利博士在给老鼠喝的水里，加了一种叫 Melatonin 的荷尔蒙，就能使老鼠的寿命延长 30%。在美国俄克拉荷马州研究中心和美肯塔基州大学的罗拔博士、约翰博士也研制出一种叫 PN 的活性氮化合物。这种氮化合物能修补大脑因年老造成的损伤，使大脑恢复到年轻时的状况。在法国，科学家发现一种堕胎药物有延长生命的力量，研究员表示这种药物能医治许多老年病，像高血压、糖尿病、肌肉萎缩等。在中国、日本，科学家们也正在大力开发海洋产品和天然植物，从中提炼有效成分，研制新药，造福人类。

遗传干预　詹姆斯·沃尔芬森说：我们也许能借助遗传工程更加长寿。遗传工程能够延长虫子的寿命。在遗传干预的作用下，老鼠的寿命可以延长 50%。有了人体基因组工程，就有希望延缓人类衰老。细胞、器官、组织甚至整个人体都可以像书籍那样印出来。迅速成型技术加上细胞粘合原理和智能聚合体技术可以让制造商做出定制的身体零件，以克服疾病对人体的困扰。虚拟现实将使冥想变得更简单，那些不易在冥想中让自己放松的人，不久就可以用上美国佐治亚技术研究所的"冥想家"，它包括监视器和生物反馈系统，能轻松地帮助冥想者放松。

锻炼干预　2003 年 10 月 25 日美国《纽约时报》发表玛丽·丁瓦尔德的一篇标题为"携带胆固醇分子的大小"的文章，声称：最新研究显示，百岁老人体内携带胆固醇的分子比正常人的要大。负责这一研究的爱因斯坦医学院博士尼尔·巴尔齐莱说："大粒子似乎能让人多活二十年，因为它的缺陷很少。"并声称"找到了一种特定的基因，它能够影响蛋白分子的大小"。杜克大学医疗中心的威廉·克劳斯博士在研究中发现，除了遗传基因的作用外，当那些很少活动的人开始进行有规律的锻炼时，他们的低密度脂蛋白分子就会慢慢变大。克劳斯博士说："科学家早就知道锻炼有助于预防心脏病。但我们不明白它是怎样起作用的，因为它并不影响胆固醇的水平。现在我们知道，锻炼可以使小而紧的低密度脂蛋白分子变得大而松。"在这种大粒脂蛋白分子的作用下，那些超重和有不良饮食习惯的百岁老人，没有因此而缩短寿命。

三 现代科学技术条件下人类长寿成为可能

　　一位中国的高层科学家表示，未来的人寿命很快将比目前增加 1 倍，并有活到一两千岁的潜力。据称，现在科学家正在试图拨动人体的生物钟，一旦"生物钟"问题攻克，人可以活到 500 岁以上。一些研究已经指向人类寿命的无限延长，以至于让人产生长生不老的念头。

　　1990 年，主要由美、日、德、法、英等国参与的，被誉为生命科学的"登月计划"——国际人类基因组计划启动。1993 年 9 月中国也参与其中，并负责测定人类基因组全部系列的 1%。经过科学家的整理、分类、排列，初步分析出人类基因组由 31.647 亿个碱基对组成，共有 3 万至 3.5 万个基因，比原先估计的 10 万个基因要少得多。一旦人类基因图谱测定并绘制完成，进一步分析出每一个基因的结构及其功能，并将其运用到临床和疾病的预防，人类将获得极大的延寿益处。

　　人类基因密码破译，一时间成了人们讨论的热门话题，因为根据这一科学成果的推论，人活上 1200 岁已经在理论上成为可能。千百年来一直在寻找长生不老秘诀的人类，终于有了一个明确的突破方向。

　　在 2003 年旧金山的世界未来学协会大会上，新泽西医学院的唐纳德·卢里奥教授说，细胞和基因研究以及微技术方面的进步可以使未来的人类更长寿。他说："在未来的世界，人类的寿命将突破现有的自然规律，出现戏剧性的转变，人们能活到 120 岁到 180 岁。一些科学家认为，人的寿命没有限制，人们可以活到 200 年、300 年，甚至 500 年。"

　　在这种情况下，医生可能失业，医院可能会倒闭。但是据科学家预测，到那时候医生可能逐渐转变为营养师、养生家、延寿指导专家；医院可能会转变为养生院、健身中心、延寿保健院等等，以适应未来长寿人的需要。当然目前还不行，据1997年世界卫生组织统计，全世界死亡的病人中，约有1/3的患者死于用药不当。我国不合理用药占用药者的11%至26%。目前我国每年因药物不良而住院治疗的病人多达250万人，每年约有19.2万人死于药品不良反应；滥服药物导致婴儿畸形的达到上万例。因此至少目前医生和医院的作用和功能还十分强大。

这里，我们用"在遗传因子上有极重大贡献"的杰出遗传学专家谈家桢的话，作为现代科学技术对人类长寿产生深远影响的总结："二十一世纪是生命的世纪。依靠基因工程，人可以活到120岁的自然寿命。"

四　现代人延寿离不开传统养生方法

科学家们在进行"返老还童"和"抗衰老"的研究中，发现人体衰老与机体内原生殖细胞和种源细胞的分裂有关。这种分裂有两种形式，一种是增殖分裂，一种是减数分裂。如果原生殖细胞的增殖分裂与减数分裂呈平衡，那么人体寿命就会大大延长，甚至长时间不衰老。在实现这种分裂的平衡方法上，可以用调节核物质与蛋白质合成速率来实现，从而防止甚至逆反衰老的进程。

这样的"返老还童"和"抗衰老"的方法，离不开传统养生术的支撑。中国的传统养生术，尤其武当丹道修炼方法，十分讲究人体身心的内向性调节，要求人体全面放松，并通过注意力的导引，以调节人体内各细胞组织器官的血流量，譬如位于生殖腺中的原生殖细胞，在气血供应十分充足的情况下会增加增殖分裂，降低减数分裂，这对于现代人延长寿命和抗衰老是非常重要的。

在一些丹道修炼中，科学工作者做过大量实验，修炼者专注于人体的尾椎脊髓，有益于人的身体健康。因为这里副交感神经最易与交感神经分开，从而导致人体全身心的放松。同时，在专注于人体生殖腺，如男人的内外肾和女人的生殖胞，有助于唤醒被沉埋的原生殖细胞活力，恢复增殖分裂。此外，在一些辅助性的修炼上，如辟谷、绝食、胎息等等方法，实际上相当于现代医学界所使用的"饥饿疗法"。现代生物学发现，某些低等动物经过长期饥饿后，会从年老状态恢复到年幼状态，身体也是从大到小倒退性生长，一切都出现了返老还童现象。

在这里，显然"辟谷"、"绝食"的方法得到现代科学的认同。美国科学家从大量科学实验中，获得一个重大发现，如能有效控制卡路里摄入量，便可大大减少癌症的发生率。实验证明：减少饮食70%的话，可使鼠类延长寿命50%。将此方法移植到人类生命研究，得到了可喜的结论：人的寿命可以延长至180岁。因此，美国科学家提出"限食长寿"的理论，并警告人们"人类是因多食而早死的。"

当然，通过丹道修炼的方法，达到延年益寿的目的。首先要求明确人体经络穴位、皮肉筋骨、五脏六腑、气血精神之所处所在及其重要作用，这些在《武当山炼性修真全图》中已经有了非常清楚准确的标注；其次需要了解丹道修炼的原理和内景反照时出现的人体内视景象，如腹部的太极图景象，这将在《内景图》一章中得到清楚描述；再次还必须在性功修炼上提高层次，即在心无他物、思无所虑、生无所累的状态下，做到"抱朴守一"，这在《心性图》一章中将会有形象生动的解释。

现代科学技术测出了人体太极图的存在。在丹道修炼中，离不开太极、太极图的知识和认知。古代先贤们通过丹道修炼已经感知、体悟到了人体太极图的所处所在，并把它标注在《内景图》的人体丹田位。对于人体太极图的存在，现代科学曾经提出过质疑。然而1989年9月10日至15日在中国西安举行的第二届国际气功会议上提交的200多篇论文中，武汉体育学院气功教研室夏双全和宋新红提交的《太极图——真面目（之一）》的实验报告，引起了众多学者的特别关注，该文采用当前国际先进空间脑涨落图（Enccpbalaf

Lnclnograph Technology，简称 EL）对夏双全高级气功师的功法和超距效应进行了两年系统重复地研究，处理数据 2500 万个左右，获得了肯定的结果，有两项新的发现。其中一项是脑涨落太极图，从脑涨落太极图中可以领悟出如下新观点：

①外沿是黑色的椭圆形，是整体观形成的过程，星球运转的轨迹循环体系。黑圈是黑洞，洞里却别有洞天。是认识、分析事物的总纲领。

②内涵是蔚蓝色像宇宙太空一样，含有各种元素、信息场、混沌状态弥漫整圈。功态中的境界和能量场与大自然吻合，具有物质基础。

③在能量之中有雌雄阴阳两朵花朵，即两仪生四象，外层有八点是运动变化的光环。

④连接阴阳的纽带是 S 波曲线，开放是人体生物电耦联再生的物理原理；闭合为 O 功态，可调节成全息式，合三为一，一分为三。S波揭示了任何事物是曲线、螺旋运动的自然规律，它是通往道的轨迹。

⑤人为万物之灵，灵在人有智慧超群、聪明发达的大脑。灵点，可能是新发现的脑涨落太极鱼眼。

客观的生理反应，科学的数据分析，澄清了我国古代先贤们几千年前超时代描绘的太极图是"可信的、科学的"。[①]

夏双全、宋新红的这一实验报告无疑是一种证明。进行类似这种实验的人体科学者大有人在。综合这些成果，还可以指出："用太极图的阴阳符号表示，相邻脑区间的关系，可以获得四种不同组合，在全脑 12 个脑区可得 64 个图像。这与六十四卦相一致。说明由 12个脑区的阴阳关系已可表达大脑功能的多样性。同时这一数字也与生物大分子由 4 种碱基组成 64 种密码相一致，说明大脑空间图像也可能与生物大分子编码有某种联系。[②]"

可以看出，《太极图》所反映的内涵其实是一种"大脑全息图"

---

① 见郭周礼《第二届国际气功会议学术论文集》。
② 见马深《人体潜能与未来社会》。

和"宇宙全息图"，中国古人的"天人合一"观和宇宙大道理在这一图中被表现得淋漓尽致而且天衣无缝。无独有偶，现在武当山住山修道的老道医祝华英在他的《人体十二经脉揭秘统全息与微全息生理机理探微》一书中也确切地说："现代生物学家们关于'克隆'羊的培育成功，证实了道祖太上老君的《道德经》中所著述宇宙空间的'大道'能量是孕育万类生命之'统全息'的原始母亲，而万类个体生命，确是由'统全息'的生命能量中所分化出来的'微全息'生命结构。"由此可见，无论是古代先贤的感知感悟，还是今天丹道修炼者的孜孜不倦的追求，不管是哲理上的太极图，还是人体生理上的太极图，都说明一个道理，丹道修炼的深层内涵与人体太极图有不可分割的关系。也正因为丹道修炼得益于它在外符合宇宙大道的自然规律，在内符合人体太极图这一内在规律，所以它才具有健身强体、养生延寿的功能，所以修炼丹道的人才能够在生命科学中取得意想不到的成果。

在丹道修炼中，同样离不开经络及经络图的常识和研究，《修真图》的图谱很多就是讲经络知识的。据1995年4月3日《新民晚报》庄炎的一篇文章报道：经络可能是光纤。不久以前，前苏联的科学家发现，穴位、经络系统很可能是人体内的光纤系统。大家知道，光是直线行进的，自己不能转弯。但是光纤却能引导光线曲折行进。一根光纤，不论如何弯曲，光线从它的一端进入，就会沿着光纤弯弯曲曲，从另一端出来。前苏联的科学家做了大量实验，他们发现：用一束强光照射人体，在不同穴位、经络的部位，光线最多可透入皮下30毫米的距离，超过30毫米光电探测器就测不到光讯号了。但是，用同样强度的一束光照射某一穴位，却可在同一经络的另一穴位上测到光讯号，而这两个穴位相距100毫米。科学家们解释说，这可能是因为人体的经络具有光纤的性质，所以它能引导光线弯曲传送。

我国科学家也对经络的存在进行了深入研究。据新华社北京1997年2月2日消息，在离故宫仅一箭之遥的风神庙旧址，被称为"破译经络密码的人"——祝总骧教授与他的同事们埋头苦干多年，逐步

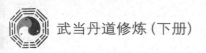
破译了经络"密码"。他们在世界上首次提出了人体存在经络线的科学依据。他们通过现代科学研究手段证实：经络现象是不依赖于中枢神经系统和血液循环系统而独立存在的。

祝教授在科研实验的基础上提出"经络是多层次、多功能、多形态的立体结构调控系统"的新理论，尤其值得一提的是，祝教授通过生物物理实验方法，能迅速、准确地测出心包经和胃经两条经脉线——其离合曲折、循行线路竟与春秋战国时期的《黄帝内经》及宋朝的《铜人图》等经典的描述基本吻合！

祝总骧教授曾赴英国剑桥大学讲学，著名的中国古代科学史专家李约瑟博士见到他的第一句话就说："我曾经预言：经络之谜，终将由中国人自己揭开。有幸言中，实在是我余生之幸！"

祝教授与著名的针灸专家郝金铠教授一道，利用经络理论为帕金森氏症病人进行治疗，收到颇佳效果；在对冠心病、哮喘病的治疗中，他们也有较大进展。祝教授认为："经络学研究关系到人类前途。它的普及和应用，将给人类带来福音——对于这一点，我充满信心！"而且为了普及经络理论，促进人类健康长寿，祝教授编制了一套"三一二经络锻炼法"，简便易学。具体方法是：一、每日按揉合谷、内关、足三里穴；二、意守丹田，采取腹式呼吸；三、以双下肢为主坚持适当锻炼和运动。他说："这套方法很简单，但贵在坚持。大家从现在开始锻炼，健康地活到100岁，应该不成问题。这一方法却在一个毫不相干的93岁高龄的老人身上得到应证，他就是武当山下的刘继根老拳师。刘老拳师现仍健在，一生除练武当拳外，就爱掐按合谷、内关、足三里穴，所以至今眼不花、耳不聋，2003年以后还到过香港、澳门和湖南卫视表演关公大刀、重型九节鞭等。

可见，现代人追求健康长寿，不仅是离不开传统养生延寿方法，而且在运用现代科学技术手段研究和实践养生延寿的方法中，还不断地证明着我国古代先贤们的所感所悟的正确性和科学性，对今天人们进行丹道修炼具有重要的指导意义。

第五章
长寿的历史溯源

　　史学家们认为，中华先民们追求养生长寿的历史可以追溯到公元前221年，即秦始皇统一中国时期。自秦以后，从汉武帝到隋唐时期，养生延寿术得到了长足的发展。秦始皇、汉武帝等君主梦寐以求长生不老，促进了人们对养生延寿术的探索，从而涌现了华佗、嵇康、葛洪、孙思邈等很有造诣的养生学家。但这一时期以食丹、服石等荒诞怪异的养生术为主。所以一般认为，若以外丹烧炼为标志，那么先民们对长寿的追求，则始于汉武帝元光二年（公元前133年），方士李少君请武帝"祀灶"、"致物"，化丹砂为黄金，"以为饮食器"。汉武帝从其所请，"亲祀灶"，"而事化丹砂诸药齐^①为黄金矣"。这也是关于外丹烧炼的最早记载。而我们要在本书中讨论的养生延寿理论和实践，是真正的关于人类养生长寿的学说。我们将不再把重点放在外丹术上，而是着重研究始于洪荒时代就已有的中华先民们对养生延寿的实践和体验、经验，乃至于上升为理论的认识，即"内丹学"。

---

　　① 齐：音 jī，古通"剂"，药物或作料。

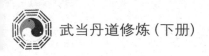

一 远古先民们的养生长寿

中华民族对长寿的追求始于洪荒时代，甚至更早。《吕氏春秋·适音》中说："筋骨琴缩不达，故作舞以宣导之。"说明远古之人在恶劣环境中生存或在狩猎捕鱼中疲劳之时，模仿动物做跳跃、伸展动作，以达到"宣导气血"、舒展"筋骨"的目的。

这些跳跃、伸展动作，后来逐渐演变成了我国最早的导引养生术。1973年底，长沙马王堆三号墓出土了大批帛书和竹木简。墓主人是西汉初长沙国第一任宰相轪侯利仓的庶子，下葬于公元前168年。墓中出土的帛画《导引图》，以工笔彩绘44个人物的导引动作。该图按上下分四行排列，老少均有，男女各半。图中人物以坐式、站式、徒手、执械等不同姿势，模仿螳螂、鹤、龙、猿、熊等飞禽走兽的动作，进行导引。

我们的祖先在对长寿的追求上，不仅掌握了导引术，而且逐步总结出了气功、食气的方法。早在殷周时期我国的先民们就提出了"气"的概念，甲骨文中已有了"气"的写法，即"≌"。气的概念最初是用来说明天空的云以及天地间的大气、天地之气。《说文·气部》中说："气，云气也。象形"。徐锴注："像云气之貌，古文又作炁氛。"说明古代先民们最初认识气，是处于对自然界云烟的直接观察，是指具体的物质实体。

现藏天津博物馆，出自战国初期（380年）的一件六方形玉佩上，镂刻着一篇我国现存最早的气功文献铭文——《行气玉佩铭》。铭文45字："行气吞则蓄，蓄则伸，伸则下，下则定，定则固，固则萌，萌则长，长则复，复则天，天其本在上，地其本在下。顺则生，逆则死。"完整叙述了行气、食气、化气和体内之气的变化过程，以及气对人之寿命的重要作用。在马王堆汉墓出土的另一件文献《却谷食气》

中，也将气与养生延寿联系起来。却谷，即不食五谷，以服食石苇代替；食气，即通过调息、胎息的方法，采食对人体有益的"铫光"、"朝霞"、"端阳"等六气。

又据《云笈七签》所载，在我国的远古时代，即有关于"食芝者，延年不死"的论说。《神农经》曰："食谷者，智慧聪明；食石者，肥泽不老；食芝者，延年不死；食元气者，地不能埋，天不能杀。是故食药者，与天地相弊，日月并列。"这里的"食谷者"即以五谷为粮者；"食石者"即以炼"五色石丹药"为食者；"食芝者"即以"内芝内丹"为食者；"食元气者"即以吐纳呼吸导引所生发的元气为食者；"食药者"即以内药外药为食者。这段话的意思就是说：以五谷作为主食的人，常常聪明智慧；以五石①炼外丹为主食的人，体态肥胖、皮肤细嫩光泽不显老；以丹道修炼服食内丹的人，能够延年益寿；以炼养元气滋补五脏六腑的人，寿命可以超越人的自然寿限。所以服食外药或内药的人，寿命之长可以与天地共存亡，与日月同交辉。可见，从遍尝百草、发明医药的炎帝神农氏（见图5-1）开始，我们的祖先就有了关于通过调整饮食"延年长寿"的科学认识。

再后来随着人类的进步，我们的祖先有了应时而动、自然养生的思想。《黄帝内经·素问》中记叙："黄帝问岐伯曰：'余闻上古之人，春秋皆度百岁，而动作不衰。今时之人，年半百而动作皆衰者，时世异

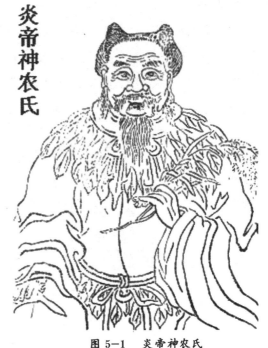

图5-1　炎帝神农氏

---

① 五石：《抱朴子·金丹》云："五石者，丹砂、雄黄、白矾、曾青、慈石也。"

耶？人将失之耶。'岐伯对曰：'上古之人，其知道者，法于阴阳，和于术数，饮食有节，起居有常，不妄作劳，故能形与神俱，而尽终其天年，度百岁乃去。今时之人不然也，以酒为浆，以妄为常，醉以入房，以欲竭其精，以耗散其真，不知持满，不时御神，务快其心，逆于生乐，起居无节，故半百而衰也。"就是说，上古时代的人，之所以都能够年过百岁，而且他们的动作神态还没有衰老的迹象，是因为他们大都能够融化于天地之间，效法于自然的变化之列，调和于阴阳五行之中，饮食有一定节制，作息有一定规律，不去妄事操劳，所以他们的形体与精神总是密切和合的，寿命都能达到天赋的自然年龄，享百岁才死去。而现在的人，之所以年纪刚过 50 岁，其形态动作，明显出现了衰老现象。这是因为他们把酒当作饮料，把醉生梦死当作常事，喝醉了酒还要肆意地淫乐，耗尽了精气和神力，虽然满足了一时的精神娱乐，却散尽了体内真元之气；他们不知道保持精力的充沛，恣意挥霍人身三件宝——"精、气、神"，从而使人体的阴阳五行互为颠倒，作息也没有了规律，生物钟出现极度紊乱。所以活到 50 岁时就过早地出现了衰老现象。可见，在我国黄帝（见图 5-2）时期就有了关于应自然法度而实现养生长寿的辩证思想。这是我们的先祖，通过与古人对话的方式，告诫后代子孙们，要想活到天然寿命，必须做到遵循自然规律，生活有常，饮食有节，惜精养神，不妄作劳，最终得以颐养天年。而且据史称"黄帝且战且学仙"，黄帝之师有数位，其中最负盛名的首推广成子，黄帝在掌握中国传统医学的同时，在仙学、丹学方面亦是造诣很深。

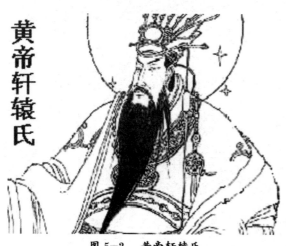

图 5-2　黄帝轩辕氏

夏商时期的彭祖，

更是把养生延寿术推到了极至。《神仙传·彭祖》中记载："彭祖者，帝颛顼之元孙。殷末已七百六十七岁，而不衰老。"彭祖（见图5-3）作为中华长寿第一人，对长寿与日常生活的辩证关系作了详细地论述。彭祖说："养寿之法，但莫伤之而已。夫冬暖夏凉，不失四时之和，所以适身也。厚衣重褥，体不堪苦，以致风寒之疾；厚味脯腊，醉饱厌饮，以致聚结之疾；美色妖丽，嫔妾盈房，以致虚损之祸；淫声哀音，怡心悦耳，以致荒耽之惑；驰骋游戏，弋猎原野，以致荒狂之失；谋得战胜，兼

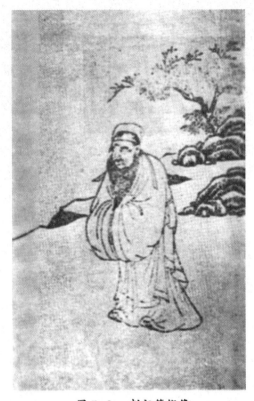

图 5-3　彭祖簧鍪像

弱取乱，以致骄逸之败。盖圣贤或失其理也。然养生之具，譬犹水火，不可失适，反为害耳。"

　　意思是说：养生延寿的方法很多，最重要的是注意莫要伤害身体，进而伤害人的生命。要做到冬天注意保暖，夏天注意纳凉，保证春夏秋冬四季处于中和的环境中，以满足人体舒适为度，即可达到养生延寿的目的。衣服穿得过厚，被褥盖得过重，身体负担过重，便会发汗，从而招致风寒感冒；味道浓厚的肉干和腊肉吃得过多，美酒喝得过醉，一次性强饮暴食之后，即使再有美酒佳宴，也不想再看到，从而导致胃滞停食、难以消化的疾病；佳丽美女，妻妾成群，淫乐过多，必然会导致肾精虚损的祸害；娇淫的声音和靡靡颓废的音乐，会导致耳朵失聪的后果；骑马奔驰于天南地北，到处观光游览，或者于荒野之中狂奔狩猎，必将导致性情的荒乱狂暴；或于战场，或于商场，

或于情场，用计谋兼并别人或乘人混乱之时，巧取豪夺他人利益，会因骄傲淫逸而招致失败。不说世俗之人，就是圣贤之人长期这样衣食住行，也必然远离养生延寿的常理，招来身体疾病，导致寿命缩短。然而，养生犹如水火之性，不可偏失，以保持身体舒适为宜，否则反为其害，招致更大灾祸。

彭祖还对人的寿命做了推断，他说："人受气虽不知方术，但养之得理，常寿一百二十岁。不得此者，皆伤之也。少复晓道，可得二百四十岁。复微加药物，可得四百八十岁。"彭祖的这段话说明了，人们如果能够得到充足的水谷之气的滋养和受到呼吸之气的调养，虽然不知各种养生延寿的方法，只要知道养生的一般道理，并操持得法，也会活到 120 岁。不知道养生一般道理的人，他的身体是会受到伤害的。如果再学一点养生延寿的方法，他的寿命可达到 240 岁。如果他能在一般养生延寿方法的基础上，再加上服食内外丹药，那么他的寿命可达到 480 岁。这与当今高度发达的科学技术时期的美国科学家的认识是相通的，无非彭祖所用的延寿方法和手段与现代人不一样罢了。在 2003 年旧金山的世界未来学协会大会上，唐纳德·卢里奥教授说："在未来的世界，人类的寿命将突破现有的自然规律，出现戏剧性的转变，人们能活到 120 岁到 180 岁。一些科学家认为，人的寿命没有限制，人们可以活 200 年、300 年，甚至 500 年。"

彭祖关于延年益寿的方法，有着独到论述："道不在烦，但能不思衣，不思食，不思声，不思辱，不思胜，不思失，不思得，不思荣，不思辱，心不劳，形不极。常导引内气、胎息，尔可千岁。欲长生无限者，当服上药。"彭祖所说的养生延寿原理和方法，关键在于"九不思"，就是说：养生和延寿的方法，不要繁琐过多，只要能够做到，不追求锦衣玉食，不追求淫声美色，不追求虚幻胜负，不追求荣辱富贵，便会心安理得，平心静气，体泰安乐，神怡气爽。再加上经常做做导引、养气和胎息的修炼，其寿命可以达到千岁。如果仍想长生不老，则应步入仙学之门，服食大丹，成就大道，自然会得如所愿。

二 道家对长寿的追求

道家对长寿的不懈追求，将我国的养生延寿理论和实践推进到了一个高峰，使之形成了真正的养生长寿术。道家养生以老子、庄子为代表，其宗旨就是追求长生不老，并通过清静养神等方法达到益寿延年的目的。老子穷其一生，写下了《道德经》五千言，并认识到修命必以修"性"为先，提倡"修道而养寿"、"清静无为"而长寿的思想。《史记》中记载："盖老子百有六十余岁，或言二百岁，以其修道而养寿也。"证实了丹道修炼确能延年益寿。老子的养生延寿思想，主要反映在以下几点：一是主张节精保神以延寿。他说："人生大期，百年为限，节护之者，可至千岁。如膏之用，小炷与大耳。众人大言而吾小语，众人多烦而我少记，众人悸暴而我不怒，不以人事累意，不修君臣之义，淡然无为，神气自满。以为不死之药，天下莫我知也。"（见图5-4赵孟頫画老子像，画存故宫）老子的"不死之药"让世人为之震撼。他说，一个人一生的寿命，以百年为限。善于节约使用先天之精气的人和注意养生之道及不断修护人体所损所耗的人，其寿命可以达到1000岁。这就像挑灯耗油，每次把灯芯挑小一点，它便用得久而且显得量大。如果一次使用很多，那么很快就会用完，到达油尽灯灭的境地，提前终结了宝贵的

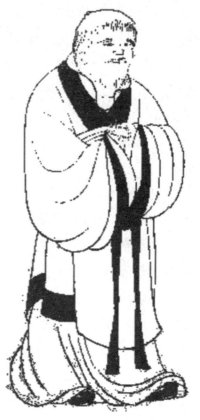

图5-4 赵孟頫画老子像

生命。比如说，众人不停地大声说话，而我则不能这样，只能小声说话，而且尽可能少说话；众人多有烦恼，皆因听多记多，左右不能行，而我只能少记多忘，精神无负担，自然没有了烦恼；很多人易于心怒气暴，而我始终无怒无躁，凡事心态平和一点；不要以太多的人际关系，给自己带来或积累出无穷的责任；我不会去刻意地讲那些君君臣臣的道理，去小心翼翼地维护那些君臣之间的仁义关系，给自己的脖子套上过重的枷锁。淡泊无志而且清静无为，精气自然充满体内，神气荡满全身，当然有利于健康长寿。天下人以为我有长生不死的丹药，而谁也不知道我所拥有的应该是这些清静无为的养生道理。

庄子作为道家的又一位代表人物，继承并发展了老子的养生长寿思想，提出了修道之要在于：去知、忘我和精神专一。此三者核心是"忘"字，庄子说："吾犹守而告之，参（三）日，而后能外（忘）天下；已外天下矣，吾又守之，七日，而后能外物；已外物矣，吾又守之，九日，而后能外生；已外生矣，而后能朝彻；朝彻，而后能见独；见独，而后能无古今；无古今，而后能入于不死不生。"又说："无思无虑始知道，无处无服始安道，无从无道始得道。"[①] 其意是说，通过修持，能达到忘天下、忘物、无古今，豁然贯通，破除各种约束，突破时间空间界限，从而达到不生不灭的极致。

庄子对老子"恬淡虚无"的静养十分赞赏，他提出虚静内养的观点："水静则明，烛须眉，平中准，大匠法焉。水静犹明，而况精神，圣人之心静乎！天地之鉴也，万物之镜也。夫虚静恬淡寂寞无为者，天地之平而道德之至，故帝王、圣人休焉。休则虚，虚则实，实者伦矣。虚则静，静则动，动则得矣。静则无为，无为也则任事者责矣。无为俞俞，俞俞者，忧患不能处，年寿长矣。夫虚静恬淡寂寞无为者，万物之本也。"为了达到虚静，庄子认为，一要做到"无己"，他说："至人无己，神人无功，圣人无名。"做到了"无己"、"无功"、"无名"，便达到了"忘我"境界，达到"天地与我并生，万物与我为一"的境界，

---

① 见庄子《外篇·知北游》。

即达到"练神还虚"的境界。二是要去欲，庄子说："彻志之勃，解心之谬，去德之累，达道之塞。富贵严显名利六者，勃志也；容动色理气意六者，缪心也；恶欲喜怒哀乐六者，累德也。去就取与知能六者，塞道也。此四六者不满胸中则正，正则静，静则明，明则虚，虚则无为而无不为也。"庄子认为，去掉这些"欲望"，才能达到"清和其心，条畅其气"，达到虚静无为的练功高级境界。

庄子的元气学说、阴阳说，更是为道家的内丹修炼术奠定了理论基础。虽然庄子把气的聚散归结为道所致，具有客观唯心性质，但在宇宙具体生成上，他提出了元气学说，他说："通天下一气耳"，气"合则成体，散则成始"，即万物由气所生，人亦如此，他说："人之生也，气之所聚也，聚则为生，散则为死。"[1]在元气论基础上，庄子提出了"阴阳于人"的论断，即"阴阳于人，不翅于父母。……夫大块载我以形，劳我以生，佚我以老，息我以死。故善无生者，乃所以善吾死者。"意思是说，人的形体、疲劳、衰老、病死、甘苦祸福等都离不开阴阳，人们必须顺应阴阳变化的规律。庄子的元气学说和阴阳理论为丹道修炼以及丹家养生奠定了理论基础。

庄子还在《庄子·在宥》中记述了一个故事：黄帝问道，广成子曰："至道之精，窈窈冥冥。至道之极，昏昏默默。无视无听，抱神以静。形将自正，必静必清。无劳汝形，无摇汝精，乃可以长生。目无所见，耳无所闻，心无所知，汝神将守形，形乃长生。慎汝内，闭汝外，多知为败。我为汝遂于大明之上矣，至彼至阴之原也。天地有官，阴阳有藏。慎守汝身，物将自壮。我守其一，以处其和。故我修身千二百岁矣，吾形未尝衰。"

这里所说的是《庄子·在宥》中记载的一件事，是指黄帝立为天子十九年，听说广成子在空同[2]之上，道法高深。遂先后两次前往问道，一次问治天下，另一次问修身。广成子答道：修道到了一定程度，

---

①　见庄子《外篇·知北游》。
②　指崆峒山。

修炼之人对于道的精微便会有所感悟，那就是修炼之人所感受到的似有似无，恍恍惚惚，朦朦胧胧的状态。在这种状态下，要做到不往外看任何东西，也不听闻外界的任何响动，静静地将意念守注一处。此时人的形体自然而然就会中和康泰，安然无恙。不要过度劳损你的身体，更不要无节制地淫欲，便可达到长生久视的目的。当你的眼睛不去察看任何东西，耳朵不再去听闻任何声音，心里不再去追求所知所欲，那么你的心神就会自然而然地守住你的身体，进而你的身体便会长生不死。要谨慎地守住内景，闭塞意识的外求。对于外界的东西知道得越多，内守就越容易失败。含有阴阳的丹药就藏在你的身体内，只要你谨慎地守住，药芽自然就会萌发、生成、壮大，进而成熟。所以守住一处，精气神合和而生，这就是我养生延寿一千二百岁，仍然形体不衰的诀窍。

《嵇中散集》亦是道家养生延寿的名篇，它从世俗之念所带来的养生"五难"，从反面告诫人们要想长寿必须克除"五难"。它说："顺天和以自然，以道德为师友，出阴阳之变化，得生长之永久，任自然以托身，并天地之不朽者，孰享之哉。养生有五难：名利不灭，此一难也；喜怒不除，此二难也；声色不去，此三难也；滋味不绝，此四难也，神虑转发，此五难也。五者必存，虽心希难老，口诵至言，咀嚼英华，呼吸太阳，不能不回其操，不夭其年也。五者无于胸中，则信顺日济，道德日全，不祈善而有福，不求寿而自延。此养生大理之所效也。"

意思是说：顺应天地变化，融入自然规律，把道德尊为老师和益友，超越阴阳五行的变化，获得长生久视，将人体托付于自然并与之并存，永不腐朽，谁不想享受如此齐天洪福？然而养生有五大难关：一是追名求利的本性难以灭除；二是喜怒哀乐的本能难以清除；三是歌舞美女的淫欲难以割舍；四是香甜腻味的美食难以杜绝；五是忧虑劳神的烦恼难以遣散。如此"五难"很难去掉，它们的存在，导致那些希望长寿的人，寿命反而不长。如果能够常记养生箴言，吞食金津玉液，呼吸吐纳真气，肾精操之逆行，便不会英年早亡；如果再做到从胸中去除"五难"，便会信义与和顺相互促长，秉自然而生的德性逐渐健全。能够做到这些，就是你不去祈求善行也能得到福气，不去追求长寿也能得到延年益寿的效果。这就是养生的大道理所效法的原则。

三　儒家对长寿的追求

儒家养生以孔子和孟子为代表，提出"心斋坐忘"、"存心养气"的哲理和方法。

孔子是我国古代的重要哲学家、政治活动家和伟大的教育家，也是儒家学派和儒家养生的始祖。他虽然没有儒家养生的直接著述，但其弟子收集的孔子言论中却有不少这方面的论述（见图5-5）。

孔子从"天命论"的哲理出发，提出"死生由命,富贵在天"的思想。他说："道之将行也与，命也；道之将废也与,命也。"由此可见，孔子的"天命论"、"宿命论"，为其客观唯心主义哲理奠定了基础，也使其养生延寿理论受到一定局限。但是，孔子的养生延寿方法却是值得我们吸取的。

孔子的"坐忘法"。孔子主张练卧功和静坐功，他在陈蔡之际，被楚军团团围住，"七日不烬"，其弟子饿得爬不起来，而孔子却安于"饭疏食饮水，曲肱而枕之，亦乐在其中矣"。孔子还主张练静坐功，即"坐忘法"。庄子在《大宗师》中叙述了孔子的"坐忘法"，他说："仲尼蹴然曰：'何谓坐忘？'颜回曰：'堕肢体，黜聪明，离形去知，同于大通，此谓坐忘。'"其意是说，在坐

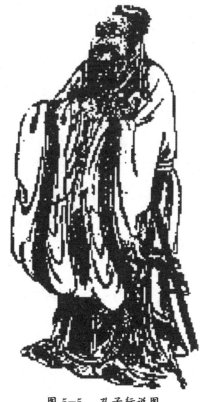

图5-5　孔子行说图

忘时，放松肢体，闭目返听，外忘其身，内忘其心，与大道融为一体。

孔子关于"心斋"的说法，十分类似道家养生中关于清净、调息、内视原理的论述。庄子在《人世间》篇中记载道："回曰：'敢问心斋？'仲尼曰：'若一志，无听之以耳，而听之以心；无听之以心，而听之以气。听止于耳，心止于符。气也者，虚而待物者也。唯道集虚。虚者，心斋也。'回曰：'回之未始得使，实自回也。得使之，未尝有回也，可谓虚乎？'夫子曰：'尽矣。'" 其意是说，练静功要守一，一心不二，要凝神于气，不能用感官感觉外物，以免扰乱心神，心无所思无所欲，便是"心斋"。

孔子也主张寡欲、坦荡、静养的养生延寿方法。生活在奴隶制走向崩溃时期的孔子，一生处在"逆境"之中；但他活了72岁，可谓长寿矣！这与他修身养性的道德修养，内省寡欲、陶冶情操的养生理念有着密切关系。孔子主张要寡欲、坦荡、静养，他的学生樊迟问"仁"，子曰："爱人"、"知①者乐水，仁者乐山；知者动而仁者静。知者乐，仁者寿。"就是说，心静，静如山，便能长寿。为此，必须做到"四绝"，即"子绝四，毋意，毋必，毋固，毋我"，其中最重要的是"毋我"。要做到"毋我"，就必须"以礼制心"，用维系人类社会生活秩序的行为规范约束自身的私欲，陶冶人的情操。

《孔子养生经验述要》一书将孔子的养生方法归纳为"不息则久"、"大德必寿"、"健身为本"、"食行有道"四条养生经验。所谓"不息则久"是说孔子的养生观不只是消极的"养其身"，而是以"有为"强其身。他认为"天行健，君子以自强不息"，积极进取才能强身保寿。所谓"大德必寿"，是指孔子的"仁者寿"、"大德必得其寿"的说法。他非常注重德性的修养，"己所不欲，勿施于人"，"己欲立而立人，欲达而达人"，并力求"老者安之，少者怀之"，崇尚尊老爱幼。所谓"健身为本"，是说孔子虽然被古人尊为"圣人"，是一位思想家、政治家、教育家，但他同百姓一样，始终把健身视为很重要的事情，喜爱登山、旅游。至今，在泰山一块石碑上，还留有"孔子登临处"的古迹。所谓"食行有道"，

---

① 知：即智。

是说孔子认为衣食住行的好坏与健康长寿密切相关。在衣着上，炎热天穿葛布单衣，既透汗又凉爽；冬天则注意保暖。在饮食上，他很注意卫生。他不反对饮酒，但以不醉为限。在居住上，他只要求寝处适宜即可，不贪图舒适、豪华。在行走上，他"趋进，翼如也"，即快步利索地行走。

此外，孔子在总结人一生的行为倾向时，还提出要"三戒"，即"君子有三戒：少之时，血气未定，戒之在色；及其壮也，血气方刚，戒之在斗；及其老也，血气既衰，戒之在得。"这就是说，年青时莫迷恋女色，壮年时莫好斗呈勇，老年时莫贪得无厌。孔子的这种"三戒"养生法，把静功修炼和道德修养紧密结合起来，有重要的养生价值。

孟子继承了儒家正统，并将其哲理演变成主观唯心主义哲理，在养生延寿方面也有所发展。孟子的修养方法，是主观精神自我安慰的修养法——"夫子自道"。他说："万物皆备于我矣，反身而诚，乐莫大焉；强恕而行，求仁莫近焉。"其意是说，不要对客观环境抱怨，陶醉于自身的精神世界，即是最大的快乐。

孟子还提出"存心养气"的内养方法。孟子从主观唯心哲理出发，使他的养气法具有精神修养的性质，这也是我国最早的内养功法。孟子的内养法要求"存心见性"，以养浩然之气，他说："我善养吾浩然之气。"何谓浩然之气？孟子说："其为气也，至大至刚，以直养而无害，则塞于天地之间。"所谓直养，就是放松静养，恬淡无为，直养无害；反之，则有害。

怎样养浩然之气？孟子提出：一要"勿忘勿助"，他说："必有事焉，而勿正。心勿忘，勿助长也。无若宋人然：宋人有闵，其苗之不长而揠之者，芒芒然归，谓其人曰：'今日病矣，予助苗长矣！'其子趋而往视之，苗则槁矣。天下之不助苗长者寡矣！以为无益而舍之者，不耘苗者也，助长之者，揠苗者也，非徒无益，而又害之。"孟子用这个生动例子说明"直养无害"、"勿忘勿助"的养生哲理和练功必须循序渐进的道理。二要"寡欲"、"正心诚意"，孟子说：要"不失赤子之心"，"养心莫善于寡欲，其为人也多欲，虽有存焉者寡矣。"这样，就能达到"至诚如神，天人合一，求放心（养心）"和"存夜气（养气）"的境界。

　　孟子的"志为气帅"，也很类似于道家的养生必先修性。孟子认为，人的生命是心、气、体的统一，"心之官则思"。此三者关系如何？孟子曰："夫志，气之帅也；气，体之充也；夫志至焉，气次焉。故曰：持其志，勿暴其气。"孟子把志看成根本的，是唯心的，但是，他在修练中觉察到的意志对气的作用，则应当是可取的、有价值的。孟子在一定程度上看到了志与气的辩证关系，他说："志壹则动气，气壹则动志也。今夫蹶者、趋势，是气也，而反动其心。"其与老子的"反者，道之动"是一致的，意思是说，在养气中，意志专注一点时，气便会自动，气动则人的经络气血随之而畅；当气聚集一处的时候，便会引动人的真意，即元神。孟子所谓的志，即人的精神意识，而喜、怒、忧、思、悲、恐、惊，人之七情，正是精神活动的具体内容。志若不一，七情六欲搅得人身心疲惫，气则不畅，反过来又影响了心志和精神状态。《素问·举痛论》说："怒则气上，喜则气缓，悲则气消，恐则气下，寒则气收，炅则气泄，惊则气乱，劳则气耗，思则气结。"这些话可以说是孟子之语的最好注脚。

　　由于孟子善于直养浩然之气，因此他的功夫是很高的。当公孙丑问孟子："夫子加齐之卿相，得行道焉，虽由此霸王不异矣！如此，则动心乎？"孟子对曰："否，我四十不动心。"[①] 这就是说，孟子在高官厚禄、名利面前毫不动心，可见，他的功夫之高深，境界之高远。

　　后人所著《孔子家训》中也有"食气者神明而寿"的说法。其中说道："食肉者勇敢而悍，食气者神明而寿，食谷者智慧而夭，不食者不死而神。"就是说：经常吃肉食的人，勇敢而且强悍，犹如虎狼一般，容易死于非命；善于服气导引的人，神清气爽，百病不生而且寿命较长；常吃五谷菜蔬的人，智慧而且聪明，犹如牛羊，但其寿命较短；掌握了辟谷技术和方法的人，他们可以绝谷不食，并能长生不死，最终成为神仙。这说明，到了孔子所在的春秋时期，人们已经认识到长寿与"辟谷"、"绝谷不食"的密切关系。

────────────

　　① 　见《孟子》。

四　医学养生长寿的理论和实践

《黄帝内经》对先秦诸子的养生实践来了一个大总结，成为我国现存最早的医学养生专著，它从医学的角度讨论养生问题，对人的生长、发育、衰老过程有很精妙的观察，并提出了许多延缓衰老和养生长寿的方法。

成书于战国时期的《黄帝内经》，分为《素问》九卷八十一论（后增补二论）和《灵枢》九卷八十一论。它把人与自然界看成是一个整体，认为自然界的各种变化都会对人产生影响，强调养生要掌握自然界的变化规律，主动适应自然界的变化，提出了"春夏养阳，秋冬养阴"的四时顺养原则，并且阐述了四季的不同养生方法。此外，《黄帝内经》还记载了调摄精神、动静结合等许多养生方法。

《黄帝内经》不仅对古代养生延寿的修炼家具有重要作用，而且对于今天的养生延寿的修炼，也是有着十分重要的指导意义。它的主要贡献有以下几点。

1. 气的阴阳五行理论为中医学和养生修炼奠定了唯物的理论基础

《黄帝内经》认为：阴阳二气是产生一切事物的总根源，书中说："阴阳者，血气之男女也；左右者，阴阳之道路也；水火者，阴阳之征兆也；阴阳者，万物之能始也。"[①]人也是"以天地之气生，四时之法成"，"天地合气，命之曰人"。人只有顺应阴阳，才能维持生命，因为"阴阳四时者，万物之终始也，死生之本也。逆之则灾害生，从之则苛疾不起，是谓得道。道者，圣人之行，愚者佩（背）之。从阴阳则生，逆之则死。"

同时从《黄帝内经》的内容可以看出，人体也离不开五行的相生相克原理。其中说："天食人以五气，地食人以五味。"并将人的五脏六腑、五官七窍、五体五液、五腧表里、七情六欲、三魂七魄等，配之以五气、

---

① 见《素问·阴阳应象大论》。

五音、五色、五味、四季四方、八卦五行，形成了一个天人合一的完整体系。

这种顺应阴阳运行的规律和对五行生克物质属性的认识，为后来我国中医学和养生延寿的理论与实践，均奠定了坚实的唯物主义的哲学理论基础。尤其是《黄帝内经》中提出了人体阴阳消长与大自然昼夜阴阳变化相一致的观点，为后人选择练功时间提供了依据。如魏晋时期的食气法就强调在六阳时练功，即子时（23点）至午时（11点）之间练功；忌在六阴时练功，即午时（11点）至子时（23点）之间练功。就是以《黄帝内经》的阴阳理论和五行生克法则为依据的。

2. 阴阳平衡论为中医学和养生修炼奠定了辩证的哲学理论基础

《黄帝内经》认为，世界是由阴阳二气互相作用的结果，正所谓"孤阴不生，孤阳不长"，"生之本，本于阴阳"，"阴在内阳之守也，阳在外阴之使也"，"阴根于阳，阳根于阴"。就是说，阴阳是对立统一的，只有保持人体的阴阳平衡，才能使人不得病。《黄帝内经》说："阴平阳秘，精神乃治；阴阳离诀，精气乃绝。""阴阳匀平，以充其形"，在此情况下，"命曰平人"。如若发生"阴阳更胜之变"，其结果就会"阴阳相倾"，"阴胜则阳病，阳胜则阴病。阳胜则热，阴胜则寒"，"此阴阳更胜之变，病之形能也"。因此，身体健康与否，根本在于阴阳能否保持相对的平衡；人体能否健康长寿，关键在于能否适时而动，做到与五行相生，而不要去做五行相克的事情。

这种平衡阴阳的辩证理论，正是中医治病健身、医学养生乃至各种类型的养生延寿方法的哲学理论基础。采用各种养生功法修炼的目的，就在于平衡人体的阴阳，"必清必静，则病气衰去"，"阳病治阴，阴病治阳"，补偏救弊，扶弱抑强，旨在协调人体动态的阴阳相对平衡，以达到治病健身、健康长寿的目的。

3. 生命整体观是中医学和养生修炼的指导思想

生命整体观是我国中医学重要的辩证理论。《黄帝内经》把人体看成一个有机整体，它以五脏为中心，联系其他组织、器官，由经络"内联脏腑，外络支节"。《素问·灵兰秘典论》中说，"心者，君主之官也，神明出焉。肺者，相傅之官，治节出焉。肝者，将军之官，谋虑出焉。胆者，中正之官，决断出焉。膻中者，臣使之官，喜乐出焉。脾胃者，仓廪之官，五味出焉。大肠者，传道之官，变化出焉。小肠者，受盛之官，化物出焉。肾者，作强之官，伎巧出焉。三焦者，决渎之官，水道出焉。膀胱者，州都之官，津液藏焉，气化则能出矣。凡此十二官者，不得相失也。故主明则下安，以此养生则寿，殁世不殆，以为天下则大昌。主不明则十二官危，使道闭塞而不通，形乃大伤，以此养生则殃，以为天下者其宗大危，戒之戒之！"《黄帝内经》中用五行相生相克的法则，来说明五脏之间互相区别和相互联系，以及形成人体有机整体的理论依据。

人体生理上的整体性，决定了中医学在病理认识上和诊断治疗上的整体观，也决定了养生学在治气、行气、食气，内丹学在育丹、结丹、服食大丹上的养生整体观。中医与西医不同，不能就病论治，如眼有疾病，不能以眼疾治眼。而应当以整体论治，兼顾内外。因为"肝气通于目，肝和则目能辨五色矣"，"五脏六腑之精气，皆上注于目"。因此，中医治病不是头疼医头，脚疼医脚，而是整体疗法，辨证施治。"从阴引阳，从阳引阴"，有时"病在上者，下取之；病在下者，高取之"，"以右治左，以左治右"等。同样在养生功和内丹修炼中，也是遵循"整体纳入，内外皆养，性命双修"的法则。而且丹道修炼采用了更高层次的生命整体观，着眼于元精、元气、元神的修炼，从而又与医学养生的对症施养有所区别。因此，《黄帝内经》中的生命整体观不仅为中医学奠定了辩证的哲学理论基础，也为养生延寿的丹道修炼提供了非常可贵的功法理论基础。

4. 精、气、神学说和经络学说为中医学和养生修炼提供了方法论

"精、气、神"学说，不仅为中医学提供了医学基础，而且为中医学提供了阐述医理技术方面的方法论。道医两家论养生，皆重视精神之清虚无为，恬淡寂静，兼养精气。道家丹道修炼以精气神为

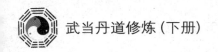

"三品上药"，医家以"精、气、神"为人身"三宝"。

《素问·金匮真言论》中说："夫精者，身之本也。"《灵枢·经脉》中说："人始生，先成精。""两神相搏，合而成形，常先身主，是谓精。"精是人体内的精微物质精液和精气。《灵枢·决气》中说："上焦开发，宣五谷味，熏肤，充身泽毛，若雾露之溉，是谓气。""真气者，所受于天，与谷气并而充身者也。""气者，人之根本也。根绝则茎叶枯矣。"《景岳全书》中说："人之有生全赖于气。"因此，气亦为人体的基本物质。神是精与气产生的一种功能。《灵枢·本神》说："两精相搏谓之神。"《灵枢·平人绝谷》中说："故神者，水谷之精气也。"所谓神，是指藏于心中之神气，气之升华，故"得神者昌，失神者亡"。因此，中医学中的神是人体中重要的生命物质，有时它反映为天赋功能。

精、气、神之间关系极为密切。《黄帝内经》中说："精中生气，气中生神。""精全则气全，气全则神全。"因此，精、气、神都是维持生命不可缺少的要素，精和气是神的基础，而神又是精和气的升华。因此精、气、神学说，为养生锻炼、丹道修炼提供了方法论依据。我国古代的道家、养生家正是根据这一方法论基础提出了"练精化气，练气化神，练神还虚"和"积神生气，积气生精"的练功理论和方法，在养生健身、延年益寿方面起着重要的作用。

经络学说是研究人体经络系统循行分布、生理功能、病理变化及其与脏腑相互关系的学说。它是祖国传统医学理论体系的重要组成部分。经络学说是古代医家在长期的医疗实践中发明创造的，千百年来一直是指导着中医诊断和治疗，尤其是针灸学施治的方法基础。《灵枢·脉度》说："经脉为里，支而横者为络，络之别者为孙。"人体经络系统里有经气循环传注，昼夜不停，如环无端。通过经气的运行，使人体各部的功能活动都得到适当的调节，从而使整个机体保持了相对的协调和平衡。经络中的经气，来源于脏腑之气，所以经气的虚实又决定于脏腑之气的盛衰。《灵枢·经别》说："夫十二经脉者，人之所以生，病之所以成，人之所以治，病之所以起，学之所始，工之所止也。"所以，经络学说不仅是针灸学的方法论基础，也是中医诊脉施治的物质基础，更是养生家寄以打通小周天、大周天，以及"以养施治"的方法论基础。

5. 为医学养生提供了三大治疗方法

在《黄帝内经》中，提出了以养施治和以气治病三大治疗方法：即导引、行气和按跷。

导引疗法　导引疗法在《黄帝内经》中提到的有 14 处之多。它是通过意念导引，把呼吸引气同形体运动结合起来的一种以气养生、以气疗病的方法。其中说："气虚宜掣（导）引之"，"虚者，引而起之"；"肾有久病者，可以寅时面向南，净神不乱想，闭气不息七遍，以引颈咽气顺之，如咽甚硬物，如此七遍后，饵舌下津令无数。""形苦志乐，病生于筋，治之以熨、引。"《黄帝内经》中还记载道："帝曰：'病胁下满气逆，二三岁不已，是为何病？'岐伯白：'病名曰息积，此不妨于食，不可灸刺。积为导引、服药，药不能独治也。'"在《黄帝内经》中总结出了可以用导引的方法治疗的十几种疾病的经验，其中包括内外科和急、慢性两类疾病，如痿症、痹症、厥症、热病、内伤虚损、伤筋等。这种疗法为后来医家所继承并发扬光大。

行气疗法　行气，亦称之为"服气"，即通过呼吸精气、吐故纳新等疗法。《黄帝内经》中说："上古有真人者，提挈天地，把握阴阳，呼吸精气，独立守神，肌肉若一。故能寿敝天地，无有终时，此其道生。"意思是说，行气不仅能使人延年益寿，而且还能激发人的智慧。《黄帝内经》中说："圣人传[①]精神，服天气，而通神明。"那么，如何行气？南北朝时期的陶弘景说："凡行气以养内气，以鼻纳气，以口吐气，微而引之，名曰长息。"[②]晋代葛洪说："善行气者，内以养生，外以却病恶，养生之尽理者，行气不懈，朝文导引以宣动荣卫……可以不病。"[③]

---

① 传：读作抟——编者注。
② 见《养性延命录》。
③ 见《抱朴子》。

　　按跷疗法　是古代的养生与医疗方法。《素问·异法方宜论》说："中央者，其地平也湿，其所以生万物也众，其民杂食而不劳，其病多痿厥寒热，故其治宜导引、按跷。跰故导引按跷者，亦从中央出也。"按跷，即按摩的别称。古称"按"与"跷"，是按摩的两种方法。《素问·金匮真言论》明代的吴昆注："按，手按也；跷，足踹也。"指按摩中的手按与足踩法。按跷也是一种运动手足四肢导引的运功，是一种自我养生治疗的方法。按跷禁忌的原则是："冬不按跷，春不鼽衄。"其意是说，冬天不按跷，因冬季阳气内藏，若按跷易使阳气外发。而春天按跷才不会发生阳气开发的鼽衄症。

　　再后来，道医药家对人类长寿做了不懈追求，并首先提出了人的寿命完全掌握在自己手中，即"我命在我不在天"的思想。孙思邈作为道学理论家，在道门内被称为孙真人；同时他又精通中国医术，其《海上良方》驰名中外，流传至今。（见图5-6）由于他对中国医学的突出贡献，被民间尊为"药王"。他在《养生延寿录》中说："我命在我，不在于天。但愚人不能知，此道为生命之要。所以致百病风邪者，皆由恣意极性，不知自惜，故虚损生也。譬如枯朽之木，遇风即折；将崩之岸，值水先颓。今若不能服药，但知爱精节情，亦得一二百年寿也。"孙思邈的养生延寿理论完全是唯物主义的。他说：

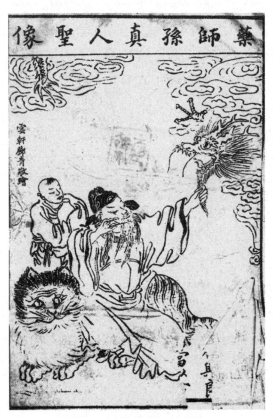

图5-6　药师孙真人圣像

人的寿命长短，全在于自己对生活态度和生活方式的认识，而不在于上天自然法度的限制，但是世俗之人是永远不知道其中的道理的。而这种道理完全是人们关于生命学说的最重要的地方。所以世俗之人，小到伤风感冒，大到百病缠身，不治先亡。这些疾病的总源，都是来自过度淫乐，贪图性欲，不知道珍惜自己的肾精，所以造成虚劳损伤，精竭身枯，最终缩短了寿命。这些缺少肾精的人，就像枯朽的树木，遇见风吹雨打，就会折断，就会伤风感冒；由于缺少肾精，人体免疫力极差，犹如即将崩溃的堤岸，洪水还没来，自己先垮掉了。今天有很多人以各种理由声称自己不能服食内外丹药，但是只要你能做到爱惜肾精，节制情欲，也能够活到一二百岁的寿命。

孙思邈撰写的医学名著《备急千金要方》和《千金翼方》中，也有不少养生的内容。其中的重要养生方法就是节养术和服饵术。他认为，人的精气就像一盏油灯中的油，而生命活动就像灯火的光辉。每个人拥有的"油"量都差不多，如果不注意节养，就好像油灯用大灯芯，油很快就会耗尽，寿命就会很短；若能注意节养，就好像用小灯芯，油用得慢，灯熄得也慢，寿命自然延长。节养的要领，主要在于避免精气的过度损伤。具体来说，就是要注意节制房事，思想清静，心无妄想，耳无妄听，要"少思、少念、少欲、少事、少语、少笑、少愁、少乐、少喜、少好、少恶行"，对名利之事和是非之事都置之度外，将精气的损耗减少到最低限度。

"服饵"是通过长期内服药物，以逐步达到绝谷断食，进而实现益寿延年的方法。亦见于孙思邈《千金要方》。服饵分为三个步骤，一是去三虫，二是辟谷，三是服食。三虫指长虫、赤虫、蛲虫。是人体的大害，若不去除，服补药必不得药力，必须用"去三虫方"杀除。所谓"辟谷"就是断绝五谷。此法来源于道家"三虫邪怪"靠五谷而生的说法。认为通过辟谷，可以去除三虫，达到长生不死。孙氏曾用茯苓、松柏子等，企图代替谷食，但没有成功。服饵就是长期服用药物。《千金要方》记载有"服食方"三十二首，如茯苓酥、杏仁酥等，皆具有一定的延年益寿作用。

第六章
丹道修炼与养生长寿

所谓丹道修炼，简言之，就是中国道家关于通过"道"的哲理和"丹"的炼法实现人类养生延寿的过程和结果的学说。其实"丹道"的提法古已有之，《还源篇》[①]说："以神归炁内，丹道自然成。"这里的丹道是指自古以来道家的内丹、外丹修炼。

无论内丹学还是外丹学，都源自先秦诸子百家中的神仙家，故陈撄宁先生称之为仙学。然而战国以来神仙家融入道家，由方仙道而黄老道，至汉末则流入道教。这就是说，历史上仙学本杂有诸多巫术和各种养生方技，并不仅有丹道一途。魏伯阳著《参同契》传三元丹法的秘诀，葛洪精于地元灵丹，又企望炼成天元神丹，至唐末吕洞宾才大力倡导人元大丹学说。陈撄宁先生所谓仙学实指丹道学，包括内丹学和外丹学。并将地元灵丹和天元神丹归属于外丹学，人元大丹之学归属于内丹学。

胡孚琛教授为了纯洁陈撄宁先生之"仙学"，亦为丹道之学正名，强调今后所论"三元丹法"，应称为"丹道学"，不再使用"仙学"之名，以免和社会上神仙信仰及各类宗教、世俗迷信混为一谈；同时运用现代科学认识，对丹道学作了科学、准确的界定，即将外丹学定性为身

---

① 为宋代石泰撰写，共有五言绝句 81 首，主张积精化气，合先天真元之气以成内丹。

外的物质化学，将内丹学定性为身内的人体化学。今后凡讲人体内部精、气、神的炼丹修持法门均称之为内丹学。

　　武当丹道，理法科学，传承清楚。六朝时武当山上清派道士即十分重视存思之术，《总真集》称戴孟授谢允"炼神冲虚之道"。汉代阴长生入武当山 10 余年，于石室中合成神丹。五代陈抟隐居武当山修道 20 余年，作《无极图》，奠定了"顺则生人，逆则成仙"的丹道原理和"炼精化炁，炼炁化神，炼神化虚"的丹道步骤，形成了武当山丹道修炼的基本理论和技术框架。嗣后，陈抟的内丹学在武当山一直被继承着。《道藏》中所录《先天金丹大道玄奥口诀》，即为"陈希夷之妙诀"①。至南宋嘉定（1208～1244年）中霍伯玉"遇武当山赤脚陈真人首传此道，归玩旧图，若合符契，因增注口诀"。后其子霍济之继承其志而刻版流传，其中分《归根图》、《金丹药物直指图》、《口诀直指》、《金丹大道指迷颂》十二首。图释并前序，皆叙内丹，而重在药物、火候。谓人之一身，凡精神消长，气血盈虚，无一不与天地并其阴阳造化。强调炼丹须取先天铅汞为药物，窃天地戊己之气和合交媾于中宫，和合交媾时须察天地动静之机，探日月盈虚之妙，即人与自然高度和谐，"才识得戊己，便可下手进功，此之谓火候"。又强调此宗不同性宗，"不比空门学坐禅"，应以修命为本。这实际上与全真龙门中派的《内外药图》、张三丰的《修真图》是同宗同祖的修持法门。由此说明，武当山丹道修炼自陈抟之后，其授受源流在武当山一直辈有传人，只是武当丹道以隐栖山林为风，不喜著述，以致其学不显，其功不彰。

一　丹道修炼就是为了养生长寿

　　道家以丹道寓养生，以丹道求长寿由来已久，既有其科学性，

---

　　① 　见《道藏》第134册所收《先天金丹大道玄奥口诀》及其卷末《后序》中说此篇金丹图经在北宋时经林灵素鉴定为"陈希夷之妙诀"。

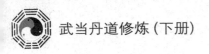

也有其规律可循。

丹道修炼，一般分为内丹、外丹两种。采药物、矿石之类在炉鼎中烧炼，以求"长生不死"之药，叫炼制外丹，由此形成的一系列理论和方法称之为外丹学；修性命之功，练人体内的精气神，以修成"人元大丹"，便是修炼内丹，由此形成的一系列理论和方法称之为内丹学。宋代诗人苏轼《送蹇道士归庐山诗》云："绵绵不绝微风里，内外丹成一弹指。"说明在我国唐宋时期，修炼丹道是十分普遍的事。

胡孚琛教授对我国自古以来的道家、道教、丹道理论和实践进行了全面、系统、深入的研究，并在此基础上建立了新道学理论。其中将地元灵丹和天元神丹划归为外丹学，将人元大丹之学划归为内丹学，并将两者合称为丹道学。陆西星《玄肤论》云："丹有三元，皆可了命。三元者，天元、地元、人元之谓也。天元谓之神丹。神丹者，上水下火，炼于神室之中，无质生质，九转数足，而成白雪，三年加炼，化为神符，得而饵之，飘然轻举，乃药化功灵圣神之奇事也。其道则轩辕之《龙虎》、旌阳之《石函》，言之备矣。地元谓之灵丹。灵丹者，点化金石而成至宝，其丹乃银铅砂汞有形之物，但可济世而不可以轻身，九转数足，用其药之至灵妙者铸为神宝，而以上接乎天元，乃修道之舟航，学人之资斧也。""人元谓之大丹。大丹者，创鼎于外，炼药于内，取坎填离，盗机逆用之谓也。古者高仙上圣，莫不由之。故了命之学，其切近而精实者，莫要于人元"。地元灵丹和人元大丹之理同，皆须洞晓阴阳，深达造化，一为体外之物质化学，一为体内之神气化学。由此，胡孚琛教授在他的《道学通论》中专章论述了"外丹黄白术"，详细揭示了地元灵丹之秘密，并指出天元神丹乃是一种心灵转化物质的实验。而且天元、地元神丹虽称为外丹，但亦和人元之内丹相通。古来仙学相传有"内丹成，外丹就"的定论，换言之亦为"内丹不成，外丹难就"。

所谓外丹，是道教修炼方术。与"内丹"相对，由铅、银、砂、汞等矿物质和中草药混合烧炼而成，供服食之用，但不是人人均可享用，只有功夫到达很高的层次，才能服用，否则相当危险。《通幽诀》：“药能固形，外丹也。”即用铅汞配制其他药物作原料，放在炉鼎中烧制而成的丹药。因丹砂为其主要原料，故通称炼丹术。道教谓服食丹药可以“长生不老”、“飞升成仙”，故又称仙丹术。

道家认为，服食“仙药”可以轻身延年、千害不伤、飞行长生。《抱朴子内篇》有“仙药篇”，论述得十分详细。该篇引《神农》四经曰：“上药令人身安命延，升为天神，遨游上下，使役万灵，体生毛羽，行厨立至。”又曰“中药养性，下药除病，能令毒虫不加，猛兽不犯，恶气不行，众妖并辟。”并列举各种“仙药”名：“上者丹砂，次则黄金，次则白银，次则诸芝，次则五玉，次则云母，次则明珠，次则雄黄……”

外丹术的历史可以追溯到公元前221年，秦始皇统一中国。秦汉到隋唐，养生延寿术得到了长足发展。秦始皇、汉武帝等君主梦寐以求长生不老，促进了人们对养生延寿术的探索，涌现了华佗、嵇康、葛洪、孙思邈等很有造诣的养生学家。另一方面，也出现了食丹、服石等荒诞怪异的养生术。

一般认为，真正的外丹烧炼始于汉武帝元光二年（公元前133年），方士李少君请武帝“祀灶”、“致物”，化丹砂为黄金“以为饮食器”。武帝从其所请，“亲祀灶”，“而事化丹砂诸药齐（剂）为黄金矣”。这是关于外丹烧炼的最早记载。东汉魏伯阳著《参同契》，兼论内外丹，是较早关于炼丹炉火的理论著作，被奉为“万古丹经王”。东晋葛洪是著名炼丹家兼道教学者，他曾从郑隐[①]那里受到《太清丹经》三卷、《九鼎丹经》一卷、《金液丹经》一卷等的传承，晚年隐居罗浮山，以丹鼎生涯终其寿命。所著《抱朴子内篇》中有《金丹》、《黄白》、《仙药》等篇，收录丹法达四五十种，对东晋以前外丹术作了基本概括。唐代为外丹术全盛时期，从皇帝、大臣，到一般民众，服丹药成为一

---

① 郑隐：西晋方士，字思远，少为儒生，老而好道，为葛洪之师。

种时尚。同时，出现了更多的炼丹家和炼丹著作，孙思邈著《千金方》、《太清丹经要诀》，陈少微著《修伏灵砂妙诀》、《九证金丹妙诀》以及张果所著《玉洞大神丹砂真要诀》等，均为传世之作。

唐代制丹方法比之以前有较大进步，炼丹工具亦有改进。一般来说，烹炼外丹使用的药物主要是铅、汞类矿物，以及雄黄、雌黄、矾石等草木药物总计60余种。首要烧炼工具为丹炉和丹鼎。分"点化"和"服食"两种：初步炼成的叫"丹头"，只作"点化"用；继续再炼，便成"服食"用的丹药，即所谓"仙丹"或"金丹"。炼丹道士视外丹为神授之术，非其人不传；丹房亦设在人迹罕至的深山密林，并有一套神秘仪式和众多禁忌。宋代吴侯所撰《丹房须知》即列有择地建坛、祭神开炉、服饰陈设等注意事项21条。外丹术经长期烧锻实践，对中国矿物学、医药学和古化学等都作出了积极贡献。现存外丹著作收于《道藏·洞神部·众术类》的有70余种，其中含有不少古代科技资料，至今仍有价值。

但是古代外丹烧炼和服食者由于懂得医理药性以及练功次第的人毕竟为少数，所以宫内和民间服丹致死者日渐增多。据清代赵翼《廿二史札记》统计，仅唐代皇帝死于服丹者即有太宗、宪宗、穆宗、敬宗、武宗、宣宗等6人，大臣死于服丹者更多。于是朝野群起指责，服食者包括炼丹道士对此亦渐渐生起疑虑，致使此术自唐以后渐趋衰微，而且道教也随之落入低谷，一蹶不振。由于外丹烧炼和服食，涉及皇帝大臣们的身家性命，所以随后的外丹烧炼和服食，十分注重实验验证。正是这种实验验证的医药家风格，进一步动摇了服饵金丹以求神仙不死的信仰。实际上水银（汞）、铅以及雄黄一类砷的化合物，金银一类贵重金属，无论怎样都是不可能使人体不朽成仙的。它们或具有强烈的毒性，或沉坠穿破胃肠，只会使人短命，促人速死。各种去毒之法无论怎样复杂，也根本达不到去毒目的。因此，北魏道武帝置仙人博士官，而令死囚试服炼成的仙药；道士孙道胤炼成的丹药自己从来不服。甚至连陶弘景这样的著名道教人物，也对服食金丹能白日飞升成仙的炼丹术信仰逐渐怀疑起来，他说："世中岂复有白日升天人？""于是乃不试"。① 随着人类文明的进步，外丹术逐渐被"反求诸己"的内丹修炼所替代。

所谓"内丹"，是以人身为鼎炉，身内精、气、神为药物，通过一系列内炼方法而结成的灵胎，所以又叫"大丹"，有时也叫"圣胎"、"婴儿"等。它是道教修炼方术之一。与"外丹"相对，源于行气、导引、胎息等术。《通幽诀》② 云："气能存生，内丹也；药能固形，外丹也。"即把人体的某些部位当作修炼的"炉鼎"，以体内的精、气、神为"药物"，以意念导引使之在体内循环烹炼，经过一定步骤，精、气、神便会在体内凝结成丹（或称"圣胎"），然后再经沐浴温养，大丹即成，亦可飞升成仙。炼这种功夫的人，古代称为"炼丹派"或"内丹派"。

修炼内丹的方法，是在巫术和专讲"神仙服食"的外丹派失败后逐渐形成的。东汉魏伯阳《周易参同契》既讲外丹烧炼，又讲内炼气法，然而尚无内丹之名。东晋许逊《灵剑子·服气诀》云："服气调咽用内丹"，最早提到"内丹"二字。隋代道士苏元朗曾居罗浮青霞谷修炼大丹，号青霞子。见弟子"竞论灵芝"，"乃著《旨道篇》示之，自此道徒始知内丹矣。"③ 此一时期，内丹之名已经出现，内丹之术亦开始有人研习。于是到了唐末宋初，内丹之术便遂行于世。宋、金时形成的道教南宗、北宗更是力斥外丹，专修内丹。内丹成为道教内修派的主要方术，长久以来盛行不衰。内丹家依据《老子》及《周易》八卦学说，始建内丹修炼的理论和方法；尤其到了唐末五代时期，陈抟传"无极图"，之后得到张三丰的继承，从而使丹道一途得以弘扬。武当山道家丹道修炼秘图——《心性图》、《修真图》、《内景图》，便是一脉相承的丹法秘传。

---

① 见《正统道藏》翔缺《华阳陶隐居内传》卷中。
② 为道教丹术著作，作者不详，内容为摘录汇抄晋代葛洪《肘后诀》等丹经著作的部分内容而成。
③ 见《古今图书集成·神异典》卷二百四十。

道家认为，《老子》所言"道生一，一生二，二生三，三生万物"，是生生不息的造化之道，是"顺行"。修炼内丹则要逆而行之，力使万物合而为三（精、气、神），三复化为二（即铅汞或坎离），二复归一（即"圣胎"或"金丹"），从而达到重返本源，常住永生的目的。内丹家称精、气、神为三味药。称人体的上、中、下三个穴位为三丹田，下丹田称为炉，卦象为坤（☷）；中丹田和上丹田称为鼎，卦象为乾（☰），修炼内丹与三丹田密不可分。内丹烹炼过程中，须用水火：心在上，属火，卦象为离（☲）；肾在下，属水，卦象为坎（☵）。炼丹就在于使心肾相交，水火相济，取坎中之阳，填离中之阴；以坎水济离火，使顺置的火水"未济"变成颠覆的水火"既济"，即所谓"甘露降时天地合，黄芽生处坎离交"。这里所说的"甘露"指先天一气，从泥丸下降；"黄芽"指丹母，从丹田而生，上下交凝，即成圣胎，谓之丹熟。

陈抟《无极图》更为清晰、系统地描绘了这种丹道修炼的次第和学说基础，为后世不同门派的丹法流派起到了奠基作用。张三丰继承陈抟之思想，称"易道"即"太极道"，所以他在完善陈抟的易道思想上，创立太极道体系，把丹道和太极内功紧密联系在一起。据明末黄宗炎《易学辩惑·太极图说辩》所载，《无极图》为五个图形，分别代表修炼所能够达到的五个不同境界（见图6-1）。

《无极图》乃古圣先师密授之图，据明末黄宗炎《太极图说辩》载：此图本名《无极图》，陈图南①刻于华山石壁，列此名位。此图创自老子、河上公，魏伯阳得之著《参同契》，钟离权得之以授吕洞宾，吕洞宾与陈图南同隐华山，因此得以授予陈抟。从中看到无极图思想渊源的四个方面：其一，河上公所发挥的老子思想，宇宙生成论及"归根曰静，静曰复命"的神仙理论。其二，符合魏伯阳《周易参同契》的炼丹与火候学说。其三，继承发挥了钟吕内丹修炼的理论体系。其四，陈抟自己用《易》理的宇宙生成过程假易而论丹道。《无

---

① 陈图南：即陈抟。

极图》是方士修炼之术，发挥黄老哲学思想，述老庄之玄微，明逆修可以成丹之法及得道成仙的思想。纵观《无极图》模式，"其图自下而上，以明逆则成丹之法，其重在水火。火性炎上，逆之使，下则火不蠓烈，惟温养而和燠；水性润下，逆之使上，则水不卑湿，惟滋养而光泽。滋养之至，接续而不已；温养之至，坚固而不败。"

　　按逆行规律，其最下圈"〇"，名为"玄牝"，玄牝即"谷神"。牝者窍也，谷者虚也，指人身命门两肾空隙之处，即中医所称"肾间动气"，气之所由以生，是为祖气。凡人五官百骸之运用，经络气血之功能皆根于此。此一阶段为丹道修炼的"得窍"阶段，《修真图》叫做"玄府受气"。再行祖气上升，即稍上一圈"〇"，名为炼精化气。炼有形之精，化为微茫之气；炼依稀呼吸之气，化为出入有无之神，使之贯穿通达于五脏六腑。此一阶段为丹道修炼的"炼己"阶段。所以第三个稍小点的"〇"就标志着炼气化神，即由下丹田所炼真元之气贯穿于五脏六腑，以养五脏之神。再向上即为中层之五行相生并形成"五气朝元"的景象。此一丹道修炼阶段称之为"和合"。五行演八卦，取坎填离，则水火交媾而为孕；坎离颠倒，

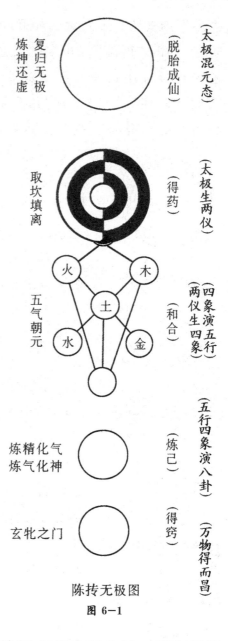

陈抟无极图

图 6—1

375

而后天返先天，进入黑白相间的大圆圈，即"三返二"的"结圣胎"阶段，亦即"得药"。再向上就是不断炼去胎之阴质，使之变成金丹，进而炼神还虚，复返于太极而无始，即为最上面大圆圈的"脱胎成仙"阶段。所以，凡丹道修炼"盖始于得窍，次于炼己，次于和合，次于得药，终于脱胎求仙"的逆向求索，即炼精化气，合三为二；炼气化神，合二为一；炼神还虚，一归无极。这就构成了一个逆炼返本的系统，这就是所谓"逆则成仙"，返本还原内丹修炼的人体长寿之原理。

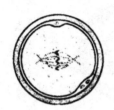

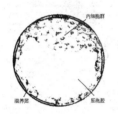

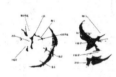

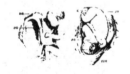

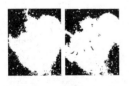

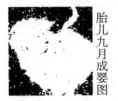

胎儿九月成婴图

图 6-2

按照顺行规律，陈抟在《无极图》中，张三丰在《修真图》中便描述了生命的演进里程，即所谓无极生太极，太极生两仪，两仪生四象，四象演五行，五行定八卦，八卦得以推演而万物昌。这便是"顺则成人"的人类繁衍进程，这与现代医学所认知的人体生命演进进程完全是如出一辙。（见图 6-2）

所以具体的内丹修炼过程，一般分为筑基、炼精化气、炼气化神、炼神还虚四个阶段。前三段称为命功修炼，最后一段为性功修炼（当然有些道派步骤不同，有先修性功，再修命功的）。筑基为基本功，重在填亏补虚。由于人生劳心损力，先天元精、元气、元神殊多亏损，不宜骤然炼丹，而应先行"补亏"，以达到精全、气全、神全。基础既固，方可炼精化气。方法仍是以意念的力量，亦即"神"的力量，调动精、气沿任、督二脉上下运转，在上丹田和下丹田中反复烹炼。既是意念，就有缓急，内丹家称此为"火候"：精气急行冲关之气谓之"武火"，缓行升降之气谓之"文火"。

经过阴升阳降，进火退符，精、气即可凝成大药（炁）。这一阶段又称为大炉鼎，小周天。接着炼气化神，即要炼去大药的阴质，使之成为纯阳，即以中丹田为鼎，下丹田为炉加以烹炼，故称为小炉鼎，大周天。经中、下丹田烹炼至一定时候，阴质渐尽，元神与元气凝结为一，成为金丹（圣胎）。最后沐浴温养，达到虚寂无为，由有入无，复返虚空，谓之炼神还虚。

修炼内丹自然不能成仙飞升，但是对于祛病延年，确有实效。道教有关内丹的著作甚多，除魏伯阳《周易参同契》、张伯端《悟真篇》外，尚有张伯端《金丹四百字》、石泰《还源篇》、薛式《复命篇》、陈楠《翠虚篇》及陈致虚《金丹大要》、张三丰的《论大道》、《玄机直讲》、《道言浅近说》等，其中包含内丹修炼的许多理论和方法，今天我们细细研读，仍有十分重要的指导意义和运用价值。

内丹修炼亦有内药、外药之分。二者均为道教内丹名词。所谓"药物"，即指真铅真汞，指人身中作为炼丹之本的真阴阳。药有内外之分，内药指先天之精、气、神；外药是指后天之精、气、神。李道存说："交感之精，呼吸之气，思虑之神，皆外药也；先天至精，虚无空炁，不坏元神，此内药也。"[1]《悟真篇》董德宁注："内药者，先天之药物，乃元和内运也；外药者，后天之药物，为呼吸外施也。"凡修炼者，先修外药，后修内药，高尚之士亦可不炼外药即炼内药。内药无形无质，外药有体有用。内外兼修，坎离合体，则金丹大成。故又称之为：外药点金，内药得丹。所以有时也将"内丹"、"外丹"，称为"内药"、"外药"。

当然，内丹学方面又有许许多多的修持理论和方法，而且我们在研究和学习一些老前辈和内丹大家们的著作时也会发现一些认识上的不同。对他们的内丹学进行比较分析，有利于我们准确把握武当山丹道修炼的修持理论和方法。王沐先生曾以老一辈内丹学家陈撄宁

---

[1]　见李道存，《中和集》卷三"金丹或问"。李道存，有称李道纯，为宋元之际道士和道学理论家。

先生的丹道论断为准绳，将内丹修炼分为"阴阳双修"和"清净孤修"两派，或称之为"阴阳派"和"清净派"，而不讲"龙虎丹法"和"虚无丹法"。实际上，"丹经篇篇说阴阳，阴阳本是万法王"，三元丹法各家各派皆离不开"阴阳"二字，人元大丹都是炼养阴阳的法门。为此，王沐先生的学生胡孚琛教授在受到著名科学家钱学森的指派作了26年的道学研究之后，在他的《道学通论·仙学篇》中，曾将人元大丹分为"文始派"和"少阳派"，少阳派至钟离权、吕洞宾大开法门，又有南宗、北宗、中派、东派、西派之传。之后胡孚琛教授又在《丹道法诀十二讲》一书的书稿中，以老子《道德经》、《庄子》、《列子》、《黄帝内经》、《黄帝阴符经》、《周易》、《化书》、《周易参同契》、《悟真篇》等经典所传内丹正宗，综合各家门派的修持法门和操持方法，将人元大丹的修炼方法科学地分为"三家四派"。这在内丹修炼的理论和方法实践上均有较大突破。胡孚琛教授认为，从修炼实践上讲，可将内丹修炼方法分为修炼自身阴阳、同类阴阳、虚空阴阳三种途径，称之为"三家"。其中，修炼自身阴阳者，俗称"清净派丹法"；修炼同类阴阳者，俗称"阴阳派丹法"；修炼虚空阴阳者，俗称"虚无派丹法"。在修炼同类阴阳的丹法中，又分为两种途径：一为借彼家为鼎的"男女双修"的同类阴阳丹法，为双修法门，称作彼家丹法；一为以乾坤为鼎器、灵父圣母、生龙活虎、三家相见的同类阴阳丹法，为栽接法门，称作"龙虎丹法"，由此分为"四派"丹法。这样，人元大丹亦即内丹之学便合称为"三家四派"。同时三元丹法，本自相通，地元可上接天元，外丹亦赖内丹，前文已有所论及。那么，作为自身阴阳、同类阴阳、虚空阴阳的三家之传和作为清净丹法、彼家丹法、龙虎丹法、虚无丹法的四派之分的"三家四派"人元大丹，自然亦能相互承接。其中，自身阴阳可上接虚空阴阳，同类阴阳亦须清净筑基，虚无丹法也盗取龙虎二弦之气，各自手段不同，原理则相通。

以上所谓丹道的"三家四派"真传，近半个世纪以来，几乎成为绝学，能得一家一派全诀者已屈指可数。据张竹铭、曹昌祺在《近代道家功法导师陈撄宁[①]先生传略》的序言中称，陈撄宁曾得内丹南宗阴阳派丹法之传，却从未向任何一个学生教授过男女双修丹法全诀。陈撄宁先生也在《论白虎首经》一文中，叙述他那个时代南宗丹鼎一派丹法的情况云："余根据四十年之阅历，耳闻目见，各省学道诸君，用五千四八采大药者，结果总归失败。北京二人，南京一人，苏州一人，上海一人，成都一人，武昌一人，前后共计七人，没有一人达到目的。其间困难多端，未暇细说，而方法之不善，确为失败之主因。"这些话是正确的经验之谈，也应了"修道者多如牛毛，得道者少如鳞爪"的结论。

当然，从胡孚琛教授所修内丹功法的传承关系及其在四川搜集并遵照操持的秘籍来看，其丹道学说应为吕洞宾、张三丰一脉相传。因此，我们在研究武当山丹道修炼理论、方法、技术时，难免要随时研究和介绍胡孚琛教授的新道学及其丹道学说。

胡孚琛教授认为，道学由三部分组成，即道家、道教、丹道。按照这一学说体系，武当山丹道修炼处于胡孚琛教授道学体系的丹道位置，而且就武当山丹道修炼的内容来说，也包含了胡孚琛教授丹道学中天元神丹、地元灵丹和人元大丹的一些内容，从而与胡孚琛教授丹道学形成为实践与理论的关系。武当丹道修炼自然以修炼实践为主，因为它是建立在《心性图》、《修真图》、《内景图》等三张修持挂图的释读、修炼、体悟上，其核心就是修道、悟道、证道、得道，这个"道"就是丹道，是关于人体生命科学的大道理，是健身养生、延年益寿的大途径。

---

① 陈撄宁：名志祥、元善，字子修，清光绪六年（1880 年）十二月十九日子时生于安徽省怀宁县，世居安庆。后易名"撄宁"，道号"撄宁子"。道名"陈圆顿"，为道教龙门派第十九代传人。少患童痨，从叔祖学医。19 岁游黄山，萌发学仙之念。1953 年 4 月中国道教协会成立，陈撄宁任副会长兼秘书长。1960 年任全国政协委员，1961 年任全国道教协会会长，首创仙学。1969 年 4 月初 8 即时羽化于北京，享年 90 岁。

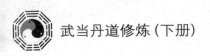

二 丹道养生曾在武当山盛极一时

（一）战国鼎盛期

尹喜，即函谷关关今，乃老子的弟子，相传是武当山最早的隐居修炼者。所以要论武当丹道修炼，最早可以追溯到战国时期的尹喜及其弟子尹轨，他们深隐武当，炼丹修道，武当山至今留有尹喜岩遗址。

关于尹喜、尹轨的文字记载甚少，而且修炼丹道的方法几乎没有专门的记述。但是作为道教流派之一楼观派，却有一些记载。楼观派兴起于陕西终南山，最早记载的见于《楼观传》。魏元帝咸熙初，道士梁谌亭郑法师于楼观星望气。而《楼观本起传》云："楼观者，昔周康王大夫关令尹之故宅也。以结草为楼，观星望气，因以名楼观，此宫观所自始也；问道授经，此大教所由兴也。"楼观派大显于世，当在北魏之际。《历世真仙体道通鉴》载："北魏太武帝致香烛于楼观道士尹通"，"俾之建斋行道，自是四方请谒不绝。"同时有道士牛文侯、尹通、尹法兴等40余人敷弘道纪，影响甚大。楼观派称尹喜为祖师，而且以尹喜为老君弟子。当时尹喜据关而望，见东南方紫气以降，云有圣人到，果然老子骑青牛而至，并在西出函谷关时为尹喜作《道德经》、《西升经》等篇。

尹轨，为楼观派著名道士。楼观派主张老子化胡说，认为《老子化胡经》出于此派。至元代全真教兴起，楼观派融入其中。从楼观道士传记中，尚可见楼观派亦传习《大洞真经》、《黄庭内景经》、《上清琼文帝章经》、《洞玄大有妙经》、《灵飞六甲素奏丹符》、《太上隐书》、《灵书紫文》等。楼观派之修炼方术亦较多，符箓、丹鼎兼修，亦重服食。所以辟谷、导引、遁甲、占候、役使鬼神咒符等均被普遍运用。可见，自尹喜始，楼观派一直传承着其特有的丹道技术。

据元代林下洞阳道人刘道明所著《武当福地总真集》卷下记载，东汉以前在武当山修炼的著名隐士共有 6 人。刘道明说："夫养生之人，多隐其名字，藏其时日，恨山不深，林不密，惟恐闲名落人耳中。是山证道升真者，何可胜计，去古颇远，劫火屡更，多失其名。"可见能够在史书上和武当山志上留下尹喜、尹轨姓名者，已经是十分难得，想得到他们的丹道修炼方法则几于不可能。但是我们可以从尹喜、尹轨奉老子为始祖、熟读道德真经这一点看出，尹喜、尹轨的修炼方法总是离不开清净无为、守雌抱朴、杳杳冥冥、返婴儿乎这样一些基本方法的。

至于尹喜"善内学，常服日精月华，隐德修行"的文字记载，更进一步说明了，尹喜所修"道法"，应是"内视"、"内求"、"内丹"以及"子午行功"的道家功法和行功原则；更说明了道家的养生延命修炼方法，是先有"内丹"，而后才有"外丹"的；同时也反映了道家的丹道修炼，是由内向外求，而后又返向内求，进而达到今天"内外兼修"的发展演进过程。当然尹轨的"常起居林麓间，服黄精，寿百余岁"的文字记载进一步说明，在 2000 多年前的道家先贤们就已经有了修炼丹道可以长寿 170 岁的实证，进而使我们坚信，丹道修炼的确是一种神奇的延年益寿之"灵丹妙药"。这是武当山有史记载的最早的，也是第一次出现的丹道修炼盛况。史称"两尹盛修"。

（二）汉代外丹修炼的鼎盛时期

最早在武当山修炼外丹的，数汉代的马明生、阴长生了，武当山长生岩洞中至今存有当年烧炼丹药的痕迹。故有"两生丹岩"之称。

马明生，据《列仙传》记载，东汉临淄人，本姓和，字君贤。小时被贼伤在路上，殆死，为太真夫人与药救活。之后，自号马明生，随夫人入岱山石室，试鬼怪虎狼，不惧；诱以美女，不动。后又拜安期先生为师，周游天下，勤苦学经，遂授《太清金液丹经》，入华阳山修炼。汉灵帝时（168～189年），太傅胡广访以国事，均以验证，故在当时有较高声誉。再后入武当山石室中修炼仙药而成。先服半剂为地仙，周游天下；后服半剂为天仙，白日升天。据元代林下洞阳道人刘道明所著《武当福地总真集》记载："神仙马明生，《神仙传》：姓马字君贤，号明生，得太阳神丹之秘。丹成服半剂，周游人间。架屋从徒，与俗无异。不过三年，夫妇辄易其处，今五龙观自然庵即其地也。"武当山五龙宫至今留有炼丹池、自然庵遗址。可见，马明生不仅在武当山五龙宫的炼丹池炼制太阳神丹，而且收徒阴长生并授之以太阳神丹，续之以炼制神丹。师徒二人构筑了武当山第二个炼丹鼎盛期，在道教史上留下了重重的一笔。

阴长生，东汉著名道士、炼丹家。《雍州志》记：新野人，汉光武帝（25～26年在位）阴皇后之族。虽生于富贵之家，却喜务道术，拜马明生为师，执奴仆之役。十余年，马明生不教以道法，只是高谈苍生社稷、世事明达之理。同窗十二人均耐不住无聊和寂寞，先后辞山而归。唯独阴长生更加笃信道真、谨慎执礼。二十年后，马明生领他入青城山，授以《太清神丹经》，后再入武当山石室中合丹，并作黄金十数万斤，施济贫困。周游天下，其妻相随。传说他居人间170年，著《丹经》九篇。至今武当山留有"长生岩"，岩洞之中尚有炼丹痕迹。此岩位于五龙峰后，面临陡壁绝壑，临空一岩，只有独木可通。阴长生在此修炼，并留有丹室，故于明宪宗成化十二年（1476年）七月十七日赐名"长生岩"，后为五龙宫的避匪藏粮之所。

（三）隋唐时期的丹道修炼

吕洞宾，五代著名道士。名岩，字洞宾，号纯阳子，自称回道人。山西蒲州蒲坂县（今永洛县）永乐镇招贤里人，今永乐镇纯阳万寿宫即其故居也。生于唐德宗贞元丙子[①]（796年）四月十四日。少

---

① 见黄信阳《道教全真必读》"纯阳子传"。

时学习儒家、墨家学说，考科举进士而不中。传说咸通三年（862 年），六十四岁时，终于考上进士。是年游历长安酒肆，放荡无羁，偶遇钟离权，求度世术。钟离权设云房"十试"，吕洞宾终不为动，钟离权这才携带吕洞宾至终南山鹤岭，传以上清秘诀，及大道天遁剑法和龙虎丹法。吕洞宾得道后，携剑游历天下，自称回道人，仗义行侠，度人救世。凭着三尺青锋剑，他尝斩蛟劈虎，除暴安良。同时，凭其所学道医仙药，问疾施医，救人无数。"百余岁而童颜，步履轻疾，顷刻数百里，世人为神仙。"①

　　当吕洞宾游历武当山时，已是清心寡欲，专事度世。他释其剑术为"一断烦恼，二断色欲，三断贪嗔"。还说："人若能忠于国，孝于家，信于交友，仁以待下，不慢自心，不斯暗室，以方便名世，以阴骘格天，人爱之。"元明时期武当山的八仙观和隐仙岩供有吕洞宾仙像。吕洞宾一生存世的仙像十分罕见，现在武当山山藏吕洞宾雕像有三处，一在洞宾岩，岩壁雕吕洞宾雕像，已废；二在丹江博物馆为明代遗物，铜铸饰金，高 1.3 米，头戴道冠，身着道袍；三在金顶藏经堂，为清代木雕，高 147 厘米。武当山道众十分敬仰吕洞宾，曾于明万历十五年（1587 年）在均州城内外各修一座吕祖祠，清康熙年间（1662 ~ 1722 年）又在武当山上修建纯阳宫②，供奉吕洞宾祖师，以备道众们瞻仰。吕洞宾的著作有《九真玉书》一卷和诗四卷③。涉及丹道修炼方面内容以《百字碑》最为著名，见本书后附录。

①　见《列仙传》。
②　纯阳宫：又名磨针井，位于回龙观至老君堂之间的登山公路旁，海拔487.2 米，距武当山镇 4.5 公里，为武当山古迹中的名胜之一。纯阳宫始建于明永乐年间，其名源自《均州志》党居易所撰《太和山磨针井鼎修纯阳宫记》：清康熙年间，巡抚林天擎夜梦吕祖（即吕纯阳）点化，乃志诚饭依，与守道金朝用、知府杜养性、知州佟国玉商议，施银百两，舍本山田余七百石，鼎力扩建。故名纯阳宫。咸丰三年（1852 年）重建，至 1980年已经破烂不堪。湖北省人民政府拨款，历经 3 年修复殿堂、井亭、配房计 52 间，建筑面积 1543 平方米，占地 5000 平方米。
③　见《宋史、艺文志》和《全唐诗》。

陈抟，五代宋初道教学者，道士。字图南，自号扶摇子，亳州真源（今河南鹿邑）人。出生于 871 年，989 年化形于华山莲花峰下时超谷石宅中，享年 118 岁。陈抟出身贫贱，少有大志，熟读《诗》、《礼》、《书》等，尤重方药之书。后唐明宗长兴中，举进士不第，厌五代之乱，遂"尽弃家业，散以遗人，惟携一石铛而去。"[①]《宋史·陈抟传》云："自言尝遇孙君仿、獐皮居士，二人者高尚之士，语抟曰：'武当山九室岩可以隐居'。因服气辟谷历 20 余年，但日饮酒数杯。移居华山云台观，又止少华山石室，每寝处，多百余日不起。"期间虽与道士李琪、吕洞宾等为友，但其丹道修炼自成一体。所著《九室指玄篇》、《入室还丹诗》等，成为宋元道教内丹派形成的理论基础和经典，其内丹著作大部分佚失，仅有零散著述传世。即使如此，也无法忽视他在中国道教哲学上的突出贡献，以及在中国思想文化史上的承前启后的关键作用和地位。

陈抟以"睡仙"称著于世，其睡功丹法流传于后世，成为一种独特的内丹修炼法。吕洞宾曾说："抟非欲长睡不醒也，意在隐于睡，并资修炼内养，非真睡也。"这与后来元明时期的武当道士张三丰所著《蛰龙吟》和武当道士朱诚德的睡功均为一脉相承。武当老道长朱诚德在"第一届武当武术文化节开幕式"上表演睡功，在锣鼓喧天、人声鼎沸之中，居然睡得鼾声雷动，大会主持者不得已请人依其坐姿将其抬下去，至 5 日后方醒。

（四）元明清时期的内丹修炼

元明清时期的内丹修炼以张三丰为代表，出现了鼎盛时期。张三丰，姓张名通，字君宝，又名全一，号三丰。其号"三为乾三连，丰为坤六断，三丰乃取其乾坤之意也"。[②]据北京老拳师关亨九祖辈相传的三丰经历说，三丰祖师原籍江西龙虎山，张天师之后裔也。南

---

① 见《仙鉴》。
② 见《武当山志》，新华出版社，1994。

宋末（1246 年）由其祖父移居辽阳之懿州（今辽宁阜新县东北）。其父张仲安。元朝定宗丁未（1247 年）^①夏四月初九日张三丰祖师降生。落生后，张三丰神态奇异，龟形鹤骨，大耳圆睛。五岁时因染异疾，经方外异人张云庵道长^②，号白山上人收为徒，为其养疴。经过数载，异疾渐愈，教以修真道，并授之以文，博览群书，经史百家无所不通。继授之以武，专精少林。此后年长成人，艺成令其还俗回家。至宋宗咸淳元年（1266 年）　张三丰的父母相继去世，三丰哀痛之极，竟守墓 3 年以尽孝道。服满出仕，曾充中山博陵令。政暇时访葛仙翁，遂发出世之念，弃官云游。过陈昌见宝鸡山幽邃，乃在此修炼，住于金台观^③。

元泰定甲子（1324 年）春，七十七岁的张三丰首次来到武当山，山中"百花争艳笑龙泉，苍松巍立火山岩，峰云山月映芝草，峭壁玲珑古洞天，高山无睹窥千谷，三阳开泰金光现。"一片山林美景，使人心旷神怡。于是张三丰在武当山中结芦修道，捧读三教经书，潜心修炼丹道，九年道成之后，又去湘云巴雨之间寻师问道，好学不倦。经过名山大川受过艰难磨炼，也结识了不少良师挚友，学到不少三教心传。

明洪武初年（1368 年）张三丰再到武当山修道传教。洪武十七年，太祖诏求拒而不赴，远游而避。洪武二十二年（1389 年）湘王朱柏（1371 ～ 1399 年）朝谒武当山天柱峰，寻张三丰不得。写有《赞张真仙诗》一首，诗云："张玄玄。爱神仙。朝饮九渡之清流，暮宿南岩之紫烟。好山劫来知几载。不与景物同推迁。我向空山寻不见。徒凄然！孤庐空寂大松里。独有老弥松下眠。……"洪武二十四年（1391 年）明太祖遣三山高道使于四方，清理道教。因"闻其名"，故特意叮嘱使者："有张玄玄，可请来。"但始终未找到张三丰。

---

① 元代定宗丁未（1247 年），即南宋淳佑七年。见张通《张三丰太极炼丹秘诀》。
② 张云庵：当时系辽阳迁山碧落宫道人。
③ 据传说金台观系邑人杨轨山建于元末。

　　明太宗朱棣以藩王入继大统，崇尚神异之说，奉祀武当玄帝。张三丰是明初武当山最有名的道士，也崇尚玄帝，因此，朱棣非常想把民间影响很大的"真仙"张三丰，"延请诣朝"，一则可以点缀升平，收揽民心；二则可求道法仙药，以养生延寿。朱棣于永乐三年（1405 年）遣淮安王宗道遍访张三丰于天下名山，此后又多次派人寻访，如永乐五年（1407 年）邀请真仙张三丰；次年，再命张宇清寻访；永乐十年（1412 年）致书张三丰弟子孙碧云寻找张三丰，并有致张三丰《御制书》云："皇帝敬奉书真仙张三丰先生足下：朕久仰真仙，渴思亲承仪范。尝遣使致香奉书。遍诣名山虔请。真仙道德崇高，超乎万有，神妙莫测。朕才质疏庸，然而至诚愿见之心夙夜不忘。敬再遣使致香奉书虔请。拱俟云车凤驾。惠然降临。以副朕拳拳之怀，敬奉书。永乐十年二月初十日"。同时还有《敕右正一虚玄子孙碧云》："朕敬慕真仙张三丰老师"。同年明成祖还命孙碧云到遇真、五龙、紫霄、南岩四处勘查测量，定其规制。为营建工程作规划设计。永乐十一年（1413 年）明成祖命工部侍郎郭琏监督军民工匠 30 余万人，大修武当宫观并派人守候。明成祖又遣使四处屡访遍历中国，数年而不遇。据明代述记和方志记载，永乐十五年（1517 年）朱棣又命龙虎山上清宫提点吴伯理"钦奉太宗皇帝玉音赍香暨御书。入蜀之鹤鸣山天谷洞。结坛诵经，祈告山灵。迎请真仙张三丰先生"。同年，再遣宝鸡医官苏钦等斋香书遍访张三丰于天下名山。虽然成祖并未访到张三丰，但由以上记载可明显看出他渴见及仰慕张三丰的心情。

　　明英宗天顺三年（1459 年），英宗赐诰，封赠张三丰为"通微显化真人"。成化二十二年（1486 年）特封为"韬光尚志真仙"，嘉靖四十二年（1563 年）又封为"清虚元始真君"，明朝自洪武至天顺数十年间，历代皇帝访求三丰凡数次，张三丰皆未入朝谒帝。武当太和山志记载："张三丰三百余岁，不知所终。直到明朝太祖、成祖时仍遣使四处寻访，遍历中国，积数年而不遇。"

张三丰曾一上武当山，观见太和之气胜，预言武当将来必能兴旺。后来其言果验，明永乐年间大兴土木而建筑。明初，二上武当住于已建成皇经堂的清微宫，修真练武，复得太和之气而成真武之道。

　　张三丰是自宋至明的一位传奇道士，民间关于他的传说很多，其著作亦不少，多收入清代李西月所辑的《张三丰全集》。张三丰在他的著作中，以道为体，仙儒释为用，认为"道"乃三教的最高原则。在《大道论》中言："理综三教，并知三教之同此一道也。儒离此道不成儒，佛离此道不成佛，仙离此道不成仙。"张三丰较为注重丹法修炼，他在《道言浅近说》中言："守其清静自然"，"顺其清静自然"，"神息相忘，神气融合，不觉恍然阳生"。认为炼丹首重清静自然，以神炁之配合为得药之本。

　　关于张三丰创太极拳说。据《张三丰全集》云："大道渊源，始于老子，一传尹文始，五传而至三丰先生。""大道"乃无极，历经五传而至张三丰，即一传文始，二传麻衣，三传希夷，四传火龙，五传三丰。在武当山9年期间，由于张三丰受到火龙真人和丘长春二位道教名师的点化之后，深得陈抟《无极图》、《先天图》（即太极图）画前之妙，且造诣极深，于是首创太极丹法和太极拳法。据举世公认的明清"三大儒士"之一的黄宗羲在《王征南墓志铭》中记载："有所谓内家拳者，以静制动，从者应手即扑，故别少林为外家，盖起于宋之张三峰。三峰为武当丹士，徽宗召之，道梗不得进，夜梦元帝[1]授之拳法。厥明，以单丁杀贼百余。"无独有偶《宁波府志》亦有"宋徽召之，道梗不前，夜梦神授拳法"的记载。上述是说张通即张三丰洪武初年奉召入都，路阻武当，夜梦玄武大帝授于拳法，且以破贼，因名其拳为"武当派"。此拳传宋远桥、张松溪等7人。这里的"夜梦元帝授之拳法"，在武当山民间传说中古已有之[2]。以上共同证明，张三丰"偶见蛇鹊相斗中诱发真谛，顿悟得灵感，于是总结出具有三

---

　　① 元帝：元通玄，故元帝即玄帝，亦即玄天上帝，真武大帝。

　　② 见《中国民间故事集湖北卷·郧阳地区民间故事集》，1988。

教一源的《太极拳经》①，并留诗为证"②。《太极拳经》收录于《张三丰太极炼丹秘诀》，其中同时收录的还有《太极拳敛神聚气论》、《太极行功说》、《太极行功歌》、《太极拳歌》、《太极拳十三势行功心解》、《太极拳七十二图势》等内容。此乃为张通所述，张通即张三丰。所以张三丰创太极拳是无可辩驳的史实。我国清末明初之际有一位十分著名的武术家——扬州的金一明先生在民国十九年（1930年）出版的《武当拳术秘诀》一书从另一个角度说明了张三丰创拳论。"少林派以五拳为精髓，以十八式为骨络。张三丰始学拳术于少林派，即得其精微奥旨，复从而翻之，变十八式为十八字，变五拳之形为十段锦之长拳；统纳五拳十八式，及十八字精义于十段锦之中。故学内家者，得其一二，已足胜少林。"并据此而推测出张三丰首创"十八字"和"十段锦之长拳"。这就是太极十三势的初创形式。"张三丰欲另树一帜，以示与少林有所区别，故自称其拳曰内家。"因此金一明先生认为："张三丰就是宋代的张三峰，宋之技击家，本武当丹士。"为了弄清"十八字"与太极拳的关系，本人另与中国十大武术明星陈永霞和北京体育大学研究生陈凌一起，结合武当山下发现的"练手余功"，共同挖掘、整理并形成专著——《练手余功精解》。

所以说，张三丰不仅是三丰派丹道的创始人，也是以太极拳为主要代表的内家拳法的创始者，是道家内丹修炼和太极拳术的集大成者。他所留传的太极拳、太极剑等，是驰名四海的内家拳法，在中国武坛上有较大影响。

三　武当山再度兴起丹道修炼

武当丹道修炼，是指武当山道家在总结前人修炼内丹、外丹的

---

① 见明代张通《张三丰太极炼丹秘诀》，中国书店，1994。
② 见刘嗣传《武当三丰太极拳》，人民体育出版社，2001。

理论和实践的基础上，吸纳儒、释、道、易、武、医等各家养生延寿的哲理和功法精髓，结合现代养生延寿的科学技术成果，所形成的新型的内丹、外丹修炼方法、过程和结果。武当山近代精于丹道修炼的道士亦有不少，诸如徐本善、胡合贞、刘理山、王理学、王教化、王光德、朱诚德、李诚玉（女）以及现任武当山全山监院、武当山道教协会会长李光富、紫霄老道医祝华英、王泰科等等。

　　徐本善，号伟樵，河南杞县人，生于清咸丰元年（1851 年）。幼习儒学，聪明过人。及长入道，拜武当龙门派十四代王复渺为师，为龙门派第十五代传人。徐本善曾跟随师爷杨来旺修复武当诸宫观，立志振兴武当道教。后到南阳玄妙观受戒，名登榜首。光绪二十年（1894 年）回武当山后为全山总道长，清理教务，制定道规，使全山道教重现生机，外出道士逐渐返回各宫观。并率道众垦种荒田，四方募资，维修宫观，新造朝天宫至金顶新路一条，约十华里。这一时期，武当山培养了一大批道教人才，如胡合贞、刘理山、王理学、梁合启、冷合斌、水合一、段合烟、李合林等。这一批人才不仅武艺高强，而且内丹修炼均有所成就。《心性图》、《修真图》、《内景图》正是这一时期得以雕刻保存下来的。民国二十年（1931 年）四月，贺龙率中国工农红军第三军进驻武当山，徐本善率徒众 50 余人迎至紫霄宫东大门，主动腾出西道院，作为红三军后方医院，并派徒弟水合一、罗教培等协助医院医治伤员。还教授贺龙一套武当山秘传内家功——太乙五行拳，与贺龙结下深厚友谊。贺龙率部转移时，曾赠其黄金二斤，亲笔楹联相赠："伟人东来气尽紫，樵歌西去云腾霄"。1932 年，以国民党民团营长马老七为首的一帮土匪得知此事，领匪众上山威逼徐本善交出黄金。徐拒不交，以拳相搏，匪帮败退。数日后，徐本善路过万松亭，中匪埋伏，被杀。徐本善死后葬于紫霄宫东天门外陈沟湾。

　　王教化，河南省郑州人。幼年家贫，曾做长工，青年时到武当山出家，拜郑合玉为师。出家后虔诚奉道，克勤克俭，素以吃苦耐劳受赞，并升管库。1931 年贺龙率红三军进驻武当山时，他为红军伤员端茶送饭，尽心护理，后受道总徐本善安排，专职侍奉柳直荀（化名郭凡）同志。红三军撤走时，送其银元三十五块，他一直珍藏到 1950 年送到丹江口市统战部。1953 年贺龙同志因关心为国家、为革命作出贡献的道长，还特地电信问候。此后王教化被选为省人大代表、省政协委员，1980 年当选为中国道教协会副会长。在其主持下，武当山于 1984 年 6 月 23 日成立了"武当山道教协会"，并任名誉会长。王教化虽身居要职，但一直粗茶淡饭，抱元守一，把几十年节省下的钱，全部捐助修复宫观和培养年轻道人，其高风亮节，为后人之楷模。王教化辟谷修炼内丹有一定成就，居王光德介绍，他可以连续一个月不进食。所以王教化经常身形消瘦，容颜枯槁。

王光德，道名王通圣，出生于 1947 年 12 月 27 日，湖北省丹江口市人。年幼时跟随李诚玉、赵元量等道长参道，后又师从萧耀宛道长习武当功夫。1981 年 3 月出家武当山，潜修道教教理，深悟道教教义。王光德是武当山道教协会的创始人之一，并任副会长。1995 年 1 月起任十堰市第一届、二届政协副主席，1997 年 3 月为第九届全国政协委员。1998 年 8 月任中国道教协会副会长。2000 年 5 月任湖北省道教协会会长。王光德是从大山走出去，走向港澳台，走向东南亚，走向欧洲。可他敬山、爱山、护山、恋山，他每次出山总要带回友谊、荣誉、信念、志气。王光德德高望重，成为武当山道教的一代宗师，他十分重视古建筑的维修和保护工作。他在地方政府的大力支持下，请回高道，招收道徒，并带领全山道众修殿宇，复道业，历经 20 年创业，筹积资金 3000 余万元，对太和宫、紫霄宫、琼台中观等道教殿堂进行了大规模的重建和修复。他注意武当山的外向型发展，在其努力下，仅新加坡、港澳台等东南亚国家和地区到武当山参访的道教团体就达 400 个，人数达 4 万人次。并多次率团赴台湾、香港、新加坡和东南亚其他国家和地区讲经传道，增进友谊，为弘扬中华民族文化、促进祖国和平统一做了大量工作。王光德与徐本善、王教化道长一脉相承，始终热爱祖国、拥护共产党的领导，拥护社会主义制度，全身心地贡献于道教事业，使武当山道教出现蓬勃生机和巨大活力。据中国社会科学院胡孚琛教授介绍，王光德领授西派丹法秘诀归于武当山，并修炼得有所成就。

李光富，生于1955年8月，湖北郧县人，现任武当山道教协会会长，1984年6月皈依武当道教，为全真派弟子。在1987年8月武当山"第二届道教协会理事会"上被推举为副会长，1988年1月被选为丹江口市第三届、四届政协委员。1989年11月到中国道教全真三坛戒律知识班学习。1992年3月被选为中国道教协会第五届理事。1993年11月为武当山道教协会第三届理事会副会长。1995年为湖北省道教协会常务理事兼副秘书长。1996年10月到中央社会主义学院第12期中青年爱国宗教读书班学习。1998年8月为中国道教协会第六届常务理事。2000年5月任湖北省第二届道教协会副会长，2002年8月为武当山道教协会会长。2003年1月为湖北省政协委员。李光富笃信真武、信守"清净斋戒"，无论到哪里都坚持吃斋，有时近乎苛刻，出差也自带炊具，自做斋饭吃。所以有人送一雅号"背锅道长"。

四　武当山丹道修炼图的发现

武当丹道修炼图，主要包括《心性图》、《修真图》、《内景图》。作者第一次看到这三张图是在1985年5月。当时武当山几乎没有现在这样的景区公路，作者一行四人徒步登上武当山的五龙宫景区。因为作者当时大病初愈，加之山道十分难行，足足用了六七个小时的时间才爬到五龙宫。当时饥渴难耐，到了五龙宫很荣幸地吃到自称"尹显"的老道长招待的斋饭，而且晚上一到日落就酣然入梦。到夜晚九点多钟时，作者起床小解，借着月光发现一间破道房里面，老道长面壁端坐，正在打坐。他面对的墙壁上方悬挂着三副图和一块匾，其中图就是现在大家已知的《修真图》、《内景图》和"寿"字图[①]，三图上方悬挂着一块木质匾额，题字为"芝田古鹿"，匾的右上边缘处刻字为"杨老（贺）炼师清拂"，左下边缘处刻字为"嘉靖十七年孟冬月姓立"。当时只是感到好奇，并不知道这三张图及上方匾额中文字的含义及其重要意义，所以看过撂过。直到后来坚持修炼老道长所授桩法和《武当》杂志陆续刊发了这三张图后，经过细细琢磨加上练功体会，这才逐渐发现这三张图的重要意义和科学价值。

作者虽一再要求，老道长始终没有为作者把脉治病，而是教了几个桩法。因当时条件所限，既没有照相机，更没有摄影机，只能用随身携带的文稿纸将其要点记录下来，晚上在煤油灯下又凭记忆进行了整理，并在下山前得到了"尹显"老道长的确认。后来于 20 世纪 90 年代末，与武当山的道长们熟悉后，才从钟道烛道长那里知道五龙宫有一位自称"隐仙"的老人，但说他不是住观道人。

《修真图》最早刊发于《武当》杂志首发刊号中插页，注明原件规格为：高 1140 毫米，宽 530 毫米，图上加盖了三枚"武当拳法研究会"的印章。后来又陆续刊发了《内景图》和《玄机心法图》。此后经作者反复研究，改《玄机心法图》为《心性图》。由于破译三图的需要，作者收集了三图的很多其他版本，其中《心性图》两个版本，《修真图》六个版本，《内景图》也有五个版本。《心性图》的两个版本，一是武当山道教所传版本，二是武当拳法研究会获赠并整理、翻印的版本；《修真图》的六个版本，一是武当山藏木刻版《修真图》，二是北京白云观藏木刻版《修真图》，三是龙虎堂藏版《修真图》，四是 20 世纪 80 年代"武术挖掘工作"中武当拳法研究会整理的《修真图》简图，五是《东方气功》曾经在封二页刊登的《修真图》简图，六是武汉市民间流传的《修真图》；《内景图》的六个版本，一是武当山

---

① "寿"字图后来被《武当》杂志刊发时名之为"玄机心法图"。

道教协会传世木刻版《内经图》[①]，二是武当拳法研究会翻印的《内景图》，三是北京白云观木刻版《内景图》[②]，四是清宫如意馆藏《内经（景）图》的国画[③]，五是山西五台山藏木刻版《内景图》[④]，六是明善书局印制的《内经图》。

　　武当山道教协会传世刻版《心性图》、《修真图》、《内经图》，应出自武当山道士徐本善之手，它们与 1985 年 5 月作者在武当山五龙宫见到的三张挂图是一个版本。那么，徐本善为什么要组织雕刻《心性图》、《修真图》、《内经图》？徐本善，曾拜武当龙门派第十四代王复渺为师，为全真龙门派第十五代传人。徐本善立志振兴武当道教，于光绪二十年（1894 年）回武当山，为全山总道长。徐本善道长在任期间，大修庙宇，并为了清整教务，制定道规，使武当道教重现生机，专门外请雕工组织刻印了《真武本传经》、《武当功课》等经籍，以及《悟真篇》、《大成捷要》、《无根树》、《张三丰全集》等内丹书籍，主持编辑了《续修大岳太和山志》八卷，还亲自监制雕刻了武当《心性图》、《修真图》、《内经图》等图本。因此，我们认定武当山现存木雕版《修真图》、《内经图》版本，出自武当山道士徐本善之手，而且徐本善组织雕刻此图时所依据的模板，则应是丘真人在武当山闭关修炼时传于张三丰的《内景图谱》和张三丰创制的《心性图》、《修真图图谱》。而徐本善组织雕刻的《心性图》木板何时遗失或废毁，已无从考证。

　　《内景图》的传承情况较为复杂一些。清宫如意馆馆藏《内经（景）图》，为宫廷所传。应是白云观高道或请名画家模仿刻版《内经图》精心绘制而成，并作为贡品献进宫的。此图为彩绘国画，其绘制精美典雅，运笔流畅准确，注文清晰规范，不失为一件精美的艺术藏品，非一般住观道士所能绘。那么此图何时由何人所绘，何时送进宫的，

①　见《〈武当〉杂志创刊十周年精华本》（下卷）中刊印的《内经图》。
②　见张兴发著《道教内丹修炼》中插图，宗教文化出版社，2003。
③　见《武当》杂志 1991 年第一期封二。
④　见武当山紫霄宫藏品展厅。

已无法考证。但从此图的画风及画中人物的装束上看，该图应为宋元时期所作。其模本应为丘处机当年随《大丹直指》一同带入燕京的图谱刻本。由此看来，丘处机《"内经图"图谱》在先，而清宫如意馆藏《内经（景）图》彩绘图在后。

北京白云观刻版《内景图》，应为白云观刻版传入民间的版本。《武当》杂志1990年第2期有一篇戈文所辑的短文，对此说提供了线索，文章说：北京白云观亦有一图，乃木刻版，与此图①大致相同，在右上角有"光绪丙戌年荷月上浣"②的刻版时间。左下角还有一段文字：

> 此图向无传本，缘丹道广大精微，钝根人无从领取，是以罕传于世。予偶于高松斋中检观书画，此适悬壁上。绘法工细，筋节脉络注解分明，一一悉藏窍要。展玩良久，觉有会心，始悟一身之呼吸吐纳，即天地之盈虚消息，苟能神而明之。金丹大道思过半矣，诚不敢私为独得，妥急付梓，以广流传。

> 素云道人刘诚印敬刻并识
> 板存京都白云观

这段文字说明，素云道人刘诚印在高松斋检观书画时，偶然发现墙壁上悬挂着一幅与清宫馆藏《内经（景）图》大体相同的《内经图》，此图在中国医史博物馆所编的《文物选粹》中亦有收录。于是经过对彩图认真识别、雕刻，并"妥急付梓"之后便广为流传了。由此推论，《〈武当〉杂志创刊十周年精华本》（下卷）中刊印的《内经图》，应为白云观刻版拓片流入民间后，几经辗转，才有了现在注有"僧谨识"名字的《内经图》。这进一步证明了清宫如意馆藏《内经（景）图》

---

① 指清宫如意馆藏《内经（景）图》。
② 即1886年6月上旬。

的年代较为久远,起码早于武当拳法研究会整理的《内景图》和《〈武当〉杂志创刊十周年精华本》(下卷)中刊印的《内经图》版本。

武当拳法研究会整理的《内景图》刻版,将图题《内经图》改为《内景图》,其图及注文、批文均在比较分析和综合酌定的基础上,与其他两图有所区别。其一,《内景图》的"郁罗灵台"被绘成城洞关隘式的空心平台,与道教的"灵关"相符,即与"灵台之上皆仙境,""过了仙关入仙境"的说法应是一致的。故改其他两图的实心平台而为空心平台应更恰当。但此处更改尚无图谱依据。其二,《内景图》将玉枕关之上的"天鼓"①绘成了太阳光射状,与其他两图的重合双圆——"耳窍"的形状不同,不符合内丹修炼要求。内丹修炼的秘籍隐喻要在这里"鸣天鼓,闯泥丸"。其三,《内景图》将法藏、慈氏的两句批文放在"眉垂地"的位置,这与清宫如意馆藏《内经(景)图》的刻版法是一致的,且符合批文"白毫光"的含义。其四,《内景图》在"阴阳玄牝车"位置上的注文,与清宫如意馆藏《内经(景)图》的注文一致,虽与《〈武当〉杂志创刊十周年精华本》(下卷)中刊印的《内经图》注文内容不一致,但其注文更符合内丹修炼的机要。

山西五台山藏石刻版《内景图》,没有记载刻版人和日期,但这个石雕版有几处图注与其他几个版本不一样。如在丹田位标注为"中丹田",在"刻石儿童把贯穿"的位置标有"艮土"二字,这在其他版本中是没有的,等等。还有多处不同,不一一赘述。

上述各种版本《内景(经)图》之异同比较,可以看出《〈武当〉杂志创刊十周年精华本》(下卷)中刊印的武当山道教协会传世的《内经图》与武当拳法研究会整理《内景图》和清宫如意馆藏《内经(景)图》在绘图方式、批文、注文等方面均有不同:

其一,把与上丹田对应的两段批文置于标题下,似作题注之意,又把最下面一段批文分成两部分,并分别置于中丹田和下丹田的位置。

其二,在中丹田位置,与其他两图不同,完全引注《上清黄庭

①　天鼓:指耳窍。用掌根蒙住耳朵,"以手指尖击打玉枕穴,叫鸣天鼓。"

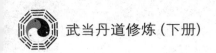

内景经》中关于"五脏神"[①]的名字和字号。其三,在河车的位置上,与其他两图不同,其图注文字如下:

阴阳女儿车:

　　　　复复连连步步遍,机关拨转水东流。

　　　　万丈深潭应见底,甘泉涌起南山头。

而其他两图在这个位置上的图注文字是:

阴阳玄牝车:

　　　　众妙之门何处求,机关拨转水逆流。

　　　　万丈深潭应见底,甘泉涌起满山头。

　　　　此长生之机要也。

　　其四,是《〈武当〉杂志创刊十周年精华本》(下卷)中所刊《内经图》,即北京白云观《内经图》的最大特点,即图中注文为一种笔迹,批文为一种笔迹,僧谨识关于此图的说明又是一种笔迹。而其他两图的注文、批文,均出自一人之手。可见,《〈武当〉杂志创刊十周年精华本》(下卷)中刊印的《内经图》,经世更早,传人更多,应该更为可信。

---

① 五脏神:是道教称谓,指五脏加胆的先天功能或叫做遗传基因,即:心、肝(胆)、脾(胃)、肺、肾、胆的天然功能。

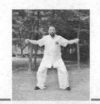

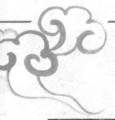

下篇　武当丹道修炼秘法

武当丹道修炼，除了熟记丹道延寿图，懂得丹道延寿图之外，更重要的是要清楚怎样按照丹道延寿图进行丹道修炼。这就涉及武当丹道修炼秘法的问题。

在介绍武当丹道修炼秘法之前，还是重温一下武当丹道修炼的步骤，以便更有针对性。在前面说过，武当丹道修炼大体要经历补漏筑基、炼精化炁、炼炁化神、炼神还虚等四个环节，本篇内容将重点介绍补漏筑基、炼精化炁气阶段的修炼秘法，一般性介绍炼炁化神阶段的方法，炼神还虚的方法将在以后的《武当名家论丹道》一书中加以详细介绍。

在补漏筑基阶段，我们重点介绍《太乙采气法》、《太乙五行桩》动功功法。其中《太乙采气法》的作用是，通过一些简单的形体动作，在短期内，将我们的脾胃所腐化生成的水谷精微与肺部呼吸的大自然清气相融合，以补充我们的体内元气。空气，对于我们每个人的施与都是公平的。少了空气，危及生命，而多则无益。但是，大自然元气的施与却不是公平的。懂得采气的人，谓之曰"盗得天机"；知有采气之法，而不知如何采气，只能望炁兴叹；更多的人却根本不知道有盗取大自然元气之说，浑浑噩噩了却一生。可见，《太乙采气法》中所使用的"六合采气"和"四门八方采气"，都是道家秘传功法，即用简

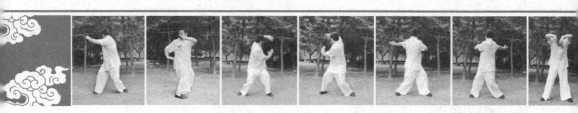

单的几个招式，便能在短期内充实体内元气。当然，炼出来的元气很容易被浪费掉，如夏天随汗水流失掉，冬天因自恃气壮不注意保暖而在抗御寒冷中消耗掉，因元气充盈导致性欲旺盛又不懂得保精节欲而无为地抛洒掉，等等。所以附上《胡孚琛补亏正法》，目的是通过静功的方法将所炼元气用于滋养身中百神，你只要静静地端身正坐，如法炼养，身中元气自然会养神。

接着介绍《太乙五行桩》动功功法，此法与《太乙采气法》一样，大部分动作为五龙宫隐仙所传，结合武当山下一位中医世家的手抄本，挖掘整理后重新编排成整套功法。此法的作用是，通过五行六声、抻筋导引、呼吸吐纳等绝密的方法，将所采元气补充到五脏六腑、四肢百骸之中，进而达到治病防病、强壮身躯、养生延寿的目的。

经过一段时间的动功、静功的修炼，体内必然发生气动。与之对应，本篇紧接着介绍了武当名家论丹道修炼的基础方法，或叫做入门功法，读者可以试着练练。当然，有条件的话，最好找内行请教或跟师修炼，这样不仅进步快，而且不会出问题。

大家在修炼武当丹道时，尽量先阅读全书内容。因为许多丹道修炼秘法就隐藏在全书内容之中，不读是无法知晓的。很多丹法秘诀不可能集中起来讲述，集中起来讲，是无法讲清或无法领会的。只能随着三图的解读，一点一点地灌输给大家，这样才容易接受、掌握。当然，任何丹法秘诀，只是对于勤学苦练的人有用。那些贪图便宜、走捷径的人是很难修成的。

第七章
武当养生功法

一步功夫重养生
身轻体健精气神

　　道家的养生延寿功法众多，但对于初学乍练者来说，往往摸不着头绪，盲修瞎练，延误时日不说，更有甚者，出偏着魔，损害了健康。为此，我们在这一章中，根据对武当山道教三张丹道修炼秘图的破译，从浩如烟海的内丹修炼功法中，经过挖掘整理，选择具有代表性的武当养生功法推荐给读者，它们是：（1）补漏功法——《太乙采气法》，附《胡孚琛补亏正法》，目的是使真气充盈体内；（2）筑基功法——《太乙五行桩》，目的是以气养神；（3）采药育胎法，目的是养育胎元；（4）七返九转炼丹法，目的是炼成"金丹"，获得"长生"。其中"采药育胎法"，"七返九转炼丹法"的三、四步功法，我们将在下一部书《武当名家论丹道》中结合名家名篇加以介绍。如果说前两步动功功法侧重于强身健体、防病治病的话，那么后两步功法则侧重于养生延寿。当然这样划分也不是绝对的，因为在前两步功法的修炼中，悟其要领，炼精化炁，以炁养神，得其长寿者亦不乏其人。

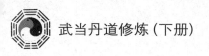

一　什么是武当养生

（一）含义

武当养生，是以武当山道士们丹道修炼为主要内容，吸纳中国古代各门派修身养性的理论和方法，广泛运用现代科学技术成果，形成的一整套简单易行、成本很低的强身健体、延年益寿的方法和技术体系。

（二）目的

武当养生有两个目的：一是愉快地活着（包括生理健康、心理健康两方面的指标）；二是延年益寿（道家千百年来追求长生不死、成仙得道给我们提供了许多可资借鉴的经验，它包括理论的和方法技术的）。

（三）意义

1. 有利于打好内家武术基础

武当养生功法的补漏功在整个武当丹道修炼中所处的位置是：武当养生位于筑基阶段，在丹道修炼"筑基→炼精化炁→炼炁化神→炼神还虚"的过程中，处在最基础的位置。内家武术就是在这个阶段，走向旁枝末节的。当然这样划分也不是绝对的，因为丹道修炼大家们在武技武功的表现上也会出现最高境界，如内家拳创始人张三丰便是力证。

2. 有利于消除"亚健康"

从医学上讲亚健康状态（subhealth）也称"第三状态"。一般人常常认为，人只有健康和患病之分。但新的医学研究表明，人体健康与患病之间还存在着一个过渡的中间状态，即"第三状态"。世界卫生组织对健康下的定义："健康是一种身体、精神和交往上的完美状态而不只是身体无病。"根据这一定义，研究人员经过调查发现在一般人群中真正患病和完全健康者不足 2/3，还有 1/3 以上人群处于第三状态。这些人主要表现有：食欲不振、易怒、头痛、疲乏、失眠等，这些症状往往困惑着人们的正常生活。面对这种情况，有的人乱投医、乱吃药，有的人手足无措，思想负担反而加重……所以，认真研究亚健康的现状和转化，正确引导人们的养生需要，结合中国传统医学和道家的养生方法，正确运用和普及科学的养生方法，对提高人们的健康水平是一件非常有意义的事情。

3. 有利于提高生存质量

有的人活得很累，有的人活得很愉快；有的人物质生活十分丰富但神情枯槁，有的人物质生活十分匮乏但精神生活却十分丰富。那些既有丰富的物质生活，又有丰富精神生活的人；或者即使没有丰富的物质生活，但仍有丰富精神生活的人，才是高质量生存的人。所以高质量生存不仅仅是经济问题，它很大程度上取决于人的生理健康和心理健康以及精神状态。武当养生功法可以使每一位修练者保持愉悦的精神状态，使之成为高质量生存的人。因为根据练功要求，每一位修练者要想收到练功的效益，就必须主动地、自觉地、经常地摒除七情六欲的干扰。只有无私无欲，即使没有丰富的物质生活，才能享受高质量的人生，练功的收效才能加快。

4. 有利于延年益寿

从古至今人类对长寿一直有着浓厚兴趣，而且对长寿的追求也是永恒不变的。现代人对长寿的追求，既不盲目接受古人的养生经验和延寿方术，亦不迷信于现代医学和科技发展成果。而是将人类优秀的传统养生长寿文化及其方法与现代生物、医学、药学、基因工程等科技成果相结合，形成科学合理的养生延寿方法，使人类对长寿的追求上升到一个较高层次，而且已经出现了前所未有的丰硕成果。

武当养生正是与时俱进、顺应历史潮流和时代要求，不断地修正自己的养生理论和方法，形成今天全新的养生体系。它包括：外丹方面，吸纳了现代医学、传统医学、中药学、化学、物理学、生物工程、基因工程等成果，形成了系统的道医药体系；内丹方面，不断吸收现代人体生命科学、哲学、天文学、地球学及宇宙学等领域的科学成果，形成了丹道修炼的理论和技术体系。我们可以从王泰科、祝华英等道人出版的新书中看到这些学说的反映。

二　武当养生一般采用哪些方法

（一）武术的方法

太极十三势、武当十八式、太乙五行拳、玄武拳、纯阳拳、赵堡太极拳等拳法的行功走势比较讲究，融合了抻筋拔骨，呼吸导引，五行方位，阴阳变化的义理，因此具备十分珍贵的养生价值。故自古便有"慢则养生，快则技击"之说。

（二）导引的方法

通过形体引动的方法，如：五禽戏、八段锦[①]、六字诀、彭祖导引法、王子乔导引法、张三丰太极十三势、边治中的"边氏功法"等桩功及循经导引法。

（三）吐纳的方法

呼、吸、存。呼吸吐纳的功法种类很多，这里简单介绍武当道医王泰科呼吸方法：他的呼、吸二字方法讲究"深长细匀"，息息入腹，与其他方法没有什么区别，但是"存"字方法非常关键，不轻易外传。

---

① 武当山王泰科道长在八段锦的基础上创编了十二段锦，同时在民间还发现了十段锦、十六段锦。

所谓"存"，就是将"吸"入之气存放在下丹田，然后忘却一个"呼"字，当你不知道将气存放于什么地方时，实际上它已经融化在你的下丹田之中。所以这种方法具有非常强烈的补气效果。

（四）胎息的方法

古代道家有许多胎息法、食气法、服气法等。武当老道医祝华英谈胎息静功时只说两个字："守无"。他认为"道生一，一生二，二生三，三生万物"，可谓无中生有。道为无，方能生养天下万事万物。那么我们修道、养生、炼丹，均离不开"守无"。守无既是守道、修道。

（五）辟谷的方法

辟谷既是丹道修炼的自然过程，也是一种养生长寿的方法。所以历代丹道修炼大家，无不重视辟谷食气的修炼及其方法的运用，如却谷食气法、服气绝粒法、神仙绝谷食气法、辟谷服气法、修存休粮法等。

（六）推拿按摩法

这种方法首先要求练功者必须熟悉人体经络穴位、气血运行、肌肉骨骼、肢体感应等人体解剖知识和生理医学、运动医学知识。古代有导引按摩法、道家按摩法，现代医学院校专门设有推拿按摩专科，如盲人按摩学校。

（七）应时的原则

修真图的二十四节气图、陈希夷十二月坐功法、陈抟二十四节气卧功法，以及道家四季养生法、子午练功法等，都深深烙下了道家应时练功的思想。

（八）随时的思想

讲究行走坐卧，随时随地地练功。古代有日常起居养生法、道

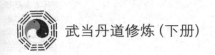

家行走坐卧功、睡眠养生法、日常药物食补法以及武当山"福寿康宁"周天运行法等。

三　武当养生功法有哪些好处

国家体育总局武术运动管理中心对健身气功所认定的健身作用主要有：① 能消除大脑皮层的紧张状态，改善全身脏器的机能状态；② 能促进血液循环，使毛细血管扩张，脉搏跳动增强，减少心脏耗氧量，增强心脏功能；③ 能改善消化和吸收功能；④ 能减少身体的耗氧量，有助于减少身体能量的消耗；⑤ 能使皮质激素、生长激素分泌量减少，从而提高免疫功能。据此，我们结合武当养生功法特点归纳如下好处：

（一）功法科学简便、效果好

学习武当养生功法，无需广阔的场地，就在您的卧室或床上，甚至您的办公室都可以行功。其功法简单易学，运动量不大，方法简便，老少咸宜，尤其适合于免疫功能下降、性机能衰微而引起的体弱多病或处于"亚健康"者以及身患疑难病症医院难以医治者。只要每天修炼30分钟左右，坚持一周，即可初见成效，若长期修炼，其效果更佳。同时武当养生功法的设置也很科学。首先安排了采气图功法，主要练足内气，为下一步打好基础；然后通过太乙五行桩将所采之气练进筋骨之中；再次，将进一步纯化之气练入五脏六腑，从而达到炼神养神的作用。所以治病的效果是初步的，如要提高身体素质、延年益寿，其方法是沿着武当丹道修炼的练功次第，一步步地深入修炼下去，才会有一步步的证果。

（二）可以增强体质

武当养生功可以调整阴阳、和畅气血、疏通经络、培补元气，使人的生命力得以恢复和旺盛，能收到使弱者强、病者康、老者复壮的效果。一句话它能消除"亚健康"，增强练功者的体质。这一结论不仅被千百年来武当山的道士们所证实，而且得到了现代医学科学实验的证实。首先，对人体神经系统来说，可以起到修复和调整神经系统的作用。练功时的脑电图呈 α 波振幅增大，而且集中于额部（这是和闭眼安静时枕部呈 α 波的主要区别），并使左右脑趋于同步，表明脑功能有序化增强。同时还可以使植物神经得到调整。可以使感觉功能、运动功能、思维功能强化。其次，对人体血液循环系统来说，可起到改善心脏、大循环以及微循环的作用，还可使血浆雌二醇下降，从而有抗衰老作用。第三，对人体呼吸系统来说，可起到减少呼吸次数，显著增强肺功能的作用。因为练功时的耗氧量与 CO_2 排出量都明显降低。第四，对人体消化系统来说，可起到使唾液分泌增多，肠胃消化液增多，肠蠕动增强，加强消化功能的作用。第五，对人体内分泌系统来说，可使脑垂体及全身内分泌组织器官得到合理调节。如使肾上腺素与去甲肾上腺素代谢水平下降，生长素减少，血中胆固醇浓度下降等作用。山上住治病人修练武当养生功，已治愈或减缓了不少糖尿病、甲状腺机能亢进、闭经等与内分泌有关的病症。

（三）可以防治疾病

这是目前修练武当养生功最突出的成效。不仅常见病、多发病收到了良好的疗效，即使是疑难病患者，通过练功也能得到康复。练武当养生功法之所以能够防病治疗，是因为武当养生功法重在气血的调理。人体气血不足或气血淤滞，都会招致各种疾病发生。武当养生功法一方面可使气血充足，另一方面可促进气血畅通，达到"气血流通，百病不生"，"正气存内，邪不可干"的目的。最重要的是，武当养生功法直接针对人体五脏六腑训练，即直接修炼三关、三田，滋养五脏之"神"，所以能够较快地培真补元，扶持人体正气，自然防病治病的效果就好。从武当养生功法治病的机理来说，它与中医针灸治病、按摩治病的机理大体是一致的。所不同的是，针灸通过针刺或艾灸，按摩通过手法刺激一定的经络和穴位，调动人体正气，使之恢复平衡，达到祛除疾病的目的。而武当养生功法则是通过功法的修炼来激发人体元气，扶持人体正气，来达到培本补元、增强人体健康的目的。中医、武当养生功的治病机理是从气着眼的，认为正气充足并能正常流通，各种不正常的东西都会消除。并不像西医的治病机理，是通过各种药物来消除病人体内的病原微生物，如病菌等。所以武当养生功法的治病效果是肯定的，尤其是一些"气功"科学实验证明，练功后人体的免疫功能有明显改善，如白细胞数、白细胞吞噬能力、吞噬指数都有明显增加。

（四）能使性机能大大增强

性是生活活力的重要表现。中国社会科学院胡孚琛教授认为，道家检验修炼功法的好坏，主要看性功能指标。中医认为，房劳过度伤肾耗精，导致早衰早亡。因而提出：青壮者节欲，老年人绝欲戒房劳，所以有"惜精若命"之说。现代医学对这个问题研究较少，国外有人曾对性交后兔子的脑垂体前叶进行过细胞检查，发现垂体前叶功能减退。其结论自然与中医是基本相同的。然而，道家在修炼过程中分为两大派，一派的修炼理论和方法与中医的认识基本一致，有人称之为"清修派"；另一派却认为，人欲不可都绝，阴阳不交，则致壅塞之病，任情肆意，又损年命，唯有得其节宣之和，可以不损。也就是说，把握得好，性生活不但对心理而且对生理都是有好处的。一般称同类阴阳的双修法门。所谓"得其节宣之和"，就是根据性与肾及内分泌之间的关系来决定性生活的多少，也就是说性生活必须与内分泌机能相适应。内分泌机能旺盛，性欲强，性得到满足，于身体的生理和心理都有好处；内分泌机能衰退，性欲消减，若继续纵欲，则损害人体健康。所以中医用绝欲戒房劳的办法以适应内分泌机能的下降，这当然是一种办法，但不是受人欢迎的办法。内分泌学认为，性激素有促进精子的生成和刺激性欲的作用。武当养生功法就是通过一定方法训练,来调节内分泌,促进性激素的产生,从而增强性功能。如:通过对性器官及其周围环境的训练,不仅可以防治男性阳萎、早泄、遗精、前列腺炎,女性阴道松弛、性不感,甚至对癌症等也有明显效果。

具体说,武当养生功法是通过强肾固精,来达到提高性功能目的的。强肾固精可以说是各门各派的健身、养生功法和中西医所孜孜以求的理想效果,就是说:既要增强男人的造精能力,又能做到精满而不自溢,使过剩的精子被身体吸收,从而起到还精补脑和壮体强身的作用。然而,要同时做到既强肾又固精,是不容易的。那么,武当养生功法是怎样做到强肾固精的呢? 这就是通过一定形式的腹部、胯部和盆腔锻炼,增强造精动力,从而达到强身的目的。至于固精,武当养生功法着重做功于搭上下"鹊桥",使人体内真气运行自动形成通路,从而达到保精固精的作用。因此,梦遗滑精、遇色漏精的患者,学练武当养生功法一定会有缓解。

(五) 具有健美嫩肤的作用

人到中年,身体便渐渐发胖。肥胖的身体不但缺少美感,而且还会引起高血压、心脏病、糖尿病等并发症,以致影响寿命。为了治疗肥胖,有人吃减肥药。目前市面上出售的减肥药,很多实质上都是泻药。俗语说:"是药三分毒",多吃无益。有些人又采取节制饮食,甚至禁食的办法。当然这样也有问题,如果身体摄入营养过少,破坏了新陈代谢的平衡,身体的健康也会受到损害。况且,精美的食品,满桌佳肴,虽垂诞欲滴却不敢食用,毕竟是一件遗憾的事情。也有人采用大运动量或强体力劳动的办法来"燃烧"(消耗)体内脂肪,达到减肥的目的。这种办法固然可以收到暂时的效果,但当您停止运动时,不久又会恢复肥胖的体态。而且,超负荷的体力活动也会给身体其他脏器,特别是心脏带来损害。

武当养生功法吸纳了现代医学理论和技术,认为要治疗肥胖,首先应从引起肥胖的根源着手。按现代医学观点,人之所以在二三十岁时体态最优美，是因为那时性激素分泌旺盛，而性激素刺激第二性征的发育和维持其成熟状态。所以这时候男子背阔腰圆，女子乳房隆起，肌肤丰满细嫩。但随着年龄增长，性激素分泌下降或紊乱，能量消耗减少，脂肪堆积增加，形成大腹便便。因此，若想减肥，大多数患者应从调节内脏腺体的激素分泌着手。武当养生功法恰好通过增强生殖器官机能，使性激素的分泌旺盛。而性激素能使体内脂肪减少和重新分布，从而起到有效的减肥作用。所以俗话说："胖和尚，瘦道士"。

在美容方面，武当养生功法还可以防治暗疮、老人斑、红鼻子和一些皮肤肉瘤、脂肪瘤、纤维瘤等。男女青年一般在青春期出现后，性激素的分泌开始增多，刺激皮脂腺充分发育，促使皮脂分泌增加，过多的皮脂淤积了皮脂通行的管道，再加上细菌在管腔里繁殖，导致发炎，于是就出现一脸的暗疮，俗称青春疙瘩，医学上叫做"痤疮"。学练武当养生功法可调节性腺和皮脂腺的机能，使性激素和皮脂腺的分泌趋于平衡，这就从根本上消除了产生痤疮的病因。加上练功后有一套按摩程序，可以使面部的血流加快，改善皮脂的溢出，从而抑制痤疮的发生。

（六）益寿延年的效果

修炼武当丹道养生功法可使人健康长寿已为众多练功者所证实，益寿延年的效果更为明显。现代医学认为，人的正常寿命决非"人生七十古来稀"，只是由于人们违背了正常的生命规律，使生命力破坏，致使正常寿命不能体现。修炼武当丹道养生功法，就是要使人学会运用正常生命规律，增强生命力，从而达到健康长寿的目的。人体自身有抗病能力，也就是现代医学所说的机体免疫功能。中老年人之所以患上过多的常见病，影响生活质量，甚至过早地因病而逝，均与机体免疫系统机能减退有关。而机体的免疫机能却又与人的内分泌有密切关系。如前所述，武当养生功法能调节人的内分泌，自然会使机体免疫机能增强，有效地防止疾病的发生。实践证明大凡常练武当养生功法的人，一般都体健神足，食量增加，四肢灵活，思想敏捷，很少得病。

不少练功人无疾而终或活到自然寿限。所以，武当养生功法确有祛病延年的功效。当代世界著名的生物学家牛满江教授对道家的养生功法极为推崇，认为这是人体生命的科学。钱学森院士专门让胡孚琛教授在全国调查26年道家的丹道修炼，认为道家的内丹修炼理论和技术对于我们研究人体生命科学确有很大的帮助。

（七）可以发达智力

武当养生功法可以增强练功者的思维能力。修练武当养生功法不仅可以增强人的健康素质，而且可以激发人的无穷智慧。因为武当养生功法练到一定程度，就要求修炼静功。"入静"是区别于人体睡眠态、清醒态的第三态。它不仅是一种休息，能消除大脑的疲劳，更重要的是人体内循环的运动会增强人体生命活动——尤其是增强大脑活动有序化程度，从而大大提高脑细胞的活动效率。"太乙静功"原本是武当养生功的第二步功法，但应广大读者的要求，本次修订时提前见之于第九章《武当太乙静功》。另据科学家研究，人脑约有140亿个脑细胞，一般人的利用率往往只有百分之几，大量脑细胞因彼此间的"线路"没有"接通"而利用不上。武当养生功法却可以增强人的大脑活动有序化，可以把那些本来"不通"的线路接通，从而使大脑的潜力得以发挥。在中医理论里，真气是维持人体生命活动——肉体活动与精神活动的动力。《素问》中说："阳气者，精则养神，柔则养筋。"而入静状态，是促进真气增长、运行的最好条件，正如《素问》中说的："恬澹虚无，真气从之。"修练武当养生功法可以增强人体真气，充足的真气又为思维活动提供了可靠的物质保证，从而提高了敏锐力。

（八）能够陶冶性情涵养道德

大凡情绪不稳定者，多是内气不足，精神得不到充足营养所致，易于激怒者尤其如此。比如精疲力尽时，很小的刺激也可引发急躁甚至恼怒的情绪。列宁说的"发怒是无能的表现"，一语道破了人体生命现象的实质。修炼武当养生功法后随着真气的逐渐充足，精神得到气的充分濡养，人体脏腑功能得到加强而趋于稳定，隶属于五脏的情志活动也必然随之平和，情绪也就不易波动了。另外，气机的通畅也易导致性格上的开朗；精力的充沛，又为助人为乐创造了物质条件，加之武当养生功法的基础理论讲清了练功与涵养道德的紧密关系，如清静无为、胸怀坦荡、助人为乐等，对保持与增强自身的中和之气是很重要的。所以，练功后，很多人的家庭关系和睦了，与周围同志的关系融洽了，修养高尚了。特别是修炼武当养生功法，首先要求陶冶性情，张三丰在《大道歌》中说："未炼还丹先炼性，未修大药且修心，心定自然丹信至，性情然后药材生。"所以陶冶性情、涵养道德历来为修炼大家所重视，尤其在练功中力戒七情六欲的干扰。每一位武当养生功的修练者要想收到练功的效益，就必须主动地、自觉地、经常地摒除七情六欲的干扰。因此，修炼武当养生功者必须在人生观上下功夫，克除利己之欲，去掉骄矜之念，常怀仁民爱物之心，克己奉公，处处为人民着想，为他人着想，廉洁自己的操行，务使自己光明磊落。如此才能使中和之气充盈全身，而且内外通透，不仅能够成为一个身心康泰的寿者，而且能够成为一个脱离了低级趣味的具有较高涵养道德的仁者。

四　太乙采气法

（一）预备式

两脚并拢，两臂自然下垂，全身放松；头顶上悬，颈项竖直，双膝微曲，拉抻脊柱；鼻吸三口清气，撮口呼出三口浊气；收神光二至三次，行气二至三转，每收一次神光，即行一转气；然后微闭双目，舌抵上腭，下颌回收，全身放松。

收神光及行气法

双目平视远方，并在极目视点上或意念中的天水相接处，马上慢慢回收目光。接着行气：将收回的目光，反照在舌下玄膺穴。此穴为孔窍，下可通气管。不一会儿便会生出满口津液，犹如井泉之水上涌。将口中所生唾液轻轻地鼓漱三十六次，分三次徐徐引下十二重楼，逐渐到达膻中、鸠尾、中脘、神阙，并至气海后停止；然后从气海分为两路，至左右大腿。从膝部达到足三里，并向下至脚背及大拇趾，又转入涌泉。再由脚跟脚踝后、小腿后侧，沿着大腿后内侧向上达到尾闾，使两腿上升之气合为一脉，过肾堂命门、夹脊双关，并分别送入两肩、两膀、两臂至手背；由中指转入手掌，左右手掌微转手心一含，使气一齐旋回，并过手腕、手臂，由上胸部两旁经过两腮、两耳后向上升气，并从脑后灌入头顶；然后再向下经过明堂、天门、雷府、鼻柱之下外龈交、内龈交，并以舌抵于上腭以迎下降之气，再至舌下玄膺孔窍而止。由此形成一个回路，称为一转。一转之后，稍事停顿。再做二转、三转（见图7-1），则体内壅滞之处会逐渐被疏通，这样行气就算不能贯穿诸经，也能通达诸窍。就像《心印经》中所说的"七窍相通，窍窍光明"是也。这都是因为人体一旦有一窍灵明，便可逐渐照明其他穴窍，进而人体的六合之内、六合之外，无不周流，无不照明，经络通达，百骸透彻。如此一直要炼到形神俱妙，方才能与道合真。

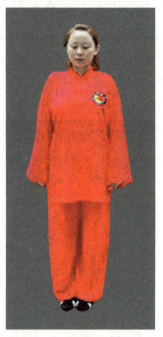

图7-1　收神光　天地人

默念口诀

天地人　吸气入腹，呼气时意念在体内有气向上，将头顶冲入九层天。道家将虚空分为九层天，第九层天为纯阳之气。再吸气入腹，呼气时意念在体内有气向下，将足底深深踏入九层地域。道家将地域分为九层地气，第九层地气为纯阴之气。足踏入地，可采回清纯的地气。

两仪分　吸气将双掌翘起，呼气两掌心向下按气，并由体侧移至小腹前，意念在两掌心（见图7-2）。两掌下按时，如有气球在水中，上浮有力。两掌可以上下提按二至三次，感觉气球的浮力。

起混元　吸气令两掌向上拉气至膻中，再以呼气翻掌心向下按至关元，如此一上一下重复二至三次。两掌上拉和下按的位置，上不高于膻中，下不低于关元（见图7-3）。

旋太极　两掌由小腹前转向体侧，掌心向下，按前→外→后→内的方向顺时针旋转揉气，揉至二至三圈。顺势转为两掌相对，抟气二至三次（见图7-4）。

抟气　即用两掌相对，拉开时吸气，合拢时呼气，令两掌之间有气团感觉，长期训练即会出现外气发放。

以吸气引两掌上升，捧起所抟之气，从小腹前向上慢慢升起，

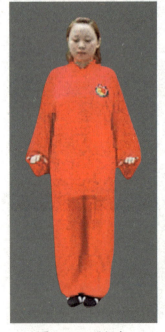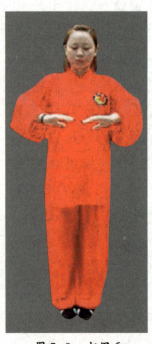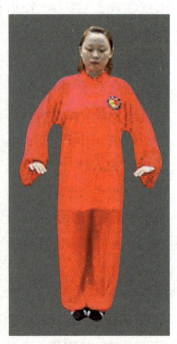

图7-2　两仪分　　　　图7-3　起混元　　　　图7-4　旋太极

升至与肩高；再以呼气引小指带动四指回照膻中（见图7-5）。

（二）六合采气

六合采气，即指道家按照前后、左右、上下六个方位采补虚空元气为已所用的秘传方法。

1. 前采气

（1）接前式，双掌将所捧之气，以吸气收回胸部（见图7-6），再翻掌心向外，以呼气推出双掌进行采气。采气时，要鼓掌心、开神门穴，再含掌、转腕关闭神门，使两掌心向内，收气入胸腔（见图7-7）。再向外推掌，采气，收回。如此重复三次以上。

（2）三次采气后，双掌向前外撑，并以肩为转轴带动两掌划圆，即为玄太极，采混元。（见图7-8）亦重复三次以上。

（3）双掌向上捧气至头顶，并停留一个"深长细匀"的呼吸时间，即上存气。然后收气回头胸，再至足心（见图7-9）。

（4）呼吸之法：以"呼"字推出向前双掌，以"吸"字收回双掌，以旋转双掌而存气。

（5）心法：

> 三才气合，阴阳气混；推之渺渺，收之氤氲。

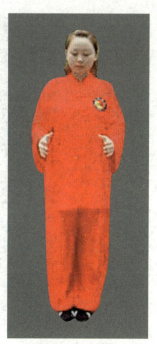

图7-5　捧气

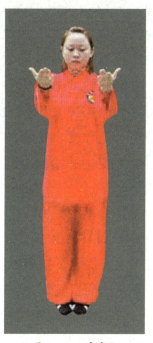

图7-6　前采气

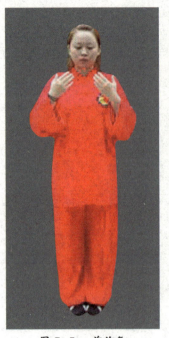

图 7-7　前收气

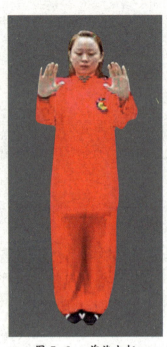

图 7-8　前旋太极

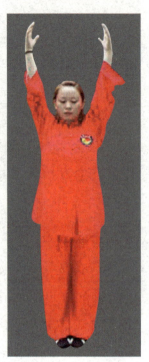

图 7-9　上存气

　　就是将天地人三才气混合为二，再将阴阳二气混合为一，在起伏揉合之中太乙元气生成。双手捧起太乙元气升至胸前并收进胸腔，然后再慢慢地推出去，推至天边云海相接之处，那是一片氤氲之气；再慢慢收回这些大自然的本原之气（即纯阳之气）。旋太极时，将大自然的本原之气揉合成团（即抟气），并捧起这个气团接下式。采气到一定程度，还要注意推拉动作、揉合动作在转掌的一瞬间体验阴阳之气变化的愉悦（即不可名状的感觉，或称玄妙）。

　　2. 后采气

　　（1）意念双掌从头顶上方向下贯气至头胸，再至足心。两掌在头顶上方提气，接着沿头后下插至体后，并翻转掌心向后推出采气。收双掌之气回后胸背，再推掌采气，再回收（见图 7-10）。如此重复三次以上。

　　（2）三次采气后，双掌向后撑气，并以肩为转轴带动两掌划圆，即为旋太极，采混元（见图 7-11）。亦重复三次以上。

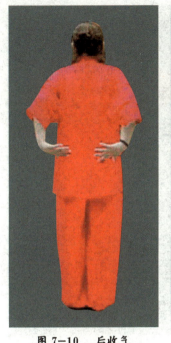

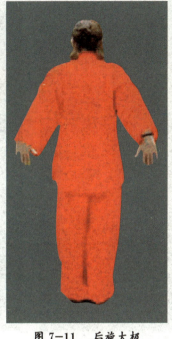

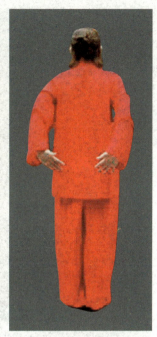

图 7-10　后收气　　　　　图 7-11　后旋太极　　　　　图 7-12　后采气

（3）呼吸之法：以"呼"字向后推出双掌，以"吸"字收回双掌，以旋转双掌而存气。

（4）心法：

重阴重重，纯阳纯纯；揉阴为阳，拣归入鼎。

接上式，将纯阳之气捧至头顶，往下一贯，全身通透，犹如醍醐灌顶；向后采气，根据经络的牵动，多采取阴重之气，但在一次次的采气中，意念中应当将此气变为纯阳之气收回后背；在背后揉气之后，则在意念中应当将背后所揉合之气变为纯阳之气，然后双掌回收，将背后揉合之气收回后腰际，即命门（见图 7-12）。

3. 侧采气

（1）双掌收回体侧，从腋下分左右下插，并从两侧捧气上升至

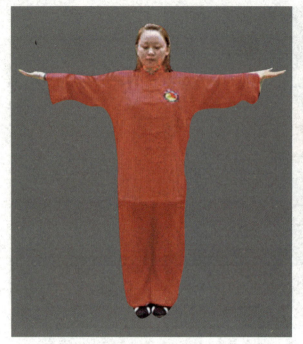

图 7-13　侧采气

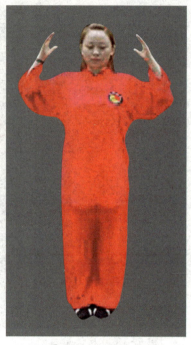

图 7-14　侧收气

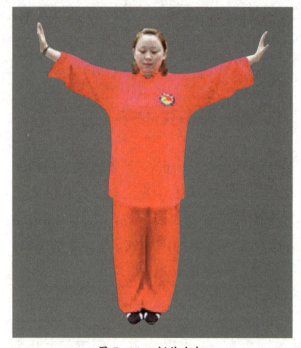

图 7-15　侧旋太极

与肩平，翻掌心向外采气（见图 7-13）。然后掌心向上，大臂与肩保持平直，手指、手掌带动小臂回勾，收气入双耳及肩胸。再推出，收回（见图 7-14）。如此重复三次以上。

（2）三次采气后，双掌向左右两侧外撑气，撑气时将左右大小臂伸直，掌心凸出，并以肩为转轴带动两臂、两肘、两掌画圆，即为旋太极、采混元（见图 7-15）。亦重复三次以上。

（3）呼吸之法：以"呼"字向左右两侧推出双掌，双掌推到不能再推时小指带动完成一个转掌动作，并以"吸"字收回，以旋转双掌而存气。存气的要领是，旋太极时屏住呼吸，使气存在两肩的转轴中。其他位置的存气与此相同。

（4）心法：

　　　　左青右素，龙疏虎达；左阴右阳，宫中玄黄。

根据五脏所处位置，左青龙，右白虎，左肝右肺；按照经络牵动的效应，左右之气应为阴阳之气。将此阴阳之气捧至与肩平收回，至中宫的胸腔混合为混元气。旋太极时则是将两侧阴阳之气旋至混元气，并将混元气球慢慢捧起转下式。

4. 上采气

（1）双掌向上捧气升至头顶（见图7-16），向下收气回头、胸、腹，再至足心；然后翻掌心向上采气。收双掌之气回肩（见图7-17）、胸、腹、足心，再向上推掌采气，再回收。如此重复三次以上。

（2）三次上采气后，双掌向上撑气，并以肩为转轴带动两掌托天画圆，即为旋太极，采混元之气（见图7-18）。

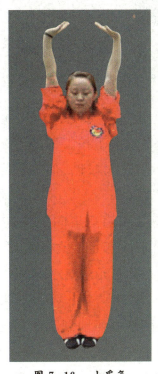

图7-16　上采气

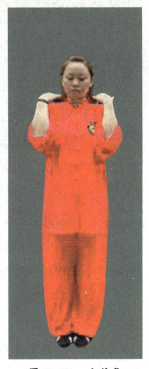

图7-17　上收气

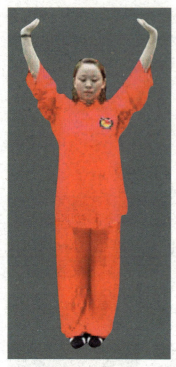

图 7—18 上旋太极

亦重复三次以上。

（3）呼吸之法：以"呼"字向上推出双掌，以"吸"字收回双掌，以旋转双掌而存气。

（4）心法：

乾男纯净，高入苍穹；勿允稍纵，甘露入顶。

将太空之中湛蓝、纯净、和暖的纯阳之气，贯入头顶；再上抻，此时经络牵动的效应是将纯阳之气涌遍全身，有一种暖融融的感觉，双手上抻至天穹极处，再度采取纯阳之气，并向下贯入身体。最后在头顶上的揉合之气应为混元气，将此混元气贯入足底涌泉。

5. 下采气

（1）双掌于头顶上方翻掌心向下，循中脉下降至足心涌泉穴，同时双腿撑直，双掌尽量向下按，即向下采气（见图 7—19）。然后双掌拢气、捧气，沿双腿向上梳理，使气收回直达尾闾、腰脊椎（见图 7—20）。

（2）双腿直起，双掌由涌泉向上收气，再向下梳理、采气，三次下采气后，双掌向下按于足面之前，并以肩为转轴带动两掌心照地画圆，即为旋太极、采混元之气（见图 7—21）。亦重复三次以上。

（3）呼吸之法：以"呼"字向下按伏双掌，以"吸"字收回双掌，使气达于腰脊椎，以两掌心照地划圆而存气，存气位置在命门。

（4）双掌从体后收气上升至腰，点按命门，使气穿透入囊龠位置；再沿带脉向前点按肚脐，再使气穿透达到囊龠位置（见图 7—22）。

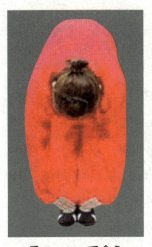

图 7-19　下采气

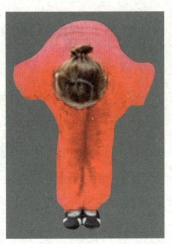

图 7-20　下收气

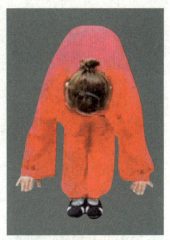

图 7-21　下旋太极

（5）心法：

> 坤女混沌，望之至深；上至玄下，
> 下至地心。

根据经络牵动的效应，向下采取的外气应为阴柔之气，一般阴气过重，所以先不要导引的过高。要先做一个下肢的揉气动作，以便将气存于下肢。然后向下采气，并要求所采之气不要高过气海。意念中在足底的地球深处，有一片深蓝、清冷、湿润的阴柔之气，将此气收至体内；再将体内的病气、毒气、浊气排至地下。最后揉合之气仍为混元气，收至命门，存入下腹橐龠位置。

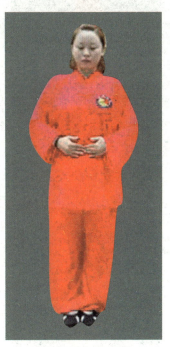

图 7-22　下存气

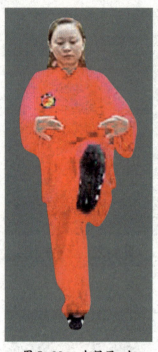

图 7-23　南门风 左

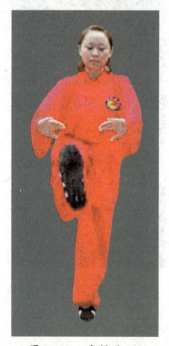

图 7-24　南门风 右

（三）四门八风

1. 南门

（1）双掌于体右侧下按，使气达于右腿、右足，然后两手掌向上收气。

（2）接上式随即提左膝，双掌于左腿两侧向前推出梳理气机，同时左足跟向前蹬出（见图 7-23）。然后收回左腿和两掌，收气至腹部。推出、收回，如此重复三次以上。

（3）呼吸之法：以"呼"字向前蹬出足跟和于左腿两侧向前推出双掌，以"吸"字收回左腿及双掌，以两掌心照脐画圆而存气。

（4）双掌于体左侧下按，使气达于左腿、左足，然后两手掌向上提气。

（5）接上式随即提右膝，双掌于右腿两侧向前推出，同时右足跟向前蹬出（见图 7-24）。然后收回右腿和两掌，收气至腹部。推出、收回，如此重复三次以上。

（6）呼吸之法：以"呼"字向前蹬出足跟和于右腿两侧向前推出双掌，以"吸"字收回右腿及双掌，以两掌心照脐画圆而存气。

（7）心法：

离火下采，巨风荡荡；提膝展足，转至下央。

离火，为南方之风；巨风，为南门之风。南方火气最易从下部采取。一般桩功，两足少动，气血痛积双腿，导致下肢肿痛、静脉曲张等疾病。而采气图有足部的前后左右外抻气和收气，因此腿足部位的气血也能像太极拳那样得到锻炼。这里足部的收气与六合采气的心法相同，只是发气收气时注意手足掌心的外撑与虚含。

2. 北门

（1）右转身双掌向左后方

采气，左足后插点地支撑，接着收气时恢复体位，即面向前；再右转身双掌向后、左足随之采气，并收气时恢复体位，如此重复三次（见图7-25）。然后重心后移至左腿下坐，右转身后身体不动，双掌向右后方连续采气、收气三次。

（2）左转身双掌向右后方采气，右足后插点地支撑，接着收气时恢复体位，即面向前；再左转身双掌向后采气，右足随之，并收气时恢复体位，如此重复三次。然后重心后移至右腿，左转身后身体不动，双掌向左后方连续采气、收气三次（见图7-26）。

（3）呼吸之法：左右转身时注意摆腰回首，回望后起之足。那

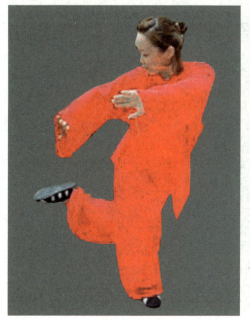

图7-25　北门凤 左

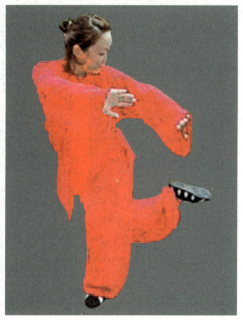

图7-26　北门凤 右

么向后伸手和出足时，以"呼"字向后推掌和蹬足，以"吸"字收回
双掌和足，同时注意两掌心和两足心收气于展含之间。

（4）心法：

坎水上引，寒风凉凉；摇首摆尾，海底回望。

北门之水青玄湛蓝，同时也是清凉寒冷的气息。必须靠摇首摆尾，
来搅动海底之水，才能实现"坎水逆流"，达到炼精化炁，贯通督脉
三关的目的。

3. 东西门

（1）双掌交叉于胸前，重心右移，气沉右足；同时左足随之提起，
左足钩住右腿弯，身体微下蹲（见图 7-27）。这样使气下沉，聚于下
肢，待后势伸展时气血通达肢梢。

（2）双掌分左右向外梳理，同时左足随之向体左侧蹬出。在侧

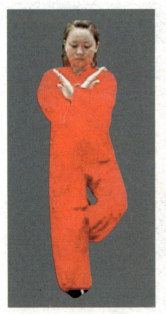

图 7-27　东门风收气

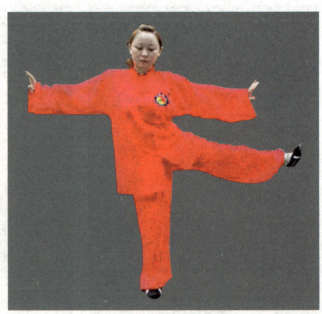

图 7-28　东门风采气

蹬腿时足底外撑后收回，即足部有一个撑气收气的动作（见图7-28）。

（3）西门风与东门风一样，双掌交叉于胸前，同时右足随之提起，右足钩住左腿弯，身体微下蹲（见图7-29）。

（4）双掌分左右外撑，同时右足随之向体右侧蹬出（见图7-30）。

（5）呼吸之法：左右两掌收回，并交于胸腹之前的时候，用"吸"字；左右两掌随左右足外展的时候，则宜用"呼"字。当然无论两掌，还是左右足，以"吸"字收回或是以"呼"字外展，都要注意两掌心和两足心的含掌动作。

（6）心法：

震巽在左，条景风明；兑乾在右，飓厉风狂。

震巽为雷风之象，脏腑属于肝胆，位于东方和东南方；兑乾为辛金之象，脏腑属于肺肠，位于西方和西北方。此四门之风飓狂凛冽，难以驾驭，轻慢柔顺动作可以加速通达四方，通往四肢的气血。

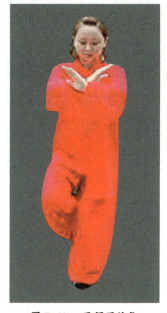

图7-29　西门风收气

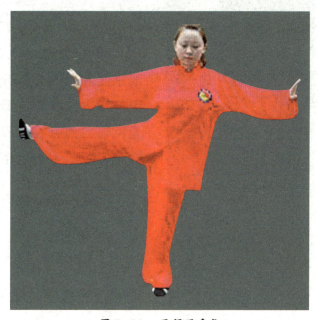

图7-30　西门风采气

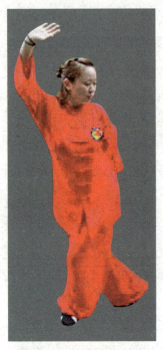

图 7-31　天地门左采气

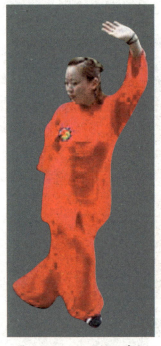

图 7-32　天地门右采气

4. 天地门

（1）左足出、成麒麟步，蹬步下踩后，双掌分上下外撑并拧腰（见图7-31）。重复三次。

（2）右足出、成麒麟步，双掌分上下外撑拧腰（见图7-32）。重复三次。

（3）呼吸之法：麒麟步，指一足斜上一步，两足尖内扣，重心落于中垂轴线上的一种步法。左右两掌分上下外撑的时候，用"呼"字；左右两掌由上下收回的时候，则宜用"吸"字。无论两掌是上下外撑，还是由上下收回，都要注意两掌心的含掌动作和"麒麟步"的外撑动作和意识。

（4）心法：

艮坤高下，炎凉风爽；麒麟探步，云助雨襄。

艮坤为山地之象，脏腑属于脾胃，位于东北和西南方，其风炎凉分明。麒麟为脾胃神像，其步态于稳沉中蕴涵着灵活，变化无常，自然会在水谷之精海中追风逐雨，扶持脾胃吸收水谷之精微。

（四）三田收气

1. 上丹田收气

双掌从体前抟气上升至下丹田的位置，将所抟之气向上捧至与目视水平相同高度，回照天目（见图7-33），收气入印堂（天目穴）内，并引至大脑深位的泥丸宫（松果体）；两手顺势由头面部向下导引，至小腹前，意念将气存入下丹田。

2. 中丹田收气

两掌依然在提前抟气，捧气胸部，将气收回中丹田（见图7-34）；两手顺势由胸部向下导引，至小腹，意念将气存入下丹田。

3. 下丹田收气

两手从体侧转至体前，抟气后收气入下丹田（见图7-35），并至肚脐轻轻点按。最后揉腹，即男左掌在下、女右掌在下，按顺时针、逆时针方向各自旋转揉腹九至十八圈（见图7-36）。

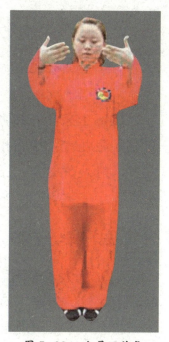

图7-33 上丹田收气

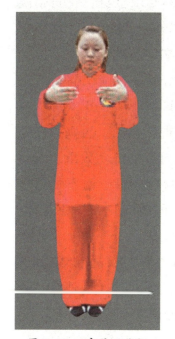

图7-34 中丹田收气

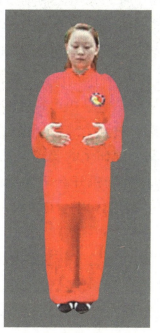

图7-35 下丹田收气

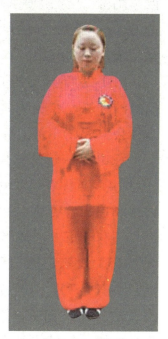

图7-36 揉腹

425

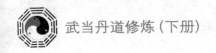

心法：

　　　　三神归位，魂魄荡漾；循经藏气，九数之长。

　　实际上采用三田收气的方法，是上丹田收气入天目，有纯阳之气射入泥丸宫；中丹田收气入土釜或叫黄庭宫，有清明之气由膻中穴下，射入黄庭宫；下丹田收气入气海，有青玄之气由肚脐射入玄牝宫。

（五）练功要求

　　（1）练太乙采气法时，应循序渐进。开始只要求熟记动作，然后要求柔软、匀速，第三步才要求配合呼吸，最后要求全身筋骨皆为蠕动状态；呼吸出现胎息，即息住、神住状态。

　　（2）"旋太极，起混元"的动作，开始只要求"以肩为转轴带动两掌画圆"，渐次要求腰、胯、膝随之转动，再要求全身百骨百节随之融动，最后达到胎息。此时体内之气便会充满每一个角落，使你感觉从未有过的舒服、欢娱，这是无法用语言和文字表达的。

　　（3）各部身形的调整，并不是一下子就能做得合度，需要进行反复的训练，才能达到目的。而且纠正姿势的训练不可在正式练功时去体会，应在非正式练功时对逐个动作仔细检查和揣摩。否则，就违反了练功时要专心致志和心静如水的要求，进而影响练功效果。

　　（4）当你在练功中出现气机开合扇动或胎息效果，请不要过度兴奋和追求。否则会过多调用体内先天气机，伤害元气，损害身体，而且不利于下一步提高功力。

　　（5）太乙采气法和武当太乙五行桩均属筑基功法，能够练到气机自然开合和元气充足的程度，便可做三项选择，即一是外练，进入武术、外气训练，而得强身健体之功；二是濡养，进入气功、养生功修炼，得健康长寿之效；三是炼丹，进入炼精化炁阶段的修炼，即完成补亏筑基的任务，可以进行炼精化炁的修炼，接着循序进行炼炁化神、炼神还虚、炼虚合道等阶段的修炼，直至修成大丹，以达仙家境界。

五　附"胡孚琛补亏正法"

武当丹道修炼所设计的初学功阶，一般为动功静功相结合的办法。《采气图》以动功为主，可以采取外气，以滋补体内元气，以致体内聚满真气。但是动功所炼之气，得气快，失气也快。所以一般需要通过静功来存气、住气。胡孚琛教授为中国社会科学院道学研究的大师，他介绍的师传《补亏正法》则是重在将体内营卫之气，转换为先天真气，以填补先天之精，从而使精满、气足，以至于神安寿长。所以本门功法尊《胡孚琛补亏正法》为静功初阶。

科学研究是没有禁区的，但科学家须有社会责任感。在中国社会科学院，胡孚琛教授以道家与道教文化为研究专业，丹道学在其学术研究专业范围之内，所以常常著文披露丹道修炼中的些许秘密，仅是为了保存中华民族优秀传统文化不致失传而已。

盖人生四十以后，精气耗损过半，欲修人元大丹，必从补亏正法入手。另有杂练各种气功多年无效，或受盲师欺骗，以意念引气通任督转周天者，无药空转必耗精气，欲改学丹道，也得靠补亏正法重新积精累气。

"补亏正法"又名"添油术"，乃丹家秘传的正宗功夫，修之有利无害，丹道入门可以从此起手。三阳道人张松谷曾于民国初年将此术笔之于书，原文较长，今撮其要点而述之。

（一）师传补亏正法行功法诀

诀云："盘膝坐，聚心窝；凝天目，透泥丸，转玉枕，注夹脊。

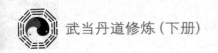

觉热跳，串两腰，时日足，入阴蹻。阴蹻动，通脐轮；法自然，成内息。拙火起，阳必举，待自软，慎勿泄。累累行，积精气，勤添油，可补亏"。

（二）师传补亏静功方法

入室静坐，呼出浊气，聚集清光灵气，摄入绛宫（两乳人字骨下心窝处），令澄湛融合。

意引绛宫中的清光灵气，透入天目穴（双目中心上二分），凝定片刻，勿起杂念。

意引清光灵气，摄入泥丸，并倒转至玉枕（脑后骨）而注入夹脊。夹脊为脊柱二十四节之中间，胎儿期本通，人出生后劳碌世间不肯回顾此窍，遂生百病。此窍再通，百病不留。

气贯夹脊，日日行持一两个小时，自觉夹脊处炽热如火。行至十二日上下，串入两腰，觉其辘辘跳动不止。随后以意送入阴蹻。阴蹻掣掣跳动，浑身通泰，心迷神醉，如坐春风，且莫动心起念，惟随其自然。阴蹻一动，百脉皆动，将元神安居其中，凝定跳止。遂觉气根上升脐轮，复由脐轮降下阴蹻，在此三寸一分半之间升升降降，则达到内呼吸境界。

内呼吸既成，惟法自然一诀，万不可以意念作用其间引送上下，否则必出偏差，致小腹气肫，须全功推翻重来。

若是日行数百息，旬日而小腹觉热，拙火起，阴茎必举，此时当清心入静，不动淫念，使其举过自软。如此每日行持，举而不采，一次兴阳，则一次添油，日积月累，"积精累气以成真"，则可补亏损矣。

慎勿阳生后念起手淫泄欲，损精耗气自寻死路。

（三）师传补亏动功方法

丹道修炼，本自炼精化气始，有情来下种，无精不成丹，男女性功能及其生命能量为丹家起修的关键。丹家秘传提肛、抽腹、兜肾囊、阴蹻调息、黄河水逆流、闭锁阳关、敲竹唤龟、鼓琴引凤、还精补脑等等法诀，其上乘者直通仙道，下乘者对治疗男子阳痿、女子性冷淡、增进青春活力，总有较大效果。

抖动下体，摇晃玉门或阴茎的"回春功"；"一擦一兜，左右换手，九九之数，真阳不走"之擦肚脐、兜肾囊的功法，亦为丹家所必习。

（四）阴蹻聚气法

丹家凝神天目穴聚其灵光，并与鼻息光气合一，并调谐肾间动气，聚热、力、光于阴蹻，如此心息相依，渐凝渐聚，直贯肾囊、龟头，闭息片刻，以兴其阳。如此上下贯通，一呼一吸，一紧一松，一提一咽，后将阳气收入脐下丹田，精气自然大增。肛前阴后的阴蹻穴为人体性能量的生发之源，肛门与尾闾之间的长强穴为还精补脑的传送之门，"长强"二字顾名思义即知有增强性功能的作用。

（五）采微阳之法

丹家有采微阳之法，即是在外肾勃起时立刻行功采取，转入虚空大定。人能心息相依，渐入虚空大定，元精自然感而遂生，一阳来复之际，凝神入炁穴，也是添油接命之术。

（六）补亏者戒

一戒借"房中术"、"阴阳采战"补亏添油；

二戒运用"彼家丹法"、"男女双修法"添油接命；

三戒人为"辟谷"或节食；

四戒急功近利；

五戒三天打鱼两天晒网；

六戒未明先师，自欺欺人；

七戒食物荤腥秽杂；

八戒休息和练功环境吵杂污秽、冷热湿燥、密不通风等。

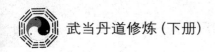

（七）同类阴阳丹法评说

同类阴阳丹法包括房中术在内，都是一种高深的科学，莫说其上乘丹法绝少人知，即是彼家丹法之下乘功夫和房中术，亦是一门大学问。必得上智之士，方许问津，非普通人所能胜任。陈撄宁先生对同类阴阳之彼家丹法，作过认真研究，并将其步骤在1937年间之《扬善半月刊》上以某练功记录之按语形式公开披露过，盖因丹家最秘密的话往往似不经意而说，况且世人又不懂丹经法诀发表时多用隐语反话的规矩，视而不见忽略过去了。陈撄宁先生在《读〈化声自叙〉的感想》中断言："佛家心性之理，可以自悟；仙家修炼之术，决不能自悟。纵然得遇明师传授口诀，尚要刻苦试验，方可有几分希望。纵然本人有志刻苦，尚要外缘具足，方可许你试验。纵然外缘具足，尚要自己道力坚定，方可不被外缘所诱惑。纵然道力坚定，尚要学识精深，方可不弄巧成拙。"陈撄宁先生对其丹法步骤及修炼条件讲得如此清楚透彻，足见其于丹道中最秘的彼家丹法，决非无师自通之辈，必有明师传授，只是拘于道家戒律，未肯明言。

胡孚琛教授对陈撄宁先生的彼家丹法添油接命的原理作了进一步剖析：这就如世俗治家之道，既要开源，也要节流。添油接命为开源，拧紧灯芯保精少泄为节流。富厚之家重在保守，然光保守而不赚钱，年老油尽，终而必贫。贫穷之家，要能赚钱，钱多变富，也可行道盗之事。道者盗也，《阴符经》已明言之。彼家丹法既是道，也是盗，既能生人，也能杀人，关键看自己能盗取身外之宝还是将钱被外方盗去。平常人身上带钱外出，钱被盗走，但家中或有存款，不致一贫如洗。修丹道的人犹如把全部家产集中一处，换成现金而入赌场，一旦输光则倾倒桶底，一贫如洗。这就是平常夫妇房中泄精，未足为奇，而丹家特重交而不泄的原因。吾今将补亏正法公之于世，愿丹道爱好者依此修持，不要贪心妄想，自可收到和彼家丹法筑基功同样的效果，无灾无病步入丹道之门。

第八章
太乙五行桩

二步功夫重气功

精满炁足百神灵

太乙五行桩，是武当山道门内代代相传的一种养生功法，与太乙五行拳为姊妹篇。太乙五行桩虽然通过"六字诀"和五脏手印，具备了修炼脏腑之神的雏形，但是就其主要功能来说，仍属武当养生功法的筑基功法类，尚未真正进入丹道修炼环节。

本书所传太乙五行桩，之所以要经过重组和改良，是因为原创本身不系统，而且练功见效相对缓慢。新编的太乙五行桩，是笔者在武当山五龙宫随"隐仙"林教生学练太乙五行桩的基础上，经十余年研究武当山丹道修炼的三张秘图——《修真图》、《心性图》、《内景图》中所隐含的养生长寿方法，以及根据太极阴阳学说、五行相生原理、中医经络流注规律以及现代医学、心理学、信息论，并结合道家众多的胎息、发音、吐纳、导引等各种养生延寿功法（包括张三丰太极炼丹诀、九宫旋转十二法、太极十三势、经络疏通法、缘身遁甲六字诀、八段锦、易筋经、彭祖发音秘法等），重新设计

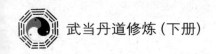

创编的一套桩法，即青龙桩、朱雀桩、玄武桩、白虎桩、双鹿桩。

道家的学说与时俱进，历来不排斥外来的、有益的东西为我所用。新编太乙五行桩正是在武当山传统的丹道修炼方法基础上，吸收了现代多门类科学技术新成果，重新设计创编的一套养生桩法。这是创新了的丹道筑基技术，是比较安全可靠的。在教练的耐心辅导和严格训练下，一般短期练习，一周见效，消除"亚健康"状态，续之以强身健体；长期锻炼，一月见效，达到神清气爽，续之以延年益寿。

一　理法基础（哲学和现代医学的认识）

练什么功，选择什么样的功法，对于一个准备进入丹道修炼领域的朋友来说显得尤为重要，因为您一旦选准，那么这套功法就会与您终身为伴，而且永远孜孜不倦地为您的健康、长寿提供营养，提供方法，提供保证。丹道修炼不是一朝一夕的事情，不经过长期修炼是得不到预期效果的。那么在这个长期的修炼过程中，除了要求您主观上必须有坚强的意志力外，还要求您选择的功法必须有坚实的理论做基础，必须有可靠的技术体系做保证。这样您才能在旷日持久的修炼中，不断地从功法理论中吸取营养，而且一步一个阶梯、一步一个证果，毫不犹豫地修炼下去。这就是我们在这一部分内容中介绍这么多功法理论的理由。

（一）关于"太乙"学说

太乙五行桩，首先讲太乙，采太乙之气，立足于太乙层次，由元气入手，因此必须先明太乙之理。

道家认为，太乙亦作"大一"、"天一"、"太一"、"泰一"或"泰乙"。太、大、天、泰相通，意为至高至极；乙通于一，意为绝对唯一，"道"的别称。《庄子·天下》称关尹、老聃之学"建之以常无，主之以太一"。《吕氏春秋·大乐》指出："道也者至精也，不可为形，不可为名，强为之名，谓之太一"，并认为"太一出两仪，两仪出阴阳"，"万物所出，造于太一，化于阴阳"。《淮南子·诠言》："洞同天地混沌为朴，未造而成物，谓之太一。"

太乙在古代亦指形成天地万物的元气。《礼记·礼运》："是故夫礼，必本于大一，分而为天地，转而为阴阳，变而为四时。"孔颖达疏："大一者，谓天地未分混沌之元气也。极大曰太，未分曰一。其气既极大而未分，故曰太一也。"所以太乙者，元气也。人之性命所存，全凭其元气聚于体内。五行者，万物生成之灵气也。阴阳一动，便可运化天地之灵气，生化世界万物之形体。对于人体来说，土既生成，继而金、水、木、火，循环相生，五行生成衍为五脏，五脏成形而生六腑，四肢百骸随之生。

太乙五行，即人体太乙元气按人体的土、金、水、木、火等五行，在脾、肺、肾、肝、心等五脏中进行布施。此乃太乙五行桩，乃至太乙五行拳的修炼圭旨。这里所说的"太乙元气"，即指人之形体生成之初始状态。出自《元气论》："元气始谋，次谓太始；形气始端，又谓太素；形气有质，复谓太极；质变有气，气未分形，结胚像卵，气圆形备，谓之太一元气。"[1]（见图 6-2：胎儿九月成婴图）

（二）关于"三一"学说

"三一"学说在道家经典中被普遍运用，在道家的丹道修炼中亦为重要概念，太乙五行桩也尊"三一"学说为基础理论，而且十分尊崇胡孚琛教授关于"三一"学说的阐述。

以胡孚琛教授为代表的新道学[2]认为，太极生两仪，两仪生四象，四象生八卦，东西南北四象加一中而成五行（见表 8-1）。实际上就是

①　见《云笈七签·诸家气法》（卷五十六）"元气论"。
②　见胡孚琛教授所著《丹道法诀十二讲》一书，社会科学文献出版社，2009。

道家关于宇宙创生和演化的基本图景。老子《道德经》云："道生一,一生二,二生三,三生万物。万物负阴而抱阳,中气以为和。"道以其"生化原理"产生万物,万物以"中和原理"得到道的特征。这就是道教的重要理论基础,也叫做"三一"学说体系。

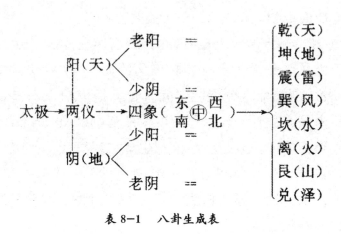

表8-1 八卦生成表

"道生一"中的"一",指元始先天一炁,亦即太一元气,也就是宇宙创生之始的一片混沌状态。内丹学家将元始先天一炁也称"先天混沌一气","先天祖气",是宇宙中隐藏着的唯一秩序,是产生宇宙根本节律的信息源,是宇宙创生和演化的内在驱动力。"一"是种子,是原型,是基因,是宇宙中万事万物的"模本"。它类似于歌德猜测到的"创造力",柏格森的"绵延"或"生命冲动",是佛陀的"心",是宇宙的"绝对精神"。"一"即"太极",或称为"朴"、"独"、"纯"、"真"、"素"等,也称作"神明之德",即"神"和"德"。

"一生二"中的"二",指阴阳二性,即"两仪",是引力和斥力对立统一、相互作用的状态。恩格斯在《自然辩证法》中断言:"相互作用是事物的真正的终极原因","只有从这个普遍的相互作用出发,我们才能了解现实的因果关系"。这个观点几乎是恩格斯自然哲学的纲领,他由此推论"宇宙中一切吸引的总和等于一切排斥的总和",并说这种观点也是黑格尔的。恩格斯盛赞古希腊的自然哲学家在辩证思维方面超过了他那个时代的科学家，然而他不知道，中国的老子早已作出了真正科学的结论。道学的智慧在任何时代都是超前的。

"二生三"中的"三"，是指有象、有气、有质的信息、能量、物质三大基本要素。物质是宇宙以粒子性存在的方式，它标志着部分和整体、个别和一般之间的区别。能量是宇宙以波动性存在的方式，它标志着运动和静止、间断和连续之间的区别。信息是宇宙以选择性存在的方式，它标志着有序和无序、方向性与合目的性。信息是物质和能量的形式或结构，它本质上可以简化出一些无量纲的"数"（如圆周率 π，自然对数的底 e，虚数 i，无穷大数 ∞，无穷小数 α）。粒子的存在形式为束缚信息（熵），表现为空间，波动性的存在形式为自由信息，表现为时间，因而信息本质上是空间与时间的耦合。

"三生万物"就是说，宇宙中从无机界到有机界，从生命界到人，都是由信息、能量、物质三大基本要素组成的，人的心灵或精神本质上是信息的高级形态。当代一些中国哲学史家，对老子哲学中"三生万物"的"三"解释为阴气、阳气、和气，这样解释显然不能成为道学理论基础。道家之学，贵在与时偕新，"三"为物质、能量、信息三要素，这是新道学的解释。这三大要素皆没有西方哲学中"实体"的机械论含义，而是说它们都是客观的实在，是这些实在的"关系"生成"万物"，物是缘起于这三大要素的"关系"的。"万物负阴而抱阳，中气以为和"，是讲宇宙中万物无阴阳不生，无阴阳不化，一阴一阳之谓道，阴阳平衡之谓德，世界上万事万物都有在不断震荡的运动中最终靠向中和态的趋势，中和态即阴平阳秘的稳定态。这就是道的"生化原理"和德的"中和原理"。

（三）关于阴阳学说

太乙五行桩运用阴阳属性的相对性，不但说明了人体现象阴阳属性的规律性、复杂性，而且也证明了阴阳概括人体现象的广泛性，即人体无处不包含阴阳，而且都可以无限地一分为二。同时，太乙五行桩根据人体阴阳相互对立又相互联系的现象，及其所形成的对立、互根、消长、转化的多重关系，进行功法设定，增强了太乙五行桩的练功效用和科学性。

阴阳的本义指日照之向背。后用以指两种相互对立的气。《左传·昭公元年》记载："天有六气……六气曰，阴、阳、风、雨、晦、明也。"古代哲学中，以阴、阳代表相互对立统一的两种事物或事物的两种属性，其含义不断扩大，被用来解释万物化生。凡天地、日月、昼夜、男女、腑脏、气血，乃至动静、强弱等，皆分属阴阳。一般地说，凡是活动的、外在的、上升的、温热的、明亮的、功能的、功能亢进的，统属于阳的范畴；沉静的、内在的、下降的、寒冷的、晦暗的、物质的、功能衰减的，统属于阴的范畴。《易·系辞上》云："一阴一阳之谓道。"又："阴阳不测之谓神。"孔颖达疏："天下万物，皆由阴阳，或生或成，本其所由之路，不可测量之谓神。"《老子》四十二章云："万物负阴而抱阳。"可见我国古代阴阳学说体系就有世界是物质性的整体、世界本身是阴阳二气对立统一的结果等认识。阴阳是我国古代朴素唯物主义哲学的重要范畴，具有对立统一的含义，所以说，阴阳学说是中国古代的一种宇宙观和方法论，属于我国古代的唯物论和辩证法范畴，是古人用以认识自然和解释自然的法则。

道教引入阴阳学说理论，作为道教的重要概念及丹道修炼理法。《太平经》[①]（卷五十六）云："天下凡事，皆一阴一阳，乃能相生，乃能相养。"《周易参同契》[②]以阴阳变化消长阐述内丹修炼之法，以乾、坤二卦之象表达阴阳的学说理论，认为通过人的炼养可达到"乾刚坤柔，配合相通，阳禀阴受，雄雌相须，须以造化，阴气乃舒"。又谓"物无阴阳，违天背元，牝鸡自卵，其雏不全"。道教吐纳功以呼气为阳，吸气为阴；内丹术言鼎器如乾鼎坤炉，讲药物如铅汞龙虎，讲火候如进阳火退阴符，讲炼法如坎离交媾、水火相济，阳时炼阴时

---

① 《太平经》：又称《太平清领书》，作者不详，道教经典。
② 《周易参同契》：道教经典。东汉魏伯阳所著。

养等，均以阴阳学说为基础和指导。道教亦有"斥阴崇阳"的传统，故以奇数属阳，以偶数属阴，所以认为"九"在道教为神圣之数；又以恶神属阴，善神属阳等。战国邹衍创立阴阳五行学说，号阴阳家，"深观阴阳消息而作怪迂之变" [①]。外丹家亦以阴、阳分别丹药之属性的标准和依据。唐代张九垓《张真人金石灵砂论》云："一阴一阳曰道，圣人法阴阳，夺造化。故阳药有七，金二石五，黄金、白银、雄黄、雌黄、曾青、石硫黄皆属阳药也；阴药有七，金三石四，水银、黑铅、硝石、朴消皆属阴药也。阴阳之药各禀其性而服之，可以有度世之期，不死之理也。"

　　道教的阴阳学说理论渗透到医学领域后，促进了中医学理论体系的形成和发展，成为中医学的重要理论基础和指导思想，也成为中医学理论体系的重要的有机的组成部分，被广泛地应用于医学的各个领域，借以阐明生命的起源和本质，人体的生理功能、病理变化和疾病的诊断、治疗及预防的根本规律。如《素问·阴阳应象大论》中说："阴阳者，天地之道也，万物之纲纪，变化之父母，生杀之本始，神明之府也。治病必求于本，故积阳为天，积阴为地。阴静阳躁，阳生阴长，阳杀阴藏，阳化气，阴成形。"中医又以阴阳区分人身中五脏六腑，以为治病之依据。医家进一步引证阴阳学说，认为人体像自然界一切事物，都存在着阴阳两个方面，并且由于阴阳的运动变化，推动着人的生长壮老死的整个生命过程，也就是阳气与阴精共同作用的结果。并由此推出阴阳是自然界的根本规律，是一切生物生长、发展、变化的根源。

　　人体所具有的阴阳属性，既不能任意规定，也不能随便颠倒，而是有一定规律的。例如，"阳化气，阴成形"，人体五脏六腑之有形实体属于阴，而五脏六腑之功能则属于阳。即当事物表现为气化功能时便属于阳，而成为有形物质时便属于阴。同时中医学又根据阴阳所代表的不同功能和属性，把对人体具有温煦推动作用的气称为"阳"，

①　见《史记·孟子荀卿列传》。

而把对人体具有营养滋润作用的气称为"阴"。总之，事物或现象的阴阳属性，是由相互对立的两个方面相互比较而言的，是由其性质、位置、趋势等方面决定的，所以《素问·阴阳应象大论》曰："天地者，万物之上下也；阴阳者，血气之男女也；左右者，阴阳之道路也；水火者，阴阳之征兆也；阴阳者，万物之能始也。"总之，中医学的阴阳，一方面代表两种对立的物质属性，一方面表示两种对立的特定的运动趋向或状态。这在太乙五行桩的一招一式中得到充分运用。

　　同时，由于具体事物的阴阳属性不是绝对的，不可变的，而是相对的，在一定条件下是可变的，它通过与自己的对立面相比较而确定，随着时间和地点的变更而发生改变，所以说"阴阳二字，固以对待言，所指无定在"①。这是阴阳属性的相对性。这种相对性表现在两个方面：其一，阴阳可以互相转化。阴和阳在一定条件下可以向完全相反的方向转化，即阴可以转化为阳，阳也可以转化为阴。如在人体气化运动过程中，物质和功能，物质属阴，功能属阳。二者在生理条件下，是可以互相转化的，物质可以转化为能量，功能也可以转化为物质。如果没有这种物质和功能之间的相互转化，生命活动就不能正常进行。其二，阴阳具有无限可分性。由于阴阳是相对的，所以阴阳的每一方面还可以再分阴阳，表现为事物的无限可分性。例如昼为阳，夜为阴。而上午为阳中之阳，下午则为阳中之阴；前半夜为阴中之阴，后半夜则为阴中之阳。阴阳之中仍可再分阴阳。由此可见，自然界任何相互关联的事物都可以概括为阴和阳两类，任何一种事物内部又可分为阴和阳两个方面，而每一事物中的阴或阳的任何一方，还可以再分阴阳。事物这种相互对立又相互联系的现象，在自然界中是无穷无尽的。所以《素问·阴阳离合论》中说："阴阳者，数之可十，推之可百；数之可千，推之可万。万之大不可胜数，然其要一也。"这种阴阳属性的相对性，不但说明了事物或现象阴阳属性的规律性、复杂性，而且说明了阴阳概括事物或现象的广泛性，即每一事物或现

①　见元代朱震亨著《局方发挥》一书。

象都包含着阴阳，都是一分为二的。同时人体阴阳相互对立又相互联系的现象，又形成了对立、互根、消长、转化的多重关系。同时人体阴阳相互对立又相互联系的现象，又形成了对立、互根、消长、转化的多重关系。

人体阴阳的对立原理，是生命现象的主要矛盾，是生命发展的动力，贯穿于生命过程的始终。就生命物质的结构和功能而言，则生命物质为阴（精），生命功能为阳（气）。其运动转化过程则是阳化气。气化运动的本质是阴精与阳气，化气与成形的矛盾运动，即阴阳的对立统一。阴阳在对立消长中，取得了统一，维持着动态平衡状态，即所谓"阴平阳秘"，机体才能进行正常的生命活动。如果阴阳的对立矛盾激化，动态平衡被打破，出现阴阳胜负、阴阳失调，就会导致疾病的发生。而太乙五行桩正是在运动中寻求阴阳平衡，修复阴阳平衡。

人体阴阳的互根原理，是说阴阳的两个方面不仅是相互对立、相互抵消的，而且又是相互依存、相互作用的。阴依存于阳，阳依存于阴，双方均以对方存在为自己存在的前提。阴阳这种相互依存的关系，称为"阴阳互根"，它深刻地揭示了阴阳两个方面的不可分性。在人体生理活动中，物质与功能的演变过程，就包含着阴阳互根的道理。物质属阴，功能属阳，物质是生命的物质基础，功能是生命的主要标志。物质是功能的基础，功能则是物质的反映。脏腑功能活动健全，就会不断地促进营养物质的化生，而营养物质充足，才能保证脏腑功能活动的健全。所有相互对立的阴阳两个方面都是如此，阳根于阴，阴根于阳，任何一方都不能脱离开另一方而单独存在。如果双方失去了互为存在的条件，则有阳无阴谓之"孤阳"，有阴无阳谓之"孤阴"。孤阴不生，孤阳不长，一切生物也就不能存在，不能滋生和生长了。在太乙五行桩中，一动就有阴阳，不动亦有阴阳，没有阴阳就不会有气机运动。

人体阴阳的消长原理，是说相互对立、相互依存的阴阳双方不是处于静止不变的状态，而是处于"阳消阴长"或"阴消阳长"互为消长的运动变化之中。阴阳之间这种彼此消长的动态变化称为"阴阳消长"。在一定限度内，阴阳之间不断地消长，阴消则阳长，阳长则阴消，保持着相对的动态平衡，维持着事物正常的发展变化。例如：在太乙五行桩中，四肢的运动变化，导致人体气机的阴阳消长变化。人体躯干前为阳，后为阴，导引动作做到前曲的极致，则阳气上升到极致；导引动作有所恢复，则阴气开始上升，而阳气有所下降。这就是"阴长阳消"的过程。而有些动作的练习，又存在"阳长阴消"的过程。由于这种物质与功能的阴阳消长平衡，维持着人体的生命活动。

人体阴阳的转化原理，是指阴阳对立的双方，在一定条件下可以相互转化，阴可以转化为阳，阳可以转化为阴。阴与阳不仅是对立统一的，而且包含着量变质变。事物的发展变化，表现为由量变到质变，又由质变到量变的质量互变过程。如果说"阴阳消长"是一个量变过程，那么"阴阳转化"便是一个质变过程。阴阳转化是事物运动变化的基本规律。在阴阳消长过程中，事物由"化"至"极"，即发展到一定程度，超越了阴阳正常消长的阈值，事物必然向着相反的方面转化。阴阳的转化，必须具备一定的条件，这种条件中医学称之为"重"或"极"。故曰："重阴必阳，重阳必阴"，"寒极生热，热极生寒"[1]，阴阳之理，极则生变。人体生命活动过程中，物质与功能之间的新陈代谢过程，如营养物质（阴）不断地转化为功能活动（阳），功能活动（阳）又不断地转化为营养物质（阴）就是阴阳转化的表现。太乙五行桩也是根据这种人体的阴阳转化原理，来设计动功功法的。

上述道家和医家关于阴阳的学说，是中国古代的传统文化的重要组成部分，而且形成了"丹经篇篇论阴阳，医家处处用阴阳"的局面，说明阴阳学说不仅是道教教理、教义，以及内外丹修炼的学说基础和理法原则，而且是中国传统医学关于认识疾病和防治疾病的根本规律的学说体系。

---

① 见《素问·阴阳应象大论》。

当然，此后道教的内丹修炼理论又与中医理论相结合，形成了食气、应时养生理论，民间引以为气功基础。如《素问·四气调神大论》提出春夏养阳，秋冬养阴，使人体之阴阳适应四时变化的养生法则。认为春夏二季大气之性为阳，宜用阴调之，故需多修静功，如内养功、周天功等，以达到养阳的目的；秋冬二季大气之性为阴，宜以阳调之，故需多行动功，如八段锦、五禽戏等，以达到滋阴的目的。

　　丹道修炼毕竟与民间的气功有较大不同，也与医家所论及的养生功法有所差别。所以阴阳学说在丹道修炼中的应用，主要表现在以下四个方面：

　　一是为丹道修炼提供了感悟人体内景图像途径。阴阳学说在阐释人体的组织结构时，认为人体是一个有机整体，它的一切组织结构，既是有机联系的，又可以划分为相互对立的阴阳两部分。人体上下、内外各组织结构之间，以及每一组织结构本身，虽然关系复杂，但都可以用阴阳来概括说明，正如《素问·宝命全形论》所说："人生有形，不离阴阳。"意思是说人生而有形体，形体内各脏腑、组织与器官的形成，都离不开阴阳的运动变化。而这种阴阳的运动变化及其规律，正是我们认识人体及其内部组织结构，包括脏腑结构、经络结构、气血结构、骨骼结构、细胞结构及各种功能性结构等的途径。

　　二是为丹道修炼认识人体的机理变化提供了方法。考察阴阳学说用于说明人体的机理变化，我们以病理变化为例：疾病的发生，是阴阳两方失去相对的动态平衡，从而出现偏盛或偏衰的结果。疾病的发生、发展，关系到正、邪两个方面。人体的抗病机能——正气，与致病因素——邪气，在丹道修炼中都是用阴阳概括说明的。病邪有阴邪（如寒邪）、阳邪（如热邪）之分，如《修真图》中说"肾邪入肝而多泪"等；正气包括阴精与阳气两个部分，如《修真图》中说"左（肾）为玄阳，右（肾）为牝阴"等。当我们违背师训，选用了那些不合要求的练功环境，导致身体的阴阳平衡被打破，出现偏盛或偏衰的时候，在修炼中就会出现"阴胜则寒，阳胜则热"，"阳虚则寒，阴虚则热"，"阴损及阳，阳损及阴"而致"阴阳两虚"等情况，从而影响到我们的练功效果。

三是为补亏筑基阶段的诊病治病提供了经验性认识。由于疾病的发生、发展的根本原因是阴阳失调。因此，任何病症，尽管它的临床表现错综复杂、千变万化，但在辨证的过程中，都可以用"阴证"和"阳证"加以概括。丹道修炼中根据自身体验，通过体内的阴阳变化，也能够抓住疾病的本质，从而做到有针对性的修炼。而且调整阴阳，补偏救弊，促使阴平阳秘，恢复阴阳两方面的相对平衡，也是练功治疗的基本原则，这与中医临床上的各种具体治疗原则是大同小异的，如"寒者热之"，"热者寒之"，"实则泻之"，"虚则补之"，"阳病治阴，阴病治阳"，"壮水之主，以制阳光；益火之源，以消阴翳"等，均是丹道修炼中调整阴阳的基本原则。例如，修炼中觉察肝火虚旺，心绪烦躁，便可用六字诀中的"嘘"字疏肝泻火；如果出现阴虚肾亏、气虚无力的情况，就要多练"双鹿桩"，并以"嘻"字补肾。

四是为科学解释丹道修炼影响人体的生理功能提供了依据。对于人体的生理功能，中医学也是用阴阳学说来加以概括说明的。如人体的正常生命活动，是阴阳两方保持着对立统一的协调关系的结果。属于阳的机能与属于阴的物质之间就是这种对立统一关系的体现。人体的生理活动（阳）是以物质（阴）为基础的，没有阴精就无以产生阳气；而生理活动的结果，又不断化生阴精。六腑（阳）的传化水谷、五脏（阴）的储藏水谷精微等的生命活动得以正常进行，也无一不是阴阳两方面保持着对立统一动态平衡的结果。一旦阴阳不能相互为用而分离，那么人的生命活动就会停止。所以《素问·生气通天论》说："阴平阳秘，精神乃治；阴阳离决，精气乃绝。"这就为丹道修炼，保持阴气平和，阳气固密，从而实现阴阳动态平衡，精满、气足、神旺，人的生命活动达到"修仙成真"、"长生久视"的目的提供了理论依据和现实可能性。

（四）关于"五行"学说

太乙五行桩除了从元气入手，注重阴阳平衡之外，还十分重视五行生克学说体系的实际运用，在桩法设计中无处不用五行生克原理和五行相乘相侮理论，来表达五脏之间的互相依存、互相制约的关系，以及动作导引、经络牵动、六字发音、筋骨皮肉训练、表情情绪运用等与五脏六腑一一对应的关系。如五个桩法的练功次序就是按照五行相生原理来设定的，青龙桩炼肝气、肝神，肝属木，木生火；火应心，所以炼肝气、肝神之后安排了炼心气、心神；接着火生土，土为脾，脾为中央土，所以脾气、脾神的训练安排在了五桩的中位；然后是土生金，金为肺，肺为西山白虎，所炼之气以养七魄；最后金生水，水为肾，肾乃水脏，管一身之精气；接着又是水生木，肾精养肝。如此五行相生，脏脏相扶，没有穷尽。所以这一套桩法是非常实用而有效的防治疾病方法和强身健体技术。

古人在长期的生活和生产实践中，逐渐地认识到自然界木、火、土、金、水这五种物质的运动变化不是孤立的，而是存在着相互滋生和相互制约的关系，从而引申出五行间具有相生相克的关系，逐渐形成了"五行"学说。五行学说是我国古代用以认识宇宙，解释宇宙事物在发生发展过程中相互联系法则的一种学说。

五行的基本概念。"五"，是木、火、土、金、水五种物质形态；"行"，即运动变化、运行不息的意思。五行的概念出现很早，先民们认为这五种物质形体不仅是构成世界的五种要素，而且决定着世界的性质。之后人们对五行的认识有所升华，认为五行就是木火土金水五种物质的运动变化，而且五行学说和阴阳学说一样，从一开始就着眼于事物的矛盾作用，事物的运动和变化。中国古代思想家对民间的认识加以提炼，试图用日常生活中常见的上述五种物质形态来说明世界万物的起源和多样性的统一。较早的资料主要保存在《左传》、《国语》和《尚书·洪范》等书中。战国时代，"五行"说颇为流行，并出现

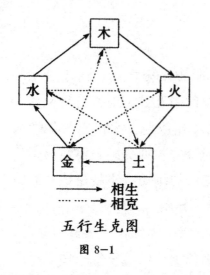

相生 →
相克 ⇢

五行生克图

图 8-1

"五行相生相胜"的原理。"相生"意味着相互促进，如"木生火、火生土、土生金、金生水、水生木"等；"相胜"即"相克"，意味着互相排斥，如"水胜火、火胜金、金胜木、木胜土、土胜水"等（见图 8-1）。这些观点具有朴素唯物论和自发的辩证法因素。"五行"说虽被后来唯心主义思想家神秘化，但它的合理因素，一直被保存下来，对中国古代天文、历数、医学等的发展起了重要作用。

五行学说在儒释道各家均有所运用。在佛家经典中，五行指布施行、持戒行、忍辱行、精进行、止观行。又指圣行、梵行、天行、婴儿行、病行。在儒学中，五行指仁、义、礼、智、信。《荀子·非十二子》："案往旧造说，谓之五行。"杨倞注："五行，五常，仁、义、礼、智、信是也。"儒家还运用该学说概括出了木德、火德、土德、金德、水德等概念。张三丰《大道论》中也曾对儒家的五行说与道家的丹道修炼之间的关系有所描述："孔曰：'求志。'孟曰'尚志。'问为何志，曰：'仁义而已矣。'仁属木，木中藏火，大抵是人育光明之用，乃曰仁。义属金，金中生水，大抵是裁制流通之用，乃曰义。仙家汞铅，即仁义之种子也。金水交并，水火交养，故尝隐居求志，高尚其志，而后汞铅生、丹道凝。志包仁义汞铅，而兼金木水火之四象，求之尚之者诚意为之，意土合而五行全，大道之事备矣。"

道家对五行学说运用最为广泛，如"五气朝元"说，指身不动，精固而水朝元；心不动，气固而火朝元；真性寂，魂藏而木朝元；妄情忘，魄伏而金朝元；四大安和，意定而土朝元。意味着五脏之气凝聚于丹田当中，以成金丹。又如"五行错王"说，指逆运体内五行之气，成就大丹。魏伯阳说："五行错王，相据以生，火性销金，金伐木荣。"

按照常理，金生水，木生火。从内丹上讲，木与火为伴侣，火反生木，即为逆；金与水为伴侣，水反生金，亦为逆，所以就叫做"五行错王"。还有"五行颠倒"说，指通过内丹修炼，使人体内五脏五行之气，逆其道而行，即精化炁，炁化神，神化虚，虚合道。目的是使人炼成金丹不坏之体，从而长生不灭，等等。

医学上的五行学说主要是以五行配五脏为中心：肝木，心火，脾土，肺金，肾水。基本内容有二：一是在以五脏为中心的基础上，通过经络以联系全身，说明人体的整体性，并通过自然现象的观察与医学实践联系到五方、四时等，说明人与自然界的统一性。《素问·阴阳应象大论》："在天为风，在地为木，在体为筋，在脏为肝，在色为苍……在变动为握，在窍为目，在味为酸，在志为怒。"医疗实践证明，怒可以伤肝，肝病患者有易怒、头晕、目眩、抽搐以及筋和眼的一些症候，采用治肝的方药或针灸肝经的穴位，能收到效果。二是用五行的生、克和相乘、相侮等理论以阐述五脏之间的互相依存、互相制约的关系，与阴阳学说贯通一起，可以认识到一些防治疾病的道理。《类经》[①]："造化之机，不可无生，亦不可无制。无生则发育无由，无制则亢而为害，必须生中有制，制中有生，才能运行不息，相反相成。"《素问·五运行大论》："气有余，则制己所胜，而侮所不胜；其不及，则己所不胜，侮而乘之，己所胜，轻而侮之。"五行学说，随着医药学的发展，内容不断丰富。目前五行学说在中医学中的运用，主要有以下几个方面：

一是五行学说为事物属性的分类提供了标准和依据。古人通过长期的观察，抽象地概括出五行各自不同的特性：木的特性是生发，柔和；火的特性是温热、上炎；土的特性是长养、变化；金的特性是清肃、坚劲；水的特性是寒润、下行。古代医学家运用五行学说，根据上述五行的不同特性，对人体的脏腑组织、生理、病理现象，以及与人类生活有关的自然界事物，作了广泛的联系和研究，并用"比类

---

①　《类经》：明代张介宾所撰医书。

取象"的方法，按照事物的不同性质、作用与形态，分别归属于木、火、土、金、水"五行"之中，借以阐述人体的脏腑组织之间生理、病理的复杂联系，以及人体与外界环境之间的相互关系。

二是五行学说为中医学提供了认识人体的方法。中医学中所沿用的五行，实际上是事物五种不同属性的抽象概括。即以系统结构观点来观察人体，阐述人体局部与局部、局部与整体之间的有机联系，以及人体与外界环境的统一，使中医学所采用的整体系统方法进一步系统化。

三是五行学说为中医学提供了对事物属性的归类推演法则。如以天人相应为指导思想，以五行为中心，以空间结构的五方，时间结构的五季，人体结构的五脏为基本间架，将自然界的各种事物和现象，以及人体的生理病理现象，按其属性进行归纳。

四是五行学说为中医学提供了五行生克制化规律。所谓五行相生规律，是指五行之间互相滋生和促进的关系。五行相生的次序是：木生火，火生土，土生金，金生水，水生木。以次滋生，循环无尽。在相生关系中，任何一行都有"生我"、"我生"两方面的关系。所以《难经》把它比喻为"母"与"子"的关系。"生我"者为"母"，"我生"者为"子"。所以五行相生关系，又叫"母子关系"。《修真图》在五脏配五行中所做的"母子关系"论述，正是借用了中医的这一说法。所谓相克规律，是指五行之间相互制约的关系。五行相克的次序是：木克土，土克水，水克火，火克金，金克木，木克土。这种克制关系也是往复无穷的。所以说"木得金而伐，水得火而灭，土得木而达，金得火而缺，水得土而绝，万物尽言，不可胜竭"[①]。所谓制化规律，五行中的制化关系，是五行生克关系的结合。相生与相克是不可分割的两个方面。没有生，就没有事物的发生和成长；没有克，就不能维持正常协调关系下的变化与发展。因此，必须生中有克（化中有制），克中有生（制中有化），相反相成，才能维持和促进事物相对的平衡

---

① 见《素问·宝命全形论》。

协调和发展变化。五行之间这种生中有制，制中有生，相互生化，相互制约的生克关系，谓之"制化"。

五是五行学说为中医学提供了五行的乘侮规律。五行之间正常的生克制化关系遭到破坏时，就会出现异常的乘侮现象。所谓相乘规律，是指乘虚侵袭或相克太过，超过了正常制约的程度，使事物之间失去了正常的协调关系。相乘现象可分两个方面：一是五行中任何一行本身不足（衰弱），使原来克它的一行乘虚侵袭（乘），而使它更加不足，即乘其虚而袭之。二是五行中任何一行本身过度亢盛，而原来受它克制的那一行渐渐出现衰弱。所谓相侮规律，是指五行中的任何一行本身太过，使原来克它的一行，不仅不能去制约它，反而被它所克制，即反克，又称反侮。

五行学说在丹道修炼中得到了充分的应用。由于"医道同源"和"十道九医"的缘故，道教的丹道修炼与中医对五行学说的应用是基本一致的。道教的丹道修炼把五行学说引用进来，不仅促进了理论体系的形成，而且又用人体组织、脏腑、经络、气血等属性的五行分类方法和五行生克乘侮规律，具体地解释了丹道修炼中的许多现象，并指导着丹道修炼的功阶递进。

首先，五行学说为丹道修炼说明脏腑的名称和生理功能及其相互关系。如在五行配五脏的基础上，又以类比联系的方法，根据脏腑组织的性能、特点，将人体的组织结构分属于五行[①]，以五脏为中心，以六腑为配合，支配五体，开窍于五官，外荣于体表组织等，形成了以五脏为中心的脏腑组织的结构系统，从而为中医的藏象学说和道家的内景图像奠定了理论基础。

其次，五行学说为丹道修炼反映了人体内外环境的统一性。事物属性的五行归类，除了将人体的脏腑组织结构分别归属于五行外，

----

① 　即：五脏为肝、心、脾、肺、肾，六腑为胆、小肠、胃、大肠、膀胱、三焦，五体为筋、脉、肉、皮毛、骨，五官为目、舌、口、鼻、耳，体表组织为爪、面、唇、毛、发。

同时也将自然界的有关事物和现象进行了归类。例如，把人体的五脏、六腑，五体、五官等，与自然界的五方、五季、五味、五色等相对应，从而使人与自然环境统一起来，具体体现了"天人合一"的道家思想。这种归类方法，不仅说明了人体内在脏腑的整体统一，而且反映出人体与外界的协调统一。如春应东方，风气主令，故气候温和，气主生发，万物滋生。人体肝气与之相应，肝气旺于春。所以说："随天之五气，地之五行，人之五脏，而应象者也。故为苍，为角，为呼，为握，为目，为酸，为怒，惟东方风木之肝脏为然耳。"[①] 这样就将人体肝系统和自然春木之气统一起来，从而反映出人体内外环境统一的整体观念，反映了道家的"天人合一"的思想。

再次，五行学说为丹道修炼阐明了人体脏腑的生理功能。道家将人体的内脏分别归属于五行，以五行的特性来阐明五脏的生理功能：木性可曲可直，条顺畅达，有生发的特性，故肝喜条达而恶抑郁，有疏泄的功能。火性温热，其性炎上，心属火，故心阳有温煦之功。土性敦厚，有生化万物的特性，脾属土，脾有消化水谷，输布精微，营养五脏、六腑、四肢百骸之功，为气血生化之源。金性清肃，收敛，肺属金，故肺具清肃之性，肺气有肃降之能。水性润下，有寒润、下行、闭藏的特性，肾属水，故肾主闭藏，有藏精、主水等功能。所以《修真图》中描述的丹道修炼理法和太乙五行桩的功法理念，都是按照人体脏腑的五行属性和生理功能进行设计和安排的，具有较强的科学性和安全性。

最后，五行学说为丹道修炼推演了人体脏腑之间的相互关系。人体五脏的功能活动不是孤立的，而是互相关联着的。五行学说不仅用五脏五行的分属阐明了五脏的功能特性，还运用五行生克制化的理论说明了脏腑生理功能的内在联系，以及五脏之间既有相互滋生的关系，又有相互制约的关系的特性。丹道修炼尤其重视脏腑之间五行相生的联系和制约，譬如木生火，即肝木济心火，肝藏血，主血脉，肝

---

① 见清代高世栻注《素问直解》。

藏血功能正常有助于心主血脉功能的正常发挥。火生土，即心火温脾土，心主血脉、主神志，脾主运化、主生血统血，心主血脉功能正常，血能营脾，脾才能发挥主运化、生血统血的功能。土生金，即脾土助肺金，脾能益气，化生气血，传输精微以充肺，促进肺主气的功能，使之宣肃正常。金生水，即肺金养肾水，肺主清肃，肾主藏精，肺气肃降有助于肾藏精、纳气、主水之功。水生木，即肾水滋肝木，肾藏精，肝藏血，肾精可化肝血，以助肝功能的正常发挥。这种五脏相互滋生的关系，就是运用五行相生理论来具体落实到丹道修炼的功法之中的。又譬如心属火，肾属水，水克火，即肾水能制约心火，如肾水上济于心，可以防止心火之亢烈。肺属金，心属火，火克金，即心火能制约肺金，如心火之阳热，可抑制肺气清肃之太过。肝属木，肺属金，金克木，即肺金能制约肝木，如肺气清肃太过，可抑制肝阳的上亢。脾属土，肝属木，木克土，即肝木能制约脾土，如肝气条达，可疏泄脾气之壅滞。肾属水，脾属土，土克水，即脾土能制约肾水，如脾土的运化，能防止肾水的泛滥。这种五脏之间的相互制约关系，就是运用五行相克理论来形象生动地说明太乙五行桩动作导引的对立统一关系。

（五）关于"藏象"学说

太乙五行桩以五脏六腑训练为主，以经络、气血、筋骨皮肉训练为辅，所以必须了解藏象、经络、气血津液等方面知识。

"藏象"一词，首见于《素问·六节藏象论》中："帝曰：藏象何如？"所谓"藏"，是指隐藏于人体内的脏腑器官，即内脏。包括五脏六腑和奇恒之腑。心、肝、脾、肺、肾合称五脏。从形象上看，五脏属于实体性器官；从功能上看，五脏是主"藏精气"，即生化和储藏气血、津液、精气等精微物质，主持复杂的生命活动（见图8-2）。所以《素问·五脏别论》说："五脏者，藏精气而不泻也；故满而不能实。"满，指精气盈满；实，指水谷充实。满而不能实，就是说五

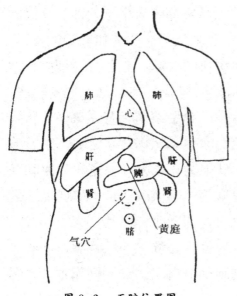

图8-2　五脏位置图

脏贮藏的都是精气，而不是水谷或废料。胆、胃、小肠、大肠、膀胱、三焦合称六腑。从形象上看，六腑属于管腔性器官；从功能上看，六腑是主"传化物"，即受纳和腐熟水谷，传化和排泄糟粕，主要是对饮食物起消化、吸收、输送、排泄的作用。所以《素问·五脏别论》说："六腑：传化物而不藏，故实而不能满也。"六腑传导、消化饮食物，经常充盈水谷，而不贮藏精气。实际上五脏中亦有浊气，六腑中亦有精气，脏中的浊气，由腑输泻而出，腑中的精气，输于脏而藏之。脑、髓、骨、脉、胆、女子胞，合称"奇恒之腑"。奇者异也，恒者常也。奇恒之腑，形多中空，与腑相近，内藏精气，又类似于脏，似脏非脏，似腑非腑，故称之为"奇恒之腑"。所以《素问·五脏别论》说："脑、髓、骨、脉、胆、女子胞，此六者，地气之所生也，皆藏于阴而象于地，故藏而不泻，名曰奇恒之腑。"

　　所谓"象"，有两个含义：一是指内脏的解剖形态，如李中梓说，"心象尖圆，形如莲蕊"等；二是指内脏的生理功能、病理变化反映于外的现象。如唐代医学家王冰所注《黄帝内经素问》中说"象谓所见于外，可阅者也"。又如《类经》中说："象，形象也。脏居于内，形见于外，故曰藏象。"由此可见，"象"是"藏"的外在反映，"藏"是"象"的内在本质，两者结合起来就叫做"藏象"。中医学所说的"藏象"，实际上是人体生命本质与形象的统一，其实质是关于人体物质代谢、形态结构、生理功能、病理变化等四者的高度概括，是一个综合性的概念。

　　根据以上分析可以看出：中医学对人体脏腑的研究，除了通过尸体解剖了解内脏的解剖形态外，更重要的是通过研讨活着的人体对不同环境条件和外界不同刺激的不同反应来认识人体的生理病理规律，也就是通过生活着的人体的外部征象来研究内脏的活动规律及其相互关系。可见，丹道修炼一方面通过活体的内景感悟，为现代中医学的藏象解剖学无法认知的现象提供了补充；另一方面又吸收了中医学的科学成果，为内丹修炼提供了理论依据。

藏象学说的内容主要由三个部分组成：一是脏腑的解剖、生理和病理。藏象学说主要是阐述脏腑的生理功能，详于脏而略于腑，详于功能而略于解剖。二是五脏与肢体官窍之间的关系。人体的毛发、皮肤、肌肉、脉管、筋膜、骨骼等形体组织，以及目、舌、口、鼻、耳、前阴、后阴、五官九窍等体表组织器官，都各有不同的生理功能，但它们又分别同五脏有着不可分割的联系，其生理病理变化是五脏信息的输出，反映着五脏的机能状态。这是一种由表知里，由里知表的认识方法，属于整体系统方法的范畴。三是脏腑之间的相互关系。包括脏与脏、脏与腑、腑与腑之间在生理功能和病理变化等方面的密切关系。

藏象学说在内丹修炼中的运用，除了可供人体内景感悟之外，更重要的是在补亏和筑基功法的修炼中，必须运用到脏腑的解剖和生理知识，以及脏腑之间的关系，此外还要用到五脏与肢体关窍之间关系等方面的知识。所以我们在采气图和太乙五行桩功法中就运用了许多这方面的知识，并安排了不少关于脏腑和筋骨的锻炼方法。

（六）关于"气血津液"学说

"气血津液"学说的基本内容，在《黄帝内经》中已有较为全面、系统的论述。这一理论的形成受到了当时"气一元论"的中国古代哲学思想的影响。"气一元论"认为，气是构成物质世界的最基本元素，气的运动变化是产生自然界中一切事物的始基。中医学把人体看成自然界的一部分，所以，在考察构成和维持人体生命活动的物质基础时，就很自然地接受了"气一元论"的观点。由于气血津液是通过脏腑的正常功能活动而产生，故气血津液学说的形成和发展，不仅受到"气一元论"学说的深刻影响，而且与藏象学说的形成和发展，更是密不可分。

道家历来十分重视"气血津液"在丹道修炼中的重要作用，而且往往加以神秘化，导致初入丹道的人很难摸着头绪。所以现代丹道修炼者，首先从中医学说入手弄清气血津液的来龙去脉，再入丹道途中，相对来说较容易一些。近些年来，中西医药界和其他科学技术界的学者们，努力用现代科学知识和方法，也进行了深入的研究，借以阐明气血津液学说的本质。

气血津液学说是研究人体基本物质的生成、输布及其生理功能的学说。气、血、津液是构成人体和维持人体生命活动的基本物质。气，是不断运动着的活力很强的精微物质。血，是循行于脉内的富有营养的赤色液体。津液，是机体中一切正常水液的总称。气、血、津液在人体内进行有规律的运动变化，产生了脏腑的机能活动。所以说气血津液既是脏腑功能活动的物质基础，又是脏腑功能活动的产物。机体的脏腑、经络等组织器官，进行生理活动所需要的能量，来源于气血津液，而气血津液的生成和代谢，又依赖于脏腑、经络等组织器官的正常生理活动。因此，气血津液和脏腑、经络等组织器官之间，在生理病理上，始终存在着互为因果的密切关系。气血津液学说，着重揭示机体脏腑组织生理活动和病理变化的物质基础，所以它在丹道修炼理法体系中，与藏象学说、经络学说有着同等重要的地位。

气，是构成人体和维持人体生命活动的最基本物质。一方面气是构成人体的最基本物质，人的形体构成是以气为物质基础的。故曰："夫生化之道，以气为本。天地万物，莫不由之……人之有生，全赖此气。"① "气聚则形成，气散则形亡。"② 另一方面，气又是维持人体生命活动的最基本物质。人生存于自然界中，人的生长、发育和各种

① 见明代张介宾撰医书《景岳全书》。
② 见清代喻昌撰医书《医门法律》。

生命活动都需要与周围环境进行物质和能量的交换。人需要从自然界中摄取饮食水谷（水谷之气），从自然界中吸入氧气（呼吸之气）。这些自然之气被摄入人体，经过代谢后能够发挥各种生理功能，维持人的生命活动。在丹道修炼中，修养五脏神的原始依据就是脏腑之气的先天功能活动。而且先民们经过长期观察，对先天气与生命的意义已经有了朴实的认知。认为人生初生，吸气长于呼气；由少年到青年，吸气渐行渐短；人到中年，呼气与吸气基本相等长；到了老年，吸气短于呼气；人之将死，只有呼出的气，而没有了吸入的气。这些现象根源于肾之先天对肺入之气的"纳下"功能的不断退化，甚至于衰竭。

气来源于先天获得和后天补充两个方面。胎儿在分娩出生前，从父母身上禀受先天之精，即精微之气，或叫做遗传基因。先天之精气是构成人体气的重要部分，所以这是先天获得。所谓从后天补充，就是人出生以后，从自然界获得水谷精微和清气，也称为后天之精气。由先天和后天两个途径所获得的气"原料"，需要经过人体脏腑的作用，才能转化为具有生命力的气。一般来说，参与气之生成的脏腑有肾、脾、胃、肺。其中，肾脏贮藏禀受于父母的先天之精气，脾胃受纳、腐熟水谷，运化水谷之精微，肺吸入自然界的清气，并输布已经形成的气。所以丹道修炼中强调后天补先天的理论是有其科学根据的。

既然如此，那么气的生成及其补先天的过程，就又是丹道修炼非常关注的问题。实际上人体之气是由三个方面构成，即禀受于父母的先天之精气和来源于饮食物中的营养物质所形成的后天水谷之精气，以及存在于自然界的清气。人体之气是靠肺、脾胃和肾等脏腑生理功能的综合作用而形成的。其生成过程为：先天之精气在肾的作用下，出肾间（命门）向上经中焦，与脾胃化生的水谷精微相并，至上焦与肺吸入的清气相结合，形成了气。气形成之后，在肺的作用下，输布、运行于全身。由此可见，从气的来源和构成看，除了与先天禀赋、后天饮食营养，以及自然环境融入等有关外，同时与肾、脾胃、肺等脏腑的生理功能正常与否也密切相关。因此，肺、脾胃、肾等脏腑的生理功能的任何环节发生异常，都会影响气的生成及其正常的生理效应，从而导致疾病发生。由于人在出生之后，必须依赖饮食物质的营养，方能维持其正常的生命活动，所以脾胃的功能处于气的生成过程的中间环节，而显得尤为重要。太乙采气法和太乙五行桩正是考虑到这一因素，才在修炼的初期强调练功者要注意加强饮食营养，也就是要让机体从饮食营养物质中摄取水谷精微，并靠脾胃的受纳和运化功能而化生后天之气，然后再由后天的水谷精微来充养先天之精，在呼吸的导引和心神长年累月的强制性介入下，这种后天补先天的效果将会更加显著。所以说丹道修炼的后天返先天，不是宗教，更不是迷信，而是具有科学意义的养生、健身方法和技术。

气不仅是维持人体生命活动的根本，也是丹道修炼中十分重要的概念和要素，所以我们还应当关注到气的功能作用，关注到分布于人体不同部位的气所具有的功能特点。

首先，气具有激发和推动的功能。气是活力很强的精微物质，它能激发和促进人体的生长发育以及各脏腑、经络等组织器官的生理功能，能推动血的生成、运行，以及津液的生成、输布、排泄等。当气的推动作用减弱时，就会影响人体的生长、发育，或出现早衰，也会使脏腑、经络等组织器官的生理活动减退，出现血和津液的生成不足，运行迟缓，输布、排泄障碍等病理变化。

其次，气具有温煦、熏蒸的作用。由于气的这一功能，人体才能得以维持正常体温的恒定，才能维持脏腑、经络等组织器官的正常生理活动，才能维持血和津液等液态物质的正常循行。当气的温煦作用失常时，可出现体温低下，四肢不温，脏腑的功能衰退，血和津液的运行迟缓等寒性病理变化。

再次，气具有卫护肌肤、抗御邪气的作用。气的防御作用，一方面可以抵御外邪的入侵，另一方面还可驱邪外出。所以，气的防御功能正常时，邪气不易侵入；或虽有邪气侵入，也不易发病；即使发病，也容易治愈。当气的防御功能减弱时，肌体的抗病能力就会下降，用西医的说法是免疫力降低。譬如，性生活过频，就容易伤风感冒。

又次，气对体内的液态物质和腹腔脏器等有固护统摄、控制作用。气的固摄作用主要表现是：固摄血液，即防止血液溢出脉外，保证血液在脉中的正常循行；固摄汗液、尿液、唾液、胃液、肠液等，控制其分泌量、排泄量，防止体液的丢失；固摄精微，防止其妄泄；固摄脏器的位置，使之相对稳定而不上下移动。当气的固摄功能减弱时，就会导致体内液体物质的大量丢失。当气不摄血时，会导致各种出血；当气不摄津时，会导致自汗、多尿、小便失禁、流涎、泛吐清水、泄泻滑脱等；当气不固精时，自然会出现遗精、滑精、早泄；气虚而冲任不固时，会出现小产、滑胎等，也可使脏器位置下移，如中气下陷就会出现胃、肾、子宫等脏器下垂，以及脱肛等。

最后，气具有气化作用。所谓气化，是指通过气的运动而产生的各种变化，就是精、气、血、津液的各自新陈代谢及其相互转化。气的这种促使机体内精微物质化生和转化的作用，可以使人体不断地从周围环境中摄取所需的物质，经过同化，转变为人体的组成成分；同时，经过异化，将人体自身组织中的陈旧部分排泄到周围环境中去。机体内这一物质代谢过程，正是通过气的气化作用而实现的。如果气的气化作用失常，则能影响整个物质代谢过程。武当养生功中的太乙采气法和太乙五行桩，正是根据人体气的这种气化功能来设置形体引动的。

丹道修炼还应当十分重视气的运动及其运动形式，从而使机体中的气由自然运动，通过修炼进入有控制的运动，再返回到自然运动，但是那已经是更高层次的自由运动，最终实现与道合体的天然运动。首先，气是物质的，运动是物质的属性，气之所以能够发挥其各种生理功能，是因为气在人体内不断地运动。一般我们把气的运动称为气机，气的运动一旦停止，人体就失去了生机，人的生命活动也就停止了。同时，气的运动形式是多种多样的，一般有四种基本形式，即升、降、出、入。升降，是气的上下运动；出入，是气在体内、体外的运动。

气的升、降、出、入运动激发和推动了人体脏腑经络的各种生理活动；人体脏腑、经络的各种生理活动又具体地体现了气的升、降、出、入运动。当然，气的升、降、出、入是对人体气的运动形式总的概括。就某一个特定的脏腑来说，其在气的激发、推动下所发挥的生理功能，有的包括完整的升、降、出、入形式，有的包括部分形式，有的以升降为主，有的则以出入为主，这些都是由脏腑的生理特性和位置等决定的。一般说来，五脏贮藏精气，宜升；六腑传导化物，宜降。就五脏而言，肺居上焦，又借气道与外界相通，其生理活动就有升、降、出、入四种形式；心脏虽居上焦，但与外界不相通，其生理活动就仅有升、降两种形式，并以降为主；脾胃虽然同居中焦，但是脾主运化以升为主，胃主受纳以降为主；肾、肝居下焦，与外界不直接相通，其生理活动就仅有升、降，并以升为主。所以在丹道修炼中，如果呼吸把握得好，气机运动调节得好，就会出现"气机调畅"；当气的升降出入运动失去了平衡协调的生理状态，就会出现"气机失调"、"气机不畅"，甚至出现"气闭"现象等。

人体的气，从总体上说，是由肾中之精气，饮食水谷之精微和自然界之清气三个部分在肾、脾胃、肺等脏腑的共同作用下生成的。但根据其主要来源、分布部位和功能特点又可分为元气、宗气、营气和卫气等。丹道修炼中进一步了解气的这种分类，有利于练功者把握气的本质及其区别，以及气的不同作用。

元气，又名"原气"、"真气"，是人体生命活动的原动力。《云笈七签》卷五十六《诸家气法·元气论》中说："夫元气者，乃生气之源，则肾间动气是也。此五脏六腑之本，十二经脉之根，呼吸之门，三焦之源。"所以丹道修炼中会经常用到元气、真气的概念。现代医学认为，元气是人体最基本、最重要的气。元气以先天之精为基，又赖后天之精的培育，所以我们把它称作体内元气。元气发于肾间（命门），通过三焦，沿经络系统和腠理间隙循行全身，内而五脏六腑外而肌肤腠理无所不到，以作用于机体各个部分。命门为元气之根，水火之气，五脏之阴气，所以非元气不能滋养；五脏之阳气，也非元气不能发。元气循行的方式有两种：一是并营卫之气行十二正经和奇经八脉之中，一是独行于本输经别之中。元气循行的道路：始于肾间，经下、中、上三焦，由手太阴脉经进入十二正经中。布于周身，蓄于奇经，溢于三百六十五穴，然后再经腠理和大小络脉汇聚于四肢末端的井穴，入本输至经别，直接深入脏腑，继而浅出头颈部、胸腹俞穴和背俞穴，自奇经总集于任督二脉，下归肾脏。元气在循行过程中，经过了人体的各脏腑、经络及体表组织。元气循此路径，周而复始地循行，以发挥其正常的生理功能。元气不仅具有推动和温煦的生理功能，而且具有推动人体的生成和发育功能，它是人体生命活动的原动力，是维持生命活动的最基本的物质。元气的重要作用是显而易见的，根据《灵枢·天年》的记载：人 10～40 岁，元气充足，由下部之根本达于上部的标、结，脏腑、肌肉、四肢百骸、头面胸腹、背脊皆受其作用。故五脏渐定，肌肉渐长，形体壮盛，能跑善行。人到 50～100 岁，元气渐衰，不能由下部之根本上达于标、结，脏腑肌肉、四肢百骸、头面胸腹和脊背皆失其荣，故五脏渐衰，目昏，肌肤枯槁，好卧，形骸独居而终。

　　元气的主要来源与生成过程，是从父母禀受的先天之精气，经肾的化生作用和水谷精微的滋养而成。可见，元气的盛衰与先天禀赋有直接关系，但后天饮食、锻炼、劳作，以及精神因素、疾病等也可以改变元气的强弱状况。先天禀赋不足的人通过饮食、药物的调养和丹道技法的修炼等，可以使元气逐渐充足。当然先天元气充足的人，也会由于后天各种不利因素而导致元气损伤过度。所以，元气之盛衰，并非完全取决于先天禀赋，与脾胃运化水谷精气的功能密切相关，也与练功和不练功，或所选功法是否得当有着密切关系。一般在丹道修炼的初级功法中就会大量使用元气的概念和功能。太乙五行桩虽作为筑基功法，但已能达到元气滋养五脏的效果。所以就一般养生健身和延年益寿而言，不愿意再进入坚苦卓绝的丹道修炼，练太乙五行桩足矣。

宗气，是积于胸中之气，它由脾上输于肺的谷气和肺吸入的自然界的清气相结合而成。宗气聚集于胸中，经肺的宣发作用，出咽喉，贯心脉；经肺的肃降作用蓄于丹田，并经气街注入足阳明经。宗气在胸中积聚之处，称作"上气海"，又称"膻中"。宗气的主要功能表现在两个方面：一为行呼吸，上出咽喉（息道）的宗气，有促进肺的呼吸运动的作用，并与语言声音的强弱有关；二是行气血，贯注于心肺的宗气，有协助心气推动心脉的搏动、调节心率、心律的作用。宗气的这一作用影响着人的心搏的强弱、节律和血液的运行，并影响着肢体的活动和寒温。"虚里"是古人诊察宗气盛衰的部位，位于左乳下。宗气不足主要与肺和脾胃等脏腑有关，多反映于心、肺两脏的功能失调。宗气为病，虚多实少。所以清代周学海《读医随笔》中说："宗气者，动气也。凡呼吸声音，以及肢体运动，筋骨强弱者，宗气之功用也。"

营气，是行于脉中，富有营养作用的气。由于营气与血同行脉中，关系紧密，故常以"营血"并称。营气相对于卫气而言属于阴，故又称"营阴"。营气主要是由水谷精微化生而来。营气的生成过程：饮食水谷在脾胃的作用下化生为精微，并由脾上输于肺，在肺的作用下，水谷精微中精专的部分进入脉道，成为营气。营气出于中焦，经肺进入经脉后，沿十四经脉依次循行，周流于全身。营气的主要生理功能包括化生血液和营养全身两个方面，一方面营气经肺注入脉中成为血液的组成部分；另一方面营气循脉流注全身，为脏腑、经络等生理活动提供营养物质。营气运行于全身上下内外，流乎于中而滋养五脏六腑，布散于外而灌溉皮毛筋骨。所以丹道修炼中一般在初级阶段，就是加强营养，摄取水谷精微，增强营气的功能，从而起到强身健体和补亏筑基的作用。同时，营气的循行也是有规律的，在正常情况下，营气每昼夜沿十四经循行五十周，所以《内景图》有"五十境内隐玄关"之说。其每周循行的途径为：营气出于中焦（脾胃），按着十二经脉的流注次序，始注于手太阴肺经，终于足厥阴肝经，复注于手太阴肺经，构成了营气在十二经脉循行流注于全身的通路，此为营气的十二经循行。营气在十二经循行周流时，还有另一分支，从肝别出，至额，循巅，行于督任二脉。再进入缺盆，而后下注于肺中，复出于手太阴肺经，构成了营气的任督循行路径。营气的十二经循行和任督循行，形成了营气的十四经流注次序。如此自上而下，又自下而上，出阴入阳，又出阳入阴，相互逆顺，如环无端。

卫气，是行于脉外，具有保卫功能的气。卫气相对于营气而言，属于阳，故又称"卫阳"。卫气主要由水谷精气所化生，即由脾胃化生的水谷精微，上输于肺，在肺的作用下，水谷精微中慓疾滑利的部分被敷布到经脉之外，成为卫气。肾中先天之精气，在卫气的生成过程中起着激发作用。肾、脾、胃、肺等脏腑的功能正常与否均可影响卫气的生成。卫气在肺的宣发作用下，附行于脉外，布散于人体全身的组织间隙和体腔之内。卫气的循行也是有规律的，它昼傍六腑体表的经脉之外循行二十五周，夜沿五脏循行二十五周。一昼夜循行五十周。每天从黎明开始，当眼睛睁开的时候，卫气从目内眦上行头部，循手足太阳、手足少阳和手足阳明经，上下运行；再由足部交于阴分，通过足少阴肾经，重复上出于五十周次。卫气的主要功能表现在防御、温煦和调节作用三个方面。

综上所述，我们将各气之间关系归纳如下：（见表8-2）

$$
\begin{array}{l}
自然界清气（肺）\\
\\
水谷之气（脾胃）\\
\\
先天之气（肾）
\end{array}
\left\{
\begin{array}{l}
宗气（膻中——上气海）\left\{\begin{array}{l}行于脉中——营气\\行于脉外——卫气\end{array}\right\}后天之气\\
\\
元气（丹田——下气海）\left\{\begin{array}{l}阴液之本——元阴\\阳气之根——元阳\end{array}\right\}先天之气
\end{array}
\right.
$$

表8-2　各"气"关系表

血，是循行于脉管中的富有营养的赤色液体，是构成人体和维持人体生命活动的基本物质之一。脉是血液循行的管道，又称"血府"。在某些因素的作用下，血液不能在脉内循行而溢出脉外时，称为出血或"离经之血"。由于离经之血离开了脉道，失去了其发挥作用的条件，所以，它丧失了血的生理功能。人体的血液有两个生成途径，即水谷精微化血和精化血。所谓水谷精微化血，就是饮食物经胃的腐熟和脾的运化，转化为水谷精微。水谷精微经脾的作用上输于肺，并与吸入之清气相合，通过心肺的气化作用注之于脉，化而为血。而且，水谷精微所化生的营气和津液，也是血液的重要组成成分。营气经肺入脉后可以与脉中的其他成分一起化为血。所以，《灵枢·营卫》中说："营气者，泌其津液，注之于肺，化而为血。"津液也能渗入脉中参与血液的组成，并维持和调解血液的浓度。由于经脾胃化生的水谷精微是血液化生的最基本物质，故有脾胃为生血之源的说法。因此，饮食营养的优劣，脾胃运化功能的强弱，直接影响着血液的化生。如果长期饮食营养摄入不良，或脾胃的运化功能长期失调就会导致血液的生成不足，从而形成血虚的病理变化。

由于精也是化生血液的基本物质，所以就有精化血的途径。肾精化生血，主要是通过骨髓和肝脏的作用实现的。肾主骨，肾精可以化为髓，髓充于骨，可化为血。肾精输于肝，在肝的作用下也可化为血。所以，"精不泄，归精于肝而化清血"[①]。由于肾、肝两脏在精化血的过程中起着重要的作用，所以当肾、肝两脏功能低下时，便会影响血液的化生，而出现血虚之病理改变。总之，血液的化生是以水谷精微作为物质基础，通过脾胃、肺心、肾肝等脏器的功能活动来完成的。不论是直接由水谷精微化血还是由肾精化血，都是从自然界中摄取来原料，这一点与气的生成来源一致，所以古人认为"血之与气，异名同类"。

血液的功能，既具有营养和滋润全身的生理功能，又是神志活动的物质基础。从营养和滋润作用看，血液必须在经脉中正常地运行，这是血液发挥营养和滋润作用的前提和条件。血液在脉中循行，内而五脏六腑，外而皮肉筋骨，如环无端，运行不息，不断地将营养物质输送到全身各脏腑组织器官，借以发挥营养和滋润作用，以维持正常的生理活动。从神志活动基础看，古人通过大量的临床观察而认识到，

①　见清代张璐所撰医书《张氏医通》。

血液无论何种原因形成的血虚或运行失常，均可呈现出神志方面的不同程度的症状。如失血甚者会出现烦躁、恍惚、癫狂、昏迷等神志失常的病变。可见血液与神志活动有着密切关系，只有血液供给充足，神志活动才能维持正常。

血液在生理情况下循行于脉中，沿脉管流行于全身各处，环周不息，运行不止。脉管的完整是维持血液正常运行的必要条件。此外，心、肺、肝、脾四脏对维持血液的正常循行也起着重要的作用。心主血脉，是血行的动力，血液能正常地在脉管中沿一定方向循行，主要靠心气的推动作用；肺主一身之气，肺与宗气的生成有密切的关系，而宗气的功能之一，是贯心脉以行血气，而且"肺朝百脉"，就是循行于周身的血脉，均要汇聚于肺脏，布输全身，这正是在肺气的作用下进行的；脾主统血，就是脾气统摄血液，使之不致溢出脉外；肝主藏血，就是贮藏血液和调节血量，而且肝的疏泄功能能调畅气机，一方面保障着肝本身的藏血功能，另一方面对血液通畅地循行也起着作用。一般说，血液正常地循行需要两种力量，即推动力和固摄力。推动力是血液循行的动力，具体地体现在心肺及肝的疏泄功能方面。固摄力，是保障血液不致外溢的因素，具体地体现在脾的统血和肝藏血的功能方面。只有这两种力量的协调平衡，才能维持血液的正常循行。若推动力量不足，则可出现血液流速缓慢，出现滞涩、血瘀等改变；若固摄力量不足，则可出现血液外溢，甚至可导致出血。

津液，是机体的一切正常水液的总称。包括各脏腑组织内的液体，如肺津、肾水等，各脏腑器官所分泌的液体，如胃液、肠液、涕、泪、涎等，以及水液代谢的各类产物，如汗、尿等。津液也是构成人体和维持人体生命活动的基本物质。津与液虽同属水液，但在性状、功能及其分布部位等方面又有区别。一般地说，性质清稀，流动性大，主要布散于体表皮肤、肌肉和孔窍等部位，起滋润作用的，称为津；性质较稠厚，流动性较小，灌注于骨节、脏腑、脑、髓等组织，起濡养作用者，则称为液。津和液本属一体，同源于饮食水谷，均有赖于脾和胃的运化功能而成。两者在运行、代谢过程中可以相互转化，在病变过程中又可以互相影响，伤津能引起耗液，脱液也能伤津。所以常津液并称，一般没有严格区别。但是在丹道修炼中有时需要区分两者的作用，则会加以区分。在太乙静功中有"漱液为津"的功法。津液的生成与输布是一个由众多脏腑共同参与的复杂的生理过程。首先，津液来源于饮食水谷，通过胃、脾、小肠的作用而生成。此外，大肠也吸收部分水液，所以有"小肠主液"、"大肠生津"的说法。其次，津液的输布与排泄依赖于脾、肺、肾等脏腑的协调作用而完成。津液的输布需要脾、肺、肾等脏腑的作用，津液的排泄需要肺、肾、膀胱等脏腑及口鼻、皮肤、两阴等器官的共同作用。津与液在输布的部位方面有所区别：津主要被布散于腠理、肌肉、孔窍等处；液主要被灌注于骨节、脏腑、脑、髓等处，被输布于体内各处的津液，可渗入孙络，还归于经脉之中。

　　脾、肺、肾等脏腑在津液输布和排泄过程中的作用各不相同。脾对津液的输布作用表现于"散精"，即通过脾的运化功能，将津液一方面上输于肺，另一方面灌溉于全身；肺对津液的输布作用表现在，通过宣发作用将津液输布至全身体表，通过肃降作用将津液输送至肾和膀胱；肺对津液的排泄作用则表现在，被宣发至体表的津液由汗孔排出体外而为汗，被输送至肾、膀胱的津液化为尿液而排出体外，并通过呼吸运动带走一部分水分；肾对津液的输布作用表现在，肾所藏的精气是机体生命活动的原动力，那么精气的蒸腾气化作用，则是胃的"游溢精气"，脾的"散精"，肺的"通调水道"以及小肠的"分清别浊"等作用的动力。同时，由肺下输至肾的津液，在肾的气化作用下，"清者"蒸腾，通过肺布散于全身，"浊者"则化为尿液注入膀胱；肾对津液的排泄作用表现在，肾之气化作用控制着膀胱排尿。此外，三焦是津液在体内流注、输布的通道。

　　津液具有滋润和濡养、参与血液的生成、调节机体的阴阳平衡、排泄废物等方面功能。所以丹道修炼中常常强调"叩齿、漱咽、吞津液"，正是基于津液的这些功能而言的。所谓津液的滋润和濡养作用，一般说来，津主要发挥滋润作用，液主要发挥濡养作用。被输布于肤表、孔窍等处的津，能滋润皮毛、肌肤、眼、鼻、口等，被灌注于内脏、骨髓、脑等处的液，能濡养内脏，充濡骨髓、脊髓、脑髓等。所谓参与血液的生成，津液经孙络渗入血脉之中，具有滋养和滑利血脉的作用，而且津液本身又是组成血液的基本物质。所谓调节机体的阴阳平衡，人体各部分津液的生成和代谢，对调节机体阴阳的相对平衡，起着重要的作用。如"水谷入于口，输于肠胃，其液别为五，天寒衣薄则为溺为气，天热衣厚则为汗。"[①] 说明津液的代谢常随体内生理情况和外界气候的变化而变化，并通过这种变化来调节阴液与阳气之间的动态平衡。所谓排泄废物，津液在其自身代谢过程中，能把机体各处的代谢产物搜集起来，不断地排出体外，使机体各脏腑的气化活动正常进行。若这一作用受到损伤和障碍，就会使代谢产物潴留于体内，而产生各种病理变化。

气、血、津液三者的关系。气、血、津液的性状及其生理功能虽然各具特点，但是三者均是构成人体和维持人体生命活动的最基本物质。在生成方面均离不开水谷精微，在生理功能上又相互依存，相互制约，相互为用。所以，三者存在着极为密切的关系。首先，气和血的关系，是气为血之帅，血为气之母。气对血来说，气能生血，气能行血，气能摄血，即所谓"气为血之帅"。血对气来说，一方面，血是气的载体，气若不附于血中，则漂浮不定而无所归；另一方面，血不断为气的功能活动提供水谷精微。其次，气对津液的关系，是气能生津、气能行津、气能摄津。同时，津液又是气的载体，就是说气必须依附于津液而存在。再次，血和津液的关系，主要表现在，二者相对于气而言均属于阴，均是液态的物质，均有滋润和濡养作用，而且在生理上相互补充、病理上相互影响。从血对津液的关系看，运行于脉中的血液，渗于脉外便化为有濡润作用的津液。当血液不足时，

①　见《灵枢·五癃津液别》。

可导致津液的病变。当失血过多时，脉外之津液，渗入脉中以补偿血容量的不足，因之而导致脉外的津液不足，出现口渴、尿少，皮肤干燥等表现。所以，中医有"夺血者无汗"，"衄家不可发汗"，"亡血家，不可发汗"的说法。从津液对血的关系看，津液和血液同源于水谷精微，被输布于肌肉、腠理等处的津液，不断地渗入孙络，成为血液的组成成分，所以有"津血同源"之说。汗为津液所化，汗出过多则耗津，津耗则血少，故又有"血汗同源"之说。如果津液大量损耗，不仅渗入脉内之津液不足，甚至脉内之津液可以渗出于脉外，形成血脉空虚，津枯血燥的病变。所以，对于多汗夺津或精液大伤的患者，不可用破血、逐血之峻剂，故《灵枢·营卫生会》有"夺汗者无血"的说法。

（七）关于经络学说

经络学说，是研究人体经络系统的生理功能、病理变化及其与脏腑相互关系的学说。它和阴阳五行学说、藏象学说、气血津液学说，以及病因病机学说等一样，是中医学理论体系中的重要组成部分。经络学说是我们中华民族的祖先们在长期的医疗实践中总结出来的。目前人们对经络系统作为人体内客观存在的一种组织结构，并有一定的物质基础的观点，已普遍地被现代科学所接受，这充分说明经络学说具有无限的科学的生命力。太乙采气法和太乙五行桩功法中正是运用了许多经络学说知识，才使得它们更具有科学性和实用性。

经络，是经脉和络脉的总称。经络相贯，遍布全身，形成一个纵横交错的联络网，通过有规律的循行和复杂的联络交会，组成了经络系统。经络是运行气血，联络脏腑肢节，沟通内外上下，调节体内各部分的一种特殊的通路系统。经，又称经脉，是经络系统中纵行的干线。经脉又大多循行于人体的深部，且有一定的循行部位。络，又称络脉，有网络的意思。络脉是经脉的分支。络脉循行于人体较浅部位，有的络脉还显现于体表。络脉纵横交错，网络全身，无处不至。

人体经络系统是由经脉、络脉及其连属部分构成的。经脉和络脉是它的主体，其连属部分，在内部为五脏六腑，在外部为筋肉皮肤。经脉分正经和奇经两大类，为经络系统的主要部分。

1. 经脉

（1）正经

正经有十二支，所以称十二经脉（见附图 1 ~ 13）。根据各经所联系的脏腑的阴阳属性以及在肢体循行部位的不同，十二经脉具体分成手三阴经、手三阳经、足三阴经、足三阳经四组。从十二经脉的走向规律看：手三阴经循行的起点是从胸部始，经臑臂走向手指端；手三阳经，从手指端循臂臑[①]而上行于头面部；足三阳经，从头面部下行，经躯干和下肢而止于足趾间；足三阴经脉，从足趾间上行而止于胸腹部。从十二经脉的交接规律看：一是阴经与阳经相交接。即阴经与阳经在四肢部衔接。二是阳经与阳经相交接。即同名的手足三阳经在头面相交接。如手足阳明经都通于鼻，手足太阳皆通于目内眦，手足少阳皆通于目外眦。三是阴经与阴经相交接。即三阴经在胸腹相交接。四是手足三阴三阳经脉的走向和相互交接的规律。手三阴，从胸走手，交手三阳；手三阳，从手走头，交足三阳；足三阳，从头走足，交足三阴；足三阴，从足走腹，交手三阴。这样就构成了一个"阴阳相贯，如环无端"的循环径路。从十二经脉的流注次序看：十二经脉分布在人体内外，其经脉中的气血运行是循环贯注的。即从太阴肺经开始，依次传至足厥阴肝经，再传至手太阴肺经，首尾相贯，如环无端（见表 8-3）。

从十二经脉的分布特点看：一是头部。头为诸阳之会，手足六阳经脉皆会于头。其分布特点是：手足少阳经行于头部两侧；手足阳明经行于面部；足太阳经行于后头顶及后项部；手太阳经行于两颊部。二是躯干部。手足三阴经行于胸腹，手足三阳经行于腰背（唯足阳明胃经行于身前）。四是四肢部。四肢经脉分布的一般规律是：阴经行于四肢的内侧，阳经行于四肢的外侧。分布于上肢内侧的规律是：

---

① 臑：音 nào，指上臂内侧肌肉。

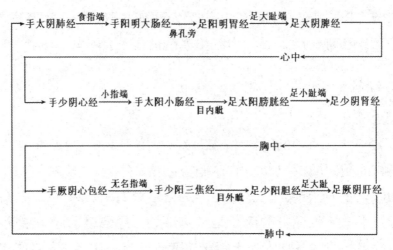

表 8-3　十二经脉流注次序图

太阴在前，厥阴在中，少阴在后；分布于上肢外侧的规律是：阳明在前，少阳在中，太阳在后；分布于下肢内侧的规律是：内踝上八寸以下，厥阴在前，太阴在中，少阴在后，八寸以上，则太阴在前，厥阴在中，少阴在后；分布于下肢外侧的规律为：阳明在前，少阳在中，太阳在后。

从十二经脉的表里关系看：手足三阴三阳十二经脉，通过经别和别络互相沟通，组合成六对表里相合关系。即：手太阳小肠经与手少阴心经为表里；手少阳三焦经与手厥阴心包经为表里；手阳明大肠经与手太阴肺经为表里；足太阳膀胱经与足少阴肾经为表里；足少阳胆经与足厥阴肝经为表里；足阳明胃经与足太阴脾经为表里。凡具有表里关系的经脉，均循行分布于四肢内外两个侧面的相对位置，并在手或足相互交接。

（2）奇经

奇经有八支，即督脉、任脉、冲脉、带脉、阴跷、阳跷、阴维、阳维，合称奇经八脉（见附图 14 ～ 21），有统率、联络和调节其他经络的作用。正经和奇经区别在于"脉有奇常，十二经者，常脉也；奇经八脉则不拘于常，故谓之奇经。盖以人之气血常行于十二经脉，其诸经满溢则流入奇经焉。"①

（3）十二经别

十二经别是十二经脉别出的正经，它们分别起于四肢，循行体内脏腑深部，上出颈项浅部。阳经的经别从本经别出而循行体内后，仍回到本经；阴经的经别从本经别出而循行体内后，却与相为表里的阳经相合。十二经别的作用，除了加强十二经脉中相为表里的两经之间的联系外，还能通过某些正经未能到达的器官与形体部位，因而能补正经之不足。

2. 络脉

络脉有别络、浮络、孙络之分。别络是较大的分支，共有十五支。其中十二经脉和任、督二脉各有一支别络，再加上脾之大络，合为十五别络。别络有本经别走邻经之意，其功能是加强表里阴阳两经的联系与调节作用。浮络是浮行于浅表部位的分支。孙络是络脉中最细小的分支。

3. 经筋和皮部

有十二经筋和十二皮部，是十二经脉与筋肉和体表的连属部分。十二经筋是十二经脉之气"结、聚、散、络"于筋肉、关节的体系，是十二经脉的附属部分。换句话说，十二经筋，是十二经脉循行部位上分布于筋肉系统的总称。它有联缀百骸，维络周身，主司关节运动的作用。十二皮部是经脉在体表一定部位上的反应区。全身的皮肤是十二经脉的功能活动反映于体表的部位，所以把全身皮肤分为十二个部分，分属于十二经，称为"十二皮部"。从皮肤的异常色泽、疹点和敏感点等，可以测知何经受邪，以及属于哪一类的疾病。

经络是运行全身气血，联络脏腑肢节，沟通上下内外，调节体内各部分的功能活动的通路。因此，经络的主要生理功能表现在沟通表里上下，联系脏腑器官；通行气血，濡养脏腑组织；感应传导及调

---

① 见《圣济总录》，为宋徽宗时药方书。又名《政和圣济总录》。

节人体各部分机能等方面。所谓沟通表里上下，联系脏腑器官：人体是由五脏六腑、四肢百骸、五官九窍、皮肉脉筋骨等组成的，它们虽各有不同的生理功能，但又共同进行着有机的整体活动，使机体内外、上下保持协调统一，构成一个有机的整体。这种有机配合，相互联系，主要是依靠经络的沟通、联络作用实现的。由于十二经脉及其分支的纵横交错，入里出表，通上达下，相互络属于脏腑；奇经八脉联系沟通于十二正经；十二经筋、十二皮部联络筋脉皮肉，从而使人体的各个脏腑组织器官有机地联系起来，构成了一个表里上下彼此之间紧密联系、协调共济的统一体。所以《灵枢·本脏》中说："夫十二经脉者，内属于脏腑，外络于肢节。"所谓通行气血，濡养脏腑组织：人体各个组织器官，均需气血濡养，才能维持正常的生理活动。而气血之所以能通达全身，发挥其营养脏腑组织器官,抗御外邪保卫机体的作用，是因为经络循环贯注之故。所以《灵枢·本脏》中说："经脉者，所以行血气而营阴阳，濡筋骨而利关节者也。"这就是动功对人体起作用的医学依据。所谓感应传导作用：经络不仅有运行气血营养物质的功能，而且还有传导信息的作用，所以经络也是人体各组成部分之间的信息传导网。当肌表受到某种刺激时，刺激量就沿着经脉传于体内有关脏腑，使该脏腑的功能发生变化，从而达到疏通气血和调整脏腑功能的目的。脏腑功能活动的变化亦可通过经络而反映于体表。经络凭借四通八达的信息传导网，可以把整体信息传达到每一个局部去，从而使每一个局部成为整体的缩影。练习武当养生功不仅身体健康，而且心情愉快，正是经络信息良性传导的结果。所谓调节机能平衡：经络能运行气血和协调阴阳，使人体机能活动保持相对的平衡。当人体发生疾病时,出现气血不和及阴阳偏胜偏衰的症候,可针对性的选择功法、点穴、按摩、针灸等治法以激发经络的调节作用，以"泻其有余，补其不足，阴阳平复"[①]。实验证明，练功犹如针刺有关经络的穴位，对各脏腑有调节作用，即原来亢进的可使之抑制，原来抑制的可使之兴奋。

---

① 见《灵枢·刺节真邪》。

丹道修炼离不开经络方面的知识，这是毫无疑问的。在补亏和筑基功法修炼的初级阶段，练功者是不需要知道那么多的人体经络知识的。因为在这个阶段的练功目的是很明确的，那就是找准体位，摆正姿势，学会功法，熟记心法。而且通过初级阶段的锻炼，后天弥补了先天亏损，调理了体内阴阳，和畅了气血运行，身体健康状况明显改善。如果需要进一步打好丹道修炼的基础，就必须了解经络、气血、筋骨、藏象等方面的知识，为提升到下一功阶奠定基础。

二　功前准备（调心、调息、调形）

丹道修炼的筑基功法与民间气功的一些要求基本相同，修炼时都离不开调心、调息和调形。对于动功，包括一些桩功、太极拳如此，对于补漏、筑基同样如此，无非动功的心神、呼吸随着导引动作的变化，要求更为复杂一些罢了。而且对于修炼静功来说，调心、调息、调形则更为重要。太乙采气法和太乙五行桩的预备势中口诀，就是为了调心、调息和调形而设置的。

（一）调心

丹道修炼中筑基功法的调心，亦叫做"调神"。这里讲的心，是指人的意识达到虚无的境界。因此，调心就是调整练功人的意识，使其达到收心、止念、定心，从而为修炼创造一个良好的心境。武当丹道修炼家们对于调心是十分重视的。认为："心不正，则十二官危"，"心为五脏六腑之大气"[1]，这就是说，人的心术不正，会直接威胁到人的五脏六腑的安危。若心不调，意不正，则气必散乱，违背气的运行规律。心属火，火过旺，必克肝木，且伤脾土。这样，必然会导致严重的后果。而且调心无论对动功，还是对修炼静功，都是极为重要的。

---

[1]　见《黄帝内经·素问》。

因为能否调整好意识，直接关系到身体的各个部位能否放松、入静，也就关系到能否练好功的问题。只有把心意调整得宁静、虚空，才能使人体的各个部位，尤其是大脑进入特殊的、保护性的抑制状态，以利于练功者的气血能够在经络中畅通无阻，进而恢复人体内部各部分的失调、耗损、恢复人体的阴阳平衡，达到治病健身的大目标。

调心的方法主要是收心、止念、定心。所谓收心，就是把练功前的纷杂繁复的各种念头很快地收回来，把思想意念收到体内的某一个部位，如收到下丹田或天门、命门、涌泉。开始收心时最关键的是收回识神。人的一生，经历了许多，因此形成了许许多多的识神，不把识神收回来，元神就很难归位。元神归不了位，神气相交、龙虎交媾就不能实现。所谓止念，就是在练功中不断地排除杂念。所谓定心，就是要使自己的意识协调一致，平衡体内的阴阳之气，并把练功的内视点确定在人体的某一个位置，如下丹田，或天门、泥丸、涌泉，或玉枕、命门、尾闾等。所以说，补漏和筑基是丹道修炼的基础，收心止念也是为下一步丹道修炼中的运用元神，或本意识打好坚实基础。如在太乙采气法和太乙五行桩的预备势口诀中，默念"天地人"，就是心神随着意念到达天穹，再回到地之深处，随后上下归一，回到体内。这就是识神收回，元神归位的法诀，大家一定不要轻视。

（二）调息

调息，就是调整人的呼吸。而呼吸就是人体同外界进行气体、能量、信息交换的过程。机体的任何组织，为了维持其生命活动，都必须进行氧化过程、新陈代谢过程。机体从外界摄取营养物质，经过同化过程，才能生成机体活动所需要的物质。同时，机体又不断地排除废物，进行异化过程。一旦这种过程停止，机体的死亡便来到了。调息的作用是明显的，因为：首先，不调息则无法调心，因为呼吸急促，而不缓慢、均匀、深长则人的意念也无法平衡，就无法做到松静、自然。调息还有助于人的大脑的入静，达到恬淡虚无的境界。其次，调整好呼吸，充分发挥呼吸的作用，不仅对腹腔器官可以起到按摩的作用，促进腹腔的血液和淋巴的流动，减少腹腔器官的淤血，协助腹部主动脉输运血液到身体末梢部分，帮助腹主静脉血液返回心脏。这样有利于减轻心脏负担，可以增强胃、肠、肝、肾、脾、膀胱、心肺等内脏活动的功能，而且能加强吐故纳新，多吸氧气物质和能量，多吐二氧化碳和其他废物,直接促进机体的气血调和及阴阳平衡。再次，调整呼吸能调整植物神经系统的功能。人体有一半疾病是由于植物神经系统的紊乱，呼气调整好了，可以增强副交感神经的效应，如心率减慢、血压下降、胃肠蠕动加快等；吸气练好了，可加强交感神经的效应，如血压升高、心率加快、肠胃蠕动变慢，从而调整植物神经系统，可以治病防病。最后，调息还能加强丹田等内气和能量的储存，加强真气的发动，促使气血的畅通运行。尤其是太乙五行桩中的"补"和"泻"都是通过呼吸和发音来实现的，吸气为补，呼气为泻；多吸少呼为补，多呼少吸为泻；长吸短呼为补，短吸长呼为泻；意念注意吸气为补,意念注意呼气为泻；呼吸出入均等为平补平泻。就治病来说，凡实症者应以呼为主，即多注意呼，少注意吸；凡虚症者，应以吸为主，即多注意吸，少注意呼。大多数慢性疾病多属虚症或虚实夹杂症，而实症者则大多数为急性疾病。因此,《太乙五行桩》动功中融入了《缘身遁甲经》中的六字补泄法，即以嘘、呵、呼、呬、吹、嘻字诀泄肝、心、脾、肺、肾、三焦之邪，以吸气补五脏六腑之元。王泰科说六字诀原为静功，而且在道家经典中也查到原本是静功。但马礼堂做成了动功而且被国家体育总局武术运动管理中心确定为四部推广气功功法，武当养生研究会目前挖掘、整理并推广的太乙五行桩中也融入了六字诀，实践证明在动功融入六字诀，治病、健身的效果更好、更快。

调息的方法有许多种,有人统计仅静功调息的方法就有100多种，但通常使用的有如下五种方法：一是自然呼吸法，它同人们日常生活中所采用的呼吸方法大体相同，不过，它是在放松入静的情况下进行的，即它是心平气和、心神宁静下进行的。自然呼吸法不加任何意念，顺其自然，柔和、均匀，但其缺点是呼吸不够深长。初学静功者宜用自然呼吸，只要把呼吸变慢一些即可。刚开始修炼太乙五行桩动功的，也应当用自然呼吸法。二是深呼吸法，就是将呼吸的频率变慢、变均匀、细长，即将自然呼吸变成深、长、细、匀的呼吸。这样，就能从外界吸收更多的氧气、能量和其他物质。深呼吸法大多用于静功，但修炼一段时间《太乙采气法》和《太乙五行桩》之后，也会自然而然地使用深呼吸法，而且迫使动功的导引动作随着呼吸逐渐减缓。三是腹式呼吸法，它包括顺式和逆式两种：顺腹式呼吸是吸气时，腹部外凸（鼓起），呼气时，腹部内凹（收缩）；逆腹式呼吸是吸气时，腹部内凹（收缩），呼气时腹部外凸（鼓起）。这种调息法对内脏有按摩作用，它有助于调整消化功能和肝胆功能。因此，患有肠胃、肝胆病者可用此法。但由于逆式比顺式的"量"和"劲"都要大一些，因此，年老体弱者、高血压和心脏病患者以及初学者都要慎用或不用。一般来说，静坐和卧功的修炼者喜欢采用此法，采气图和太乙五行桩等动功基本不使用。四是胎息法，这是道家丹道修炼中采取的一种特殊的呼吸方法，就像胎儿在母体内一样呼吸。这种呼吸法基本上不用口鼻呼吸，而是用身体呼吸或丹田呼吸。但这种真息法或胎息法是修炼到一定层次才使用的呼吸方法，静功如何修炼，在道教经典《云笈七签》中有一些介绍，动功修炼到高层次，也会自然出现胎息现象。初学内丹功者不要刻意追求内呼吸，更不要硬性去练胎息法，而要在老师指导下进行练习，否则就有可能出偏差，或伤及呼吸道、肺部、横膈等。五是意气呼吸法，是指有意识地将气提灌或输布到一条经络、一个部位或一个穴位，又将气引到另一条经络、一个部位或穴位。如太乙五行桩中的青龙桩，从大趾太冲穴起，将足厥阴肝经的气向上"吸"引至小腹中，再从小腹将气沿足少阴胆经"呼"至足第四趾外侧端的足窍阴，从而不断地疏通着肝胆经脉。又如，用鼻吸气至下丹田，然后提会阴，接着闭息三十六至八十一数，再将所闭之气，聚于下丹田，然后下至会阴，并从尾闾沿督脉向上呼气至头顶、口腔，同时借口中津液咽下至下丹田，完成一个周天运行周期。这就是"武当山十六字紫金锭"。当然静功调息的要领还是在于调整呼吸时，要尽量做到松、静、自然，不能憋气，呼吸不能过猛，气息不能过紧，呼吸的"量"和"劲"都不能太过和太大，要适度，要轻舒缓慢，以不急不躁为宜。

（三）调形

调形也叫调身，即指练功时调整肢体的形态、姿势，使其达到功法要求的一系列方法。就是说，在练功时把姿势摆好，使身体的各个部分都符合生理因素所要求的自然状态，或者根据练功目的的要求所做的特殊肢体动作。练功时对身体各部分的要求，是丹道修炼中补漏、筑基功调身的主要内容。如果只注意无形之神的颐养，而忽视了有形之身的养护，就会神无所藏，气血不能通畅，从而出现练功的片面性。所以《黄帝内经》认为："身形乃生命之舍"，"形存则神存，形灭则神谢。形与神俱，而尽终其天年。"故"善养生者，可不先养此形以为神明之宅？善治病者，可不先给此形以为兴复之基乎？""意欲神禅定，必先安其室。"[①] 调身的重要性就在于，正确的姿势可促进气血的正常运行。若形不正，则气不顺，气不顺，则意不宁，意不宁则必然形乱气散。如在太乙采气法和太乙五行桩动功中就要求"中正松静，圆柔匀远"，主要是针对调形的。调形的关键在于调整好胸、脊柱，因为它是形的中心，调整好形体能开胸窍（中丹田）。姿势正确，才能气血通畅。只有胸部、脊柱摆正位，才能牵动上下，摆好其他部位的姿势。道家静功中要求"眼观鼻，鼻观心，心注脐"，佛家静功中的"头正、项直、鼻对脐"等都是调形的要求。其中，鼻对脐就必须把胸部摆正。单有胸部摆正还不够，还必须把身体各部分摆正，才称得上形正。只有整个形正，气才能顺，才能气灌全身。因此，用意去调好形，保证意静、气顺，才能进入状态，这些也是练功能够防病治病以及养生的重要原因。

① 　见《景岳全书·治形论》。

那么，怎样调形，调形中有哪些原则和要求？首先，调形的重要原则，是按照自己选定的功法要求去练习，在姿势正确的前提下，自己觉得怎样做最舒服、最自然、最自在就怎样做，就调到这样的姿势。调形包括头颈、内脏、腰和四肢及十指的调正。如练习卧功，就有调整肢体和内脏的问题；如练站桩功，就有调整腰和头部的问题；如练习坐功，就有调整头、腰、腿、手的问题。那么太乙采气法和太乙五行桩功对人体各个部位的身形要求例举如下：

对头部的要求：头顶悬，亦称"头如悬磬"。意思是头要中正，虚凌向上，好似一根绳子连于百会穴[1]，把人悬于空中。"脑为元神之府"，故头中正，顶虚悬，不仅是周身中正之关键，而且是诱导气机上升以营养脑神，使神主宰全身活动之机能增强，而呈现精神抖擞之关键；若头倾失悬则精神易萎靡，身体难以达到平衡的要求。当出现前俯、后仰、左右倾斜时，应于头顶寻求纠正的方法。

对目的要求：目似垂帘，含光默默。实际就是眼睑下垂，仅留一丝光线，眼睛在内前视，目光内收。两眼平视前方，眼睑慢慢地，轻轻地匀速闭合，目光随眼睑闭合而内收，与意念合而为一，称之为"神光"回收。"神光"守上丹田者，将神光寄于上，古称"面南观北斗"，是收视返听之良法；"神光"守下丹田者，将神光寄于下，古称"神光照元海"，是益气添精之妙术。目视[2]，守上则眼珠上翻以视顶门，守下则眼珠下转以照元海，因其形动而运其视神，是意与形合，意随形动。丹道修练家认为"目为心之先锋"，其"机在目"，[3] 且"五脏六腑之精皆上注于目"。中医认为"目为肝之窍"，魂由之出入，故闭目又是安魂寄魄的重要方法。另外，目又是阴跷脉、阳跷脉二脉交会之所，是卫气内外出入必由之路。故练功家均重视目之调摄，习武者要求怒目扬眉，目的是使卫气散于外而强筋壮骨以迎敌；养生者则要

---

[1] 百会穴：位于两耳尖连线中点后一厘米处，相当于一般人的发旋处——与一般针灸穴位不同。

[2] 这里主要指闭目内视。

[3] 见《阴符经》。为道教经典，全称为《黄帝阴符经》。

求含光默默，使卫气和敛于中，充养五脏以长寿。当然，在内丹修炼的各门派中，对目的要求也各不相同。所以学过其他功法的朋友，不必厚此薄彼，以各自师承教法为准就行。

对舌的要求：舌抵上腭，亦称挂舌。（见图8-2）① 将唇齿轻轻闭合，舌尖自然抵于上齿龈的凹陷处，即内龈交穴②，稍用意念即可，切勿用力，否则舌头僵硬，齿龈上火，而产生副作用。其作用在于交通任督二脉。因为任脉起于会阴，沿腹中线上行，止于唇下之承浆；督脉起于会阴，沿脊上行至颠转向前，经眉中，鼻端，止于上腭内龈交。舌抵上腭，督脉之气化为津液向

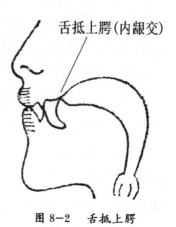

舌抵上腭(内龈交)

图8-2 舌抵上腭

下降于口，舌承其降，所以沟通了任督二脉。一般练功至此切勿张口或吐出津液，而应当宁神静气，使之顺行而下。有一些道家功法，在这种情况下要求叩齿、鼓漱、分次下咽等。太乙采气法和太乙五行桩动功，只要求有水即咽，不漱不吐。而在太乙静功中则要求漱而下咽为甘露，不漱而咽为琼浆。

对胸背的要求：含胸拔背。含胸要求胸前部稍微内含，不能扣肩；拔背要求背部脊骨自然竖直，但不要夹背。要将含胸与开胸相结合，使胸部放松。开胸是胸部向两侧外开，就是肩头向外张开，与含胸相辅相成，收到胸部放松之效。拔背的要领是，大椎穴③向上领，直通百会，使脊骨伸直。因心肺并居胸中，心主神明又主一身血脉之运行，肺主一身之气，又有"朝百脉"之功能。而胸背放松，有利于任督二脉的通达，尤其是督脉之气上行至大椎穴，很难再上行，有"上天梯"之称，所以其气拔背可助其通行。而且胸部是六阴经交会之所，

---

① 舌抵上腭，为"搭桥"，舌离上腭为"拆桥"。

② 丹家称之为"脑之髓孔"。

③ 大椎穴：指颈后部比较突出的一块椎骨——第七颈椎。

胸背放松，可使连于五脏（实际上还有心包——应称六脏）的六条阴经保持融会贯通，从而保证五脏机能之正常。

对肩的要求：做到松肩、空腋。即把肩关节及肩锁关节①放松而自然下垂，即为松肩；同时把腋窝部虚撑起来，使腋窝空虚，像是夹着一个"气垫"，臂内侧与腋下大约相距2～3厘米。主要用于动功起势和静功的虚腋。

对肘的要求：肘坠（垂）而悬。即要两肘放松，肘尖有下垂之意，但肘部不得用力下垂，否则肩肘必然滞重。在垂肘的同时要求悬肘，即肘部虚悬之意，关窍在曲池穴（肘部横纹头）与肘髎穴。古人所说的"肘中窍"，就是说这些关窍都要张开，为此动功落肘回收双掌时，注意肘的自然下垂。

对腕掌指的要求：腕要坐，掌要含，指要舒。坐腕的关键是神门穴（腕横纹小指端）有下沉之意，腕自然呈向下坐之势。含掌是将掌心内含，好似持一气球，若一张手，则气球掉下。如此用意，则含掌自然适度。舒指是五指自然舒开，四个指头之间留有一定空隙。大指与小指用意念在掌外会合。做好松肩、空腋、垂肘、悬肘、坐腕，则六经和畅，气机流通，上肢动作即有轻飘之势，气感可直达于指。又手在人生中（包括练功）的地位是十分重要的，《阴符经》中说，"宇宙存乎手"。说的是练功人，可以通过手把握宇宙万事万物的变化。这是因为在人类发展史上，手与脑的发展互相促进，形成了重要联系。现代科学也证明意识活动对手的生物电影响最显著。因此在练功中，锻炼手的机能是非常重要的，作好肩、肘、腕的姿势，为实现手的妙用，奠定扎实基础。

对腰的要求：松腰。即腰椎及其韧带、腰两侧肌肉等都要放松，逐步改变腰部的自然弯曲状态；达到站立时腰部伸直，以至于腰部脊柱向后突出，端坐时腰部伸直，以至于腰部脊柱略显前塌。伸直时不要硬挺，而是上下牵拉，好似各脊椎骨轻轻重叠在一起，可以轻提轻放。松腰可使腰部灵活，一方面可以增强肾功能，使人的元气充足；

---

① 即锁骨外端与肩胛骨喙突连接处——肩外前后两骨相连处。

另一方面，腰部放松，可使气血流通，从而保证主宰一身活动的职能。又因为腰是支撑人体的重要支柱。所以丹道修炼家在补漏、筑基功法中特别重视腰部的训练。

对胯的要求：松胯，一是要求髋关节放松，二是要求骶髂关节放松。即要求臀部微微下坐，呈现似坐非坐的样子，躯干与大腿保持一定的角度，一般为 100°～150°。臀部略向内扣，尾闾向下垂，如有一柱支撑，其垂直落地点，与两足后跟又形成一个等腰三角形。髋关节和骶髂关节放松，在太乙五行桩功法中还有专门的训练方法。髋关节放松则下肢运用自如。另外骶髂关节在常人是不能活动的假关节，唯妇女怀孕晚期，此关节方能松张。

对腹的要求：小腹回收，胸腹呈一平面。收腹不是简单的腹肌紧张，而应该从髂前上棘（胯骨前面的小突起）处向背部阳关穴（骶骨上）回缩，腰部平直拉撑，初练时腰部有酸感，这样便可收到收腹而腹肌不紧张的效果，否则，气不易下沉而呈现憋气现象。收腹可帮助丹田元气内敛，加强内压，促进元气向周身运行。

对尾闾的要求：尾闾下垂，包括前扣、后翘、左右摆动，都要十分灵活。继松胯、臀部下蹲后，意念中尾椎骨像连着一根棍子，挂于地面，尾椎骨转动，就像尾椎骨在地上画圆，如此久久行之，尾闾必能下垂。太乙五行桩功法中还有专门的松尾闾的训练方法，可以对尾闾做进一步的训练。尾闾部是督脉的起始部位，尾闾的下垂运动可以使督脉之气顺利上升；同时松尾闾可以松动腰俞穴[①]，这也是松腰的关键。

对裆的要求：吊裆、调裆、圆裆，使阴囊不要接触到大腿内侧皮肤。具体做法是：古代练功家有"束腰下气把裆撑"的说法，意思是说练桩功或动功时，要把裆撑圆。这包括三个动作要领：一是吊裆，就是向上提撮会阴部，使肛门[②]外括约肌轻轻收缩，使肛门微微上

---

① 腰俞穴：骶骨与尾骨相连处。

② 肛门：丹道修炼中亦称后阴、谷道。

提，如忍大便状；前阴①部肌肉轻轻收缩，如忍小便，呈似尿非尿状；会阴②部肌肉微微收缩，连及两大腿根内侧。二是调裆，就是把裆调圆，使大腿内侧、股部，以及会阴收缩，形成四周圆活而开阔的裆部。三是扣膝，就是将两膝内扣，使两膝内扣与圆裆形成对立的统一，这也是做好圆裆的又一条件。这样做的作用是：会阴部是任脉、督脉、冲脉的起始点，裆调好，可使会阴不受压迫③，从而保持任督气机的流通。吊裆不仅防止前后二阴漏气，积蓄阴精，若能结合呼吸锻炼，又是练精化气的关键，能否打通周天，冲开阴跷乃是决定因素，因此《修真图》中要求："天门常开，地户常闭。"

对膝的要求：松膝内扣。膝内扣与松膝是相辅相成的。膝部微微下蹲，大腿和股部肌肉绷紧，然后两膝轻轻内扣，向前屈膝不能超过脚尖，整个腰、臀、股、腿、膝再放松下沉，同时膝部髌骨有微微上提的意念。否则一味下沉，则有滞重之嫌。扣膝、股骨头外翻乃至与泛臀结合，下肢的内劲则从外向内呈螺旋型下降至足。另外扣膝又是圆裆的辅助动作，提髌则是保持下肢轻灵的重要因素。这样可以保持下盘稳固，而且又有轻飘灵活的感觉。

对足的要求：两足平铺地面，把全身重量均匀地放在两脚上，不要偏重于一只脚上。但在太乙采气法中的"四门八风"要求单足立地，即提起之足，要出脚时脚心、五趾伸展，收脚时脚心、五趾聚拢。练习时首先调整周身使之中正，而后大趾轻轻用意收缩，引气下行，周身重量沿两肩、体侧、大腿外侧面降至足心。配合提膝，重力从踵传至足掌乃至五趾，这并非一日二日便可达到的，需要配合腰、胯、膝的放松，两足方能逐步达到平铺。这与武功的"五趾抓地"不同。练武者，重在威风杀气，必须练"四梢"④，养生不必要用此功夫。

---

① 前阴：即尿道部、生殖器，女丹修炼中有称玉户、玉门。
② 会阴：丹道修炼中亦称海底、枢机、玄牝之门、阴跷、地户、虚危等。
③ 这里请注意，其他部位只有放松，才可使气机畅通，而会阴部只有保持一定的紧张度，才能保证其不受压迫，并保证真气顺利运行。
④ 四梢：中医认为，爪为筋梢，舌为肉梢，齿为骨梢，发为血梢。

这样做的作用是：两足平铺达到"力合五趾与涌泉"，这是周身放松的重要标志之一。只有这样，气才能真正下通于足与地气相接，周身气才能贯通。古人谓"力发于足"，"至人呼吸在踵"正指此而言。

以上浅显地介绍了人体十四个部位的调形要领，是一般动功、静功的普遍要求。至于修炼太乙采气法和太乙五行桩时，人体的内部细微变化，如经络内景，如经穴、关窍等的变化，只有在练功中才能体会到，况且每个人的练功感受也不尽相同，所以不再过多叙述。

（四）三调之间的关系

调心、调息、调形是修炼丹道动功不可缺少的三个重要因素，离开任何一个因素，就无法修炼采气图和太乙五行桩。这三调之间既相互区别，又相互联系，互相促进和互相作用。

调心是指调整意念，调息是指调整呼吸，调形是指调整练功时人体的各部形态。因此，三调之间是有区别的。但它们之间又是密切联系的，其中调形是基础，形调则息可调，息调则心可调，心调则息静形正。心欲定，而形不调，则会造成肌肉和内脏的紧张，机体不协调则气血运行不通畅，内脏生化功能就会失调，导致气机走偏甚至疾病发生。同时，由于形不调，形体动作很别扭，就会造成精神紧张，导致呼吸不协调。因此，调心、调息离不开调形。调息也是很重要的，不调息就不能更好地吸收氧气和人体所需的物质、信息和能量，调形和调心都难于进行。呼吸的不协调，必然带来心神不宁和形体动作的不到位，甚至让人感到练功度日如年，厌烦练功。但是，形体的适度、呼吸的调整都是受意识支配的，意识对调形和调息起着指导作用。因此，调心是主要的，不调心，意不入静，就不能感知形体的适度，就不能深长细匀地呼吸。只有在思想清静的情况下，才能清晰地意识到形体、呼吸的调整是否得当，否则形体和呼吸都会调整不好。

可见，在三调中，调心起着主导的作用，调形、调息离不开调心。

因为人的意识能对调形、调息起控制作用。但是，调心也应寓于调形和调息之中，脱离调形和调息，也无法调心。因此，决不能把三调割裂开来。它们之间相辅相成，相得益彰，三者的统一，构成了太乙采气法和太乙五行桩功法修炼不可缺少的要素。当然，在《太乙静功》中则要求"三忘"，即忘形、忘息、忘意。在三调之后又复归于清静无为，执空守空，等待元神显现的境界。

三　功法介绍（理法、医学认识、功法）

太乙五行桩，是根据太极、阴阳、五行原理，广泛吸纳道家吐纳、导引、胎息、发音等静功方法，融合了五禽戏、八段锦、长沙马王堆出土导引图、《心性图》藏字联所演导引图及太极拳等动功功法，结合现代中医理论和西医解剖学对人体的直观认识，并在五龙宫老道长所传桩法的基础上，重新组合、改编的一套简便易学、强身健体效果好的动功活动桩法。

如前所述，我们已经对太极、阴阳、五行、经络、气血津液、脏腑等方面的宗教、哲学、生化、医学知识有所了解，但仍需要有针对性地结合太乙五行桩的特性，做出相应的理论说明。简单地说，太乙五行桩，理法上依据中国传统哲学、医学原理和现代生化、医学、解剖学及人体生命科学，因此它不违反伦理道德、不违背社会公德和国家法律法规；方法上，依据浩如烟海的道家养生智慧，道教文化又是我中华民族文化的根柢，因此它不违背中华传统文化和博采广纳的文化态度；技术上，依据儒释道各家成熟的炼养技术，广泛吸纳各派养生秘诀，因此它不违背三教融合、团结互补、与时俱进的原则；同时在桩法设计上，克服了静功气血淤滞、死桩的效果缓慢和一般动功下肢气脉不畅的种种弊端，而采取了类似于太极拳的，又较太极拳简便易学的活动桩法，十分有益于人体生理、心理健康。凡练过太乙五行桩的人都说：身体好了，精神好了，心情好了，人勤快了，思维敏捷了，记忆力强了，性功能强了等。

太乙五行桩，设两势七桩，即预备势、收势加起势桩、青龙桩、朱雀桩、玄武桩、白虎桩、双鹿桩、调理桩。平时锻炼，除预备势和收势之外，每桩可以单练，也可以按木、火、土、金、水五行相生的特性，环环相扣、循环往复地连续练习。单练，主要针对练功者的身体状况选择；整体练习，主要适合于增强体质的炼法；还有表演性的练习方法。

总法诀：天地人，两仪分；起混元，玄苍穹；五行分，在九宫；青龙剑，存无英；朱雀灵，穿七孔；土之精，形如凤；覆华盖，白元神；鹿玄冥，吹为用；三焦和，调乾坤。

（一）预备式

两脚并拢，两臂自然下垂，全身放松；头顶上悬，颈项竖直，双腿微下蹲，拉抻脊柱；舌抵上腭，下颌回收，双目平视远方，并在极目视点上马上慢慢回收目光，做二至三次收神光。

默念"天地人"，意念随之到天穹，到地之深处，随后上下归一，回到体内；

默念"两仪分"，意念随着左脚分开，使人体的"一"分为阴阳，即分出两仪；

默念"起混元"，意念随着两掌心向下由腹前起升到与胸等高，再下按至腹前，根据气感[①]可作二至三次；

默念"玄苍穹"，也就是玄太极时，两掌位于小腹下两侧，掌心向下，按顺时针方向旋转两次，根据气感[②]可做二至三次。

---

① 气感：手掌做上提、下按时，有气阻的感觉。
② 气感：手掌顺时针方向旋转时，有飘忽如旗摇的感觉。

（二）起势桩——天旋地转施布甘露①

接预备式，两掌顺势马步抟气（见图8-3：抟气）。

1. 转地阙

两腿蹲马步抟气二至三数后，脚掌不动，上体侧身向左倾斜，

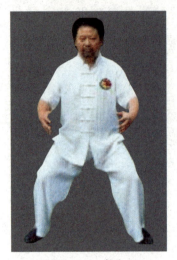

图8-3　抟气

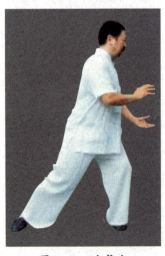

图8-4　左推坐

重心左移，左转身两脚掌不动，右掌一边往前推出，下肢一边向后坐成虚步（见图8-4：左推坐）；上体不动，翻左掌在上成抱球状（见图8-5：左抱球）。身体右转，脚步不动，成右弓步，左掌向前推坐成虚步（见图8-6：右抱球）；翻右掌在上成抱球状（见图8-7：右推坐），再左转身成左弓步，再推坐（见图8-8：右推坐）、抱球，循环往复。在左右转胯的过程中，两掌在下腹部做旋转太极球的动作。使足关节、膝关节及胯关节得到扭转运动，足三阳、三阴得到牵引、拉动，同时两掌的气机下运，以防止老年腿部气血淤滞，并利于青年人发动丹田之气。根据气感②左右可各做二至三次。也可根据练功者自身情况多次旋转。

作用：有利于下肢气血通畅，治疗下肢静脉曲张、关节炎、下肢神经痛，以及增强下肢的灵敏度和将《太乙采气法》所采之气，压缩、聚集到腹部下丹田，并调动起来参与太乙五行桩的训练。

---

① 甘露：指元气、真气。
② 气感：两手掌旋转太极球，即为抟气，两手掌之间有气球膨胀的感觉。

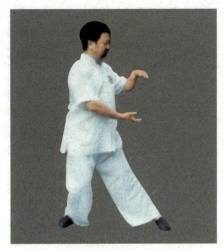

图 8-5　左抱球

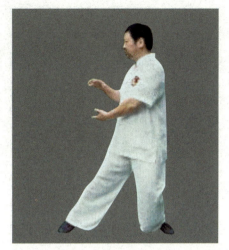

图 8-6　右抱球

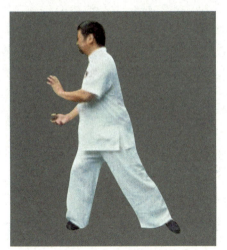

图 8-7　右推坐

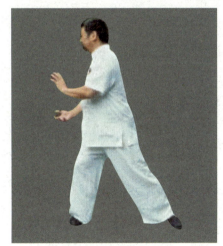

图 8-8　右推坐

2. 旋天心

两腿保持蹲马步，左转胯，左手从右臂上穿出，掌心向上，在头顶上方横空划弧，身体随之转成左虚步；再向右转成左弓步，左掌在头顶上方做一个小云手后上撑，右掌在下由内向外旋转着下撑（见图 8-9：左旋天心）。保持左弓步，右掌从左臂上穿出，同时升至头顶前上方横空划弧，并带动身体后坐成虚步；再右转体，成右弓步，

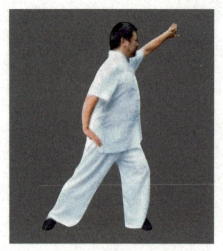

图 8-9　左旋天心

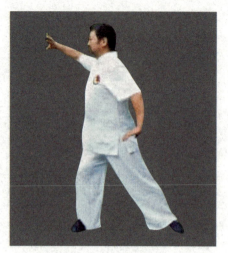

图 8-10　右旋天心

同时右掌在头顶前上方做一个小云手后向上撑起，左掌在体侧下方由内向外旋转着向下撑气（见图8-10：右旋天心）。接着再做穿掌、小云手、上下撑气等，左右可各做三次，也可根据练功者自身情况多次旋转。从而使手三阳、三阴得到牵引、拉动，同时两掌的气机上运，以利于发动中丹田和上丹田之气参与练功。

作用：这个动作意在将下丹田所聚之气，上升至中丹田和上丹田，最终布满全身，从而为太乙五行桩的练习提供物质保证。

（三）青龙桩——吕纯阳剑诀护青龙

青龙桩，主要锻炼肝胆经，即十二正经中的足厥阴肝经和足少阳胆经，使肝经和胆经气血通畅，肝系得到元气充养，并通过扶正祛邪，祛除肝部、筋爪、眼目等疾病，从而起到补亏筑基的作用。

1. 功理

《武当山炼性修真全图》云："肝神，形如青龙，（见图8-11）名龙烟，字含明，像如悬匏。少近心，左三叶，心右四叶，胆隐短叶下。重四斤四两。为心母，为肾子。肝中有三魂，名曰爽灵、胎光、幽精。目为之官，左目为甲，右目为乙。男子至六十肝气衰，肝叶薄，胆渐减，目即昏。在形为筋。肝脉合于木，魂之脏也。于液为泪，肾邪入肝，故多泪。胆为肝之腑，胆与肝合也。"

合于道家理法 青龙桩功法，是通过外炼筋腱、爪甲、眼目，来实现内修肝脏的目的，而且通过"唏嘘"之发音方法，达到滋养肝阴和疏泄肝阳的。所以在青龙桩功法中有抓筋腱以发力而滋养肝阴，形似怒以徐发音而

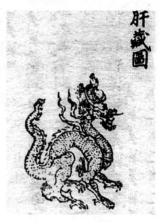

图 8-11 肝藏图

泄肝火，瞪双目以摄魂魄而安肝神的法诀。这些理法原则是符合道家经典的。《道德经·二十九章》云："故物或行或随，或歔或吹。"对"歔"字的注解，河上公曰："响，温也。吹，寒也。"易顺鼎曰："歔本字当作嘘，《玉篇》引《声类》云：'出气急曰吹，缓曰嘘。此吹嘘之别。'"《庄子·刻意篇》云："吹呴呼吸，吐故纳新。"所以"嘘"字声应缓缓而发，有去肝火、温润肝神的效果。同时，《上清黄庭内景经·肝部章第十一》云："肝部之宫翠重里，下有青童神公子。主诸关镜聪明始，青锦披裳佩玉铃。和制魂魄津液平，外应眼目日月精。百疴所锺存无英，同用七日自充盈。垂绝念神死复生，摄魂还魄永无倾。"也讲到了通过人体筋腱和眼目的训练以达到内练肝胆、摄制魂魄的目的。

合于传统医学 中医认为：肝位于腹部横膈之下，右胁下而偏右。中医还有"左肝右肺"之说，这是左右的阴阳属性决定的。人生之气，阳从左升，阴从右降。肝属木，应春，为阳生之始，主生主升；肺属金，应秋，为阴藏之初，主杀主降。肝为分叶脏器，分为左三右四，胆居于小叶之下。肝为人体重要脏器之一，为魂之处，血之藏，筋之宗。肝在五行属木，主动，主升，与胆、筋、爪、目等构成肝系统。肝主要有疏泄、藏血等生理功能。

首先，肝主疏泄，是指肝具有舒畅、开展、调达、宣散、流通等综合生理功能。肝主疏泄的生理功能，总的是关系到人体全身的气

机调畅。人体脏腑经络，气血津液，营卫阴阳，无不赖气机升降出入而相互联系，维持其正常的生理功能。肝的疏泄功能，对全身各脏腑组织的气机升降出人之间的平衡协调，起着重要的调节作用。因此，青龙桩中"嘘"字发音，是符合肝的疏泄功能的。肝主疏泄在人体生理活动中的主要有五个作用：一是调节精神情志。人的精神情志活动，除由心神所主宰外还与肝的疏泄功能密切相关，所以历来有肝"主谋虑"[①]之说。在正常生理情况下，肝的疏泄功能正常，肝气升发，既不亢奋，也不抑郁，舒畅条达，则人体就能较好地协调自身的精神情志活动，表现为精神愉快、心情舒畅、理智清朗、思维灵敏、气和志达、血气和平。二是促进消化吸收。脾胃是人体主要的消化器官，胃主受纳，脾主运化。肝主疏泄，是通过协调脾胃的气机升降和分泌，排泄胆汁而实现的。所以肝是保持脾胃正常消化吸收的重要条件。肝属木，脾胃属土，土得木而达。所以肝的疏泄功能，既可以帮助脾之运化，使清阳之气升发，水谷精微上归于肺；又能够帮助胃之受纳腐熟，促进浊阴之气下降，使食糜下达于小肠。同时胆附于肝，内藏胆汁，胆汁具有促进消化的作用。三是维持气血运行。肝的疏泄能直接影响气机调畅。只有气机调畅，才能充分发挥心主血脉，肺助心行血，脾统摄血液的作用，从而保证气血的正常运行。所以肝气舒畅条达，血液才得以随之运行，藏泄适度。血之源头在于气，气行则血行，气滞则血瘀。若肝失疏泄，气机不调，必然影响气血的运行。四是协助水液代谢。水液代谢的调节主要是由肺、脾、肾等脏腑共同完成的。但与肝也有关系，因肝主疏泄，能调畅三焦的气机，促进上中下三脏肺、脾、肾的机能，协助其调节水液代谢。五是调理冲任二脉。妇女经、带、胎、产等特殊的生理活动关系到许多脏腑的功能，其中肝脏的作用甚为重要，历来有"女子以肝为先天"之说。妇女一生以血为重，由于行经耗血，妊娠血聚养胎，分娩出血等，无不涉及血。以致女子有余于气而不足于血。冲为血海，任主胞胎，冲任二脉与女性生理机能休

---

① 见《素问·灵兰秘典论》。

戚相关。肝为血海，冲任二脉与足厥阴肝经相通，而隶属于肝。肝主疏泄可调节冲任二脉的生理活动。肝的疏泄功能正常，足厥阴经之气调畅，冲任二脉得其所助，则任脉通利，太冲脉盛，女子的各项特殊的生理活动得以顺利进行。

其次，肝主藏血，主要是指肝脏具有贮藏血液和调节血量的功能。一方面血液来源于水谷之精微，生化于脾而藏受于肝。肝内贮存一定的血液，既可以濡养自身，以制约肝的阳气升腾勿使过亢，从而维护肝的疏泄功能，使之冲和条达，又可以防止出血。另一方面，一般情况下人体各部分的血液量是相对恒定的。但是，人体各部分的血液，常随着不同的生理情况而改变其血量。当机体活动剧烈或情绪激动时，人体各部分的血液需要量也就相应地增加，于是肝脏所贮藏的血液向机体的外周输布，以供机体活动的需要。当人们在安静休息及情绪稳定时，由于全身各部分的活动量减少，机体外周的血液需要量也相应减少，部分血液便归藏于肝。所谓"人动则血运于诸经，人静则血归于肝脏"。因肝脏具有贮藏血液和调节血量的作用，故肝亦有"血海"之称。所以青龙桩以"嘻"字诀滋补肝阴。肝的疏泄与藏血功能之间有着密切的联系，肝主疏泄，又主藏血；藏血是疏泄的物质基础，疏泄是藏血的功能表现。肝的疏泄全赖血之濡养作用，又赖肝之功能正常才能发挥其作用。

此外，还有一个重要的概念需练功者注意，即肝体阴而用阳。肝为刚脏，以血为体，以气为用，所以体阴而用阳。所谓"体"，是指肝的本体；所谓"用"，是指肝脏的功能活动。体和用的关系，实际上是器官（结构）与功能的关系。所谓体阴，是指肝位居膈下，又藏阴血，故属阴。肝脏必须依赖阴血的滋养才能发挥其正常作用，肝为刚脏，非柔润不和。所谓用阳，是从肝具有主疏泄，性喜条达，内寄相火，主动主升的生理机能和易于阳亢、易于动风的病理变化，所以肝属阳。气为阳，血为阴，阳主动阴主静，因而称肝脏"体阴而用阳"。正是肝脏具有体阴而用阳的特点，所以在太乙五行桩的青龙桩功法修炼中对于肝病的治疗，往往采用滋养肝阴和疏泄肝阳"唏嘘"之发音方法。

肝脏与肢体官窍关系主要表现为肝主筋、肝华在爪甲和肝开窍于目。所谓肝主筋，是说筋和肌肉的收缩和驰张，使肢体、关节屈伸或转侧运动自如，故有"肝主运动"的说法。因为筋司运动的功能有赖肝血的滋养。肝血充盛，使肢体的筋膜得到充分的濡养，维持其坚韧刚强之性，肢体关节才能运动灵活，强健有力。若肝的阴血亏损，不能供给筋以充足的营养，则筋的活动能力就会减退，当年老体衰，肝血生理性衰少时，筋膜失其所养，故老年人动作迟钝，运动失灵。所谓肝华在爪甲，爪甲的营养来源与筋相同，故称"爪为筋之余"。肝血的盛衰，可以影响爪甲的荣枯。所谓肝开窍于目，眼目又称"精明"，是视觉器官，主要功能是主视觉，在正常情况下，眼睛视物清楚正确，能够辨别物体的颜色和长短，精彩内含，神光充沛。眼目之所以发挥正常的生理功能，是在心神的支配下，五脏六腑之精气，通过血脉皆上注于目的结果。虽然五脏六腑都与目有着内在联系，但其中尤以肝为密切。因为肝主藏血，肝的经脉又上连于目系[1]，所以说眼为肝之外候，肝开窍于目。因此，肝的功能正常与否，常常在目上反映出来。可见，眼睛的视觉功能，既依赖于全身脏腑经络气血的充养，又需要肝之阴血的濡养。所以在太乙五行桩的青龙桩功法修炼中，安排了训练筋爪和眼目的方法。

肝脏与五志五液的关系，主要反映在肝志为怒和肝液为泪。所谓肝志为怒，是说由于肝主疏泄，阳气升发，为肝之用，所以说肝在志为怒。怒是人们在情绪激动时的一种情志变化，对于机体的生理活动来说，怒属于一种不良的刺激，可以使气机逆乱，阳气升泄、气血上逆。大怒则伤肝，导致肝的阳气升发太过，血随气逆而呕血，甚则卒然昏厥而不知人事，称为"气厥"。反之，肝的阴血不足，肝的阳气升泄太过，则稍有刺激，即易发怒，所以中医有"治怒难，惟平肝可以治怒"。所谓肝液为泪，是说肝开窍于目，泪从目出，泪有濡润、

---

[1] 目系：又称眼系、目本，为眼球内连于脑的脉络。

保护眼睛的功能。一般情况下，泪液的分泌，濡润而不外溢，但在异物侵入目中时，泪液即可大量分泌，起到清洁眼目和排除异物的作用。所以在青龙桩功法中有形似怒而泄肝火，瞪目生泪而润目的法诀。

　　肝经在人体经络中为十二正经（见附图12：足厥阴肝经）。根据经络流注次序，足少阳胆经由大趾流注足厥阴肝经，足厥阴肝经由肝分出，向上注于肺，交于手太阴肺经，并经食指端流注于手阳明大肠经；又根据五脏六腑规律及其在手指上的反应区，可知大指指腹、根节属胃，上节属脾；二指指腹、根节属胆，上节属肝；中指指腹、根节指腹属小肠，上节指腹属心；四指指腹、根节指腹属大肠，上节指腹属肺；小指指腹、根节指腹属膀胱，上节指腹属肾；中指中节指腹为心包，四指中节指腹为三焦。（见图8-12：手上脏象位置图）所以青龙桩功法通过外炼筋腱、爪甲、眼目，来实现内修肝脏的目的，而且通过发音有食指滋补、疏泄的法诀。

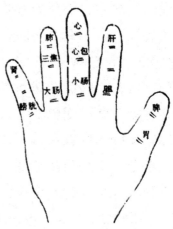

图 8-12　手上脏象位置图

　　合于西医理论　现代西医学认为，肝是人体内最大的腺体，也是人体最大的消化腺,成年男性重1.2～1.45公斤,女性为1.1～1.3公斤，占体重的$1/50 ～ 1/40$。肝的功能重要而复杂，它参与体内的消化、排泄、解毒和代谢等过程，并有防御能力。肝的主要功能是分泌胆汁，以此促进脂肪的消化和吸收。肝的血液供应十分丰富，故活体的肝呈棕红色。肝质地柔软而脆弱，易受外力冲击而破裂，从而引起大出血。肝略呈楔形，右端圆钝而厚，左端逐渐变窄且薄。中国人肝的左右径为22～25厘米，前后径为15～18厘米，上下径为10～15厘米。肝可分为上、下两面，前、后、左、右四缘。肝上面膨隆，对向膈，故又称"膈面"。肝膈面上有矢状位的镰状韧带附着，借此将肝分为左、右两叶。肝左叶小而薄，肝右叶大而厚。肝下面凹凸不平，邻接一些腹腔器官，故称"脏面"。脏面中部有略呈"H"字形的三条沟。其中横行的沟约位于脏面正中，有肝左、右管，肝固有动脉左、右支，门静脉左、右支和肝的神经、淋巴管等由此出入，故称为"肝门"。出入肝门的这些结构被结缔组织包绕，共同构成一索条状结构，称为肝蒂。

肝可借脏面上"H"字形的沟分为四叶，即：左纵沟左侧的部分为肝左叶；右纵沟右侧的部分为肝右叶；左、右纵沟之间、肝门（即横沟）前方的部分为方叶；两沟之间、肝门后方的部分为尾状叶。肝的大部分位于右季肋区和腹上区，小部分达左季肋区。肝的前方大部分为肋所掩盖，仅在腹上区左、右肋弓间露出于剑突之下，直接与腹前壁接触。肝借助镰状韧带和冠状韧带连于膈的下面和腹前壁，因而在呼吸时肝可随膈上下移动。平静呼吸时，肝的上下移动范围为 2～3 厘米。肝的位置也可由体位和其他内脏器官的活动而有所变化。肝的内部分叶，由肝内管道系和肝静脉系实现，可将肝分为左、右两半，再分成五个叶、六个段。

肝外胆道系，是指走出肝门之外的胆道系而言。包括肝左、右管，肝总管，胆囊（包括胆囊管）和胆总管等。这些管将肝分泌的胆汁输送到十二指肠腔内。胆囊是贮存和浓缩胆汁的囊状器官，容量为 40～60 毫升。胆囊位于胆囊窝内，其上面借结缔组织与肝愈着。胆囊的下面游离，覆以浆膜，并与十二指肠上曲和结肠右曲相邻接。胆囊大体上近似梨形，活体呈绿色。

2. 功法

（1）接前势，两脚开立，与肩同宽；两掌由眉前慢慢下按至下丹田，同时呼吸和气机也下降至小腹。两掌继续将气机下按至足部，接着两足大趾上跷；双手由大趾起，将气机从两腿内侧向上导引至头顶上方，边导引边吸气。以疏通足厥阴肝经。

（2）上抓筋（见图 8-13：青龙爪上抓筋），双手在头顶上方变龙爪，变吸气为憋气、收缩全身筋腱，师传为"抓筋"。停顿三至九数[1]，心脏病和脑血管疾病患者，憋息时间不要太长，也可由三至九数逐渐增加。

（3）下抓筋(见图8-14：青龙爪下抓筋)，即接着两掌随呼吸和气机下降至腹前，蹲马步，再次吸气，同时双手在膝以下位置下抓筋并憋气、收缩全身筋腱，停顿三至九数。

（4）左抓筋（见图8-16：青龙爪左侧抓筋），即重心右移，左脚向外摆，同时目光左转，向左捋手，然后两掌按掌、推掌（见图8-15：左捋按推）。左足大趾跷起，两掌顺势将大趾之气从左腿内侧抓起，接着身体后坐、后靠，并以两掌向上导引至头顶上方，抓筋，吸气、憋气、收缩全身筋腱，停顿三至九数。接着两臂及指掌放松，并向下落至胸前，要求掌、臂、肩放在一个平面上（见图8-17：左式藏肝魂），喘息片刻。

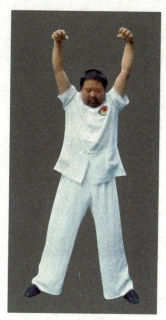

图8-13　青龙爪上抓筋

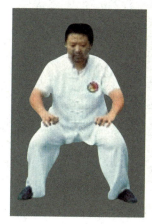

图8-14　青龙爪下抓筋

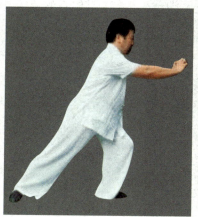

图8-15　左捋按推

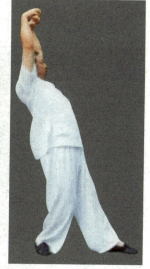

图8-16　青龙爪左侧抓筋

---

[1]　初学者可少数，随着功力的提升，可以多数；或根据身体承受能力而定。

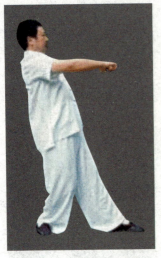

图 8-17　左式藏肝魂

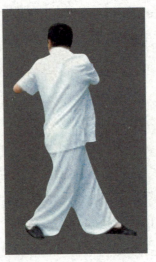

图 8-18　左肘后顶

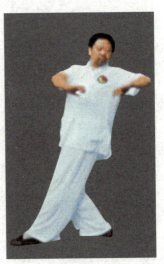

图 8-19　左肘后顶前视图

（5）左顶肘（见图 8-18：左肘后顶），即下肢不动，上体保持上式不变，左转身，以左肘向后顶三次，每顶一次停顿一数，做一次深呼吸，肘和臂均不要回弹，使左顶至极致。以牵动足厥阴肝经和足少阳胆经。

（6）左肘后顶三至九数之后，两掌松开，顺势由下至上，身体前倾，后足跟抬起，从体前（此时身体面向左方）捧气，升至与眉平，并向后收气贯入眼睛，以补肝气。此时眼睛睁大，直视前方，接收前收之气（见图 8-20：左式补肝气）。向眼睛贯气时，身体后倾，在前的左脚尖跷起，以此前压后顶足部肝经（见图 8-21）。

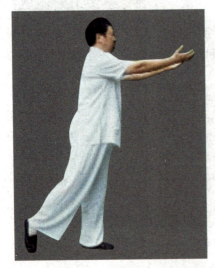

图 8-20　左式补肝气

（7）肝指诀，两掌收至目前后，下降至肩窝前变为"肝指诀"，即伸出两手食指，中指、无名指、小指卷曲，再用大指关住卷曲的三指，形成

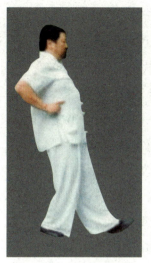
图 8-21　左式肝指诀

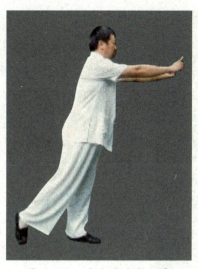
图 8-22　左发嘘音祛肝邪

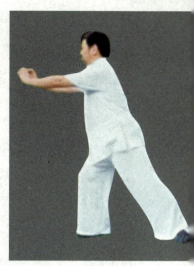
图 8-23　右将按推

一个空心拳。"肝指诀"由胸前与肩同宽平行向前推出，后足跟抬起，身体前倾。在推出"肝指诀"的同时，口中徐徐地发出"嘘——"[①]的声音，目光也随着"肝指诀"的推出怒目而睁。

当"肝指诀"向前推向极限时，停顿三至九数，两眼瞪着两食指之间的虚空（见图 8-22：左发嘘音祛肝邪），以泄肝火、肝邪，并可防止近视及其他目疾。两手"肝指诀"收回肩窝，再次向前推出，重复前式（见图 8-23）。此式可以重复做，重复次数视练功者病情和练功季节而定，一般为三至五数，不可过多，否则伤害肝目。

（8）发音要求：舌中前部抬起，舌尖抵下齿，口唇呈小扁圆；先发"唏"字音，再发"吁"字音，即舌尖由下向上摩擦、同时口唇由大变小而发出的"唏吁——嘘"，并最终保持缩小了的口形发出"嘘——"的声音。

以上为左式，下面变换方向，重复（1）～（7）式，即为右式。详见（9）～（15）式。

（9）接前势，两脚开立，身体转向前方；两掌心向下，接着两

---

① 嘘：字义为慢慢地呼气，字音为 xū。

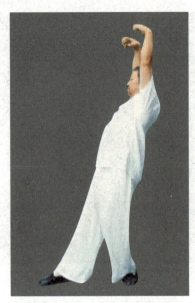

图8-24　青龙爪右侧抓筋

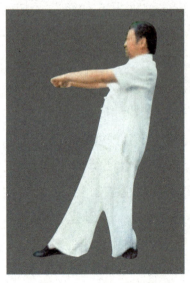

图8-25　右式藏肝魂

足大趾上跷；双手由大趾起，将气机从两腿内侧向上导引至头顶上方，边导引边吸气。以疏通足厥阴肝经。

（10）上抓筋（见图8-13：青龙爪上抓筋），双手在头顶在头顶上方变龙爪抓筋，变吸气为憋气、收缩全身筋腱，抓筋，停顿三至九数 [1]。

（11）下抓筋（见图8-14：青龙爪下抓筋），即接着两掌随呼吸和气机下降至腹前，蹲马步，再次吸气，同时双手在膝以下位置下抓筋并憋气、收缩全身筋腱，停顿三至九数。

（12）右抓筋（见图8-24：修炼青龙爪右侧推筋），即重心左移，右脚向外摆，同时目光右转，向右捋手，然后两掌按掌、推掌。接着身体后坐、后靠，右足大趾跷起，两掌顺势将大趾之气从左腿内侧向上导引至头顶上方，抓筋，吸气、憋气、收缩全身筋腱，停顿三至九数。接着两臂及指掌放松，并向下落至胸前，掌、臂、肩放在一个平面上（见图8-25：右式藏肝魂），喘息片刻。

（13）右顶肘（见图8-26：右肘后顶），即下肢不动，上体保持上式不变，右转身，以右肘向后顶三次，每顶一次停顿一数，做一次深呼吸，肘和臂均不要回弹，使右顶至极致。以牵动足厥阴肝经和足少阳胆经。

（14）右肘后顶三至九数之后，两掌松开，顺势由下至上，身体

---

① 初学者可少数，随着功力的提升，可以多数；或根据身体承受能力而定。

前倾，后足跟抬起，从体前（此时身体面向右方）捧气，升至与眉平，并向后收气贯入眼睛，以补肝气。此时眼睛睁大，直视前方，接收前收之气（见图8-27：右式补肝气）。向眼睛贯气时，身体后倾，在前的右脚尖跷起，以此前压后顶足部肝经（见图8-29：右式肝指诀）。

（15）肝指诀，两掌收至目前后，下降至肩窝前变为"肝指诀"，即伸出两手食指，中指、无名指、小指卷曲，再用大指关住卷曲的三指，形成一个空心拳。"肝指诀"由

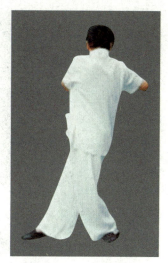

图8-26　右肘后顶

胸前与肩同宽平行向前推出，后足跟抬起，身体前倾。在推出"肝指诀"的同时，口中徐徐地发出"嘘——"的声音，目光也随着"肝指诀"的推出怒目而睁。当"肝指诀"向前推向极限时，停顿三至九数，两眼瞪着两食指之间的虚空（见图8-30：右发嘘音祛肝邪），以泄肝火、肝邪，并可防止近视及其他目疾。两手"肝指诀"收回肩窝，再次向前推出，重复前式。此式可以重复做，重复次数视练功者

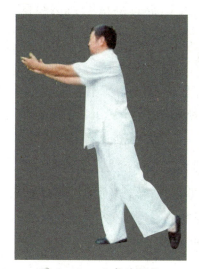

图8-27　右式补肝气

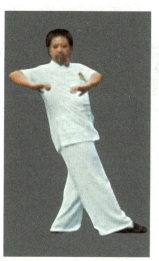

图8-28　右肘后顶前视图

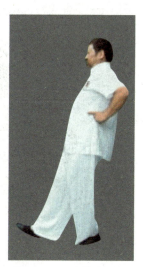

图8-29　右式肝指诀

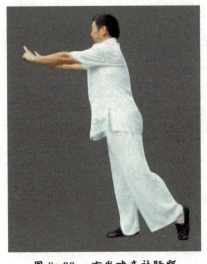

图 8-30　右发嘘音祛肝邪

病情和练功季节而定，一般为三至五数，不可过多，否则伤害肝目。

（16）发音要求：与左式相同。

（17）收回双掌，两脚变为向前平行站立，两掌在胸腹前上下起落调气二至三次，起时掌心向上，以吸气引上；落时掌心向下，以呼气按下。直到呼吸条顺，没有火相和风相为止。所谓火相，指呼吸喘急；所谓风相，指呼吸有声。以后每桩之间过渡式均可这样调气，不再赘述。

（18）意念，总的原则是把精神完全集中在练功的形体动作上。但有时也会关注呼吸或身体的内景变化。后面不再重复。

（四）朱雀桩——马明生玄空飞朱雀

朱雀桩，主要锻炼心经，即十二正经中的手少阴心经和手厥阴心包经，使心经气血通畅，心系得到元气充养，并通过扶正祛邪，祛除心脏、血脉、小肠及舌面部的疾病，从而起到强身健体、补亏筑基的作用。

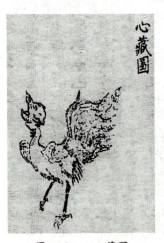

图 8-31　心藏图

1. 功理

《武当山炼性修真全图》云："心神，形如朱雀（见图 8-31），像如倒悬莲蓬，能变水为血也。神名丹元，字守灵。重十二两，对鸠尾下一寸，色如缟映绛。中有七孔三毛。上智之人，心孔通明。中智之人，五孔心穴通焉。下智无孔无明不通。心为肝子，为脾母。舌为之官，有窍通耳。左耳为丙，右耳为丁。

液为汗，肾邪入心则汗溢，其味甘。小肠为之腑，与心合。”

合于道家理法 根据五行学说，木生火，火生土。肝属木，心属火，脾属土。心，位在南方，神为朱雀，情为思。发音为“呵”。《云笈七签》卷十四《黄庭遁甲缘身经》说：“治心当用‘呵’，‘呵’为泻，吸为补。”意思是说，治疗心上的疾病，应当以“呵”字诀泻其火，以吸气的方法作为滋补心阴的法诀。元代丘处机《摄生消息论》中说：“夏三月属火，主于长养，心气火旺，味属苦。火能克金，金属肺，肺主辛。当夏饮食之味，宜减苦增辛，以养肺。心气当呵以疏之，嘘以顺之。”讲的就是当夏之日，应以“嘘”字诀平顺肝气，以“呵”字诀疏散心热。马礼堂《六字诀》认为：“心病以‘呵气功’平心火，以‘呼气功’泻心火，以‘吹气功’补肾水，进而心肾相交，水火既济。” 然与张三丰《太极行功歌》“六字意如何？治脏不二诀”有所不同。同时，心脏外应舌面、主血脉、志为喜、液为汗等，所以有如赤雀飞腾和抖翎的法诀。《上清黄庭内景经·心部章第十》云：“心部之宫莲含华，下有童子丹元家。主适寒热荣卫和，丹锦飞裳披玉罗。金铃朱带坐婆娑，调血理命身不枯，外应口舌吐金华。临绝呼之亦登苏，久久行之飞太霞。”

合于传统医学 中医认为：心为神之居，血之主，脉之宗，在五行属火，起着主宰生命活动的作用，故有“心者，五脏六腑之大主”的说法。心与小肠、脉、面、舌等构成心系统。心在胸腔之中，居肺下膈上，是隐藏在脊柱之前、胸骨之后的一个重要的脏器。心尖搏动在左乳之下。心脏呈尖圆形，色红，中有孔窍，外有心包络围护，心居其中。在中医文献中，心被分为有血肉之心和神明之心。所谓血肉之心，即指实质性心脏器官的主血和主脉功能；所谓神明之心，是指脑接受和反映外界事物，进行意识、思维、情志等精神活动的功能。中医学把精神意识思维活动归属于心，故有神明之心的说法。心的生理功能主要存在于两个方面。

首先，心主血脉。血就是血液；脉即是脉管，又称经脉，为血之府，是血液运行的通道。心脏和脉管相连，形成一个密闭的系统，成为血液循环的枢纽。心脏不停地搏动，推动血液在全身脉管中循环无端，周流不息，成为血液循环的动力。心主血脉的生理功能，必须具备两个条件：一是心脏和脉管内的血液，即心血；二是心脏推动血液循环的动力，即心机，或心气。心血与心气，构成了心脏自身的矛盾运动，以维持心脏的正常生理功能。心脏的正常搏动，主要依赖于心气，心气充沛，才能维持正常的心力、心率和心律，血液才能在脉内正常地运行。血液的正常运行，也有赖于血液本身的亢盈。心主血脉，一方面行血以输送营养物质。心气推动血液在脉内循环运行，血液运载着营养物质以供养全身，使五脏六腑、四肢百骸、肌肉皮毛，乃至整个身体都获得充分的营养，借以维持其正常的功能活动；另一方面生血以使体内血液不断地得到补充。胃肠消化吸收的水谷精微，通过脾主运化，升清散精的作用，上输给心肺，在肺部吐故纳新之后，贯注心脉变化而赤成为血液，故有"心生血"的说法。

其次，心主神志，即心主神明，又称心藏神。心主神志的实质是指大脑通过感觉器官，接受、反映客观外界事物，进行意识、思维情志等活动。对于人体来说，中医所称之"神"与道教所称之神是基本一致的。在中医学中，神有广义和狭义之分。广义的神，是指整个人体生命活动的外在表现，如整个人体的形象以及面色、眼神、言语、应答、肢体活动姿态等，无不包含于神的范围。狭义的神，即心所主之神志，是指人们的精神、意识、思维活动。精气是构成人体和维持机体生命活动的物质基础，也是产生神的物质基础。形者神之体，神者形之用。形存则神存，形谢则神灭。神随着个体的发生、发育、成长、消亡而发生、发展和消亡。神由先天之精气所化生：当胚胎形成之际，生命之神也就产生了。出生之后，在个体发育过程中，神还必须依赖于后天水谷精气的充养。所以说："神者，水谷之精气也。"[①]心主神志的生理作用主要表现为"心藏神"，为人体生命活动的中心。具体说，在正常情况下，神明之心接受和反映客观事物进行的精神、意识、思

① 见《灵枢·平人绝谷》。

498

维活动；同时神明之心也是人体生命活动的主宰，在脏腑之中居于首要地位。五脏六腑必须在心的统一指挥下，才能进行统一协调的正常的生命活动。所以说："心为一身之主，脏腑百骸皆听命于心，故为君主。心藏神，故为神明之用。"[1]实际上人体的一切精神意识思维活动，都是脏腑生理功能的反映。所以中医常常把神分属于五脏，即"心藏神，肺藏魄，肝藏魂，脾藏意，肾藏志。"[2]虽说如此，但人的精神意识思维活动，主要还是归属于心主神志的生理功能。

　　心与肢体官窍的关系，主要表现在心主脉、心华在面和心开窍于舌。所谓心主脉，是说脉为血液运行的通道，它能约束和促进血液沿着一定的轨道和方向循行。脉为血之府，而血液能将营养物质输送到全身各个部分，所以脉间接地起着将水谷精微输送到全身的作用。心主脉，一方面心与脉在结构上直接相连，息息相通；另一方面脉中的血液循环往复，运行不息，主要依靠心气的推动。因此，心不仅主血，而且也主脉。全身的血和脉均由心所主，心脏是血液循环的枢纽，心气是推动血液运行的动力。所以，心的功能正常，则血脉流畅；心的功能异常，则血行障碍。所谓心华在面，是说心脏的功能如何，可以从其面部的色泽中反映出来。由于面部血脉极为丰富，全身气血皆可上注于面，所以面部的色泽能反映出心气的盛衰，心血的多少。如果心脏的功能健全、血脉充盈、循环通畅，则面色红润光泽、奕奕有神；反之，心气不足、心血亏少，则面白无华、心脉瘀阻、面色青紫。所谓心开窍于舌，是说舌能主司味觉，又是发音的重要器官，所以舌为心之外候，"舌为心之苗"。舌与五脏相关，尤与心之关系更为密切。因为心经的经筋和别络，均上系于舌。心的气血通过经脉的流注而上通于舌，以保持舌体的正常色泽形态和发挥其正常的生理功能。所以察舌可以测知心脏的生理功能和病理变化。心的功能正常，则舌体红活荣润、柔软灵活、味觉灵敏、语言流利；若心主血脉功能失常时，

---

①　见《医学源流论》。
②　见《素问·宣明五气论》。

就会心阳不足则舌质淡白胖嫩；若心血不足，则舌质淡白；若心火上炎，则舌尖红赤；若心脉瘀阻，则舌紫、瘀点、瘀斑。

心与五志五液的关系主要表现为心志为喜，心液为汗。所谓心志为喜，是指心的生理功能和精神情志与"喜"有关。喜、怒、忧、思、恐称作五志，它们分属于五脏，即心志为喜，肝志为怒，脾志为思，肺志为忧，肾志为恐。喜，一般说来，是对外界信息的良性反应，有益于心的生理功能。但是，喜乐过度，则又使心神受伤。心为神明之主，情志异常，不仅喜能伤心，而且五志过极时，均能损伤心神。所谓心液为汗，是指津液通过心阳的蒸腾气化后，从玄府（汗孔）中排出的液体。当然，汗液的分泌和排泄，还有赖于卫气对腠理的开合作用。腠理开，则汗液排泄；腠理闭，则无汗。又由于汗为津液所化，血与津液又同出一源，因此有"汗血同源"之说。而血又为心所主，汗为血之液，气化而为汗。故有"汗为心之液"之称。由于汗与血液，在生理上有密切联系，如果汗出过多，可耗血伤津；反之津亏血少，则汗源不足，就不宜发汗。正所谓"夺血者无汗，夺汗者无血"的道理就在于此。由于汗出是阳气蒸发津液的结果，故大汗淋漓也会伤及人的阳气，导致大汗亡阳的危候；反之当心的气血不足时，也会引起病理性的出汗，如心气虚，表卫不固而自汗；心阴虚，阳不敛阴而盗汗。这也是修真图欲通过修炼，达到"变水为血"的依据。

心的生理特性表现为心为阳脏而主阳气和心气与夏气相通应。所谓心为阳脏而主阳气，心为阳中之太阳，心的阳气能推动血液循环，维持人的生命活动，使之生机不息故喻之为人身之"日"。心脏阳热之气，不仅维持了自身的生理功能，而且对全身有温养作用。正所谓"心为火脏，烛照万物"。[①] 凡是脾胃之腐熟运化，肾阳之温煦蒸腾，以及全身的水液代谢、汗液的调节等，心阳都起着重要作用。所谓心气与夏气相通应，是说人与自然是一个统一整体，自然界的四时阴阳消长变化，与人体五脏功能活动系统是通应联系着的。心与夏季、南

---

① 见清代唐容川所撰医书《血证论》。

方，热、火、苦味、赤色等有着必然的内在联系。心通于夏气，也是说心阳在夏季最为旺盛，功能最强。

此外，心包络也是一个十分重要的概念。心包络，简称心包，是心脏外面的包膜，为心脏的外围组织，其上附有脉络，是通行气血的经络，合称"心包络"。心包络具有保护心脏、代心受邪的作用。按照藏象学说，心为君主之宫，邪不能犯，所以外邪侵袭于心时，首先受阻于心包络。所以《灵枢·邪客》中说："诸邪之在于心者，皆在于心之包络。"

朱雀桩主要是通过心系的外部形态，牵动经络之气，再用元气充养心脏及心包，使其气旺神足。所以我们还必须了解相关的经络知识。十二正经中，心为太阴，起于心中，走出后属心系，向下穿过横膈，络小肠。手厥阴心包经，从胸中分出，沿胸肋部入腋下，沿上肢内侧过腕部，入掌中沿中指桡侧，出中冲穴（见附图37/4：手少阴心经和手厥阴心包经）。又根据五脏六腑规律，心脏在手指上的敏感区位于中指端，而中指中节指腹为心包，根节指腹则属小肠。所以功法中以中指翘起感应心脏和牵动心经（见图8-12：手上脏象位置图）。

合于西医理论　现代西医学认为，心脏与血管紧密联系而构成心血管系。心脏，主要由心肌构成，分为左、右心房和左、右心室，是心血管系的动力器官。血管，则分为动脉、静脉和毛细血管。动脉是运送血液离开心脏到身体各部去的血管，从心室发出后，反复分支，越分越细，管壁逐渐变薄，最后移行于毛细血管。毛细血管是连于动、静脉末梢之间的细小血管，形成毛细血管网。静脉是运送血液流回心的血管，起自毛细血管，逐渐汇合形成小、中、大静脉，最后注入心房。心脏有节律地舒缩，将血液射入动脉，最后经毛细血管分布至全身各部组织，在此与细胞和组织进行气体和物质交换后，再经静脉返回心脏。如此循环不止，称为"血液循环"。血液循环，分为体循环（大循环）和肺循环（小循环）两种。当心室收缩时，含氧和营养物质的鲜红色的动脉血，自左心室流入主动脉，再经各级动脉分支到达全身各部的毛细血管。在此进行组织内物质交换和气体交换，于是血液变成含有组织代谢产物及较多二氧化碳的暗红色的静脉血，再经各级静脉，最后经上、下腔静脉和冠状窦流回右心房。这就是体循环或大循环。经体循环返回心脏的静脉血，从右心房流入右心室。当心室收缩时，血液从右心室流入肺动脉干，经其各级分支最后至肺泡壁的毛细血管网。在此进行气体交换，排出二氧化碳，吸进氧气后，使静脉血变成动脉血，再经肺静脉返回左心房。这就是肺循环或小循环。由于心脏被中隔分为左、右两半，所以动、静脉血完全分流不相混合。左心房和左心室因含动脉血，称动脉心（左半心）；右心房和右心室因含静脉血，称静脉心（右半心）。体循环起于左半心止于右半心，而肺循环则起于右半心止于左半心。两循环通过左、右房室口相连续成为完整的血液循环。

西医认为，心脏是中空的肌性器官，为心血管系的动力器官。在活体中，心脏有节律地搏动，故心脏的位置、形状和大小是不恒定的，随着生理功能状态的不同而有所变化。心脏位于胸腔的中纵隔内，外面裹以心包。心脏的外形就像倒置的圆锥体，尖朝向左前下方，底朝向右后上方，故心脏的长轴是倾斜的，与身体的正中矢状面约成45°角。近心底处，有一条环形的沟，称冠状沟，是心脏外面心房与心室的分界标志。心底由左、右心房共同构成。心尖钝圆、游离，由左心室构成。心脏的传导系由特殊分化的心肌细胞构成，其功能是产生并传导冲动，以维持心脏的节律性舒缩。心包，为包裹心脏和大血管根部的锥形囊，可分为纤维心包和浆膜心包。所谓纤维心包，是一个坚韧的结缔组织囊，向上与出入心脏的大血管的外膜相移行，下面与膈中心腱相愈着。所谓浆膜心包，分壁、脏两层。壁层紧贴于纤维心包的内面，脏层覆于心肌的外面，又称心外膜。脏、壁两层之间的间隙，称心包腔，腔内含少量浆液，起润滑作用，以减少心脏搏动时的摩擦。心包对心脏具有保护作用，正常时能防止心脏的过度扩大，以保持血容量的恒定。由于纤维心包伸缩性甚小，若心包腔大量积液，则可限制心的舒张，影响静脉血回心。

2. 功法

（1）接上式，两掌心向下分别在体侧上下调整气机。然后两臂掌犹如朱雀旋翅（见图 8-32：朱雀后飞下式），按正时针方向由下旋飞而上至肩平，每旋飞一次，重心向足根压一次，并发一声"唏"；旋飞次数和力度视练功者体质而定，一般为三至九数。旋飞的速度越来越快，前几个旋飞画圈越来越大（见图 8-33：朱雀后飞上式），后几个旋飞画圈越来越小。此为"后旋飞"。以震动手少阴心经和手厥阴心包经。

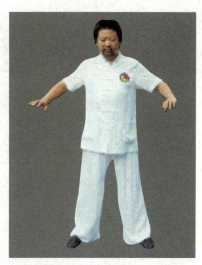

图 8-32　朱雀后飞下式

（2）两掌左右平伸，右掌含气回收，左掌劳宫外撑排废气（见图 8-34：朱雀侧飞左式）；换左掌含气回收，右掌劳宫外撑排废气（见图 8-35：朱雀侧飞右式）。即气功中所称"通臂"。快速重复收回和外撑动作，如同朱雀高空翱翔。通臂的次数和力度视练功者体质而定，

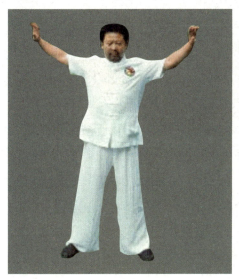

图 8-33　朱雀后飞下式

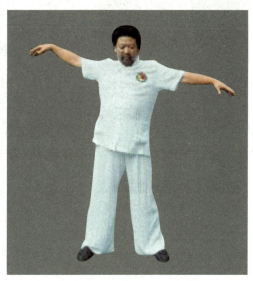

图 8-34　朱雀侧飞左式

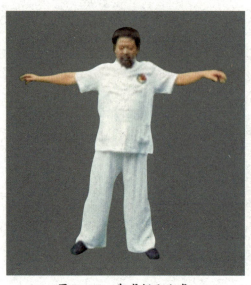

图 8-35　朱雀侧飞右式

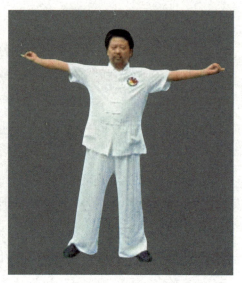

图 8-36　掐心指诀

一般为三至九数。通臂的速度越来越快，前几个通臂画圈越来越大，后几个通臂画圈越来越小。以牵动和拉伸手少阴心经和手厥阴心包经。

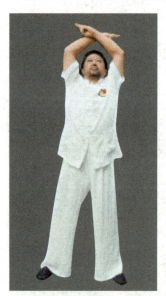

图 8-37　头顶连叉发呵音

（3）两掌立掌并左右平伸，蜷握四指，伸出中指，大指关住其余四指，即为"心指诀"（见图 8-36：掐心指诀）。两中指成"心指诀"沿左右体侧右下往上边发音"呵——"①边划弧而升至头顶，并相互交叉小臂上撑二至三数（见图 8-37：头顶连叉发呵音）。发音时喜形于色。接着两臂、掌、中指沿中线边发音边下降，当两肘下降至两肋间时，两腿下蹲，两肘向身体的下后方向轻轻顶出，而且发音也突然中止于"哦②！"（见图 8-38：

① 呵：字义为呼气、哈气；字音为 hē。王安石《韩持国从富并州辟》诗："矧今名主人，气力足呵欱。"呵欱，如言嘘唏、吐纳。
② 哦：字义为吟唱，字音为 ó。

泄心邪）。然后吸气换下式。

（4）发音要求：舌中隆起抵住上腭，舌尖抵住下齿，口型中圆；先发"喝"音，后发"哦"音，也就是气流冲破舌中隆起变"喝①" 音为"哦"音，即"喝哦——呵"，并保持压缩了的气流徐徐吐出"呵——"的声音；发音时面露笑容。最后发力收音时，吐尽胸腹中余气，爆破而出，发出"哦!"再以吸气补心气。

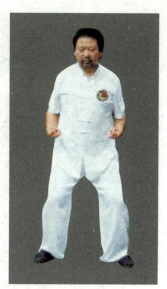

图 8-38　泄心邪

（5）然后，两"心指诀"一边在下腹前交叉自然摆动以调整气机，一边吸气使两掌由左右两侧向上升至肩平。接着两掌变"心指诀"边徐徐发音"呵——"，边沿左右侧向上划弧而升至头顶上方。然后两小臂于头顶上方交叉上撑二至三数，两肘下降至两肋间，并下蹲向下后发力，发音也戛然而止。这是（3）式的重复，重复次数视练功者病情和练功季节而定，一般为三至九数。

以上为"后旋飞式"，下面变换方向，重复（1）～（5）式，即为"前飞式"。详见（6）～（9）式。

（6）起身，两掌于体侧上下调整气机。然后两臂掌如朱雀旋翅，按逆时针方向由下旋飞而上至肩平（见图8-39：朱雀前旋飞下式），每旋飞一次，重心向足前掌压一次，并发一次"唏"音，有提气上飞的感觉（见图8-40：朱雀前旋飞上式）；旋飞次数和力度视练功者体质而定，一般为三至九数。旋飞速度和幅度依照后旋飞，此为"前旋飞"。以反向震动手少阴心经和手厥阴心包经。

（7）两掌左右平伸，左掌含气回收，右掌劳宫外撑排废气；换右掌含气回收，左掌劳宫外撑排废气。快速重复收回和外撑动作如"通臂"，也如朱雀高空翱翔。通臂的次数和力度视练功者体质而定，一

---

① 喝：字义为饮，字音为 hē。

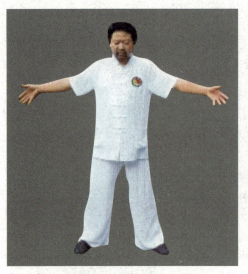
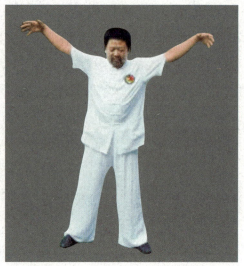

图 8-39　朱雀前旋飞下式　　　　　图 8-40　朱雀前旋飞上式

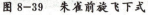

般为三至九数。

（8）两掌立掌并左右平伸，卷握四指，伸出中指，即为"心指诀"。两中指成"心指诀"沿左右侧向上划弧而升至头顶，并相互交叉小臂二至三数，同时发音"呵——"。接着两臂、掌、中指沿中线边发音边下降，当两肘下降至两肋间时，两腿下蹲，两肘向下后发力，而且发音也突然中止于"哦"。

（9）发音要求，与（4）相同。

（10）然后，两"心指诀"一边在下腹前交叉自然摆动以调整气机，一边吸气使两掌由左右两侧向上升至肩平。接着两掌变"心指诀"边徐徐发音"呵——"，边沿左右侧向上划弧而升至头顶上方。然后两小臂于头顶上方交叉二至三数，两肘下降至两肋间，并下蹲向下后发力，发音也戛然而止。这是（8）式的重复，重复次数视练功者病情和练功季节而定，一般为三至九数。

（11）两脚平行站立，双掌由左右两侧向上划弧至头顶上方，变掌心向前，两掌前后交替摆动，摆动的速度越来越快，以至于变成抖动，而且抖动的走向　是由上到下一直抖动到足趾，此即为"朱雀

上抖翎"，犹如朱雀抖出身上的尘土或水珠。（见图 8—41、42：朱雀上抖翎左、右式）

（12）双掌自然下垂于身体的左右两侧，然后变掌心向后，接着两掌前后交替摆动，抖动由下而上，即由足趾一直抖动到头顶，此为"朱雀下抖翎"。（见图 8—43、44：朱雀下抖翎左、右式）

（13）两掌在身体两侧调气，准备做玄武桩。

（五）玄武桩——陈希夷卧法通玄武

胃圆脾长，合为龟蛇；龟蛇为玄武，乃北方之水神。但在武当山所供奉的龟蛇图腾中，也有象征着真武大帝胃肠的传说。所以锻炼脾脏及脾经的桩法，名之为"玄武桩"（见图 8—45）。这与五龙宫隐仙所传"黄牛桩"有所不同，而且与《修真图》中所述"神形如凤"亦有不同，与道家经典所述"胆神形如龟蛇"更是不同。当然，知其不同而为之，必有其独到之处，这也正是"新编"之独到，所以敬请读者细细揣摩。玄武桩是通

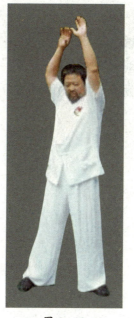
图 8—41
朱雀上抖翎左式

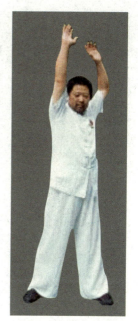
图 8—42
朱雀上抖翎右式

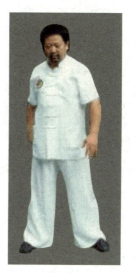
图 8—43
朱雀下抖翎左式

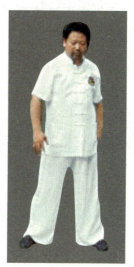
图 8—44
朱雀下抖翎右式

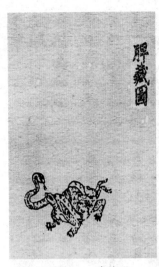

图8-45　脾藏图

过皮肉和口唇的锻炼、发音的调节以及经络的牵动、动作的导引，以达到祛除脾系统疾病，并以元气充养脾、胃、肠、胆等消化系统的一种动功桩法。

1. 功理

《武当山炼性修真全图》云："脾属中央土，旺于四季，为黄帝，神形如凤，像如覆盆，名常在，字魂庭。正掩脐上，横覆于胃。乃坤之炁，土之精也。居心下三寸，重一斤二两，阔三寸，长一尺。脾为心子，为肺母。外通唇，口为之官，其神多嫉。脾无定行，主土阴也，故脾为五藏之枢。开窍于口，在形为颐。脾脉出于隐白，乃内之本意，虑也。黄庭经云：治人百病消谷粮，黄衣紫带龙虎章。"

合于道家理法　道家认为：脾胃在中宫，五行属土，情为忧虑，旺于四季的后十八日。发音为"呼"。南朝陶弘景《养性延命录·服气疗病篇第四》中说："凡行气，以鼻纳气，以口吐气，微而引之，名曰长息。纳气有一,吐气有六。纳气一者,谓吸也;吐气有六者,谓吹、呼、唏、呵、嘘、呬，皆出气也。凡人之息，一呼一吸，元有此数。欲为长息吐气之法，时寒可吹，时温可呼，委曲治病，吹以去风，呼以去热，唏以去烦，呵以下气，嘘以散滞，呬以解极。凡人极者，则多嘘呬。道家行气,率不欲嘘呬。嘘呬者,长息之心也。此男女俱存法。法出于《仙经》。"《云笈七签》卷十四《黄庭遁甲缘身经》说："治脾当用呼，呼为泻，吸为补"。张三丰《太极行功歌》说："脾病一再呼，呼时把口嘬"，"四季长呼脾化食"。脾属中宫黄庭，主消化食物，外应颐面、口唇以及人之气色，所以玄武桩的功法设定——反映了上述功能。《上清黄庭内景经·脾部章第十三》云："脾部之宫属戊巳，中有明童黄裳里。消谷散气摄牙齿，是为太仓两明童。坐在金台城九重，方圆一寸命门中。

主调百谷五味香，辟却虚羸无病伤。外应尺宅气色芳，光华所生以表明。黄锦玉衣带虎章，注念三老子轻翔，长生高仙远死殃。"

合于传统医学　中医认为：脾为"阴中之至阴"，又称"牝藏"。脾主运化，主生血统血，主肌肉、四肢，开窍于口华于唇。十二正经中，脾为少阴，辅以阳明胃经。（见附图 11/8：足太阴脾经和足阳明胃经）五脏六腑规律，可知大指指腹、根节属胃，上节属脾。手指上的经络反应区位于大指端。（见图 8-12：手上脏象位置图）

脾与胃相连，位于腹腔上部，膈膜下面，在左季胁的深部，附于胃的背侧左上方；脾的形状像一把镰刀，为扁平椭圆弯曲状器官，脾的颜色为紫赤色。从脾的位置，形态看，可知藏象学说中的"脾"作为解剖学单位就是现代解剖学中的脾和胰。但其生理病理又远非脾和胰所能囊括无余的。

脾和胃同属于消化系统的主要脏器，机体的消化运动，主要依赖于脾和胃的生理功能。脾和胃同受水谷，传布精微，为生命动力之源泉，故称脾胃为后天之本、气血生化之源。脾在五行中属土，与胃、肉、唇、口等构成脾系统。脾的生理功能，主要表现为运化、生血、统血、升清。

首先，脾的运化功能，是指脾具有把饮食物（水谷）化为精微，并将精微物质转输至全身各脏腑组织中去的生理功能，实际上就是对营养物质的消化、吸收和运输的功能。脾的运化功能包括两个方面：一是运化水谷，就是对饮食物的消化和吸收，即消化饮食物质和运输水谷精微。饮食入胃后，对饮食物的消化和吸收，实际上是在胃和小肠内进行的。胃主受纳，并对饮食物进行初步消化，通过幽门下移于小肠作进一步的消化。但是必须依赖于脾的磨谷消食作用，才能将水谷化生为精微。食物经过消化吸收后，其水谷精微又靠脾的转输和散精作用而上输于肺、由肺脏注入心脉，再通过经脉输送至全身，以营养五脏六腑、四肢百骸，以及皮毛、筋肉等各个组织器官。只有脾的运化功能强健，习惯上称作"脾气健运"，机体的消化吸收功能才能健全，才能为化生气、血、津液等提供足够的养料，才能使全身脏腑组织得到充分的营养，以维持正常的生理活动。二是运化水湿，是指脾对水液代谢的调节作用。在人体内水液代谢过程中，脾在运输水谷精微的同时，还把人体所需要的水液运送到全身各组织中去，以起到滋养濡润作用。又把各组织器官利用后而多余的水液，及时地转输给肾。通过肾的气化作用形成尿液，送到膀胱，排泄于体外。从而维持体内水液代谢的平衡。因此，脾运化水湿的功能健旺，既能使体内各组织得到水液的充分濡润，又不致使水湿过多而潴留。

其次，脾主生血，是指脾有生血的功能。脾为后天之本，气血生化之源。脾运化的水谷精微是生成血液的物质基础。所以明代张景岳《景岳全书》中说："血者水谷之精也，源源而来。生化于脾。"脾运化的水谷精微，经过气化作用生成血液。脾气健运，化源充足，气血旺盛则血液充足。若脾失健运，生血物质缺乏，则血液亏虚，出现头晕眼花，面、唇、舌、爪甲淡白等血虚征象。

又次，脾主统血，是指脾具有统摄血液，使之在经脉中运行而不溢于脉外的功能。人体五脏六腑之血，全赖脾气统摄。脾统血的作用是通过气摄血来实现的。脾为气血生化之源，气为血帅，血随气行。脾的运化功能健旺，则气血充盈，气能摄血，气旺则固摄作用亦强，血液也不会逸出脉外而发生出血现象。

再次，脾主升清，是指脾能将水谷精微等营养物质，吸收并上输于肺，再通过心肺的作用化生气血，以营养全身。这种运化功能的特点是以上升为主，故说"脾气主升"。而上升的主要是精微物质，所以说"脾主升清"。脾之升清，是和胃之降浊相对而言。脾气主升与胃气主降形成了升清降浊的一对矛盾。它们既对立又统一，共同完成饮食物之消化和输布。另一方面，脏腑之间的升降相因，协调平衡是维持人体内脏位置相对恒定的重要因素。脾的升清功能正常，水谷精微等营养物质才能正常吸收和输布，气血充盛，人体的生机盎然。同时，脾气升发，又能使机体内脏不致下垂。

脾与肢体官窍的关系，主要表现为脾主肌肉、四肢，脾华在唇，脾开窍于口等三个方面。所谓脾主肌肉，是由脾运化水谷精微的功能决定的。脾胃为气血生化之源，全身的肌肉，依靠脾所运化的水谷精微来营养，营养充足则肌肉发达丰满，臻于健壮。所谓脾主四肢，是指脾气输送营养才能维持人体四肢的正常活动功能。脾气健运，精微四布，营养充足，则四肢轻劲，灵活有力；脾失健运，清阳不布，营养不足，则四肢倦怠乏力，甚或痿弱不用。所谓脾华在唇，是指口唇的肌肉由脾所主。因此，口唇的色泽形态可以反映出脾的功能正常与否。如果脾气健运，气血充足，营养良好，则口唇红润而有光泽。脾失健运，气血虚少，营养不良，则口唇淡白不华，甚则萎黄不泽；口唇糜烂，则为脾胃积热过多；环口黧黑、口唇卷缩不能覆齿，是脾气将绝之兆。所谓脾开窍于口，意即饮食、口味等与脾之运化功能有关。脾气健运，则食欲旺盛，口味正常。如果脾有病变，就会出现食欲不振和口味异常。

　　脾与五志五液的关系，主要有两个方面：一是脾志为思。思虑，是人的精神意识思维活动的一种状态。思，虽为脾之志，但亦与心主神明有关，故谓"思发于脾而成于心"[1]。正常的思考问题，对机体的生理活动并无不良影响，但在思虑过度，所思不遂等情况下，就能影响机体的正常生理活动。若思虑太过，气结于中，使脾气不行，运化失常，常能导致不思饮食，脘腹胀闷，甚者头目眩晕，心悸，气短，健忘等症状。二是脾液为涎。涎为口津，唾液中较清稀的称作涎，它具有保护和清洁口腔的作用。在进食时分泌较多，还可湿润和溶解食物，使之易于吞咽和消化。在正常情况下，涎液上行于口但不溢于口外。若脾胃不合，则往往导致涎液分泌急剧增加，而发生口涎自出。

　　合于现代医学　中医所称的"脾"作为解剖学单位就是现代解剖学中的脾和胰。西医认为，胰是人体仅次于肝的第二大消化腺，横

－－－－－－－－－

　　[1]　见《医学大辞典》。

位于胃后方的腹腔后上部，脾接于胰尾，像一个菌帽。胰质地柔软，呈灰红色，重约75g，略呈三棱柱状，全长可分头、体、尾三部分。胰头是胰的右侧部，较膨大，长径与宽度均为4.5～5.5厘米，厚2～3厘米。胰头位于第2腰椎体右前方，被十二指肠的"C"字形凹弯所包绕。胰头向左下侧突出一小叶，形成钩突，紧邻肠系膜上血管的后方。胰头右后方与十二指肠降部之间有胆总管经过，有时胆总管可部分或全部被胰头实质所包埋。当胰头肿大压迫胆总管时，可影响胆汁排出，发生阻塞性黄疸。胰头和胰体交界处稍缩细，称为胰颈。胰体占据胰中间的大部分，约位于第1腰椎体的前方。胰尾钝圆，较细小，伸向左上方，抵达脾门附近。胰实质内还散在一些特殊细胞团，称为胰岛，主要分泌胰岛素，调节血糖浓度。胰实质外面被以结缔组织构成的被膜，其前、下面还有腹膜覆盖，但其后面仅借结缔组织固定于腹后壁。

2. 功法

（1）接前势，两手于身体的左右侧下垂，伸直手臂和十指，然后右臂上摆，左臂下摆，身体随之左倾至90°；右臂在上用力向左拉伸，左臂在下用力向右拉伸，拉至极致停顿三至九数，效果更好。不仅拉伸了手阳明大肠经、足少阳胆经和阳跷脉，而且能够消耗左右腰部脂肪。此式一般适宜于肥胖者练习。

（2）按相反方向，重复上式。即两手于身体的左右侧下垂，伸直手臂和十指，然后左臂上摆，右臂下摆，身体随之向右倾斜至90°；左臂在上用力向右拉伸，右臂在下用力向左拉伸，拉至极致停顿三至九数。

（3）两掌于体前变"脾指诀"，即卷四指，跷大指。两臂伸直，身体后仰（见图8-46：玄武后拉筋），并掐"脾指诀"由足跟起，沿体后向上划弧拉升至头顶上方。从而拉伸了手太阳小肠经和手少阳三焦经。

（4）然后两脚成内八字，两腿站直；两臂夹头，同时以胯为折点，身体尽量向前伸展，使上体与下肢成一直角，即形成塌腰姿势。从而拉伸了督脉和足太阳膀胱经。

（5）面向地面，停留至一分钟左右，当眼前出现"青气"（见图8-47：俯视青气），然后吸气收回右手"脾指诀"，而呼气顶出左手"脾指诀"（见图8-48：俯身左玄武式）；再吸气收回左手"脾指诀"，而呼气顶出右手"脾指诀"（见图8-49：俯身右玄武式）。如此左右"脾

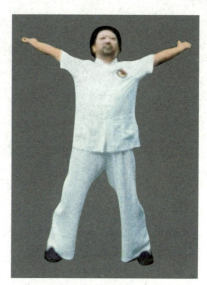

图8-46　玄武后拉筋

指诀"交替顶出大指，顶出时头部也随之左右前顶，犹如龟蛇相互缠绕运动（见图8-48、49：俯身左、右玄武式），"脾指诀"顶出的次数为左右各顶出九数，同时口中发出短促而有力的"唬[1]！"音，再以吸气补脾气。就是顶出"脾指诀"时呼气，收回"脾指诀"时吸气。

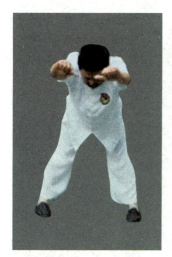

图8-47　俯视青气

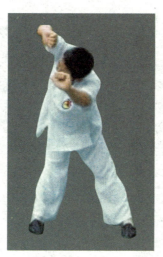

图8-48　俯身左玄武式

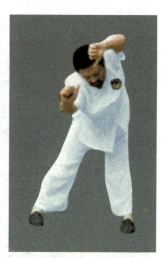

图8-49　俯身右玄武式

---

[1]　唬：音 hǔ，《集韵》"虎音也"。

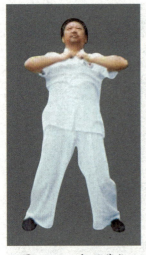

图 8—50　仰观紫气

其形体动作犹如龟蛇缠绕相争之象，使足太阳膀胱经、阳维脉得以拉伸、运动。

（6）左右"脾指诀"边顶出边起身，使两"脾指诀"高举至头顶；然后两膝内扣下蹲，收腹，含胸拔背，裹臀靠胯，头顶上顶，下颌内收，身体随之后仰，面向天空，再行两"脾指诀"由上落至膻中，左右伸展向外顶出，并停留一分钟左右，直到出现"紫气"（见图 8—50：仰观紫气）。此式重点在于"膝跪足面三节连"，即足为一节，膝至踝关节为二节，膝至头顶为三节。因此膝部下跪的越低越好，对筋骨和经络的拉抻无疑是最为有效的。所以形体动作的要求是：两脚内扣、两膝相夹、两胯外撑、吸腹直背，从而拉伸任脉、冲脉；接着两"脾指诀"边向外伸展发力撑气，（见图 8—51：逐节撑气）撑气由肩平分九数撑至头顶上方，（见图 8—52：逐节撑气至九数）在一边分九数将两"脾指诀"逐节撑气上升至头顶的同时，一边逐节发

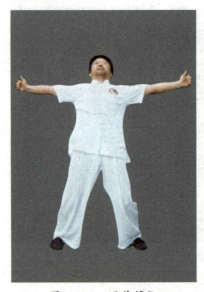

图 8—51　逐节撑气

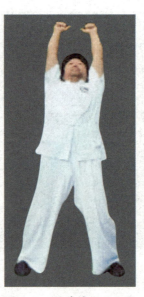

图 8—52　逐节撑气至九数

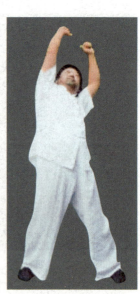

图 8—53　仰身左玄武式

出短而有力的"嘘"音,并以吸气补脾胃之气。

　　(7)身体保持后仰,先行左手"脾指诀"引动头部向左后侧顶出,(见图8-53:仰身左玄武式)顶出时呼气,收回左手"脾指诀"时吸气;再行右手"脾指诀"引动头部向右后方顶出(见图8-54:仰身右玄武式),顶出时呼气,收回右手"脾指诀"时吸气。然后左右"脾指诀"交替顶出,并每顶一次即发出短而有力的"嘘"音一次,其形亦如龟蛇缠绕相争之象,使足太阴脾经、足阳明胃经及阴跷脉、阴维脉得以拉伸、运动。

　　(8)左右"脾指诀"分九数交替顶出,并升至头顶的同时,身体缓缓站起。"脾指诀"再由头顶上方,一边面带忧思之色徐徐发音"呼①——",一边将"脾指诀"向下导引至胸部,再身体下蹲导引至腹部(见图8-55:掐脾指诀发音呼),两"脾指诀"平行向前导引至腹部前方(见图8-56:发音呼祛胃邪);再用意念收回"脾指诀"穿透腹中,并向腹部背后顶出。即两"脾指诀"向腰胯后发力顶出,(见图8-57、8-58:发音呼祛脾邪及其后视图)并结束发音。

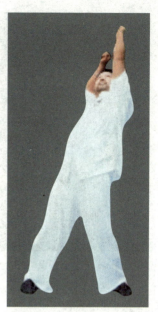

图8-54　仰身右玄武式

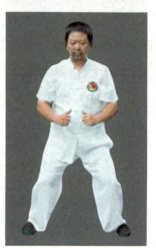

图8-55　掐脾指诀发音呼

　　以上(3)~(8)式是玄武桩的主体部分,一般重复二至三次即可。练多无益,多则汗多而夺血。此式动作较多,牵动的经脉也多,正是"脾居中央","百脉来朝"的隐义。

　　(9)发音方法:舌中稍上抬起,挤压气管中发出的气流,嘴唇

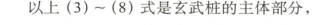

①　呼:字义为吐出气息,为吐纳的一种。《庄子·刻意》:"吹呴呼吸,吐故纳新。"

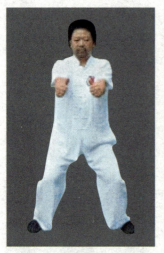

图 8-56　发音呼祛胃邪

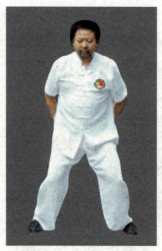

图 8-57　发音呼祛脾邪

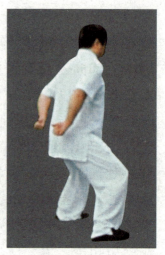

图 8-58
发音呼祛脾邪后视图

撮圆、缩小，约束气流的外放，从而使气流震动口唇部。肉为脾之余，口唇部的震动可以健脾。发呼音时，先发"唬"音，再滑向"呜[1]"音，最终保持缩小了的口形发出"呼——"音，即"唬呜——呼"。发音时面带忧虑的表情。

（10）两掌于体前上下调理二至三次气机，待呼吸平和后，再准备做下一桩式。

（六）白虎桩——张三丰太乙揽白虎

白虎桩，主要通过舒张肺气、坚固两肋、牵拉肺经，使肺脏、气管等呼吸系统得到元气充养，并通过肢体的导引、抛摔、发力动作，以使皮肤、毛发等都能得到气血的充养，从而起到扶正祛邪，祛除呼吸系统疾病，进而达到强身健体、补亏筑基的作用。

1. 功理

《武当山炼性修真全图》云："肺神，形如白虎（见图 8-59），

---

① 　呜：风鸣声。

像如悬磬，居五藏之上。对胞若覆盖，故为华盖。神名浩华，字虚成。重三斤三两，六叶两耳，总计八叶。肺为脾子，为肾母，内藏七魄，如婴儿，名曰尸狗、伏矢、雀阴、吞贼、非毒、除秽、辟臭，乃七名也。鼻为之官，左为庚，右为辛。在炁为咳，在液为涕，在形为皮毛也。上通炁至脑，下通炁至脾中，是以诸炁属肺，肺为呼吸之根。"

合于道家理法 道家认为：肺属金，金生水，位在西方，肺神白虎，在志为恐。发音为"呬[①]"。张三丰《太极行功歌》说："两气未分时，浑然一无极。阴阳位即定，

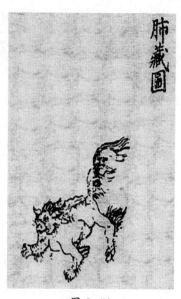

图 8-59

始有太极出。人身要虚灵，行功主呼吸。呵、嘘、呼、呬、吹、加嘻成六数。六字意如何？治脏不二诀。治肝宜用嘘，嘘时睁其目。治肺宜用呬，呬时手双托。心呵顶上叉，肾吹抱膝骨。脾病一再呼，呼时把口噘。仰卧时时嘻，三焦热退郁，持此行内功，阴阳调胎息，大道在正心，诚意长自乐，即此是长生，胸有不老药。"明代高濂《遵生八笺》说："以鼻微长引气，以口呬之，勿令耳闻，皆先须调气令和，然后呬之。肺病甚大呬三十遍，细呬三十遍，去肺家劳热，气壅咳嗽、皮肤燥痒、疥疫恶疮、四肢劳烦、鼻塞胸背疼痛。依法呬之，病去即止，过度则损，呬时用双手擎天为之，以导肺经。"又在《肺脏导引法》中说："可正坐以两手踞地，缩身曲脊，向上三举，去肺家风邪积劳。又当反拳槌背上，左右各三度，去胸臆闭气风毒，为之良久，闭目、叩齿而起。"关于肺经的锻炼，太乙五行桩继承

---

① 呬：几乎在所有的辞典中均注音为 xì，其因是《康熙字典》依据《说文》而注音为 xì，《说文》引《诗·大雅》"混夷駾矣，维其喙（困极而息）矣。"而注为"东夷谓息为呬。"本以为呬音应为 sì，息只是呬之义。而马礼堂六字诀发 xiā（虾）音，声振在肺叶；道家《缘身遁甲经》发 sī音，声振在肺中。白虎桩取道家发音。

了陈抟、张三丰的功法法诀，要求舒胸展臂，大幅度开合肺之气机，运动肺经，使十二正经中的手太阴肺经和手阳明大肠经受到强烈拉动，将元气输布全身，从而收到很好的效果。《陈希夷七月坐功法》说："运主太阴四气，时配足少阳胆相火。"张三丰在《太极行功歌》中说到肺经的锻炼："咽时用双手擎天为之，以导肺经"，"肺知咽气手双擎"等。而且，由于肺主一身之气、肺主皮毛开窍于鼻等，功法上除有长短呼吸之外，还有运气发力，逼气到达皮肤脉络层和皮毛之中，达到器宇轩昂，长生久视的目的。《上清黄庭内景经·肺部章第九》云："肺部之宫似华盖，下有童子坐玉阙。七元之子主调气，外应中岳鼻脐位。素锦衣裳黄云带，喘息呼吸体不快。急存白元和六气，神仙久视无灾害。用之不已形不滞。"

合于传统医学 中医认为：肺为气之主，在五行属金，肺与心同居膈上，位高近君①，犹之宰辅，故称之为"相傅之官"。肺与大肠、皮、毛、鼻等构成肺系统。同时，肺主皮毛，开窍于鼻。十二正经中，肺为太阴。根据五脏六腑规律，无名指指腹、根节指腹属大肠，上节指腹属肺（见图8-12：手上脏象位置图）；经络流注于手指的反射区位于无名指端。

肺位于胸腔，左右各一，在膈膜之上，上连气道，喉为门户，覆盖着其他脏腑，是五脏六腑中位置最高的一个器官故称"华盖"。肺脏为白色、分叶、质地疏松而含气的器官。肺的生理功能主要表现为：

首先，肺主气。气是人体赖以维持生命活动的重要物质。所谓肺主气，是指人身之气均为肺所主。肺主气包括主呼吸之气和主一身之气两个方面。所谓肺主呼吸之气，是指肺为主司呼吸运动的器官，为体内外气体交换的场所。通过肺吸入自然界的清气，呼出体内的浊气，从而实现体内外的气体交换。所以明代李中梓《医宗必读》说："肺叶百莹，谓之华盖，以复诸脏，虚如蜂窝，下无透窍，吸之则满，呼之则虚，一呼一吸，消息自然，司清浊之运化，为人身之橐籥。"中

---

① 君：在这里指心脏。

医学认为，呼吸运动不仅靠肺来完成，还有赖于肾的协作。肺为气之主，肾为气之根，肺主呼，肾主纳，一呼一纳，一出一入，才能完成呼吸运动。所谓肺主一身之气，是指肺有主持、调节全身各脏腑之气的作用，肺主一身之气体现在气的生成和对全身气机的调节作用两个方面。肺有节律地一呼一吸，对全身之气的升降出入运动起着重要的调节作用。肺主一身之气的功能正常，则各脏腑之气旺盛。肺主一身之气和呼吸之气，实际上都隶属于肺的呼吸功能。肺的呼吸调匀是气的生成和气机调畅的根本条件。所以功法练习中常常要求调匀呼吸。

其次，肺主行水，是指肺气具有通调水道，推动水液输布和排泄的功能。由于肺为华盖，其位最高，所以在参与调节体内水液代谢时有"肺为水之上源"之说。人体内的水液代谢，是由肺、脾、肾，以及小肠、大肠、膀胱等脏腑共同完成的。肺主行水的生理功能，是通过肺气的宣发和肃降来实现的。所谓肺气宣发，是使水液迅速布散到全身"若雾露之溉"，以充养、润泽、护卫各个组织器官并使一部分被身体利用后的废水和剩余水分，通过呼吸、皮肤汗孔蒸发而排出体外。所谓肺气肃降，是使体内代谢后的水液不断地下行到肾，经肾和膀胱的气化作用，生成尿液而排出体外，保持小便的通利。

又次，肺朝百脉，是指全身的血液，都要通过经脉而流经于肺，通过肺的呼吸进行气体交换然后再输布全身。肺主气，血的运行依赖于气的推动。肺主一身之气，贯通百脉，调节全身的气机，故能协助心脏主持血液循环。肺助心行血的作用，说明了肺与心在生理病理上反映了气和血的密切关系。

再次，肺主宣发和肃降。肺主宣发的生理作用，主要体现在三个方面：其一肺朝百脉，通过经脉的气血运行，将脾所转输的津液和水谷精微，布散到全身，外达于皮毛。其二百脉朝肺，通过肺的呼吸运动，排出体内的浊气。其三肺主皮毛，通过宣发卫气，调节腠理开合，并将代谢后的津液化为汗液，由汗孔排出体外。肺主肃降的生理作用，也主要体现在三个方面：其一肺通过呼吸运动吸入自然界的清气。其二肺将吸入的清气和由脾转输于肺的津液和水谷精微向下布散。其三肺的形质是"虚如蜂窠"，清轻肃净而不容异物，肺气肃降，则能肃清肺和呼吸道内的异物，以保持呼吸道的洁净。

最后，肺主治节。人体各脏腑组织之所以依着一定的规律活动，是因为肺协助心来治理和调节，因此肺有"相傅之官"称谓。肺主治节的作用，主要体现于在：一是肺主呼吸，人体的呼吸运动是有节奏地一呼一吸；二是随着肺的呼吸运动，治理和调节气的升降出入运动，使全身的气机调畅；三是由于调节气的升降出入运动，因而辅助心脏推动和调节全身血液的运行；四是肺的宣发和肃降，治理和调节津液的输布、运行和排泄。所以，这实际上是对肺的主要生理功能的高度概括。

肺与肢体官窍的关系，主要表现为肺主皮毛、开窍于鼻和肺主声。所谓肺主皮毛，就是通过肺气宣发和促使皮毛汗孔开合，从而实现输精于皮毛的功能。人体皮肤、汗腺、毫毛等组织，为一身之藩篱，有分泌汗液、润泽皮肤、调节呼吸和抵御外邪的功能，为保卫机体、抵御外邪的屏障。肺就是通过肺气宣发，使卫气和气血津液输布到全身，以温养皮毛。皮毛由肺得到卫气和气血津液的温养，便能发挥保卫机体，抵御外邪侵袭的屏障作用。肺的生理功能正常，则皮肤致密，毫毛光泽，抵御外邪侵袭的能力亦较强，故称肺主一身之皮毛。同时肺司呼吸，而皮毛汗孔的开合，有散气或闭气以调节体温，配合呼吸运动的作用。汗孔，中医学中又称"气门（玄府、鬼门）"，不仅排泄由津液所化之汗液，实际上也随着肺的宣发和肃降进行着体内外气体的交换。道家的胎息功法正是建立在这一理论基础之上的。所谓肺开窍于鼻，是说鼻为呼吸出入的通道，具有通气的功能，而肺司呼吸，所以有"鼻为肺窍"的说法。当然鼻的嗅觉功能，也离不开肺气的作用。肺气和利，则呼吸通畅，嗅觉灵敏。所谓肺主声，是说声音出于肺而根于肾。喉是呼吸的门户和发音器官，肺的经脉过喉，故喉的通气和发音与肺有关。肺主气，声由气发，所以声音的产生与肺的生理功能有关。又肾脉挟舌本，肾精充足，上承会厌^①，鼓动声道而出声。这就为六字诀发音震动脏腑、补泻脏气找到了理论根据。

　　肺与五志五液的关系，主要表现为肺志为忧和肺液为涕。所谓肺志为忧，是说忧愁和悲伤，均属于非良性刺激的情绪反映，它对人体的主要影响，是使气不断地受到消耗。因肺主气，故悲伤和忧愁易于伤肺。忧和悲的情志变化，虽略有不同，但对人体生理活动的影响是大体相同的，因而忧和悲同属肺之志。所谓肺液为涕，是指鼻为肺窍，故五脏化液，肺为涕。涕为鼻内分泌的黏液，有润泽鼻窍的功能。在肺的生理功能正常时，鼻涕润泽鼻窍而不外流。

　　肺的生理特性主要表现为：一是肺为五脏之华盖。肺位居五脏的最高位置，通过气管、喉、鼻直接与外界相通。因此，其生理功能可以受外界环境的影响。如自然界风、寒、暑、湿、燥、火"六淫"之邪侵袭人体，尤其是温热邪气，大多首先入肺而导致肺卫失宣、肺窍不利等病变。二是肺为娇脏，不耐寒热。肺为清虚之体，外合皮毛，开窍于鼻，与天气直接相通，为诸脏之华盖，百脉之所朝。六淫外邪侵犯人体，不论是从口鼻而入，还是侵犯皮毛，都会很容易犯肺而致病。三是肺气与秋气相应。肺气旺于秋，肺与秋季、西方、燥、金、白色、辛味等有内在的联系。这些对于我们选择练功季节、练功环境以及练功方法来说，都有十分重要的参考意义。

　　肺经在人体经络中为十二正经（见附图2：手太阴肺经）。根据经络流注次序，足厥阴肝经由肝分出，穿过横膈，向上注于肺，交于手太阴肺经，并经食指端流注于手阳明大肠经；又根据五脏六腑规律及其在手指上的反应区，可知四指指腹、根节指腹属大肠，上节指腹属肺；经络反映区在无名指端（见图8-12：手上脏象位置图）。所以白虎桩功法主要通过外炼上肢抱球侧上推和舒张肺气的云手动作以及发音，来牵动、拉伸手太阴肺经和手阳明大肠经，以实现"百脉朝肺，肺朝百脉"的生理功能，使元气滋养肺脏及呼吸系统，达到祛除肺病，

----

　　① 会厌：为声音之门户，肺的经脉亦通会厌。

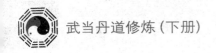

强健机体的目的。

合于现代医学　西医认为，肺是呼吸系统进行气体交换的器官。它位于胸腔内，纵隔两侧，左右各一。右肺因受膈下肝的影响，显得比左肺短而宽；左肺因受心偏向左侧的影响，形状显得扁窄而略长。肺表面有脏胸膜被覆，湿润而有光泽，透过脏胸膜可见呈多边形的肺小叶的轮廓。肺的颜色随年龄和职业而不同。小儿呈浅红色；成人由于不断吸入尘埃，沉积肺内，因而呈深灰色，并混有许多黑色斑点；老年人的肺颜色最深，为蓝黑色。由于肺内含有空气，肺组织中又有丰富的强力纤维，所以质软而轻，富有弹性，呈海绵状，比重小于1，故入水不沉。肺的形态依空气的充盈程度和胸廓的形状而有变化，一般呈圆锥形。每一侧肺都可分为上部的肺尖，下部的肺底（又称膈面），外侧的肋面，内侧的内侧面（纵隔面）以及三个面交界处的前、后、下三个缘。这与《修真图》中肺的形态大致相同。肺尖呈钝圆形，与胸膜顶相贴，向上经由胸廓上口突至颈根部，常超出锁骨内侧三分之一段以上2～3厘米。肺底与膈相接，由于膈的压迫，略向上凹陷，右肺底更为明显。肋面圆凸而面积广阔，中间有椭圆形的凹陷处称肺门，是主支气管、肺动、静脉以及支气管动、静脉、淋巴管和神经进出肺的地方。这些出入肺门的结构，由结缔组织包裹在一起，称为肺根。肺根内诸结构的位置和排列有一定的规律，左、右肺根自前向后依次为肺上静脉、肺动脉和主支气管。胸膜为覆盖在肺表面、胸壁内面、纵隔侧面及膈上面的浆膜。胸膜腔内含有少量浆液，在呼吸运动时，肺可随着胸壁和膈的运动扩张或回缩，此时浆液可减少脏、壁胸膜之间的磨擦。肺尖的投影与胸膜顶大致相同。两肺的前界与胸膜前界略微一致。肺的下界两侧大致相同，达不到胸膜返折线。在平静呼吸时，均较胸膜下界高两个肋骨，即在锁骨中线上与第六肋相交，在腋中线上与第八肋相交，在肩胛线上越过第十肋，在接近后正中线处则平第十一胸椎棘突高度。当深呼吸时，肺的下界可向上、下各移动约3厘米。

2. 功法

（1）接前势，两腿蹲马步，两掌腹前抱球，抟气二至三数；然后顺势做左手掌与胯平、掌心向下按，右手掌心向左，高于眉平，同时身体左转，下肢不动；左转到极致，此时憋息并停顿二至三数（见图8-60：左式虎藏魄）；然后左肘尖向后顶一至三数（见图8-61：左式虎藏魄前视图）。每向后顶一次，发出一声短促"唏"音。从而拉伸、运动了带脉、手太阴肺经和手阳明大肠经。

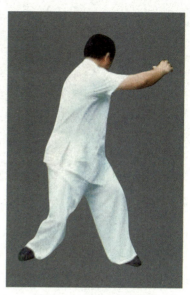

图8-60　左式虎藏魄

（2）按相反方向，重复上式。即换右手下按，左手在上右转身到极致并停顿二至三数（见图8-62：右式虎藏魄）；然后右肘尖后顶二至三数，每顶一次，发一声短促"唏"音（见图8-63：右式虎藏魄前视图）。

（3）身体恢复前向，腹前抟气后，抱球左转身体，侧身向后上方推球，即要求左掌上，右掌下，侧身将所抱之球向身体的左后上方

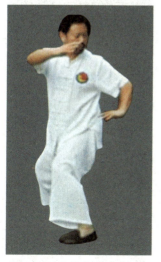

图8-61　左式虎藏魄前视图

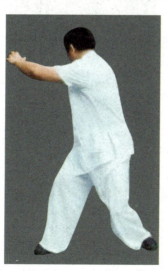

图8-62　右式虎藏魄

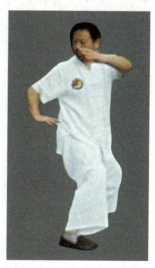

图8-63　右式虎藏魄前视图

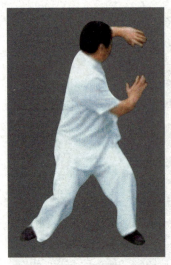

图 8-64　左式鼓荡肺气

顶推一至三数，形成腹部及左胁之气团向左肺叶上冲击鼓荡（见图 8-64：左式鼓荡肺气），每冲击一次，同时发一声短促音"唏"。

（4）按相反方向重复（3）式，即腹前抟气后，抱球右转身体，侧身向后上方推球，即要求右掌上，左掌下，侧身将所抱之球向身体的右后上方顶推一至三数，形成腹部及右胁之气团向右肺叶上冲击鼓荡（见图 8-65：右式鼓荡肺气），而且每冲击一次，同时发一声短促音"唏"。

以上（1）～（4）式重点在于摆腰、冲气，可以重复做三至九次，也可以根据身体状况和季节情况增加次数。

（5）两腿恢复马步，左掌顺势向上拨掌横出，掌与眉齐，眼望左掌，掌带动身体转身向左侧，左掌下滑，顺势向右撸气（见图 8-66：左云手补肺气）；右掌顺势从左侧向上拨掌横出，掌与眉齐，眼望左掌，以

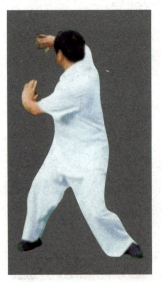

图 8-65　右式鼓荡肺气

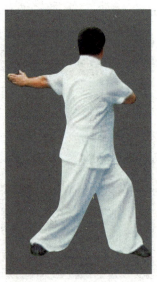

图 8-66　左云手补肺气

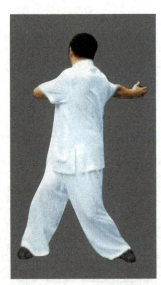

图 8-67　右云手补肺气

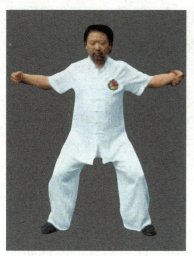
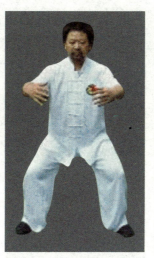
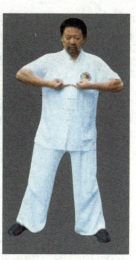

图 8-68　虎扑舒肺气　　　图 8-69　虎抱桩祛肺邪　　　图 8-70　掐肺指诀

掌带动身体扭动转身向右侧，右掌下滑，顺势向左撸气（见图 8-67：右云手补肺气）。使左、右两掌轮流在体前抡圆，形成太极拳的云手动作。无论左掌还是右掌，向上拨掌横出时吸气，向下滑走和顺势撸气时呼气。从而挤压、运动了右部胸肺，也拉伸、运动了手阳明大肠经和手太阴肺经。

（6）云手可做三至九数，并越来越快，身体和两臂、两掌的云手动作越来越小。当云手即将做完时，左右掌突然向外掤出，即左右掌和双臂之间似有气团向四周膨胀发力，在体前形成一个开放的圆球体（见图 8-69：虎抱桩祛肺邪），同时口发短而有力的"嘶[①]！"以充补肺气。紧接着用两掌同时在胸前向开舒气，再由两臂向前合拢，以便由体前向胸部补气（见图 8-68：虎扑舒肺气），舒气、合拢可做三至九数。

（7）然后直立身体，双臂同时在胸肺部上下调气，即随着呼吸舒缓地上下胸肺的气机。向上调时吸气，向下调时呼气。调气的次数根据胸肺气机的充盈情况而定，可做三至九数。

（8）两掌收回胸前，上下调气并变为"肺指诀"（见图 8-70：掐肺指诀），即双手蜷曲四指，伸出无名指，大指关住其余四指。"肺

① 嘶：字义为马鸣声。

525

指诀"一边由膻中沿乳线向左右体侧导引，到腋下、到胯（见图 8-71：肺经发音呬）、到大腿外侧、小腿外侧、再到踝关节外侧，直至身体完全下蹲到达两足小趾（见图 8-72：白虎蹲）；一边面带悲伤的情绪，徐徐发音"呬——"。然后伸直双臂成 90°角，身体站起由下向上引气，使胸部阔展直到双臂到达头顶两侧上方。稍作停顿，犹如《内景图》中"碧眼胡僧手托天"的形象，有望日接天之意。

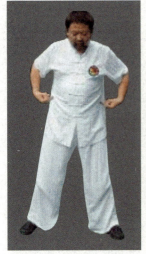

图 8-71　肺经发音呬

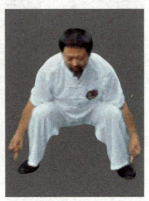

图 8-72　白虎蹲

（9）接着"肺指诀"向头顶上方左右伸展，伸展至极点做"燕子三点水"[1]。（见图 8-73：燕子三点水）之后立即松开"肺指诀"，并由上向下收回双臂，回气至胸肺。

以上（7）～（8）式可重复一至三遍。若是在秋天或是有肺病者，可以增加遍数，以便清肺润燥，美洁全身皮肤及毛发。

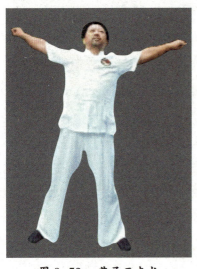

图 8-73　燕子三点水

（10）发音方法：上下门齿轻轻咬合，舌尖抵住上下门齿缝，使气流从门齿与舌尖之间的缝隙挤破而出；先发"嘶"音，再发"咝"[2]，使发音的气流通过缝隙时越来越细小，即保持压缩了的"呬"音徐徐

---

① 燕子三点水：与武术中的要求有所不同，只是伸出的无名指做点水之用，意在气达肺经。

② 咝：蛇吐信之声。

发出。发音时注意保持悲伤、悲痛的情绪。

（七）双鹿桩——阴长生芝田^①养双鹿

双鹿，在许多道家经典中被描绘成一鹿双头，以象征人体的左右肾脏（见图8-74）。双鹿桩，是指长寿神兽——鹿和龟的形体动作，以牵拉肾经，运动肾脏、膀胱等，使人体泌尿系和生殖系得到元气滋养，从而防治肾病以及由肾病引发的其他疾病，进而增强体质、补亏筑基，为下一步丹道修炼打下良好的基础。

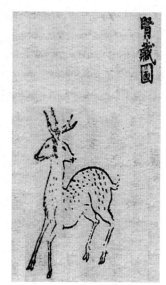

图 8-74

1. 功理

《武当山炼性修真全图》云："肾属北方，于卦属坎。神似玄鹿，两头。名玄冥，字育婴。像如卵石相卧，对脐附腰脊，重一斤二两。主分水气，灌注一身，如树之有根。左者曰肾，右曰命门。乃生炁之府，死炁之门，守之则存，用之则竭。为肝母，为肺子，耳为之官。天之生我，流气而受肾之精气，往来为之神。神者圣，藏人之情智。左属壬，右属癸。在时为子亥，在炁为吹，在液为唾，在形为骨，经于上焦，荣于中焦，卫于下焦。"

合于道家理法 道家认为：肾属水，水生木，位于北方。其神为双头鹿子对处，左者曰肾，右曰命门。乃生炁之府，死炁之门，守之则存，用之则竭。肾情为悲。发音为"吹"。明代高濂《遵生八笺》所称六气法又称"六字诀"，其中肾脏配以"吹"字，一处为泻，如"治肾脏，吐纳用吹法，以鼻渐长引气，以口吹之"；另一处为补，如"当以冬三月，

---

① 芝田：道家以芝为丹，故有"芝田"、"食芝"之说。1985年5月，作者访武当山五龙宫时，曾见一块明嘉靖十七年孟冬月（1538年11月）刻制的木质牌匾，题字为"芝田古鹿"，正是此意。

面北向平坐，鸣金梁七^①"。张三丰《太极行功歌》说："心呵顶上叉，肾吹抱膝骨。""秋晒定知金肺润，冬吹惟要坎中安。""肾为水府是生门，保命藏精养蒂根。眉蹙耳鸣兼黑瘦，吹之精气返昆仑。"均言"吹"字在治肾病及强肾功中的作用。当然，太乙五行桩还通过对腰胯、脊柱、大脑、耳目、二阴的锻炼，拉伸和运动了足少阴肾经和足太阳膀胱经，从而使泌尿系和生殖系得到元气滋养，疾病得以祛除。《上清黄庭内景经·肾部章第十二》云："肾部之宫玄阙圆，中有童子冥上玄。主诸六腑九液源，外应两耳百液津。苍锦云衣舞龙幡，上致明霞日月烟。百病千灾急当存，两部水王对生门，使人长生升九天。"

合于传统医学　中医认为：肾是人体脏腑阴阳的根本，生命的源泉，故称为"先天之本"。肾在五行属水，与膀胱、骨髓、脑、发、耳、二阴等构成肾系统。肾位于腰部脊柱两侧，左右各一，右微下，左微上。肾的生理功能主要表现在三个方面：

首先，肾藏精，是指肾具有贮藏精气的作用。肾精为生命之根，生身之本。精是构成世界和人体的本源。精气不仅具有物质性，而且还有无限的生命力，人之所以有生命，就是构成人体的精气的生命力的表现。精有先天之精和后天之精之分。肾脏一方面不断贮藏五脏六腑之精气，另一方面又不断地向五脏六腑供给精气，如此循环往复，生生不已。这就是肾藏五脏六腑之精的过程和作用。由此可见，后天之精是维持人体生命活动，促进机体生长发育的基本物质，脏腑的精气充盛，肾精的生成、贮藏和排泄才能正常。同时肾中精气不仅能促进机体的生长、发育和繁殖，而且还能参与血液的生成，提高机体的抗病能力。肾精可以化而为血，参与血液的生成，所以有"血液之源在于肾"的说法。同样，精充则生命力强，卫外固密，适应力强，邪不易侵。所以肾精还具有抵御外邪而使人免于疾病的作用。所谓肾精，是机体生命活动之本，对生理活动起着极其重要的作用，是生理功能的物质基础。所谓肾气，是指肾脏的生理功能而言，由肾精气化而来。

① 鸣金梁七：即叩齿七次。金梁，指门齿。

肾精与肾气的关系，实际上就是物质与功能的关系。肾精与肾气互为体用，所以习惯上常将二者合称为肾之精气。所谓肾阴，又称元阴、真阴、真水，为人体阴液的根本，对机体各脏腑组织起着滋养、濡润作用。所谓肾阳，又称元阳、真阳、真气，为人体阳气的根本，对机体各脏腑组织起着推动、温煦作用。肾阴和肾阳，相互制约、相互依存、相互为用，维持着人体生理上的动态平衡。从阴阳属性来说，精属阴，气属阳。所以有时也称肾精为"肾阴"，肾气为"肾阳"。这里的"阴"和"阳"，也是指物质和功能的属性而言的。

其次，肾主水液，是指肾脏具有主持全身水液代谢，调节体内水液代谢平衡的作用，故称"肾者主水"。肾主水的功能是靠肾阳对水液的气化来实现的。肾脏调节水液代谢的作用，称作肾的"气化"作用。人体的水液代谢包括两个方面：一是将水谷精微中具有濡养滋润脏腑组织作用的津液输布周身；二是将各脏腑组织代谢利用后的浊液排出体外。这两方面，均要受肾的气化作用才能完成。在正常情况下，水饮入胃，由脾的运化和转输而上输于肺，肺的宣发和肃降而通调水道，使清者（有用的津液）以三焦为通道而输送到全身，发挥其生理作用，浊者（代谢后的津液）则化为汗液、尿液和气等分别从皮肤汗孔、呼吸道、尿道排出体外，从而维持体内水液代谢的相对平衡。在这一代谢过程中，肾的蒸腾气化，使肺、脾、膀胱等脏腑在水液代谢中发挥各自的生理作用。而且被脏腑组织利用后的水液（清中之浊者）从三焦下行而归于肾，经肾的气化作用分为清浊两部分。清者，再通过三焦上升，归于肺而再布散于周身；浊者变成尿液，下输膀胱，从尿道排出体外，如此循环往复，以维持着人体水液代谢的平衡。可见肾的气化作用贯穿于水液代谢的始终，居于极其重要的地位，所以有"肾者主水"，"肾为水脏"的说法。

再次，肾主纳气，是指肾有摄纳肺吸入之气而调节呼吸的作用。人体的呼吸运动，虽为肺所主使，但吸入之气，必须下归于肾，由肾气为之撮纳，呼吸才能通畅、调匀。正常的呼吸运动是由肺肾之间相互协调的结果。所以说："肺为气之主，肾为气之根，肺主出气，肾主纳气，阴阳相交，呼吸乃和"[①]。肾主纳气，对人体的呼吸运动具有重要意义。只有肾气充沛，摄纳正常，才能使肺的呼吸均匀，气道通畅。如果肾的纳气功能减退，摄纳无力，吸入之气不能归纳于肾，就会出现呼多吸少、吸气困难、动则喘甚等肾不纳气的病理变化。

肾与肢体官窍的关系主要表现为：肾主骨、肾华在发以及肾开窍于耳和二阴等方面。所谓肾主骨，是说骨骼的生理功能与肾精有密切关系，因为肾藏精，精生髓而髓又能养骨。髓藏于骨骼之中，称为骨髓。所以肾精充足，则骨髓充盈，骨骼得到骨髓的滋养，才能强劲坚固。可见，肾精具有促进骨骼的生长、发育、修复的作用，如果肾精虚少，骨髓空虚，就出现骨骼软弱无力，甚至骨骼发育障碍。所以小儿卤门迟闭，骨软无力，以及老年人的骨质脆弱，易于骨折等均与肾精不足有关。齿为骨之余，齿与骨同出一源，也是由肾精所充养，所以说："齿者，肾之标，骨之本也"[②]。可见牙齿的生长与脱落与肾精的盛衰也有密切关系。所以，小儿牙齿生长迟缓，成人牙齿松动或早期脱落，都是肾精不足的表现，常用双鹿桩来补益肾精，则收效一定会很大。所谓肾华在发，是说人体毛发的营养主要来源于血，但毛发的生机根源于肾。因为肾藏精，精能化血，精血旺盛，则毛发壮而润泽。所以青壮年时，精血充沛，则毛发光泽黑润；老年的精血衰微，毛发花白枯槁而易脱落。所谓肾开窍于耳及二阴，是指耳的听觉功能、前阴的排尿和生殖功能以及后阴的排便功能都与肾脏有着密切相关。耳是听觉器官，其听觉功能，主要依赖于肾精的充养，所以耳从属于肾。前阴是排尿和生殖的器官，其精窍与溺窍相附，一方面溺窍内通膀胱，尿液的贮存和排泄虽属于膀胱的功能，但须依赖肾的气化才能完成；另一方面精窍则内通胞室，女子受胎，男子藏精之所在。后阴是排泄粪便的通道，粪便的排泄本来是大肠的传导功能，但与肾

---

① 见清代林佩琴所撰医书，《类证治裁》。
② 见清代沈金鳌，《杂病源流犀烛》。

的温煦和滋润功能有关。

肾与五志五液的关系主要表现为：肾志为恐和肾液为唾。所谓肾志为恐，是指人们对某一事情产生的恐惧精神状态由肾情志引发。恐与惊相似，但惊是在不自知的情况下产生的，即事出突然而惊；而恐为自知的情况下产生的一种精神状态，俗称胆怯。惊或恐，对机体的生理活动来说，都是一种不良刺激。惊属心，恐属肾，但均与心主神明有关。惊和恐的刺激，能使机体的气机运行紊乱而致病。恐伤肾使肾气不固，则二便失禁，故称"恐则气下"；大惊则会伤及心神，则心神不安，手足无措。所谓肾液为唾，唾与涎同为口津，即唾液。其中较稠者为唾，较稀薄者为涎。脾之液为涎而肾之液为唾。唾液除了具有湿润与溶解食物，使之易于吞咽，以及清洁和保护口腔的作用外，还有滋养肾精之功。因唾为肾精所化，多唾或久唾，则易耗肾精，所以丹道修炼家常常闭口不唾，或漱咽津液以养肾精。

肾的生理特性主要表现为：重肾主封藏和肾气对应冬气。所谓肾主封藏，是肾的重要生理特性，肾为先天之本，生命之根，藏真阴而寓元阳，为水火之脏。肾藏精，宜藏而不宜泄；肾主命火，宜潜而不宜露，所以说："肾者主蛰，封藏之本"[1]。人之生身源于肾，生长发育基于肾，生命活动赖于肾。肾是人体阴精之所聚，肾精充则化源足。肾又是生命活动之本原，肾火旺则生命力强。精充火旺，阴阳相济，则生化无穷，机体强健。所以肾精不可泻，肾火不可伐，犹如木之根，水之源，木根不可断，水源不可竭，灌其根枝叶茂，澄其源流自清。因此，肾脏只宜闭藏而不宜耗泻。基于这一生理特性，前人曾经提出"肾无实不可泻"的学术观点，故治肾多言其补，不论其泻，或以补为泻。但太乙五行桩认为，肾病并非绝对无实而不可泻，确有实邪亦当用泻。如肾阳不足，气不化水，水湿内停，发为水肿之肾虚水泛证，虚实夹杂，又当扶正祛邪。尽管如此，由于肾脏的蛰伏闭藏特性，治肾还是以多补少泻为宜。所谓肾气与冬气相应，是说肾与冬

---

① 见《素问·六节藏象论》。

季、北方、寒、水、咸味等有着内在联系。所以治肾在冬，养肾在秋。肾经在人体经络中为十二正经（见附图13：足少阴肾经）。根据经络流注次序，足太阳膀胱经从项分出下行，经大腿后侧至足小趾外侧端，流注于足少阴肾经；足少阴肾经由肺分出，络心，注于胸中，交于手厥阴心包经。又根据五脏六腑规律及其在手指上的反应区，可知小指指腹、根节指腹属膀胱，上节指腹属肾；中指中节指腹为心包，四指中节指腹为三焦（见图8-12：手上脏象位置图）。所以双鹿桩功法通过外炼腰胯、脊柱、大脑、耳目、二阴，从而拉伸和运动足少阴肾经和足太阳膀胱经，从而使泌尿系和生殖系得到元气滋养，肾脏系统的疾病得以祛除，实现精充气足，为下一步丹道修炼创造坚实基础。

合于现代医学　西医认为：肾是实质性器官，是泌尿系统和生殖系统的主要组成部分。肾位于腰部，左右各一，形似蚕豆，表面光滑，新鲜时呈红褐色。左肾稍细长，右肾略宽短。正常成年男性肾的平均重量为120～150克，左肾重于右肾，男性肾重于女性肾。

肾可分为上、下端，前，后面和内、外侧缘。上端宽而薄，下端窄而厚。肾前面较凸，后面较平坦，紧贴腹后壁。外侧缘隆凸，内侧缘中部凹陷，是肾的血管、淋巴管、神经和肾盂出入的部位，故称为肾门。这些出入肾门的结构由结缔组织包裹在一起，统称肾蒂。右侧肾蒂比左侧的短，故在右肾手术时，结扎肾蒂较为困难。肾蒂中主要结构的排列关系，由前向后依次为肾静脉、肾动脉和肾盂。肾盂向下延续成输尿管。肾门向肾内深陷的腔穴，称肾窦。肾位于腹腔后上部，脊柱两旁，腹膜的后方。肾的长轴上端倾向脊柱，下端斜向下外方，故左、右肾呈"八"字形排列。右肾比左肾略低。肾的位置有个体差异。女子一般低于男子，儿童低于成人，新生儿的位置更低，有时肾下端可达髂嵴附近。

2. 功法

（1）接前势，两掌在腹前调整一下气机，两脚心涌泉穴向上凹一下，接着两掌将涌泉所鼓之气，顺势向上拉至舌根两旁，再导引至头顶上方（见图8-75：抓提肾气）；接着两臂和身体由上至下逐节蜷曲而下，同时徐徐呼气，使气机由头顶下降至脚底涌泉，两手着地，或附于足背。

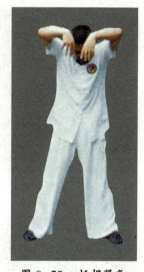

图8-75　抓提肾气

（2）两腿立直，以胯为折点；再以左臂带动脊柱向左摆水三至九数（见图8-76：鹿摆尾左式），如同鹿之摆尾；再以右臂带动脊柱向右摆水三至九数（见图8-77：鹿摆尾右式），亦如同鹿之摆尾。因左右轮换摆水带动脊柱如同游鱼一样摆动。再用左臂向前摆水（见图8-78：鹿回首左式），右臂向前摆水（见图8-79：鹿回首右式），如此轮换着前后摆水各三至九数。最后做两臂同时前摆水（见图8-80：鹿奔式1）和后摆水（见图8-81：鹿奔式2），轮换各摆三至九数。因前后摆水，带动脊柱如同龙蛇一般扭动。摆水次数视心脑血管及身体其他部位的承受力而定。摆水时两臂和上体完全放松，有助于脊柱、脏腑复位，并治疗腰椎、颈椎疾病。

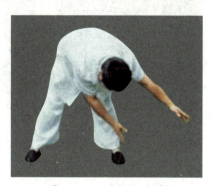

图8-76　鹿摆尾左式

（3）双手大指与食指掐于两足跟腱，使上体贴于腿部，迫使腹内呼吸之气吐出；上体离开腿部时，可做缓缓吸气。此式可做三至九次。每做一次，当上体贴于腿部时，下颌用力向

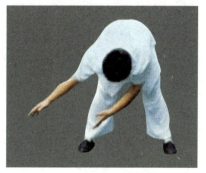

图8-77　鹿摆尾右式

尾闾接引，并发一次"唏"音，意念将"唏"音吹入肛门内，从而

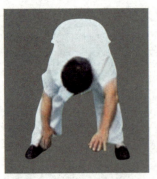

图 8-78　鹿回首左式

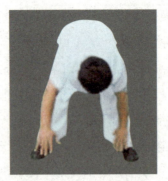

图 8-79　鹿回首右式

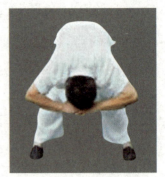

图 8-80　　鹿奔式 1

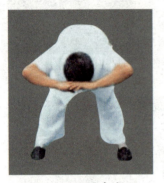

图 8-81　鹿奔式 2

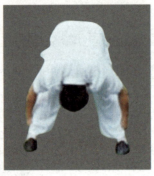

图 8-82　　鹿吹垂尾

形成武当山道士的"鹿吹垂尾"姿势（见图 8-82：鹿吹垂尾）。这样既可俯身拉抻背部脊柱和腿部筋腱，又能拉伸督脉和足太阳膀胱经，而且能使真气不散。对于那些腿部筋腱僵硬的练功者来说，这是一种很好的锻炼方法，它能使你在短时间内拉开筋腱，使手掌摸地。

（4）松开双手，两掌附于两足背，再由涌泉穴向上拉气，沿小腿、大腿、腹部、胸部、颈部、头部，至于头顶上方，呈高举双手状。双手向上拉气时，由下至上应为缓缓吸气。

（5）双手上升至颈部时，伸出小指，蜷曲四指，并由大指关住，即掐"肾指诀"。然后两"肾指诀"翻掌心向上（见图 8-83：掐肾指诀发音吹），再转翻小指尖向下垂扎着（见图 8-84：引肾气入玄牝），一边面露惊恐之色徐徐发音"吹①——"，一边向下导引气机至两肾、足三里、至涌泉，直至身体完全蹲下（见图 8-85：引肾气入涌泉）。此为"百脉归肾"，当"肾指诀"由头顶上方向足底发音引气时，手

---

① 吹：字义为合拢嘴唇用力吐气。

三阳经、手三阴经、冲任脉、阴阳维脉以及足三阴经之气均向下行，所以形成"百脉归肾"的动势，从而具有很强的滋补肾阴、强壮肾阳、治疗肾病的效果。

（6）发音方法：双鹿桩的发音只补不泻，或以泻为补的方法，是符合道家理法和中医理论的。发音时先发"嗤[1] 微"，

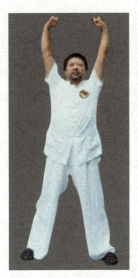

图 8-83
掐肾指诀发音吹

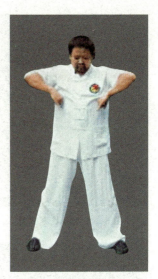

图 8-84
引肾气入玄牝

再徐徐发出"吹——"。发"嗤微"时，两"肾指诀"掌心上撑；转掌心向下时，再调整成惊恐的情绪，然后徐徐发出"吹——"。所以上撑补阳，"嗤"音补阳；下引滋阴，"吹"音滋阴。

（7）身体下蹲，两掌附于足背，大小腿后部完全相叠，两臂置于两腿内侧。稍作呼吸调整，吸气时，尾椎和下颌同时上跷（见图 8-86：龟戏水前式）；呼气时，尾椎和下颌同时内叩（见图 8-87：龟戏水后

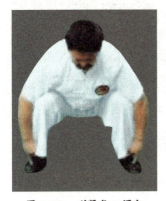

图 8-85　引肾气入涌泉

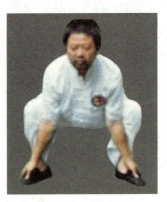

图 8-86　龟戏水前式

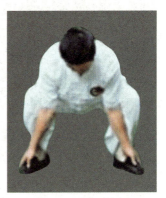

图 8-87　龟戏水后式

---

① 嗤：字义为讥笑。

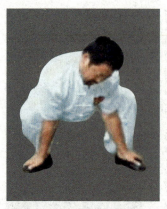

图8-88 龟戏水左式

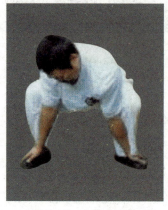

图8-89 龟戏水右式

式），犹如神龟的爬行动作，使颈椎和胸椎、脊柱、背肌完全融动，并拉开督脉。

（8）保持上式，也可以下颌由下至上顺时针划圆，再行下颌由上至下逆时针划圆，进一步拉伸和运动脊柱、背肌、督脉。然后脊背绷紧在一个平面上，头顶先向左边顶（见图8-88：龟戏水左式），再向右边顶（见图8-89：龟戏水右式）；这样一边左右轮流着摆动头部，一边缓缓地站立起双腿。这就是武当山道教的"龟纳鼻息"姿势，与"鹿吹垂尾"一样，既能拉抻背部脊柱和督脉，又能挤压腹腔锻炼内脏和减肥，而且能使脏腑归元，真气不散。按道家的练法，"鹿吹垂尾"以滋阴、保真；"龟纳鼻息"以养元、壮阳。

（9）两掌附于足背，拉起涌泉之气，重复做（4）～（8）式。

以上（1）～（9）式为完整的双鹿桩，一般需要练习一至三遍。在实际练功中，如果我们长期只练习（1）～（9）式的话，可能会出现"马阴藏象"，即炼精化炁，炼炁化神，精炁逆行，没有了性欲。这样对于丹道修炼来说应当是一件好事情。但是也有人持否定态度，认为练功的目的就是为了增强性功能和性能力，如果练得没有了性欲，岂不没有了"性福"生活？还有说，太乙五行桩滋阴壮阳是假，否则怎么会练得人没有了性欲呢？所以我们专门在双鹿桩后面增加了（10）式，以供那些需要增强性功能和生殖能力的练功者锻炼，而且效果非常好。当然我们必须提醒大家，如果您偶尔需要那么一两次是可以的，多则无益。尤其是您已下决心进行丹道修炼，那么在这个补亏筑基阶段是绝对不能练习（10）式的，否则"急水滩头挽不住船"，对身体是非常有害的。即使您通过食补、药补，或者其他的什么方法进行弥补，也会使您的身体受到严重伤害，那您的功夫也永远只能停留在这个功阶上而得不到进步和提升。切记！切慎！

（10）身体半蹲，两掌在小腹前调气，然后变为似捧气球，并在腹前抟气揉气，即老子所说"抟气致柔"。武当道家在练习此功时，假想中的"太极球"，过去朱诚德道长曾用抟石球的方法进行练习，练出了惊人的武功；接着两手收气入脐，并左右插腰，大指掐肾俞，四指掐肾门，帮助腰胯向前顶出阴部，并停顿三十六至八十一数，而且每数一次，内力前顶阴部一次；换势为以腰眼为折点使尾闾后翘，同样停顿三十六至八十一数，而且每数一次，内力后翘尾闾一次；换势为侧顶左胯，顶住后再用内力顶胯三十六至八十一数；换势为侧顶右胯，顶住后再用内力顶右胯三十六至八十一数；接着做"摇丹鼎"、"摆丹炉"，即意想尾闾尖（尾椎骨端）在地面上按照前、左、后、右的顺序摇转下丹田；再反过来，按照前、右、后、左的顺序摇转下丹田。很快就能生聚真阳，一周内即能明显增强性功能和性能力。

（八）调气桩——运转乾坤调理三焦

1. 功理

合乎道家理法　道家认为：嘻主三焦，有疾，作嘻，吐纳治之。可见"嘻"能调三焦之气。张三丰《太极行功歌》说："仰卧时时嘻，三焦热退郁。"由说："三焦嘻却除烦热"，"三焦客热莫生惊。仙人嘻字真玄秘，日日行功体渐宁。"还说："三焦火症报君知，静坐蒲团须用嘻。"

合乎传统医学　中医认为：三焦是上焦、中焦、下焦的合称，为六腑之一，历史上有"有名无形"和"有名有形"之争。一般认为三焦是分布于胸腹腔的一个大腑，惟三焦最大，无与匹配，故有"孤府"之称。三焦位置大体为，膈以上为上焦，包括心与肺；横膈以下到脐为中焦，包括脾与胃；脐以下至二阴为下焦，包括肝、肾、大小肠、膀胱、女子胞等。其中肝脏，按其部位来说，应划归中焦，但因它与肾关系密切，故将肝和肾一同划归下焦。实际上，三焦就是五脏六腑全部功能的总体。一般说来，三焦的生理功能，一是通行元气。即元气通过三焦而输布到五脏六腑，充沛于全身，以激发、推动各个脏腑组织的功能活动。所以说三焦是元气运行的通道。气化运动是生命的基本特征，三焦通行元气的功能，关系到整个人体的气化作用。二是运行水谷。人体的饮食水谷，特别是水液的消化吸收，输布排泄，是由多个脏器参加、共同完成的一个复杂的生理过程，其中三焦起着重要的作用，即疏通水道、运行水液的作用，是水液升降出入的通路。如果三焦水道不利，则肺、脾、肾等输布调节水液代谢的功能也难以实现其应有的生理效应。所以，又把水液代谢的协调平衡作用，称作"三焦气化"。三焦各自的生理功能特点：一是上焦如雾，是指上焦主宣发卫气、敷布精微的作用。上焦接受来自中焦脾胃的水谷精微，通过心肺的宣发敷布，布散于全身，发挥其营养滋润作用，若雾露之溉。故称"上焦如雾"。二是中焦如沤，是指脾胃运化水谷，化生气血的作用。胃受纳腐熟水谷，由脾之运化而形成水谷精微，以此化生气血，并通过脾的升清转输作用，将水谷精微上输于心肺以濡养周身。因为脾胃有腐熟水谷，运化精微的生理功能，故喻之为"中焦如沤"。三是下焦如渎，是指肾、膀胱、大小肠等脏腑主分别清浊，排泄废物的作用。下焦将饮食物的残渣糟粕传送到大肠，变成粪便，以肛门排出体外，并将体内剩余的水液，通过肾和膀胱的气化作用变成尿液，从尿道排出体外。这种生理过程具有向下疏通，向外排泄之势，故称"下焦如渎"。

2. 功法

（1）接前势，立起双腿，两掌在胸腹前调一下气，接着身体半下蹲，左掌变掌心向上，由左肋下向后穿出，同时发音"嘻"[①]（见图8-90：

---

① 嘻：喜笑的样子。

三焦调理左式），并身体左转，左掌由下向上齐眉划弧回气（见图8-91：发嘻音入三焦左式），收回到右部胸腹时，发音结束，完成了左半边的乾坤运转的动作。从而使手少阳三焦经得以拉伸、运动。

（2）右掌随之由上至左胸前，齐眉划弧而下，经小腹前身体右转，从右肋下向后穿出，与右掌的动作在这里结束发音，改为吸气，收气入左部胸腹，完成右半边的乾坤运转动作。从而使手少阳三焦经得以拉伸、运动。

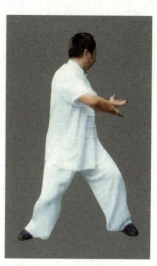

图8-90　三焦调理左式

（3）右掌从左肋向后穿出（见图8-92：三焦调理右式）的同时，左掌随之由上齐眉向下划弧至右胸腹（见图8-93：发嘻音入三焦右式）。实际上是左右两掌一上一下，一出一回，循环往复地往左右胸腹收气的动作。

（4）如果一左一右齐眉划弧算一个胸腹收气的话，那么一个发音"嘻"，要管一个半胸腹收气，即发一个"嘻"音要做一左一右再一左的齐眉划弧。留出一右一左两个划弧动作用做吸气，为下一个发

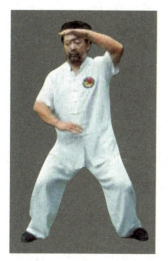

图8-91　发嘻音入三焦左式

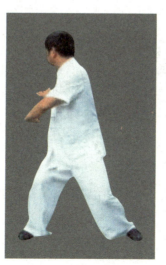

图8-92　三焦调理右式

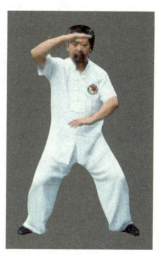

图8-93　发嘻音入三焦右式

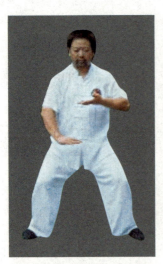

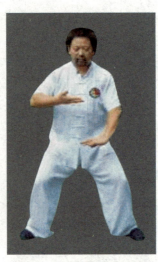

图 8-94　条畅三焦左式　　图 8-95　条畅三焦右式

音做准备。

（5）发第二个"嘻"音刚好从右掌开始，做完一右一左，再一右三个划弧，发音也结束了。

（6）此时刚好右掌转到胸前，右掌在胸前向下按气至脐的同时，发第三个"嘻"音，同时左掌掌心向上拉气至膻中。要求一个"嘻"音发完，左右掌一上一下各自做完三次按气拉气。（见图 8-94、图 8-95：条畅三焦左、右式）

（7）发音要求：舌中稍抬高，口唇略收圆，气流通过舌中与上腭之间摩擦而发出的音；先发"嘻"音，再逐步抬高舌中部，挤压气流，使之变为"噫"[1]音，并使变窄了的"嘻——"音徐徐发出。

以上动作可重复三至九遍。然后收回左右手势，由上至下收回气机。

（九）收势——三田[2]返还展布官窍

（1）接上势，做"三田收气"。即两掌抟气三至五数后，身体立起，两掌分别从左右体侧斜出，边吸气边向提前捧气，至肩平回照印堂（为两眉连线的中间点稍下，道家称之为十字街头、天门等）（见图 8-96：上丹田收气）；两掌向印堂收气，两中指点按印堂穴，使气入泥丸（见图 8-97：上丹田收气）；两中指沿眉弓向头部的两侧分开，至率谷（在

---

[1]　噫：急剧的叹息声。刘禹锡的《天论下》曰："嘘为雨露，噫为雷气。"

[2]　三田：指三丹田，即上丹田脑中、中丹田胸腹中、下丹田小腹中。初学者尤其不必确认得那么准确。

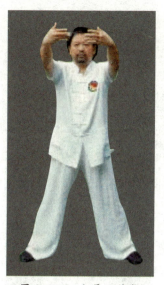

图 8-96 上丹田收气

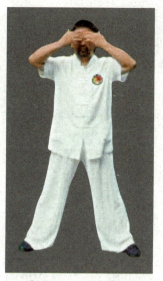

图 8-97 点按印堂

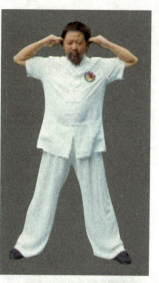

图 8-98 点按率谷

太阳穴后与耳尖直上相交点,为足少阳与足太阳经交会穴)中指点穴,使气入泥丸(见图 8-98:点按率谷);两中指继续向后导引,至玉枕(大椎骨端与头骨相接的脑后凹陷处,属太阳膀胱经)中指点穴,使气入泥丸(见图 8-99:点按玉枕)。

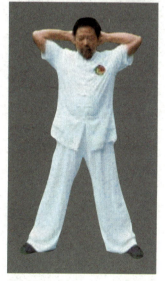

图 8-99 点按玉枕

(2)两掌从身后向下导引,至腰部转掌向前、向上捧气,至体前与鸠尾(属任脉,位于人体中线,胸部剑突下,道家称之为黄庭、戊己等)平回照鸠尾下(见图 8-100:中丹田收气);两掌向中丹田收气,两中指点鸠尾穴(见图 8-101:点按膻中);两中指沿乳线向两侧分开,至大包(位于腋中线上第六肋间隙中,属足太阴脾经,为脾之大络)中指点穴,使气入中丹田(见图 8-102:点按大包);两中指继续向后导引,至至阳(为至盛之阳,别名肺底,位于背部正中线第七椎棘突下凹陷处,属督脉)中指点穴,使气入中丹田（见图 8-103：点按至阳）。

（3）两掌从身后向下导引，至腰部转掌向前、向上捧气，至肚脐平回照下丹田（见图 8-104：下丹田收气）；向下丹田收气，两中指点脐门（即肚脐），使气入下丹田（见图 8-105：点按肚脐）；两中指沿带脉向两侧分开，至章门（位于腹部侧面，当第十一肋游离端的

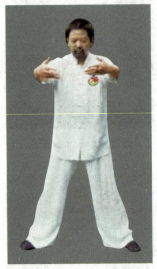

图 8-100　中丹田收气

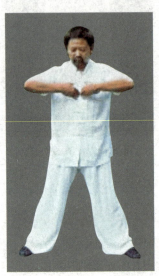

图 8-101　点按膻中

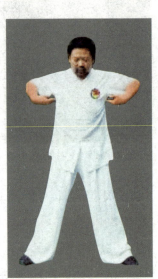

图 8-102　点按大包

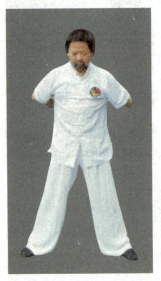

图 8-103　点按至阳

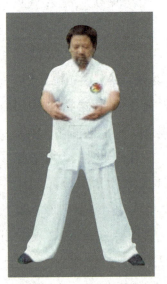

图 8-104　下丹田收气

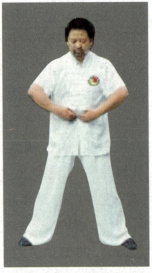

图 8-105　点按肚脐

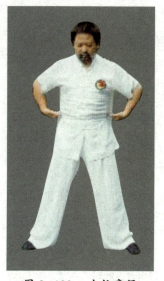

图 8-106　点按章门

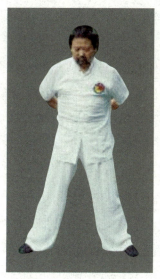

图 8-107　点按命门

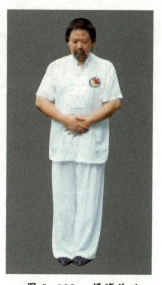

图 8-108　揉腹收功

下面，或曲肘合腋时正当肘尖处；属足厥阴脾经，为脾之募穴，足厥阴与足少阳之交会穴，八会穴之脏会）中指点穴，使气入下丹田（见图 8-106：点按章门）；两中指继续向后导引，至命门（位于背部中线，对脐附脊骨；为人体生命之门，先天之气蕴藏所在，人体生化的来源，生命的根本；命门之火体现肾阳的功能，入体内为肾间动气，乃天地之根，阴阳之始）中指点穴，使气入下丹田（见图 8-107：点按命门）。

（4）两脚收回并拢，直身站立，两掌向体后穿出，再向体前拢气，回照肚脐，两掌收气入肚脐，收回两掌并左内右外（女子右内左外）相叠捂于肚脐上；男人左掌在内顺时针转九圈，换右掌在内逆时针转九圈，女人相反。（见图 8-108：揉腹收功）

（5）慢慢睁开双眼，轻轻活动一下双足。结束练功。

附：自我震颤治病法

练完太乙五行桩之后，不要立身站起，继续半马步站立，并按以下顺序自我震颤：两腿半下蹲，两中指点按命门之后不动，两掌心捂肾震颤九数，治肾虚、肾盂肾炎、腰痛、肾功能衰退、性机能下降等。两掌根不动，指尖转向前，掌心捂掌门震颤九数；两指尖不动，掌根上移，捂期门震颤九数，合治肝阴虚、肝火旺、肝硬化、肝囊肿、乙肝、脂肪肝等。两掌根不动，指尖上移，捂日月穴震颤九数，主治胆囊、胆管疾病。两掌心相合，重叠于上中下三脘震颤九数，主治脾胃疾病，如胃痛、胃胀、胃酸、消化不良等。再向下震颤脐门、关元，重点补气、暖腹、活络经血等。接着两大指点按耻骨上中极穴、四指兜阴囊，四指向上兜一下阴囊，大指便向里用力按一下中极，主治前列腺炎、前列腺增生、阴囊静脉曲张、尿道炎等疾病。然后大中食指用力贴紧肌肤，沿小腹中线向上按揉至脐门，再从脐门分开，沿小腹部外侧滑向耻骨，即从中线分开向小腹两侧画圆九数，主治膀胱、大肠、子宫等疾病。再沿中线向上按揉至鸠尾，分别从两侧肋骨边沿向下画圆至耻骨，即大腹部画圆九数，主治小肠、营养不良、脾虚、神志不清等疾病。两掌由鸠尾沿胸椎向上按揉至璇玑穴，即在胸部由内向外画圆九数，主治心跳、心慌、心痛、胸闷、胸胀、冠心病、心血管狭窄、肺气肿、肺气虚等。两掌心重叠按于璇玑穴，震颤九数，主治支气管、肺功能减退等。右手食指和大指抬起下颌，左手食指和大指轻轻地、一节一节地掐按喉管，即十二重楼，主治慢性咽炎、喉炎、咳喘等。洗脸九数，即中指用力贴紧面部，从嘴巴两侧沿鼻子两侧，按揉至目内眦，两掌小鱼际用力向两侧刮按面部；点按睛明穴九数，刮上下眼眶和眼球各九数，点按瞳子九数，用食指从瞳子髎推向耳门穴点按九数，中指点按听宫、食指点按翳风同时九数，食指和中指夹住两耳上下搓九数、十指尖由前额至后后脑勺蹭头皮九数，以上面部按摩，可治感冒、头闷、近视、鼻炎、黑眼圈、脱发、耳鸣、耳聋等面部及五官疾病。最后是叩齿、漱口、鸣天鼓，用以震动上苍，炁充泥丸，还精补脑，提高记忆力和大脑反应力。

　　震颤治病完毕后，接着做（5）、（6）式即可收功。

四　练功注意事项

（一）关于练功次第

绝大多数人通过太乙采气法和太乙五行桩的练习，有病的得到康复，亚健康的症状消失，免疫力明显增强，身体机能显著改善，脑力体力尤其性功能大大提升，补亏筑基的目的基本达到。然而多数人会在此止步，他们需要去从事社会主义建设，他们需要去为党奉献为民办好事实事，他们需要去为功名利禄奔波，他们还有许多学术研究及其他社会责任没有完成，他们上有老下有小中有娇妻无人关照，他们的经济收入家庭生活还不富裕，他们还有一些恩人没有报答一些仇恨没有了断，他们有太多太多的喜怒哀乐需要去表现、求证等等，等等，凡此种种都来自一种社会责任、家庭责任以及自我生存和发展的需求。这些原本无可厚非，而且正是我们的练功目的，我们把心智和体质练好了，不正是为了去解决上述问题吗？实现我们的理想、梦想吗？

问题是有那么一批人，偏偏对"长寿"感兴趣，往往追根求源之后还要刨根问底，他们把自己的人生理想和追求都放在这个上面了。这也是无可厚非的，因为他们的不懈努力和身体力行，必然会为人类对长寿的科学研究和实验做出贡献。对于这部分人来说，如果每练功到此便不再深入修炼，就会一次次地耽误修真炼丹的时光和机遇。武当山祝华英老道长深有感触地说："我修道很早，可得道恨晚。虽今日悟出了修道真谛，却又被儿孙的生活困境所扰，无法证道。"这是一位老人由衷的悔恨和愧疚，也为我们提供了修炼丹道的经验教训。

当然身体是你自己的，修不修炼，修炼到何种程度，完全由你自己做主。如果由此停止，也就只是练练身体，得健康之福而足矣；如此再往下走，可就进入了"修道"的途径；再往下走"坎水逆流"之后，便是"修仙"之道。所以在这里必须先明确三点丹道修炼的常理：一是见地，即在丹道修炼之前要明白一些内丹学的理论知识。不仅能读懂丹经，进入参悟内丹学之门，而且要达到究竟的境界。二是修证，即要明确具体的功法修炼步骤。如法、财、侣、地等修炼的准备步骤，补亏添油阶段（太乙采气法及太乙静功），筑基功阶段（太乙五行桩使气血充满而通畅），炼精化炁阶段（小周天功），炼炁化神阶段（大周天功），炼神还虚阶段（修炼元神功）。按一般丹经的说法，第一阶段筑基入手功夫，称作"命功修炼"，即丹道筑基功；第二、三阶段称作"性命双修"，即丹道育胎功；第四阶段称作"性功修炼"，即丹道还丹功。这里亦有三关之说，即初关丹道为百日关，中关丹道为十月关，上关丹道为九年关。所谓百日、十月、九年的数字因人、因法而异，不必过于拘泥。九年功的证验是：一年易气，二年易血，三年易脉，四年易肉，五年易髓，六年易筋，七年易骨，八年易发，九年易形，从此延年千岁。三是行愿，立志丹道修炼的人，必先发下宏誓，树立对历代祖师所传金丹大道的诚心和坚持修证、不达目标永不休止的恒心，才能证道得丹。见地、修证、行愿三者，行愿最重要。这是因为内丹学是一项人体生命科学的系统工程，是开发心灵潜能的科学实验，要完成人类自我改造的旷古大业，没有献身科学、求证大道的真诚信念是不行的。内丹修证要在意志力上用功夫，如果一遭质疑就心生怀疑，一遇压力就感到害怕，一有困难就赶紧退缩，见到名、利、色、权的诱惑就心生贪恋，那是无法进入丹道之门的，这类人缺乏正念正觉皆与丹道无缘。

（二）关于练功环境

道家对于练功环境和"风水"的选择是十分讲究的。修炼太乙采气法、太乙五行桩功法时，一般要求通风干燥、背风向阳、空气清新、没有吵杂之声就行。如果深入修炼内丹功夫，则要加上一条，即寂静空灵的环境。上述环境条件似乎有些相互矛盾，其实不然。

所谓通风干燥，是指练功的地方不能死气一团，也不能阴暗潮湿，或室内门窗关闭，没有新鲜空气进来；或室外四面高墙大楼围堵，加之练功人员多而挤，缺乏新鲜空气；或海边湖边河边及塘堰四周，空气湿度过大；或地有潮湿气感阴冷，环境阴暗潮湿等，都是不符合这一条要求的。

所谓背风向阳，是说既要通风，又不能让风直接吹在你的身上；既要有光线的照射，又不要阳光直射在你的身上。就是说，室内练功应在练功的地方，两面各开小半边窗户，使室内空气对流而不伤风；在室外选择环境，以三面挡风一面空旷的地方或通风透气的树林为宜。古人对此比较讲究，往往将练功环境与季节结合起来要求，如明代高濂《遵生八笺》就有：春日飞鸟花香，夏日屋上鸣泉，秋日霜红幽凉，冬日暖炉热炕等环境的要求。太乙五行桩对环境的要求也比较讲究，如要求春日以练青龙桩为主，练功环境以"松树"下为宜；夏日以练朱雀桩为主，练功环境以"桐树"下为宜；秋日以练白虎桩为主，练功环境以"杨树"下为宜；冬日以练双鹿桩为主，练功环境以"柏树"下为宜；每四季的后十八日以练玄武桩为主，练功环境以"柳树"下为宜。

所谓空气清新，是指可以闻到山林的草木之香，起码没有臭气、沉闷之气、化学污染之气和腥膻之异味。因为练功是对体内外的气机进行深度交换，排除体内污浊之气，吸入自然环境中的清新之气。气对人体的重要性，我们已在功理部分做了详细的探讨，这里不再赘述。如果没有清新的练功环境，还不如不要练功。

所谓没有吵杂之声，是指练功环境尽可能安静。因为练功时要求练功者初期应专注于动作准确到位；进而专注于动作与呼吸的配合，每招每式都要有所感悟；而且还要专注于体内的气机变化，即内景变化。如果没有安静的环境，就不可能有好的练功效果，甚至会因为环境的吵杂而导致心烦意乱，反而造成心理疾病，使功力减退，体

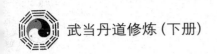

质减弱。所以，一般练功之前，都要告知家人或周围人等，在自己练功时不要突然喊叫自己，或弄出其他声响。

所谓寂静空灵，是指山远林深，幽静无扰，山水相依，天高气爽，古木参天，鸟语花香，晨钟暮鼓，熏香袅袅，衣食无忧，与世无争的修炼环境。这种环境只有在炼丹阶段才需要，正如先师们所说："不炼大丹不入山。"

（三）关于练功禁忌

《心性图》中关于"清静斋戒为之城"的理法要求，首先是"清静"，我们在前面已经作过交代；其次就是"斋戒"。而斋戒之中又"斋"先于"戒"。所以我们先要谈谈练功的饮食要求：在练功的初级阶段应当注意营养，鱼虾肉蛋酒，缺啥补啥。鱼虾肉蛋的要求容易理解，因为它们都有燥温热湿的属性，包括动物内脏对人体的五脏六腑都有着相互对应的滋补作用。尤其因病长期吃不进荤腥之味的人，练功后可能会有吃某种肉食的要求，这是一件好事，那么想吃就吃，一定有补亏助元的作用。而酒是让人难以理解的，因为酒可以串气、乱气，一般在练功中是要禁忌的。然而，初练太乙五行桩者，会有一种乏力亏气的感觉，如果饮上一口药酒，那么补亏的效果会事半功倍。所以只要在师父或医师的指导下，选择适当的药酒种类和剂量就可以。一般肾阴亏者，补以枸杞、生（熟）地泡酒为宜；肾阳亏者，补以枸杞、人参泡酒为宜；肝肾两虚者，宜用仙酒方；心脾两虚者，宜用保元延寿酒；中老年患有高血压、糖尿病、动脉粥样硬化的，宜用菊花酒；等等。以上对于补亏有大大的益处，问题是这些毕竟是补的表象之亏，练功补亏的要旨还在于将后天之精气归于先天，补得是先天之亏。所以上述补亏之后，一定切记不要泄精，否则前功尽弃。

当练功到一定阶段，就要知"戒"行"戒"，如到性欲比较旺盛，走路轻飘足底如有气垫，上路梯轻松而无喘息，干活似有用不完的劲等时候，就应当注意逐渐减少肉食，而以素食为主，且忌食生姜、葱蒜、辣椒、韭菜、香菜等腥臊食品。然而为了增加营养，可选择牛奶、禽蛋类制品及豆类制品、芝麻油、青菜等，以增加体内蛋白质、脂肪、维生素的供给，其他干鲜水果亦可选用。到了胎息、辟谷的初期，宜选用肉桂、核桃、红枣、板栗等补中益气的食品。到了完全辟谷阶段，只可偶尔食用少量的云母粉米粥、葛根粉或咀嚼洗净的葛根，渐至丹家境界。也有师传，武当山丹道大家如陈抟、张三丰等到了辟谷阶段，每日早起只饮一勺药酒。当然这只能因人而异，不可拘泥。

除此食戒之外，还有心戒、行戒、色戒等。所谓心戒，就是志闲少欲，心安不惧，净"六根"，除"六尘"，灭"六识"，绝"五欲"，严防"六贼乱起，入破戒墙"。《养生四要》云："视过损明，语过损气，思过损神，欲过损精，谓之四损。人有耳目口鼻之欲，行住坐卧之劳，虽有所伤，犹可治也。惟五志之发，其烈如火；七情之发，无能解于其怀。此神思之病，非乐天知命者成败利钝置之度外，不可治也。"所谓行戒，是要求不妄劳作，形劳不倦，慎动知戒。就是说动的要旨在于不损不伤。人的生命是运动的过程，但运动须合乎生命科学的规律，偏离生命规律的运动必然伤身损寿。《素问·宣明五气》云："久视伤血，久卧伤气，久左伤肉，久立伤骨，久行伤筋，是谓五劳所伤。"所谓色戒，就是禁绝男女房事。丹道修炼的初级阶段重在保精固肾，补亏筑基，以性欲是否旺盛作为这一阶段的检验指标。但是练功的目的是要有欲，而练功的过程却要无欲。因为丹道修炼是以"精"为基础的，没有"精"炼丹就成了无源之水，无本之木；而且精若不满，则气既不足；气若不足，自然神就不旺。那么精不满、气不足、神不旺，精、气、神不能"三全"，何以炼丹？所以古人以精满见于齿全，气足闻于声宏，神旺显于目亮，这些正是筑基完成的重要标志。所以男女房事性交泄精，是丹道修炼的忌中之大忌。至于梦遗等泄精之病和性欲旺盛失控等症状，皆须克制，否则决难修成"仙人"的体质。克制的方法就是练功，一有性欲不要害怕、紧张，应视为好事，因为这是"活子时"来了。"活子时"练功，效果最好。练一次，化一次，补亏一次。

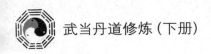

（四）关于练功时间

这里分两个问题，即什么时候练功，练多长时间的功。所谓什么时候练功，又有什么季节选择什么功法和选择什么具体时间练功两个问题。古人练功要求"调养法时"。因为人体是一个动态平衡系统，其生命运动受人体的基本运动节律所制约，而人体的生命节律又和整个宇宙的大自然运动节律相协调；故善养生者，首要在于使人体节律适应春生、夏长、秋收、冬藏的四时日月运行自然节律。《素问·上古天真论》云："夫四时阴阳者，万物之根本也。所以圣人春夏养阴，秋冬养阳，以从其根，故与万物沉浮于长生之门。"

至于具体的练功时间选择问题，魏晋时期的食气法就已经有了"六阳"时练功，即子时（23点）至午时（11点）之间练功；忌在"六阴"时练功，即午时（11点）至子时（23点）之间练功，这是根据《黄帝内经》的阴阳理论和五行生克法则确定的。可见，丹家之所以选择子时练功，正是因为人体在一天中于子时开始由阴转阳，往往产生"一阳震动"，便于练功者采取真阳之气。此后又有了"活子时"的概念，即根据练功者的个体差异，在其性欲萌发之时，确认有了"一阳震动"、"纯阳生发"，立即放下手中之事，集中一会儿时间练功，效果会很好。

武当丹道功法，因安排有动功，一般不拘泥于"六阴"时练功之忌，而要求"子午静，卯酉动。"即在一天的 11 ～ 13 时和 23 ～次日凌晨1 时修炼静功为好，而在一天的 5 ～ 7 时和 17 ～ 19 时练习动功较好。随着功阶的提高，子午卯酉练功的时间要求和功法安排又有所不同。子时为肾中阳气发动之时，此时应举心念，宜行水火既济之功；午时为阳极阴生之时，此时身中一阴之气下降，应举情以合之，行坎离交媾之道；卯酉二时，阴阳平衡，乃心肾二气交分之际，此时应澄心静坐，行沐浴之功。

至于练多长时间功的问题，应根据练功的不同阶段来确定。在补亏筑基阶段，练太乙五行桩时，一般每次只需要半个小时；在晚上子时练静功时，一般每次需要 1 个小时；到了炼精化气阶段，过"百日关"时，一般每次练功需要 2 ～ 4 小时；过"十月关"时，一般每次练功需要 6 ～ 8 小时；过"九年关"时，一般每次练功需要 8 ～ 12 小时。在这个丹道修炼的过程中，静坐时间会越来越长，食欲会越来越小，最后食睡全无，息停脉住，成了真正的"活死人"功夫。这样的静坐功夫，并不是一蹴而就的，需要长期的循序渐进地坚持修炼。第一年每天从半小时逐渐增至 1 小时，随后逐日增加半分钟，一步紧似一步，第二年则增至 2 小时。如此逐年增加，由 2 ～ 4 小时，再至 6 小时，再至 8 小时，再至 10 小时，直至 12 小时，日日炼功，不要间断。丹家直炼到每日 8 小时、10 ～ 12 小时连续静坐，如此气满不思食，神旺不思睡，精气神由后天转为先天，相互打成一片，炼作一团，自然达到结丹的"仙人"境界。

（五）关于练功强度

锻炼太乙五行桩，每桩一般要求做两次，里面的重复动作由开始的重复三次，直到重复九次。从练功者的体质考虑，由于练功者的个体差异较大，所以一般体质差者每桩只做一次，重复动作每个重复三次为宜。但一般不应少于这个要求，否则起不到拉伸经脉、通达气机的作用。对于体质好的练功者，每桩可以做三次，重复动作每个可以重复九次。但一般不宜超过这个要求，否则经常大汗淋漓、练功过劳自然会伤及筋骨，甚至败气破血，反而减损功力。因此，练功者一定要根据自身的健康状况、疾病情况以及运动耐受力，包括心情状况，来决定练功强度。

从练功季节考虑，春冬季的练功强度应加大，夏秋季则应减小练功强度。一般要求春冬季增加练功次数，因为春时木旺阴气升，又乍寒乍暖，容易引发陈年旧病，所以应当加大练功力度和强度，以抻其经脉，畅其气血，可治愈陈疾；夏季天地气交，阴气内伏，暑毒外蒸，容易酷热而病，所以宜多静少动，避暑纳凉，使体内酷热之气得以宣泄，利于平心火养肺气；秋气肃杀，金旺木弱，气燥易动旧疾，此时练功宜不急不躁，动作不宜大开大合，宜收敛神气，养肝补肾，以应秋季收养之道；冬气闭藏，天寒地凉，宜等待日暖气和之时再行练功，练功的强度应加大，尤其锻炼双鹿桩时要将抻筋拔骨的动作做到位，以使后天之气合于先天元气之后而归于肾脏。

从练功效果考虑，常人以练功后舒畅为宜，疾病者以大汗淋漓为宜，体健者以神清气爽为宜。所谓常人舒畅，是指练功后感觉呼吸舒畅，耳目一新，行走时步履轻盈。所谓病者汗淋，是说练功有一个"矫枉者过正"的过程，只有筋骨舒畅、经络疏通，才有大汗淋漓；只有大汗淋漓，才能疏泄病毒病气，甚至脱胎换骨。所谓体健者神清气爽，是指一个健康的人练功，必然起点较高，练功后往往气血经络通畅，耳聪目明，中气充足，器宇轩昂，感觉是非常好的。

（六）关于练功的方向

练功方向的选择，就是根据练功者出生时间、练功季节或功法要求，对练功面向做出的选择。首先是练功方位的选择，一般要求"夏秋生人面南，冬春生人面北"。即凡是夏季、秋季出生的人，练功时应注意面向南方站立或端坐；冬季、春季出生的人，练功时应注意面向北方站立或端坐。这是因为夏秋两季出生的人，是"火底子"，阳气过旺，督脉向北，以利坎水润燥；相反冬春两季出生的人，是"寒底子"，督脉向南，以利于温肾助阳。其次是练功季节的问题。一般说，练习太乙采气法，春夏两季面东、南而立，取生发之义；秋冬两季面西、北而立，取肃降和收藏之义。再次是功法对方向的要求。练习太乙五行桩时，开始如上所述即可，但随着功力的加深，效果并不会随时间的增加而明显，所以又要根据太乙五行桩的功法特点，必须按照脏腑的方位特性，不断变换练功的面向方位，即起势面南，青龙桩面东，朱雀桩面南，玄武桩仰天俯地，白虎桩面西，双鹿桩面北，三焦调理复归位于南方。由此，桩法要求的人体脏腑与五行方位相合，取五行相生的义理，取得事半功倍的效果。

第九章
武当太乙静功

三步功夫重杳冥
一步一证入仙境

　　武当太乙静功，是武当山道人们根据太极、阴阳、五行学说和中华传统医学原理，通过静功修炼，用以培补先天元气，运行体内真气，从而实现体健身轻、心宁性住、养生长寿、修道成仙的一种外静内动、由有为入于无为的意守、坐忘、胎息、内丹功夫。它是太乙采气法、太乙五行桩的配套功法。本章除介绍静功的一般原理之外，还要介绍太乙静功的桩静功、坐静功和卧静功，以及"武当十六字紫金锭""福寿康宁"口头禅。一般根据练功目的和修炼的层次选择静功方式，为了迅速发动真气和年轻人为了长功夫，可以在初级阶段多练桩静功；而坐静功一般适用于通周天、胎息、炼养内丹、调制元神等练功者选用；卧静功则适合于体质差、失眠、心绪易散乱者选用，当然功夫到达高深，需辟谷者、胎息者、调养元神者也是适用的。而"武当十六字紫金锭"主要用于坐静功的前置程序，以利于更快入静；"福寿康宁"口头禅则适应于行走功的修炼；我们还在桩静功的前面加了一段"转丹法"，有利于练习太极拳者增加推手功力之用。同时，不同的静功方式，练功要求也是不一样的。练桩静功者重点在于调形，形体合度，体内真气自动、自行，氤氲条畅，自然全身舒泰，内气充足；练坐静功者重点在于调整呼吸，使之深长细匀，细细绵绵，息息相连，体内真气自然循经运行，使人气足神旺；练卧静功者重点在于调神，因为躺卧练功，更易迷糊、昏沉而熟睡，所以要达到练功效果，必须时刻警醒自己。

一　静功的一般原理

静功，是指练功中要求人的思维活动相对单一化，人的七情六欲等杂念减少到最低限度，使练功者对内外刺激因子反应减弱，甚至达到毫无反应的境界的一种修炼方式。陈撄宁先生对于静功有过高度概括："着意即为气功，不着意即是静功。"为我们准确把握静功特点、原理，起到了提纲挈领的作用。

静功始于"屏息静听"，因为人的精力高度集中在某一事物时，自然会减缓呼吸，控制心跳，即所谓"定睛屏息"，实际上就是一个调息、调神的过程，亦所谓"息调则心定，心定则息愈调"；甚至于人们在无所事事时，忽觉头脑空空，不留一物，忽而又有模糊的东西闪现。由上述特征可知，静功的起源必然产生于人们身心的相对静止状态。人们的生命过程中，无论形体或意识，皆存在动或静两种状态。沿着动的趋势外向发展，形成体力劳动、脑力劳动，以及文娱、体育、各种技艺、社会学术思想等；循着静的状态内向发展，则有静功、内丹功夫的各种方法、理论的产生。所以练静功既有形体之静，又有精神之静，而重在精神之静。而且形体静是精神静的先导，精神静则是形体静的归宿。老子曰："致虚极，守静笃。"庄子曰："唯道集虚，虚者，心斋也。""虚则静"，"抱神以静，形将自正"。孔子曰："静者寿。"管子曰："修心静者，道乃可得。"静，包括宁静、清净、虚静及精神集中等多种含义。可见，心理的、精神的相对静止，既属于静功的萌发之机制，亦属练功的要诀。

静功的关键在于精神入静，即思维活动单一化，大脑对内外界刺激的反应弱化，人由七情六欲所导致的杂念减少到最低程度等。而入静的程度则取决于静功功夫的深浅。入静状态往往随着静功功夫的进展而步步深入。人与人之间的入静状态和程度往往个体差异较大，即使同一个人，每次练功的感觉也不一样。初练静功，多数表现为心绪趋向平和，情绪比较安定，精神渐次集中，杂念不断减少，意守内容相对稳定，对外界刺激反应有所减弱。进一步练习，思绪更加净化，主观上仅有一丝息相，绵绵密密，心息相依，出现呼吸平缓，心神宁静，意念专一的功态。静功修炼到高度入静，主观感受上常呈现"恬淡虚无，静若止水"的境界，或有轻飘飘如缕缕青烟，悠荡荡似清空万里的愉悦快感，其感受亦有个体差异，难以形容。当然，一个人出现这种高度入静状态的机会并不多见，一旦出现时，应抓紧时机练功。当然也要注意，既不能对其刻意追求，也不能对其留恋难舍，以免因"着意"而造成胡思乱想的弊病。

静功必然对人体的生理状态产生重要影响。首先，入静状态对人体具有积极的保护作用。兴奋、抑制活动是高级神经活动的基本过程。一切反射，包括高级思维活动都有赖于神经细胞的兴奋过程。由于兴奋活动伴随着生化成分的异常消耗，因此，当其持续过长或过度强烈时，则可导致高级神经中枢的机能障碍。根据高级神经活动规律，兴奋过程必须在抑制过程的密切协调之下，才能行使其正常生理职能。静功状态下的内抑制同其他生理抑制一样，不但保证了各种反射的精确实现，而且对大脑细胞生化成分及生理机能也具有保护、调节和恢复的作用。人体是一个高性能、多层次的生物控制系统，大脑半球则是自动控制系统的调节枢纽，机体的整体、器官乃至细胞水平的一切生理过程，都是在高级神经中枢的控制、调节之下进行活动的。实验表明，静功中后脑电波趋向同步化，脑细胞的活动达到有序化，高级神经活动的功能得到加强，神经的调节作用进一步改善，从而将整个机体推移到一个新的动态平衡状态。在静功状态下，基础代谢降低，单位氧耗率下降。常人熟睡时，单位氧耗率较清醒状态下降低 10%，而入静时单位氧耗率则又低于熟睡的水平。此外，静功中的内气对大脑细胞的物质成分又起着补充、恢复的作用，并可导致机体系统熵（熵的增加率大于排出熵流量是生物体衰老的标志）增加率变小，血浆中皮质激素、生长激素含量下降，中枢神经介质、5—羟色胺水平提高，这表明入静乃是一个生理的低能量代谢过程，从而实现了良好的储能作用。实验还表明，入静状态下，交感神经张力下降，副交感神经张力提高，二者的协调关系得到进一步改善，使机体处于一种松弛反应状态，这对防病治病有着积极意义。

影响练功入静的因素很多，总的来说不外是有利因素和不利因素两类。练功中要充分利用有利因素，减少或杜绝不利因素，以保证练功入静的顺利进展。有利于入静的因素包含以下三个方面。一是由外界形成的有利因素，如幽静的环境、柔和的光线能减少新异因子对大脑皮层的刺激，有利于练功入静的形成；在温度适宜和空气新鲜的室内或户外练功，会感到心旷神怡，头脑清醒，对促进入静有着重要的作用。二是内在精神因素形成的有利条件，如练功前多想想愉快的事情，从而心情舒畅，情绪乐观，能使心气平和，心神安定，有利于练功入静，而且所炼之气为良性气机，对身体有利无害；同时坚定信心，持之以恒，是练好静功的思想基础，静功疗法是一种自我疗法，必须发挥个人的主观能动作用，精心操练，克制杂念，才能顺利入静并起到良好的疗效。三是正确的练功方法形成的有利因素，尤其是桩静功的站桩，稍有不慎，就会长期出现颈痛、腰痛、肩痛及下肢痛疼等，不仅不能入静，还会给病人带来难以忍受的痛苦，所以正确掌握练功方法和动作要领，是入静的必备条件，是达到入静效果的前提。不利于入静的因素一是思想负担和精神压力过重，常使心绪烦乱，杂念恶念难以排出，导致难以入静；二是练功急于求成，意念运用不当，或过于追求某种功态或景象，或者强求入静，结果反而造成精神紧张，大脑兴奋，不利于入静；三是疾病痛苦，会给心神带来不安，也会给机体造成痛苦，这些恶性刺激当然会影响入静；四是练功姿势不正确，呼吸不调和，导致思想不集中，产生胡思乱想，直接影响入静。此外，从个人修养看，修养好的，易于入静，修养不好的，不易入静。从神经类型看，抑制型者，易于入静，兴奋型者，则不易入静。其他诸如年龄、性别等等对入静也有较大影响。一般说年少者不易入静，男性比之于女性更难入静。

　　一般说，练功姿势和呼吸对入静有着特别重要的影响。不论什么静功功法，都是由姿势、呼吸和意念三方面内容组成的，都存在"调形、调气、调神"。而且三者之间存在相互依存、互为作用的关系。因此，搞好调形和调息，十分有助于入静状态的形成和发展。姿势对入静的影响是显而易见的。当姿势不正确，全身某些肌肉不能放松而处于紧张状态时，就必然向相应大脑皮层发放一系列非良性的向心性的兴奋冲动，而有碍于入静。相反，自然舒适的姿势和全身肌肉的最大放松，将会减低大脑皮层的兴奋而有利于入静。练静功，除了息静、神静，强调一个"静"字外，同样重要的还要强调一个"松"字。而"松"字主要体现在调形，即形体的整体放松，也包含精神的放松。这就是我们为什么在《太乙五行桩》"功前准备（调心、调息、调形）"中用了那么大的篇幅介绍调整十五个人体部位，并使其放松的理由。尤其是对于练习桩静功者，一定要认真研读这一段文字中关于各部身形的调整要求。只有达到要求，才能顺利入静。当然，呼吸对入静的影响也是很大的。意守是入静的手段，而意守丹田之初，多由意守呼吸开始，故呼吸调整的好坏，直接关系到意守的成败，也直接关系到入静的程度。"息调则心定"，即是上述关系的概括。呼吸深、长、细、匀，即是舒缓的深呼吸运动，它本身可成为单一良性刺激因子，有助于诱发深度入静。

深度入静并不是指昏沉。练功入静与练功昏沉，是练功实践中经常出现的两种情况。因两者的生理基础不同，练功效应也不同，所以必须严格加以区别。练功入静，乃是大脑皮层处于高度静态所特有的活动时相，此时主观意识培养起来的良性兴奋灶占据优势地位，其他部位在意识作用下处于抑制活动，从而使大脑呈现有序化的活动状态。而昏沉则是大脑皮层由清醒向睡眠状态发展的过程，大脑皮层以蒙受广泛范围的抑制活动为特征。正常情况下，入静后练功者自觉头脑清晰，杂念减少，对外界刺激反应减弱；而停止练功后，自觉全身舒畅，精神倍增。而昏沉则表现为头脑昏昏，意识时清时浊，有时表现杂念减少，有时出现短暂梦景，或出现突然惊醒状态，停功后自觉精神疲惫，全身酸懒。因此练功者要精心练习，仔细体会入静的感觉，善于诱导入静逐渐加深。如果出现昏沉，则应及时纠正。

练功入静并不容易，有人说"动则容易静则难"。练功时越想入静，往往越不能入静。因为追求入静的本身就是杂念活动，加之有些功法过于繁杂，人为安排了许多意念活动，不仅不能帮助入静，反而造成大脑皮层紧张性兴奋。这与失眠的患者相似，越想入睡，越睡不着，其生理机制是相同的。所以要想达到入静，除了正确掌握方法外，尚需经过相当长的一段时间坚持修炼。初练静气功者，一则初学乍练时间较短，二则容易产生急于求成的心理。因此杂念较多，难以入静是正常现象。此时不要心情急躁或求功过切，应耐心练习，循序渐进，经过一段时间后，杂念会自然减少，入静也会自然到来。即使一些练功有素的人，有时也会出现杂念繁多，不能入静，甚至出现心烦意乱的情况，此时应暂停练功，仔细查找原因，诸如环境噪杂、温度不宜、精神负担、疾病痛楚、饱腹饥肠、方法不当、拘泥姿势、呼吸失和等等都可影响入静，应针对原因，予以排除，逐渐达到入静的境界，以获得练功的效果。

在静功一般原理中，还必须提前告知大家练习静功所产生的一些练功反应，以便事先有所准备，不至于遇变不明而产生恐惧心理。练功过程中，由于呼吸调整和意守丹田等内容的锻炼，大脑皮层处于一种高度静态中所特有的时相状态，此状态对经络、气血、脏腑等组织结构均具有有效应性的影响作用，导致机体内部或体表甚至心理产生这样或那样的生理或心理的变化，这就是练功入静后出现这样或那样感觉的生理基础。显然，入静状态下的多种练功反应又是练功入静的另一种表现形式。练功实践证明，入静后不仅常有头脑清晰、心情舒畅、精神安定等心理变化的感觉，还会出现全身或某个部位的温热、清凉，肌肉跳动、麻软舒适等生理变化的感觉，有时甚至会出现整个机体或某些部位变大或缩小，躯体轻盈飘渺，时间观念不清等等幻觉。总之，入静后的感觉是多种多样的，古人称为八触，即一动、二痒、三凉、四暖、五轻、六重、七涩、八滑。也有把八触称为一掉、二猗、三冷、四热、五浮、六沉、七坚、八软等。上述景象的出现，属于正常现象，对此一不追求，二不恐惧，三不惊慌，可顺其自然，继续练功。当出现自然惊叫或恐惧情景出现时，一定要保持心情镇定，不理不睬，继续守住丹田，这样即可免受其害。

二　太乙静功功法

如前所述，太乙静功分为桩静功、坐静功、卧静功、行走静功等四种静功方式，下面分别加以介绍。

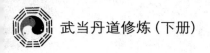

（一） 桩静功

桩静功，即站桩功。有人认为，站桩功源于古代大成拳的站式练习法。它分为两部分，一是养生桩，一是技击桩。养生桩是根据树木根深在土地，虽固定不动，但其自然吸收阳光、雨露、空气以及土地营养的情况下生长发育，枝繁叶茂的生命科学规律，运用到人体养生、保健、治病防病上来的一种锻炼方法。一般说来，站桩功因为是站着练功，不需要特殊场地，也不需要任何练功设备，任何时间、任何地点，想练就练，而且对他人也无任何影响。所以长期以来非常受广大练功者的青睐，创编出种类繁多的站桩功法。武当山太乙门的桩静功，却自有传承源流，它主要始于道家修炼丹道时的"斩睡魔"。金丹大道到高层功夫，需要驱除"三尸三虫"，其中断食欲而辟谷，绝呼吸而胎息，禁性欲而清修，斩睡魔而行立。所以站桩功和行走功便应用而生。

站桩功是有适应人群的，并不是所有的人都适合。所以首先要对各种功法加以分类，其次才能区分练功的人群。与太乙采气法和太乙五行桩不同，太乙门的桩静功采用形体不动的站桩方式练功。可见，静功与动功的重要区别，就在于形体是否引动。一般说，形体引动的，为动功；形体不动的练功方法，称为静功。年少之人好动恶静，喜欢蹦蹦跳跳，属于动功中的健身运动，如健美操、交谊舞、游泳、竞赛武术、各种球类运动等；青年人始知疲倦，依然动多静少，在炼养结合中，练多养少，开始喜爱传统武术套路以及郊游、车游等运动量相对减少的运动；人到中年，运动中消耗的元气、能量，不会很快恢复，所以运动疲劳大于运动愉悦，开始选择诸如太极拳、桩动功等较缓慢的运动方式；五十岁以后的人大多喜静厌动，桩动功练得也少了，开始较多地修炼桩静功、坐静功，在静功中获得的元气有时非常充盈，甚至会突发奇想，去打场球，跟年轻人较量较量。其实，在民间，静功的产生完全是为了满足人们的养生健身需要而应运而生。当我们炼养到许多元气时，元气很容易随着流汗、御寒、性交、焦虑、生气以及过度思维、思虑等自然消耗和情绪性的耗损而迅速减少。为了控制这些无谓的元气减损，人类经过的长期实践摸索，就体验出了可以保元益气，维护人体年轻态的静功方法，进而又总结出了返老还童的内丹修炼方法。由此，我们同样得出另一个结论，健身运动与武术、武术与动功、动功与气功、气功与养生功、养生功与静功、静功与内丹修炼等，都有着严格的概念、涵义、内容及其修为层次上的诸多区别。

如前所述，人类根据年龄不同，大体上有个运动类群的划分：二十五岁以前爱好剧烈的体育运动，二十五岁至四十岁动静相宜，四十岁至六十岁静大于动，六十岁以后基本不动。当然随着现代生活水平的不断提高，这一年龄划分会向后推迟三至五年。因此根据运动的年龄特征一般可做如下项目选择：二十五岁以前选择竞技运动项目，二十五岁至四十岁可选择传统运动项目，四十岁至六十岁可选择桩静功、坐静功、内丹功等，六十岁以后修修养生功及丹功中的龙虎丹法足矣。同时建议，静功和内丹修炼最好从四十岁即开始，经过十年的技术准备，修到五十岁尚有修炼阴阳丹法的资粮，再晚可就只有龙虎丹法一途了。

由于太乙静功与其他静功一样，采用"有为入于无为"的引导方式，就是说练功开始需要"意守"，当入静后即可忘却"意守"，达到勿忘勿助的真静。这里"意守"就是有为，松静自然的功态就是无为。太乙门的桩静功，第一步就是意守各部身形的动作要领，即"调形"。形体调整好了，有利于心神的入静。第二步就是意守呼吸，一呼一吸皆入下丹田，即所谓"息息入脐，息息归根"。这就是"调息"，即所谓"息调心愈调"。第三步就是意守丹田中形似星云旋转的中心，逐渐达到"神入气穴，心息两忘"，即所谓"神调而形自正"。玄关立矣，再下一步即进入丹道修炼，已超出一般静功的范畴，可参照张三丰的《道言浅近说》进行内丹修炼。

太乙门桩静功的具体练法

收神光和行气三次。详见"太乙采气法"之"预备式"。

默念"天——地——人——"。意念先天空，再地下，最后回到丹田位。

默念"两——仪——分——"。两足开立与肩宽，心旷神怡，器宇轩昂。

默念"起——混——元——"。两掌体侧翘起，体前随吸气提起至胸口，再随呼气下按至肚脐。

默念"旋——太——极——"。两掌下按，在体前侧划圆三圈，并随之将两掌相对如抱球状，升至中丹田位，并顺势转肩沉肘，提肘沉腕，提腕舒指，胸、臂、腕、手向四周撑开如环状。心脏病、高血压等气血上升性疾病患者，两掌心下按至与脐平。

两膝微蹲，尾闾后翘再下坐，吸腹凸命门；下颌回收，颈项竖直，头顶上领，使脊柱上下拉抻；两胸部后扩，两肩微向前扣，以使含胸拔背；深吸一口气，突然叹息而出，两肩下沉，意念再使肩尖微上提，以使腋下虚空，肋下放松；整个身体微前倾，使其在一条线上，重心在脚掌；唇齿相合，双目睁开注视远方明净的虚空（见图9-1）。

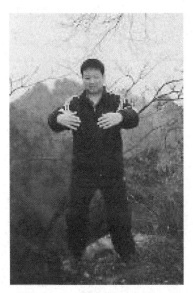

图9-1

叩齿三十六，搅赤龙三十六，漱津三十六次，分三口吞下。

接着练习"转丹法"：意念使下丹田之气自前→前左→左→左后→后→后右→右→右前→前为一周在腹内卧平面转动九周；再自前→前右→右→右后→后→后左→左→左前→前为一周的平面反向转动九周；接着自耻骨上→左肋→鸠尾→右肋→耻骨上为一周在腹内呈立平面转动九周；再自耻骨上→右肋→鸠尾→左肋→耻骨上为一周呈立平面反向转动九周；然后自耻骨上→沿脊柱向上

→至阳向前→鸠尾→腹前下至耻骨上为一周在腹内呈立体圆转动九周；最后自耻骨上→沿腹前向上→鸠尾向后→至阳→沿脊柱下至腰阳关→至耻骨上为一周在腹内呈立体圆反向转动九周。

转丹后，神意照察下丹田肾间动气，即所谓"三观"：目观鼻，鼻观心，心观下丹田，然后静定在下丹田。站桩一般三十分钟以上方有效果，当时间超过一小时则生诸多不适，如腰痛、膝痛、气虚、僵直等，当然慢慢会好起来，各种妙景都会出现。站技击桩者则时间愈长愈好，以利于长功夫。

太乙门的桩静功在收功时，先将两掌相对在腹前抟气，再将所抟之气按照太乙采气法的收功方法操作。只是在收功的最后，双掌捂肾，意念将收入下丹田的气进一步收进两肾之中。

如前所述，桩静功对于发动真气、锻炼意识对人体内气的指挥控制能力、通畅大周天、增加功力，特别是增强具有"剽悍之气"卫气，从而增强抗击打能力和用于技击的内力等，是有着非常重要的意义和作用的。

（二）坐静功

武当太乙门的坐静功，是道家各种丹法练功方式的一种。而佛家功的坐禅（见图9-2）、四禅八定，瑜伽功的超觉静坐，以及民间流传的因是子坐法、南怀瑾静坐法等等，也都属于坐静功的练功方式。目前在国内比较流行儒释道三家的静坐方式，如儒家的端身正坐、佛家的跏趺坐、道家的盘膝坐等。而在台湾比较流行南怀瑾的静坐法、蒋维乔的因是子坐法，日本比较流行冈田式静坐法、江

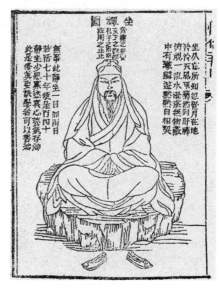

图9-2

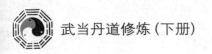

间式心身锻炼法、藤田式息心调和法以及印度的瑜伽等。

坐静功，一般称为坐功或叫打坐。坐静功是静中练气，安神养气，合身保气的功法。因此，在修炼时，一定要心静神安，神气合一。不要有意识地鼓动阳气升发，而要引阳入内而静定，使人体阴阳自我平衡。持之以恒地修炼坐静功，对于防病、治病、健身、抗衰老都有重要的作用。同时坐静功是进入丹道修炼的必经之途，因此对于人类探索延年益寿也是有重要作用的。

道家练习坐静功原本没有拘谨，以舒适为度。因此，武当太乙门的坐静功修炼者，可以根据自身条件，选择端坐功、双盘坐、单盘坐、自然盘坐等静坐方法，重在心神和气息的调整，形体的调整则以松静为主。

1. 端坐功法

这是儒家常用的静坐方法，贵在守其中正，意在形正则气顺，气顺则神安，神气安闲则精生本固。具体坐法如下（见图9-3）：

（1）后臀部就坐于凳子（或椅子）前沿的三分之一处，避免腰靠在椅子背上，两脚分开与肩同宽，两膝成90度，小腿与地面垂直，两脚平放在地上，脚趾微微抓地，脚心悬空。

（2）身体主干要端正，腰部收腹挺直，双臂及肩放松不可用力，使腋下虚空和含胸拔背，以便放松腰椎和骶椎，通畅督脉。

（3）双手自然附于膝盖，或按子午连环手印，或按五心朝天手印，置于脐前。

（4）头顶部上领，颈部竖直，下颌回收，面带微笑，意提双耳，接着收神光、叩齿、漱津、吞津。

（5）练习"武当十六字紫金锭"（具体见后）十至二十次。

（6）接着息息入腹，意守肾间动气。如遇气动、气满，意识照察内气自行突破三关，运行周天，不可以意领气空转周天。

（7）坐静功的时间要求更长一些，但收功要求与桩静功基本相同，不再赘述。

端坐法的优点是：坐姿舒适，心理压力小，四肢气血流量均衡，尤其是"骶椎端坐法"更加有利于督脉气通。督脉主管人身的阳气，一个人的精神如何，阳气是否充足，精力是否旺盛，怕不怕冷等等，都与督脉之气是否旺盛，是否通畅有关。因此，只要严格按上述要求去做，督脉通畅了，内脏的功能自然增强了，自然就能调节人体的阴阳平衡。但是，端坐法气易下沉至下肢，气虚者不易上提。因此气虚、血压低、贫血者等不易练习，年老体弱者也不宜练习端坐法，而宜选用自然盘坐法加以练习。

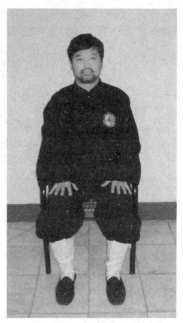

图 9-3

附：骶椎坐法

骶椎坐法，即以尾椎坐于椅子一角（也可坐于桃木托上，采用双盘坐法），按照端身坐法，两脚分开与肩同宽，两膝成 90 度，小腿与地面垂直，两脚平放在地上，脚趾微微抓地，脚心悬空。双手自然附于膝盖，或按子午连环手印，或按五心朝天手印，置于脐前。

2. 双盘坐法

双盘坐法（见图 9-4），古称"结跏趺坐功"。佛家主张"结跏趺坐"（双盘坐法）和"半结跏趺坐"（单盘坐法）。《禅密要法经》上云："秘门法者，应当静处结跏趺坐，齐整衣服，正身端坐，左手著右手上，闭口以舌舐腭，定心令住，不使分散。"武当山道家悟性气功也有双盘坐法。双盘坐法的要求如下。

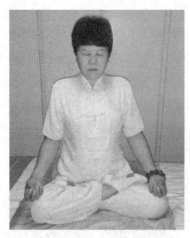

图 9—4

（1）坐在蒲团上或坐在床上，左脚屈小腿，把脚背放在右脚的大腿上，右脚屈小腿，右脚背放在左脚的大腿上，两脚交叉，两脚心朝天，两膝盖紧紧贴在蒲团上。至于哪一只脚放在上面，可根据自己的习惯和身体条件而定，下足痛时（或感觉不舒服时）可换到上面来。在双盘叠足时，感觉如同坐在弹簧垫上为最佳。

（2）形正神舒，筋骨肌肉不要僵直、紧张，身体不前俯后仰；头正颈直，悬顶勾腮，百会朝天，脊背上拔；臀部坐姿，正直出尻（屁股）而坐，镇定下腹而坐，降心窝而坐，下腹无须着力，要松静自然；四肢要松展舒快，两肩下沉，两肘微微外开，松腕舒指，以做到头、颈、肩、背和腰五正，整个身体合环一体，舒适而静定。

（3）唇齿微合，舌舐上腭（搭鹊桥）；鼻呼鼻吸，深长细匀，以调息过虑，净化气质，暖气入腹；两眼微合，垂帘露缝，二目下视鼻前一寸处，神意照察腹中气息，调整呼吸，排除杂念，用心体察气感。

（4）双盘坐的手势有多种：

一是两手分放在两腿平面上，手心向下，五指微分，以利于形体平衡舒适和调匀气息；或者两手五指自然伸展，分放在两膝之上，掌心向上，名"五心朝天"，上下通畅，念念归一，以利于神通。

二是两手重叠，手心向上，左手的手背放在右手的手心上，五指放松，大拇指尖相抵，平放在小腹前，称为叠手双盘坐功。便于沟通阴阳，静定神思。

三是右大拇指掐按在左手内劳宫穴，其余四指放在左手手背上；左手大拇指尖掐在左手无名指指根部的子午诀上，其余四指背与右手手掌相合，即左手心在内、右手在外与左手背相贴，并一同扣合在肚脐上。合称为手掐"子午连环诀"双盘坐功。

四是两手放在胸前，澄心合十，上下通畅。佛家坐禅常用。

五是手掐子午诀守乾坤，左手在胃脘处，手心向上，掐午诀，右手放在胸前立掌，掌根神门穴轻压在左手子午诀处，食指指天，大指掐子诀，意守乾坤。合称为手掐"子午乾坤诀"双盘坐功。

双盘坐的优点是：由于要求"五心朝天"，即头顶心、两脚心、手心朝天（手式相合的，借肩井朝天），因此更易于静定。同时这种坐法底盘稳固，上体虚灵，下肢血流量少，能减少心脏的负担，相对增加心脏和大脑的供血量，从而可以改善内脏的功能，增强大脑的记忆力。同时，由于双盘腿坐法气息强、功效大，利于手三阴经和三阳经的通畅，防病、治病效果好。但是，修炼此功法的难度较大，初学者、体力劳动者不易掌握，年老体弱者更难于盘坐。因此，年轻体实者宜选用端坐法，初学者和年老体弱者则宜选用自然盘坐法修炼，待练到一定阶段，再修炼双盘坐法。

附：双盘训练法

（1）晃海法（也叫盘根法）；

（2）坐足拉筋法（也叫踵息法）；

（3）武当双盘五步功等。

3. 单盘坐法

单盘坐法（见图 9-5）的姿势与双盘坐法的姿势基本相同，只是腿部的盘法有些不同。单盘坐法在盘坐时，左腿搭在右腿上，或右腿搭在左腿上，形成半结跏趺坐，上面的腿尽量往右或左移动，接近悬钟穴（踝骨上 10 厘米左右）搭在

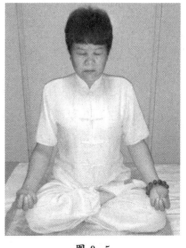

图 9-5

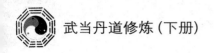

大腿上。若坐得时间久了，上面的腿和下面的腿可以互换位置。

单盘坐功对于初学者来说是向双盘坐法的一种过渡，比起双盘坐功更易学练。但由于单盘坐法的一条腿的膝盖不能紧贴蒲团，因此坐久了，身体容易歪斜，需要时时纠正。单盘坐法与双盘坐法的效果基本上差不多。

4. 散盘坐法

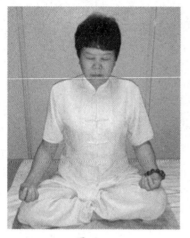

图 9-6

散盘坐法（见图 9-6），又称自然坐法。《性命圭旨》中说："坐不必跏趺，当如常坐。夫坐虽与常人同，而能持孔门心法则与常人异矣。"这里的"常坐"包括端坐法和散盘坐法。其意是说：坐功不必拘泥于跏趺坐法，可以采用其他比较舒适的坐法。

散盘坐法的姿势与双盘坐法的姿势大体相同，仅仅是双腿的姿势有些不同。散盘坐法，两腿的小腿自然交叉，成交叉型盘坐，其中在内的腿要求足跟抵于会阴部，以防漏气走丹。当然也可以足跟不抵住会阴，而使用网球或松软的坐托，抵住会阴，道人们用的是桃木坐托。同时要求脊柱自然端直，不耸肩，不要挺胸，身体微向前倾，头微前俯，微收下颌，头顶到尾骶成直线，两眼微合垂帘，舌舐上腭即可。

散盘坐坐久了，也会有时左右倾斜，发现后及时纠正就行，不必心存焦虑和烦躁。散盘坐法虽然同双、单盘坐在坐姿上有一定差别，但练功效果同单、双盘坐相同，且易学易练，没有心理压力。因此，它适合于初学者、中老年和体弱者来修炼。

5. 老君坐

老君坐，右小腿横平放体前，左脚屈膝竖直小腿于体前，脚掌平放床上，左手握左膝盖，右手心朝天，置于小腹，舒适为度。

6. 童子坐

童子坐，两脚心相对相合，二小腿横平放体前，两手四指各握拇指，分别放在同侧大腿根上，或合十于胸前。此式适合未遗漏之童真乾体。

（三）卧静功

卧静功，通常称为卧功、睡功，又叫蛰龙睡丹功（见图9-7），佛家常称之为"卧禅"，它是静功的一种重要类型，古已有之。孔子就十分推崇卧功，曰："曲肱而枕之，乐亦在其中矣。"其他历代诸家也很重视卧功。晋代文学家陶渊明诗云"北窗下卧……自谓是羲皇上人"。明代哲学家王阳明诗曰："扫石焚香在意眠，醒来时有客谈玄。松风不用蒲葵扇，坐对青崖百丈泉。""古洞幽深绝世人，石床风细不生尘。日长一沉羲皇睡，又对峰头上月轮。"道家尤其崇尚卧静功，五代道家陈抟老祖，高卧华山，尝一睡数月不起，后于睡中得道。其睡诀共三十二字，名《蛰龙法》。宋末道士李道纯词云："好睡家风，别有个睡眠三昧。但睡里心诚，睡中澄意。睡法既能知旨趣，便于睡里调神气，这睡功消息睡安禅，少人会。"而且在武当山一直传承着陈抟老祖、三丰祖师、朱诚德的道家睡功功法，太乙门的卧静功正是这些睡功的继承法门。

武当道家睡功的基本要求是"致虚极，守静笃"，其核心在于睡。即充分利用每个人都必须睡眠休息的

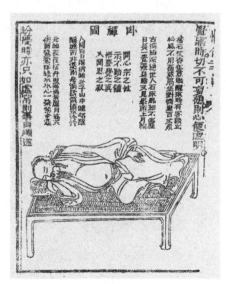

图 9-7

生理特性，以睡做功，以功为睡。初始行睡功时，要求做"神注虚空，心息相依"的功夫，并做到勿忘勿助，绵绵若存，片刻之久，即能睡着。一觉醒来，百骸舒适，精神和煦，其妙难以形容，犹如神游华胥，逍遥于"无何有之乡"。功夫稍进，自然由睡转为"入定"，达到"心息相忘"。张三丰《道言浅近说》："调息须以后天呼吸，寻真人呼吸之处。古云：'后天呼吸起微风，引起真人呼吸功。'然调后天呼吸，须任他自调，方能调起先天呼吸，我惟致虚守静而已。……照此进功，筑基可翘足而至，不必百日也。"李涵虚在《道窍谈》中云："凝神之际，务要与息相依，毋以神逐于息，毋以神运息。逐息则神散，运息则神摇。只要息息动荡，任其天然，随其自然，斯其神愈觉凝然。"又说："盖其存神于虚，则内息方有。所以，息恋神而住，神依息而留。神息两平，若存若亡，不知神之为息，息之为神也。"此即我们主张的由"有为法"入于"无为法"的静功修炼依据。

太乙门卧静功分为侧卧式、吉祥卧式和仰卧式三种。

1. 侧卧式静功

侧卧式静功，又称为"狮子王卧法"，它分为左右侧卧，但一般采用右侧卧式，因为右侧卧有利于血归肝，肝藏魂，魂魄养而有助于心神静；同时左侧卧心脏容易受压迫，对于高血压、心脏病患者不利，即使正常人也会因左侧卧而增加心脏负担。有些人习惯于左侧卧，亦可以采用左侧卧式修炼。可见陈抟老祖的右卧功图式（见图9-8）。

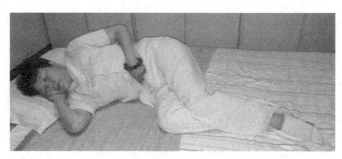

图 9-8

（1）侧身卧于床上或垫上练功。松肩舒臂，坦然而卧；头和上身微前俯，使整个身体成为弓形；头正颈正，两眼微合，二目照察鼻前一寸处，唇齿轻合，舌舐上腭；鼻呼鼻吸，深长细匀，松静自然。

（2）手的位置：右臂放松屈曲，令右手放在枕头上，掌心向上，五指分开，大拇指压在颌下颈部动脉，食指压在耳后动脉，中指压在耳门前的耳柱根部；无名指压在太阳穴动脉，小指轻按于右眼外角小穴处；左手手臂自然舒张，手掐剑诀，即蜷回大拇指和四五指，伸直食指和中指，令剑指轻轻压在脐门上，体会丹田气动。手的位置全在于体会全身气动，并将神意专注于这个整体气动，以使神气合一。这才是卧功的真谛和道家千古不传的机密。中指为心经所主，极为灵敏，所压耳柱根部，为我国古代"三部九侯"全身遍诊法的头部三部脉，其上部脉以候头部病变，中部脉以候耳目病变，下部脉以候口齿病变。

（3）足的姿势：右腿放松稍直，左腿屈膝轻放在右腿内侧，左脚大拇趾与中趾夹在右足跟腱处，即属于足厥阴肝经"井穴"的大敦穴与属于足阳明胃经"井穴"的厉兑穴位，夹在右足位于踝关节处足跟腱上的太溪穴，使属木的肝经大敦穴与属水的肾经太溪穴相接，以木接水，水助木生。同时，太溪穴为古代全身遍诊法三部九侯的部位之一，为足少阴肾经动脉，属于下部地脉，以候肾气。这样做的目的同样是有利于体悟全身脉动，进而感悟气动。

另有一种足部姿势，即左脚跟抵右脚解溪穴，即循内踝别出足后跟中的足少阴肾经与位于足背踝关节横纹中央、属于足阳明胃经的解溪穴相合，以此为阴阳经交媾，促进体内循环。解溪穴位，布有腓浅神经、腓深神经和胫前动、静脉，以便体会全身气动。以上两种足部姿势可以任选一种，效果是一样的。

（4）卧如弓的身形要求：除下颌回收、含胸裹背，使头部和上身微前俯之外，还要求收腹、扣尾闾使命门向后突出，进而使腰椎、尾椎与颈椎、胸椎连成一线均向后呈弓形。下肢是卧如弓的延续，因此要求右下肢髋膝、踝三关节依次屈曲约120度、80度、140度；左下肢髋关节屈曲约140度。当然这一度数要求，因人而异，重点还是找准穴位为要务。

2. 吉祥卧式静功

道家称之为"神仙卧云法"（见图9—9），在武当山三天门的一块大石牌下即有一方神仙卧云石。昔日陈抟老祖、近代武当山三天门悟性气功传承人朱诚德，均以此石牌前卧石为修炼处。佛家称为"吉祥卧"，北京西山的卧佛寺内的卧佛，就是这种吉祥卧式。

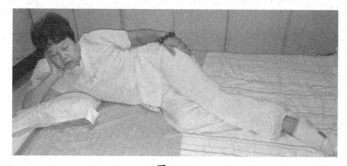

图 9—9

具体方法如下：右手如同侧卧法，以掌心托住右侧头部，右肘拄于松软的卧具上；左臂微屈，掌指轻放于左侧的环跳穴。其他部位与侧卧法基本相同。

吉祥卧中的右手食指和中指夹于耳廓上。耳廓三角区有调节中枢神经系统的穴位，有五脏六腑的穴位，因而吉祥卧有助于调节神经系统和脏腑功能，而且有利于全身十二经脉通肠运行，从而达到防病、治病与健身、养生的目的。

3. 仰卧式静功

仰卧式静功（见图9—10），主要有利于温阳、放松、去除失眠症等，爱好者可以试练。其基本要求如下：

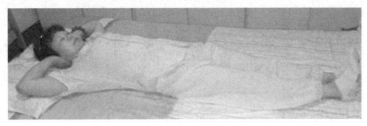

图 9—10

（1）解开衣扣，松腰带，赤手足，排除杂念，情志恬静愉快，无思无虑。仰卧在床上，其姿势与平时仰卧一样，但应将头和肩部垫得稍高一些，即高枕平卧，究竟多高合适，要以自己觉得舒服为宜。但失眠病患者不可将枕垫得太高，也不可太低，要取适中。头颈中正，头放在枕头上，下颌微合，唇齿轻合，舌舐上腭；鼻呼鼻吸，深长细匀，呼与吸皆在腹中。

（2）两手的姿势：两臂向上曲屈，置于头部两侧，掌心轻按双耳，两手中指相接点按于头后玉枕穴。

（3）练气功者，将姿势摆好后，心静如水，凝神调息，可默念"天行健，君子自强不息"，默念时吸气，两足尖微微翘起；呼气时，足趾慢慢恢复原位。吸气时，自觉足三阴经之气随之上升，即肾水由脚心之井中涌出，沿脊背上至头顶，破泥丸宫；呼气时，自觉有一股热流由泥丸宫走到印堂，再到鼻尖，下入胸腔，至胸口窝环绕一周，下行入下丹田。

（4）修炼丹道卧功者，则应不加任何意念，全身放松、入静，一切听其自然。尤其是练胎息功者，还应在后背心处压一软枕。此又是丹家绝密。

卧静功的特点一是适应练功的人群广。卧功不仅适应于正常人练功，而且适合于体弱多病、气虚、久病不能起床或半身不遂、身体瘫痪、四肢有病，以及有不适合修炼站、坐功者来修炼。二是方法简便易学。卧功动作简便，易学易练，稍加学习或指导即可学会。三是宜于安神养血和进入胎息。卧静功的修炼，虽然在得气、发动真气方面的效果，不如桩静功和坐静功明显，但在安神养心、养血归肝、扶元壮体方面还是有独到效果的。因此练功时因人而异、因目的不同，选择静功不同方式，各得其所，各得功效。

（三）行走静功

行走静功，是指形动而内静的一种静功方法。佛家叫"行禅"（见图9—11），道家于斩睡魔阶段常用。就是常人要吃，而道家辟谷；常人要睡，而道家斩睡魔；常人要淫欲，而道家戒淫欲。一切都是为了坚守"顺则生人，逆则成仙"的信条而"倒行逆施"。

附："福寿康宁"口头禅

作者曾经于20世纪80年代初期问过五龙宫隐仙"武当山有无口头禅？"回答说："有。福寿康宁。"后来在深研了彭祖的发音秘部和禅密宗双修口诀之后，才恍然大悟，"福寿康宁"四字隐藏着武当山道家在丹道修炼中通周天的惊天秘术。应《武当》杂志之邀，曾撰写此四字的破译文章，并公之于众。今录于此，供读者练习行走功夫时使用。

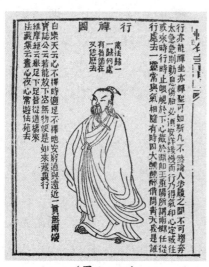

（图9—11）

在武当山南岩的峭壁之上雕刻着四个均为六尺高的巨大红色摩崖——"福寿康宁"。其中，"寿"字为明嘉靖十六年（1537年）七月礼部儒士王顒所书，"福康宁"三字为嘉靖二十年（1541年）八月礼部尚书武英殿大学士夏言所书。在"寿"

与"福"之间又竖刻着"明嘉靖二十年岁次辛丑八月望日刻石"的落款。"福寿康宁"四字虽非一人所写，非一时所书，但其摩崖的时间和工匠则应是同时同人所刻，字迹中透出和谐、清静、淡泊的蕴意，默默地向人们隐示着道家修炼的千古秘诀。

为什么摩崖是自右至左排列为"寿福康宁"？其因有三：一是"寿"字先书，故排第一；二是"寿"与"福康宁"非一人所写，故将"福康宁"一处排列，以示区别；三是在其上皇经堂的砖壁镶嵌着五代丹道修炼大家陈抟亲书"寿福"二字，故以"寿福"的顺序排列。

"福寿康宁"四字又为什么以红色的字迹在武当山大书特书呢？过去道家以铅汞雄黄等金石为原料，炼制丹丸，其中朱砂为主要原料。故后世修炼内丹的道家，也常用红色暗示丹道修炼。"福寿康宁"的红色字迹正是向人们暗示其丹道修炼的秘诀。下面我们分别考察每一个字的具体含义：

1. 福

一般指幸福、福气。在中国人的习俗中，凡富贵寿考，健康安宁，吉祥如意，备全圆满，皆谓之为"福"。所以自古以来，"福"为人们追求的人生大目标。《韩非子》云："全寿富贵之谓福。"《尚书·洪范》云："五福：一曰寿，二曰富，三曰康宁，四曰攸好德，五曰考终命。"在武当山道家修炼秘图《心性图》的"寿"字图中，也将"福"神排在"福禄寿禧"四神的首位。从"福"字的音律来看，其发音为 fú，伏音，为下沉膨胀音，可沿"十二重楼"直下小腹部。

2. 寿

指寿命、长寿，在民间常称之为"寿星"、"南极仙翁"。《庄子·盗跖》云："人，上寿百岁，中寿八十，下寿六十。"而《左传·僖公三十二年》记载："尔何知？中寿……"则注曰："上寿百二十，中寿百岁，下寿八十。"当然作为道家则对寿命有着高境界的追求。老子谓利而不害，为而不争，归根复命，长生久视之道。所以在武当山《心性图》中主题突出一个"寿"字，而且有以寿为仙的理念。从"寿"字的音律上看，其发音为 shòu，为下沉穿透音，可促元气暗渡"鹊桥"。

3. 康

为安乐、健康，身心俱佳。《屈原·离骚》云："日康娱而自忘兮。"李善注："康，安也。"康宁，为平安，没有疾患。《汉书·元帝纪》云："黎庶康宁，考终厥命。"中国古代帝王赞誉臣下，有"康侯"之称。《易·晋》云："康侯用蕃庶，画曰三接。"疏："康者，美之名也。侯，谓升晋之臣也。"所以"康"字隐含着书写人的自得之意。从"康"字的音律上看，其读音为 kāng，有上亢，上升之力，有促于元气上冲督脉。

4. 宁

为平安、安宁，无病态。《易·乾》曰："万国咸宁。"道家医学亦有宁心之说，是一种安宁心神的方法。当病人出现心气虚怯或血不养心的病症时，必然反应为心神慌乱，神志不宁，失眠多梦，惊惕不安等状况，一般就使用安神与养血并用的方法。从"宁"字的音律上看，其读音为 níng，有沉静、宁神的作用和深长下行之力，可促使元气贯穿任脉。

显然，当我们拖着长音默念"福寿康宁"四字，照察体内气机变化时，就会发现此四字的发音具有穿透人体任督二脉的作用。

具体训练方法如下

调形 头顶虚灵，下颌回收，齿唇相合，舌抵上腭，双目虚弥，颈项竖直，含胸拔背，掐子午诀，捂在脐门，两肘略开，虚空两腋，尾椎下坐，下腹内收，命门外凸。行走练功时，足跟前蹬后着地，后足五趾用力抓地前行；练站桩功者，双脚内八字分开与肩同宽，足跟与尾椎延长至地面的点形成一个等腰三角形，膝稍下蹲并内扣，重心平铺于脚底，两胯外撑，尾闾下坐；练坐功者，双盘、单盘、自然坐法均可，亦可采用尾椎坐法，胯以下尽量放松；练卧功者，姿势同三丰、陈抟卧法。

调息　调匀呼吸九次，使之深长细匀，发音前先深吸一口气，然后在呼气的同时将"福寿康宁"四字读音一气发完。

调神　发"福"字音时，逐渐放松下腹部，同时神意照察体内气机下沉下腹部；发"寿"字音的同时，提会阴，并神意照察体内气机穿透会阴带、尾闾关；发"康"字音时，神意照察督脉之气穿透夹脊、玉枕，上升至头顶；发"宁"字音时，双目随神意由照察头顶转下行任脉，直至下腹部。从而完成一个循环。

每次练功可多可少，行走坐卧均可练习，功效十分显著。

当然，上述仅适应大众养生、补气、增强体质之用，其中所隐含的丹道修炼技术和双修秘诀，因有道门戒律，非诚心修炼之道德高尚人士万不能轻易传授。

三　武当山十六字紫金锭

武当山十六字紫金锭，即指"一吸便提，一提便息，一息便呼，一呼便咽"十六字的练功方法，武当山道家视为珍宝，字字如紫金一般珍贵。民间也有十六字的练功方法传授，但其中既有文字上的差别，也有表述文意的不同，更有练功效果的优劣之分。武当山十六字紫金锭，是太乙门坐静功的前置练功程序，其目的：一是诱导入静和运行小周天，二是练习呼吸和存气，为下一步胎息功打基础。具体练法（见图9-12）：

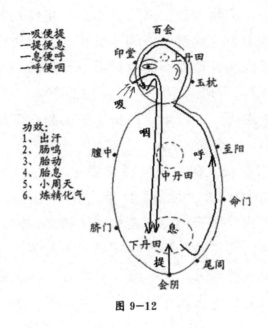

图 9—12

（一）一吸便提

按照前述坐静功的姿势摆好后，先深呼吸两次作为准备，接着以鼻吸气，引入下丹田，当下丹田气刚一满腹，即刻提会阴，会阴穴位于前后阴之间，也可以理解为收缩肛门括约肌，如忍大小便的情状，这时会阴自然上提。

（二）一提便息

当会阴上提之后，立即停止呼吸，即憋息三十至一百息，一呼一吸为一息，能数至二百息者，胎息即出。

（三）一息便呼

当憋息到无法坚持时，逆向呼出所憋之气，即心神照察着所呼之气由丹田下至尾闾，也可以直接经命门沿督脉上行至头顶部。

（四）一呼便咽

紧接上式，微抬头，接引由上下行之气，吞咽入下丹田。抬头接引时，口不要开，遇有胃气、丹田之气向上冲出时，闭口下咽。一口咽不下，分为两三口下咽，直至咽入下丹田；遇有口水，即津液，应当随着下咽之气一同咽下去。无论上冲之气，还是口中津液，一概不能吐出。接着再重复一吸便提，进行第二个周天练习。

整个呼吸过程均要求深长细匀，缓慢均衡。所谓呼吸要克服"风相"，即指呼吸不要粗出粗进，所引之气为阴冷之气，不仅不利于脏腑吸收，还会导致风寒疾病发生；所谓克服"火相"，即指呼吸不要短出短进，所引之气为燥热之气，不仅不能生津，反而会口干舌燥，心烦意乱。

武当山十六字紫金锭的练习，初学者对于心神照察并不理解，因为客观上会存在意念引领，很容易出现走偏。故在本书初版时没有介绍该法，一是担心自学自练会出偏差，二是武当道家隐秘丹术不便公开。今应读者一再要求，方见诸纸上，但其中一些细节仍无法用文字表达。为慎重起见，严肃告诫读者，练习十六字紫金锭，必须在师父或老师的指导下进行，否则极易出现偏差，切记！谨记！作者一概不负责任。

四　附录：武当名家论丹道

丹道修炼曾在武当山盛极一时，曾经相继出现了战国鼎盛时期的"两尹盛修"、汉代外丹修炼鼎盛时期的"两生丹岩"、隋唐时期的吕洞宾、陈抟丹道修炼鼎盛期、明清时期的张三丰内丹修炼鼎盛期。可见，在武当山隐居修炼的丹道大家们，始终在道教派系传承中，占据十分重要的位置。据道门传承源流称，老子传尹喜，尹喜传麻衣，麻衣传希夷，希夷传火龙，火龙传三丰，在武当山张三丰的弟子分为八派，一脉相承地传播着道家内丹修法，太乙门丹道修炼理法便是其中之一。因此，在这里选录几篇武当名家论丹道的文章，以便读者修炼静功时参考。

（一）阴真君《还丹歌》注 [①]

原文

北方正气为河车，东方甲乙名金砂。两情含养归一体，朱雀调养生金华。金华生出天地宝，人会此宫真正道。子称虎，卯为龙，龙虎相生自合同。龙居震位当其八，虎数元生在一宫。采有日，取有时，世人用之而不知。收取气候若差错，万般工力徒劳施。至神至圣极容易，先向宫中求鼎器，温养火候审阴阳，安排炉室须择地。不得地，莫妄为，切须隐密审护持。保守莫泄天地机，此药变化不思议，阳真砂，阴真汞，时人求之莫妄动。无质生质是还丹，凡汞凡砂不劳弄。逢此诀，会此言，炼之饵之成真仙。

陈抟译文：

北方正气为河车 北方黑帝，极尊也。人之下元，阴也。正气者，属水，人之血也。河车者，北方气流归南方，以火炼水成尘，得变为河车，下元精也。北方黑，属水，人之肾也。肾为人生根本，分作日月之精，虚无之气。肾旺即化为赤子也。

东方甲乙名金砂 东方为青帝，主肝。甲乙者，以北方水，南方火，火生于木，以水养之，郁郁生于青翠，故曰甲乙也，属木，主人丹田也。生金砂者，令天下水有恒河，只如汉江之水、嘉陵之

---

① 《还丹歌》：为汉代阴长生所撰，本篇为唐末五代的陈抟所注。此篇注文，根据天地方位、四时运转、五行所属、阴阳交感之理，阐明了丹道修炼的方法、时机和效应，所以十分珍贵。

江中，自生金砂，工人淘取，炼成黄金也。故又法以采于人身者，居上丹田，有屋宅，号为玉泉洞，洞中有玉泉水，名为清净源，采之功志，名号大功德神水，不知涯岸，纳至下丹田，日久自结为砂。

两情含养归一体　两者阴阳也。天为阳，地为阴，左为阳，右为阴。阴阳者，夫妻也。在身上丹田为阳，下属阴，含养四时，运动五行，天地交感，百物自生。日含月自然光明，月含日自然生星宿。夫顺妻和，遂生男女。今以法采上丹田大功德神水，修炼纳至下元玉室含运。

朱雀调养生金华　朱雀者，火也。在地者，南方丙丁火。在天者，荧惑星也。在地为火，在人为心。其火生灭由人。大包天地，细入毫厘，制之则止，放之则狂。经中呼为明火。调运者，修炼为泥，以火烧作瓷瓦，千万年不朽。木以烧作炭，在土中，以得千万年，其炭还在。人以调伏，采上丹田玉泉中水，以心火修炼之，入下丹田，锁之玉牢之关。玉牢之关，别有阴丹之法，自然别生其魂。日月久深，自然色焕以结成，号曰金池也。太丹诀云：金父木母真铅汞也。铅含五彩，属北方水；水中有金，金作堤防，故号金华。

金华生出天地宝　金华者，似汉江之水，金砂自然生其中也。采丹于水中，居人下部精室之中，日久水中精成金，尘自然为珠，以号水中火出。又一法：留下部之精，以心火运转居上元，自然结为珠，居泥丸宫，以号火中出水。故《黄庭外景玉经》云："玉池清水灌灵根，审能修之可长存"也。

人会此言真正道　会者，非凡人。人不信道。道号虚无。故经曰：大道非常道，道如虚空无所依。诀云：如鱼在水，不见其水；人处道中，不见其道。龙不见其山石，鬼不见其土。此言者，岂妄说也？真正道者，人之精华也。多失泄于妇女，即生男女。更面貌形神，真似父母，根性若也。结留住在己身。又采上元之水，用合下田为丹，名曰珍宝。故《阴符经》云：阴阳相推，自然调和。人会此言，真正道毕矣。

子称虎，卯为龙，龙虎相生自合同　此二语，两支事。子虎者，属阴。阴者属女，女之水性，故号北方壬癸。此是水之位。黄帝诀云：呼之为黑铅，能伏汞为砂。若人得真道，入阳丹田以用之，子后午前是也。龙属木。木者东方木，诀云汞也。汞者属火，又呼为水银是也。一云绿水银。若有药制伏得伏火，即成世宝。若人身中，即精华是也。诀云：以阴炼阳，其真可长。其法须在一支，属阴也。丹论云："阳动不能伏，阴杀不可伏"也。若养之令伏，阴死阳生。生者如水银伏火，以成世宝。阳汞伏于阴不动，定为身宝。故经云：就养灵柯不复枯，闭塞命门保玉都。舌上采结，行之子后午前。采上玉泉中水，亦曰阳汞；将含阴时采者，铅水号曰双龙虎。故《天丰上经》云：始青之下月与日，两物相和合成一，出彼玉池入金室，人各有之慎勿失。子若得之万事毕。岂在于外乎？

龙居震位当其八，虎数元生在一宫　此是朔至望行之。采上法，行道增魂。从望至晦减之，益魄也。男八岁齿生，十六为之中，十岁已下得法修真为上，余并得尸解者也。

采有日，取有时　上法行之，取避晦望朔。起下法者，候天上月圆，入神遍体，采之日月，顺则有时，子后午前，卯是也。采阴气归上泥丸宫。故经云："溉养灵柯不复枯"也。虽不施精，亦还美。日日于珠常为大空。空无可望可为。空中有物无其空。是阴气转上归泥丸宫，却取玉池中水灌入下丹田金室之中。其元头来，人亦不知从何处来，去归何处，方位安排哪里？各有神化，日久自然变为宝珠。所以人皆不死是也。故经云：大道无形也。

世人用之而不知。收取气候若差错，万般工力徒劳施　或遇天地禁忌，安排不知去处；或值阴户不开，取意行为害，令人速衰老也。故云：得一之时昆仑后，虽当截舌不忽道。妄言传于世人，必定流血身先天。法文若常人，则不可受也。其文传在太一宫。经云：太一有君，皆云在心。景中不思议，谁能得见？不可度量也。居人头，为昆仑上宫室，神明居泊，各有室宅。自项上至头，自占九宫，其神各有名字。在太一上索灵中，别有要文。至下脐室，别有三宫，此依前十二宫，各有楼台。故《内景经》云："内有重楼十二级"，此是也。又丹田有十二楼，应十二时，用转法也。

至神至圣极容易　智者其采二件药在身，虽不知涯岸，身有神明知也。但人只以浮花，皆不知变化，故云：知长生道，敌隔万山。是知，凡间世人，不可知也。求宫中者，向身上十二宫求觅，方知大道之鼎器者神圣也。

先向宫中求鼎器　其法不传，不可露天文。故道经云：金玉满堂，莫之能守，富贵而骄，自遗其咎。是为人生下缘天地，人须皆近骄奢富贵，不寻于大道也。

温养火候审阴阳　温养者，令人无喜怒也。火候者，以心火四季之月，加减行之两数。其法在口传。养阴阳者，别识真阴真阳，居人二命，采合为命级从。歌云：二物同一体。

安排炉室须择地　安排者，采上真气水，安于下元，采下阴气水，连于上元。安排各着炉室，自神化之功。若安排不着去处，于身有祸。炉室者，妙法在女，别在阴丹。一丹诀上法：炉室者，以身口为炉也。灶者，以宫室为灶是也。破不堪使用者，是人用过者；弊物不堪使用，是已不中也。房中至甚五级者，大肥不堪用，大瘦不堪用。道三合五级者，是十五以上，二十以下，是中道人气。二十以上，并是不堪使用。可用，须借其气合汞者，方住，以无制之，被鬼神偷他也。上择地者，是知宫室时候。

不得地，莫妄为　凡欲炼其阴者，若不依前说年纪人及鼎器之物，不可成宝。不及年借气用之，即得暂住，有却患除魔之功。又不得上救助之力也。若在法度，须不失度，数行之，少年成宝也。若只欲取意行之，万无一成也。

切须隐密审护持　凡欲行道，静隐闲居，导引，叩齿，集神，握固，平坐，密而行之。护持者，减食少语，莫喜怒。

保守莫泄天地机　保守者，尽一身之行用。若行年十岁，头尾

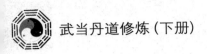

至心行用，久即慢易，有头无尾，定虚费工夫也。千万不成矣！

此药变化不思议　其服药之功，九年不失候，增减十六两数足，功满三千，行有八百，药方成易矣。天不能杀，地不能埋，其功不可思议。注天地有变化，其身坚固，其功有三上者，得上仙；中下者，只得尸解也。

阳真砂　下元阴精法结为砂。上元阴时采者沉以为砂，属阳气。

阴真汞　上元气结成宝，下元气入昆仑泥丸注为珠，可照三千大千世界矣。

时人求之莫妄动　世人多取玉金八石、诸般草木烧之，要觅大还丹，岂不妄也。

无质生质是还丹　从无入有，从有入无，将无质气结为阴气，交感是也。大丹无药，五行真气是矣。

凡汞凡砂不劳弄　世人取砂银为汞，取朱铜铁为砂是也。若将此求道，不成也。

逢此诀，会此言，炼之饵之成真仙　若逢此歌，免妄为诸事。遂默心修炼。静意保持，不退初心，勤进前志，方乃炼之、饵之成真仙耳！

（二）吕祖《百字碑》①

原文

养炁②忘言守③，降心④为不为⑤。动静⑥知宗祖⑦，无事更寻谁⑧。真常⑨须应物⑩，应物要不迷，不迷性自往，性⑪往炁自回，炁回丹⑫自结，壶中⑬配坎离⑭。阴阳生反覆，普化⑮一声雷⑯。白云⑰朝顶上⑱，甘露⑲洒须弥⑳。自饮长生酒㉑，逍遥谁得知。坐听无弦曲㉒，明通㉓造化机㉔。都来二十句㉕，端的上天梯㉖。

注释

①《百字碑》：此碑有许多版本，且个别字有所不同，注释也大相径庭，本书选用了《张三丰全集》中的百字碑原文，并以张三丰注释为主，加入作者的所感所悟。

②炁：与"气"有所区别，指人体内先天之气，有时也称真气、元气，而非呼吸之气。道教早期经典《太平经》说："人欲寿，乃当爱炁。""人有炁即有神，炁绝即神亡。"张伯端《悟真篇》曰："道从虚无生一炁，又从一炁产阴阳。阴阳再合成三体，三体重生万物昌。"可见，先天之炁，乃元始祖炁，构成万物的始基物质，丹道修炼家即采之入丹田，谓之采药。而后天之气为呼吸之气，一呼一吸，一往一来的内运之气。正所谓"藏则为炁，形则为气。"

③忘言守：指忘却了修道真言，除去一切杂念，抱元守一，直入坐忘境界。刚开始要谨记祖师们内丹修炼的真诀，但久而久之，就连祖师的箴言也要泯忘，处于杳杳冥冥、恍恍惚惚之中；就是守于何处，也恍惚了，处于一片虚无之中。

④降心：指降服心念。内丹修炼要求垂帘塞兑，无思无虑，归于虚极静笃。

⑤为不为：为，即丹道修炼之为；不为，即丹道修炼中的清静无为。故"为不为"，即处于为与不为之间，有与无之间，虚与实之间，阴与阳之间，那里是一片混沌。

⑥动静：为丹道修炼的真消息，是宇宙万物变化的根本法则。《朱子·近思录》云："无极生太极，太极动而生阳，动极复静，静而生阴，静极复动。一动一静，互为其根，分阳分阴，两仪立焉。阴阳变合，而生水火木金土，五行顺布，四时行焉。"动静二字又可解释为男女，即"男动女静"。

⑦宗祖：指先天祖炁，即先天本源，先天本性。只有在静极生动，阴阳交换之中，才能察知先天祖炁。

⑧无事更寻谁：当你通过"忘"、"降心"、"不为"，察知到了

"宗祖"，归于先天虚无之妙境，自然就"无事"了，更不需要再去寻求什么，如果你去寻求，那就是"作茧自缚"。

⑨ 真常：身心虚无谓之真，真性不动谓之常。《常清静妙经》曰："真常应物，真常得性，常应常静，常清静矣。"可见，真常就是真虚无，常清静，不为外物所动。

⑩ 须应物：内固修炼当然重要，但还必须学会对外应接事物，才能处置裕如，修成实力。这也是磨练自性，修成大道的方法和途径。应物，即应接外部事物。

⑪ 性：指真性、天性。《庄子·马蹄》："马，蹄可以践霜雪，毛可以御风寒，吃草饮水，翘足而陆，此马之真性也。"

⑫ 丹：指丹道修炼中在体内产生的内丹，有时也说金丹、大丹。

⑬ 壶中：指下丹田。李白《下途归石门旧居》诗云："何当脱屣谢时去，壶中别有日月天。"

⑭ 坎离：指内丹修炼的两种基本药物，坎为水以喻肾炁，肾炁浊而为交感精，清则为元精，即肾之元炁；离为火以喻心神，心神浊则为身心疲惫，清则为元神，即心之元性。故配坎离，即心肾交，水火济，阴阳合，而返先天纯阳之过程。

⑮ 普化：即点化之意，人体修炼中炁行于四肢百骸无处不到，无处不点化，故为普化。

⑯ 雷：《周易·说卦传》（第十一章）："震为雷，为龙。"其卦象为：象征着大地的坤卦之下，一阳震动。此一阳震动，一路升腾，震天动地，点化了四肢百骸的各个穴窍，从而为大小周天畅通做好准备。

⑰ 白云：喻指人体元精在"鼎炉"中经过神意的烹炼，而产生的内炁蒸腾向上，犹如白云升腾。白者，喻其纯；云者，喻炁之体、丹之药也。

⑱ 顶上：即头顶之上，有时也指昆仑顶，喻指泥丸宫。

⑲ 甘露：即指天酒，这里则是丹道修炼中的一阳点化而产生的

阴液直达头顶，而后涌遍全身，犹如醍醐灌顶般酣畅。因自顶而下，所以谓之天酒。《太平御览·瑞应图》曰："甘露者，美露也。神灵之精，仁瑞之泽，其凝如脂，其甘如饴，一名膏露，一名天酒。"

⑳ 须弥：梵文 Sumeru 的略称，意译为"妙高"。它是古印度传说中的山名，古印度人以它为世界之中心，日月环绕此山回旋出没，三界诸天也依之层层建立，它的四方有东胜神、南赡部、西牛贺、北俱卢四个洲，人们居住的地方为南赡部洲。内丹修炼则借用须弥一词作为意想中人体内的最高顶，即头顶部，为九真所居。

㉑ 长生酒：指内丹修炼中口里产生的津液，即元炁所化津液，吞之以生精。故道教视津液为至宝，其味甘美无比，常口咽津液可长生不老。到了丹道修炼的深层次，长生酒则指元阳点化而生的阴液，那是绝对不能随意吐掉的。

㉒ 无弦曲：指人体内景所生韵律。得丹之后，体内景象万千，韵体滔滔，静心体察，如视仙境，如闻天乐。故曰"无弦曲"。

㉓ 明通：明白，通达。

㉔ 造化机：天地生化之奥妙。内丹修炼喻人体为"小天地"、"小宇宙"，故指人体内景变化之奥秘。

㉕ 二十句：即《百字碑》所述文字为二十句一百字。

㉖ 天梯：登临仙界之梯。

译文

养炁忘言守　修炼丹道的人要先养气，所养之气为先天真一之气，不是呼吸出入之气，而是未生天地之先、无边无涯的源气。《周易》中称为无极之气。此气是生天生地生人生物的本源之气，是我们人类真正的宗祖。而养气的方法重在忘言守一。忘言气不散，守一则神不出。诀曰："缄舌静，抱神定。"

降心为不为　凡人之心，动荡不已，追逐外物；而修行人心欲入静，必须制心，制心先制眼。眼者，心之门户，须要重帘塞兑。

以心为"慧剑"，外界事物无益于我，无损于我，何必有此思虑？诀云："以眼视鼻，以鼻视脐。上下相顾，心腹相依。着意玄关，便可降伏思虑。"

动静知宗祖 动静者，一阴一阳；宗祖者，生身之处也。修行人当知父母未生之前，即玄牝也。生身之处即是先天，亦称为"太极"。一身上下，乾坤、八卦、五行、四象聚会之处，乃天地未判之先，一点灵光而成，即六极也。心之下，肾之上，仿佛之内，念头无息，所起之处，即是宗祖所谓动静者。调和真气，安理真元也。盖呼接天根，吸接地根。即阖户之谓坤，辟户之谓乾。呼则龙吟云起，吸则虎啸风生。一阖一辟，一动一静。贵乎心意不动，任其真息往来，绵绵若存。调息至无息之息，打成一片，斯神可凝，丹可就矣。

无事更寻谁 若能养气忘言守，降伏身心，神归气穴，意注规中，混融一气，如鸡抱卵，如龙养珠，念兹在兹，须臾不离，日久工深，自然现出黍米之珠，光耀如是日，点化元神，灵明莫测，即此是也。

真常须应物，应物要不迷 此道乃真常之道以应事易于昏迷，故接物不可迷于尘事。若不应接，则空寂虚无。要在"大造炉"中锻炼，"大隐隐于市"。自古丹道大家无不以"教化"身份大隐于市。须要来则应之，事去不留，光明正大，乃是不迷。真性清静，元神凝结。诀曰："着意头头错，无为又落空。"

不迷性自往[①]**，性往气同回** 凡人性烈如火，喜怒哀乐，爱恶欲憎，变态无常。但有触动，便生妄想，难以静性。必要有真惩忿则火降，真寡欲则火升。身不动名曰炼精，炼精则虎啸，元神凝固。心不动名曰炼气，炼气则龙吟，元气存守。念不动名曰炼神，炼神则二气交，三元混，元气自回矣。三元者，元精、元气、元神也。二气者，阴阳也。修行人应物不迷，则元神自归，本性自住矣。性

---

① 往：在其他版本作"住"。从张三丰后文解释看，以"住"为妥。下同。

住则身中先天之气自回，复命归根，有何难哉？诀曰："回光返照，一心中存。内想不出，外想不入。"

气回丹自结，壶中配坎离　修炼丹道之人的性不迷尘事，则气能自回。果真如此，就会见二气升降于中宫，阴阳配合于丹鼎，而且忽觉肾中一缕热气，上冲心府。情来归性，如夫妇配合。如痴如醉，二气氤氲，结成丹质。而气穴中水火相交，循环不已，则神御气，气留形，不必杂术，自然长生。诀曰："耳目口三宝，闭塞勿发通。真人潜深渊，浮游守规中。"直至丹田气满，结成刀圭也。

阴阳生反覆[①]，普化一声雷　功夫到此，神不外驰，气不外泄、神归气穴，坎离已交，愈加猛烈精进。致虚之极，守静之笃，身静于杳冥之中，心澄于无何有之乡。则真息自住，百脉自停，日月停景，璇玑不行。太极静而生动，阳于西南之坤，坤即腹也，又名曲江。忽然一点灵光，如黍米之大，即药生消息也。赫然光透，两肾如汤煎，膀胱如火炙，腹中如烈风之吼，腹内如震雷之声，现复卦天根现也。天根现，则固心王。以神助之，则其气如火。逼金上行，穿过尾闾，轻轻运，默默举，一团和气，如雷之震，上升泥丸，周身踊跃，即天风姤卦也。由月窟至印堂，眉中漏出。元光即太极，动而生阴，化成神水甘露，内有黍米之珠，落在黄庭之中，点我离中灵汞，结成圣相之体，行周火候一度，烹之炼之，丹自结矣。

白云朝顶上，甘露洒须弥　到此地位，药即得矣。二气结刀圭，关窍开通，火降水升，一气周流。从太极中，动天根，过玄谷关，升二十四椎骨节，至天谷关。月窟阴生，香甜美味，降下重楼，无体无息，名曰甘露洒须弥。诀曰："甘露满口，以目送之，以意迎之，送与丹釜，凝结元气以养之。"

自饮长生酒，逍遥谁得知　养气到此，骨节已开，神水不住上下周流，往来不息，时时吞咽，谓之长生酒。诀曰："流珠灌养灵根性，修行之人知不知。"

---

①　反覆：在其他版本中为"返复"。

坐听无弦曲，明通造化机 功夫到此，耳听仙乐之音，又有钟鼓之韵，五气朝元，三花聚顶，如晚鸦来栖之状。心田开朗，智慧自生，明通三教经书，默悟前身根本，预知未来休咎。大地山河，如在掌中，目视万里，已得大通之妙，此乃实有也。吾行实到此际，若有虚言，以误后学，天必诛之。遇之不行，罪遭天谴，非与师遇，此事难知。

都来二十句，端的上天梯 自养气忘言至此二十句，皆是吕祖真正口诀，功夫无半点虚伪，乃修行上天之阶梯。得悟此诀与注者，可急行之。勿妄漏泄，勿示匪人，以遭天谴。珍重奉行，克登天阙。

（三）陈希夷《华山十二睡功总诀》①

原文

夫学道修真之士若习睡功玄诀者，于日间及夜静无事之时，或一阳来之候②，端身正坐，叩齿三十六通，逐一唤集身中诸神③，然后松宽衣带而侧卧之。诀在闭兑④，目半垂帘、赤龙头⑤ 舐⑥ 上腭，并膝收一足，十指⑦ 如钩，阴阳⑧ 归窍，是外日月交光⑨ 也。然后一手掐剑诀⑩ 掩生门⑪，一手掐剑诀⑫ 曲肱⑬ 而枕之，以眼对鼻，匕⑭ 对生门，合齿⑮，开天门⑯ 闭地户⑰，心目内观，坎离会合⑱，是内日月交精⑲ 也。功法鹿之运督⑳、鹤之养胎㉑、龟之喘息㉒。夫人之昼夜有一万三千五百息，行八万四千里气㉓，是应天地造化，悉在玄关㉔ 橐籥㉕。使思虑神㉖ 归于元神㉗，内药㉘ 也。内为体，外为用。体则合精于内，用则法光于外。使内外打成一块，方是八道㉙ 工夫。行到此际，六贼㉚ 自然消灭，五行自然攒簇㉛，火候㉜ 自然升降，醖㉝ 就真液㉞，浇养灵根㉟。故曰：玄牝㊱ 通一口，睡之饮春酒㊲。朝暮谨行特㊳（持），真阳㊴ 永不走。

凡睡之功毕，起时揩摩心地⑩，次揩⑪两眼，则心身舒畅。

注释

① 华山十二睡功总诀：据传，陈抟老祖于武当山修炼成"五龙睡法"之后，隐居华山继续修道，并整理出一套系统的睡功功法，传于华山。明代周履靖从民间辑得，收入《赤凤髓》一书中。现根据选自马道法《中国道教养生秘诀》对其补充纠正和完善，并加以注释。原文中加着重号者，应为误录，在注释中加以纠正。

② 一阳来之候：忽然阴茎勃起，有了性欲之时，也称"活子时"。

③ 逐一唤集身中诸神：指松静自然，收视内观，集中思想，除去一切杂念。通过"内视、内听、内嗅、内思、内感"，使所系肝神、心神、肺神、胆神等诸神收回体内，各归其位。

④ 闭兑：塞兑也。就是两唇闭合，上下齿轻合。《易经》曰："兑，说也。"《易经·说卦传》曰："兑为口舌。"

⑤ 赤龙头：指舌尖。内丹术语称舌头为"赤龙"。

⑥ 胝：与胼合用，指老茧。故此字应为"舐"字误刻，在句中意为：以舌尖轻抵上腭。

⑦ 十指：根据上下文推断，应为十趾，原文误录。

⑧ 阴阳：结合下文，指坎离，即心神和肾气。

⑨ 日月交光：一般指双目垂帘下发出白光。但这里结合上下文意分析，日为双目，月为双足底的涌泉穴。因双目和两足底的涌泉穴，一上一下均在体外，故为外日月。

⑩ 揩剑诀：指掐子诀，即屈拇指掐于无名指根。揩为搯，叩击的意思；按《赤凤髓》所载，两手掐诀不同，是为原版误刻。

⑪ 生门：肚脐，内为下丹田。《上清黄庭内景经》曰："上有魂灵下关元，左为少阳右太阳，后有密户前生门，出日入月呼吸存。"《云笈七签》务成子注："密户，肾也。""生门，命门也。"

⑫捯剑诀：指掐剑诀，指并拢伸直食指、中指，然后曲无名指、小拇指，再曲拇指掐于无名指上。

⑬肱：指肩到肘的部分。

⑭匕：指鼻，有意隐晦此字。道家的内丹术和内家拳法中常有这种隐文藏意的做法。

⑮合齿：应为叩齿。是为原版误刻。

⑯开天门：指以鼻呼吸，使气冲天门；叩齿，以声振天门。天门，位于两眉头之间，道家常隐语为"十字街头"。《上清黄庭内景经》曰："上合天门入明堂。"务成子注："天门，在两眉之间，即天庭是也。"

⑰闭地户：有两处指向，一指上下门齿龈。《上清黄庭内景经》曰："帝乡天中地户端。"务成子注："鼻为上部之地户。"合地户，即轻轻闭合上下门齿。二指肛门，要求提起会阴，撮紧肛门扩约肌，以搭"下鹊桥"，接通任督脉。

⑱坎离会合：指心神和肾炁相抱合。"一阳来之候"，说明先天之肾炁出矣，现在"心目内观"，心神也下照生门，这样就容易使心神与精气相互抱合在一起。因心为南方火，故属离；肾为北方水，故属坎，所以称之为"坎离会合"，也叫"坎离交媾"。

⑲内日月交精：结合上下文应指心神与肾炁交泰，其乐融融。本来内丹修炼中"日月"指左右目，但这里讲明了为"内日月"，显然不是指双目；一般认为"内日月"应为"左玄肾门，右牝命门"，但这里又讲明了是"交精"，显然不是指两肾；那是不是指"先天之精"与"后天之精"的融合呢？显然也不是，因为其上句已经是"坎离会合"了，不可能再出现先后天之精相交。所以这里的"日月"应指"阴阳"，阴即肾之精气，阳乃心之意火。所以道家乐此不疲的"合阴阳"，"婴儿""姹女"交合而结圣胎，即指此，并非低俗的"阴阳采战"之术和"男女双修身"之类也。当然真正的人元丹法中的男女双修本来是正门正法，但被一些人淫恶化、庸俗化了，

所以武当山丹道修炼早已摒弃。

㉑ 鹿之运督：原文此处漏一"鹿"字，以致上下文不通。鹿为陆地长寿兽类，道家内丹修炼贯通督脉三关时，用牛车、鹿车、羊车，这里指犹如鹿车运行于督脉。其形神自若，稳步而行，喻指调形。

㉑ 鹤之养胎：鹤为空中长寿祥鸟，其孵卵镇定自若。喻指丹道修炼中的调神。

㉒ 龟之喘息：龟为水中长寿动物，其呼吸非常少，而且吐出之气，马上又吸回来，其元气不散。喻指调息。

㉓ 夫人之昼夜有一万三千五百息，行八万四千里气：出自《灵枢·五十营第十五》，宋代陈言所著《三因极一病证方论》亦曰："一息脉行六过……息者，以呼吸定之。一日计一万三千五百息，……"《御纂医宗金鉴》曰："一呼一吸，谓之一息。一息三至，谓之迟脉。一息六至，谓之数脉。"可见《赤凤髓》在此处表述，有两点需要注意：一是"一息脉行六寸"，应为"一息脉行 6.22 寸"；二是"八万四千里气"，似与因地球的自转而导致的"坐地日行八万里"一说有相同之处。

㉔ 玄关：亦称"玄牝"，指口鼻。元代陈虚白《规中指南》论内丹三要，首论玄关（即玄牝）。元代李道纯《中和集》："口鼻为玄牝。

㉕ 橐龠：指肾间动气。《性命圭旨》曰："鼓之以橐龠，吹之以巽风，锻之以猛火。"橐龠，古指皮囊、风箱，喻指肾主纳气的功能，内丹修炼之中元气的运行皆从这里生发。所以玄关在上，主呼吸及后天之气；橐龠在下，主肾间动气及先天之气。它们都是人之生存的关键部位和功能，亦是丹道修炼的机关所在。

㉖ 思虑神：指识神，可以识别世间万物，而且有无穷尽发展的倾向。老子《道德经》注曰："行越远，离道愈远。"不利于"抱朴守一"。

㉗ 元神：指一念之初动之前的状态。元神处于无思无虑，无善无恶，一片混沌之中。所以丹道修炼时只有处于一片混混沌沌之中，才便于思虑神归于元神。

㉘ 内药：内丹修炼的基础，指先天精、气、神。《悟真篇》董德宁注："内药者，先天之药物，乃元和内运也。"

㉙ 八道：应为"入道"，是为原文误录。

㉚ 六贼：道教指色、声、香、味、触、法，为影响修道的六种因素。此后张三丰和《心性图》中关于"六贼"的论述有较大发挥，而且更为详细。

㉛ 五行自然攒簇：水、火、木、金、土等五行都会簇拥、护卫着元神。五行，原指水、火、木、金、土五种物质，道教将其视为无所不包、无所不在的万物之源，内丹修炼家则视为人体五脏，即肾为水，心为火，肝为未，肺为金，脾为土。

㉜ 火候：一般指内丹修炼中把握意念（心神）的法则和尺度。火，即心之所生的意念；候，意念运用的法则和尺度。但这里是说元气与元神相抱合，升降于周天的景象。

㉝ 醖：即酝，酝酿酒一样。

㉞ 真液：指真汞，实为木液，或直接理解为内丹修炼过程中受纯阳之气点化而"酝酿"出的津液。

㉟ 灵根：喻指人体之命根。心为神根，肾为精根，得元气之养则灵。《太上黄庭外景经》曰："玉池清水灌灵根，灵根坚固老不衰。"务成子注："灵根，命根也；玉池、清水、乃口舌下津液也。"

㊱ 玄牝：源出《老子》："谷种不死，是谓玄牝。玄牝之门，是谓天地根。"玄，深远；牝，雌性，指衍生万物的本源。此处是指阴阳二气同出于一口，即鼻呼鼻吸，每次必通达下丹田的虚无窍，从而形成下丹田中神气相合的景象。

㊲ 春酒：似甘露一般的津液。

㊳ 行特：应为行持，是为原文误录。

㊴ 真阳：一阳初动之前的元阳，亦称元精。《性命圭旨》："炼精者，炼元精，抽坎中之元阳也。元精固，则交感之精自不泄漏。"

㊵ 心地：心田也。指双手旋转按摩中丹田到下丹田的位置。并非有的文章注释为"脚心"。

㊶ 揩：双手掌搓热后轻按于双目，温热双眼并轻微左右旋转。并非拍打或用力按摩，切记。

译文

进行丹道修炼的人，如果要做睡功练习，就必须或于日间闲暇的时候，或于夜静独处的时候，或于"活子时"出现的时候，端正身体盘坐于床上，叩齿三十六次，并通过内视、内听、内嗅、内思、内感，使所系肝神、心神、肺神、胆神、肾神等等诸神收回体内，各归其位。然后解开衣带，使身体的每一个部位都不受约束，并左侧身睡卧下去。接下来，练功的法诀在于：轻轻地闭合口齿，不要用力咬合；双目微合，上下眼睑之间只留一条缝，露进一线微光；舌尖轻轻抵住上腭，即搭合"上鹊桥"，使任督脉接通；两膝并拢后，收回上面的一只脚，避免不自觉中泄丹；十个足趾、足弓以及背部脊柱弯曲如钩，这样既能方便任督脉之气畅通，又能防止涌泉穴走失真气，也有利于真阴、真阳二气归入气穴。这就是能够使双目和两足底的涌泉穴交相呼应的身形要求。然后，一只手指掐子诀，即曲拇指掐于无名指根，覆盖在肚脐上，其内为下丹田；另一只手掐剑诀，即并拢伸直食指、中指，弯曲无名指、小拇指，再屈拇指掐于无名指上，然后蜷曲手臂，头侧枕于剑指上。双目微闭向下照察着于鼻尖，通过鼻孔的细匀的呼吸不断地往下送达到肚脐内的下丹田，全叩齿 36 次，有利于撞通天门。所以此时天门所处的眉头要放松，内外银交和会阴位都要闭合。神意和目光都要向体内下丹田照察，如此才能使处于上位的心神与处于下位的精气会合，以利于结丹。这就是能够使丹田采药凝胎、炉鼎结丹的内呼吸和神气相抱的体内要求。整个功法的运用，调形要像陆地上的长寿益兽——鹿驾着河车运行于督脉，其形神自若，稳步而行；调神要像空中的长寿祥鸟——仙鹤孵卵一样，镇定自若，持之以恒；调息要像水中的千年寿龟一样，做到内呼吸，即呼吸非常少，而且深长细匀，吐出去的气马上又吸回来，做到元气不散。平常人一呼一吸为一息，一个昼夜需要呼吸 13000 息，脉行 84000 里的距离，如此才能维持人体生命的延续。这是人类的先天遗传所具有的本能，全靠上玄关肺窍的"肺主呼吸"功能和下玄关肾间动气的"肾主纳气"功能，就像一个皮囊进出气和藏气的功能。要将识别、思虑、喜怒等神意，都归根于元神，这个元神由真意产生，是修炼丹道的内药。元神在体内是一种实体性的东西，它与精气相抱合，成为胎体；元神在体外是一种功用性的东西，它的神光照察，往往会形成人类的大智慧。要将体外的元神功能内收，与体内的元神相抱合，使两者混为一团，这才是丹道修炼的入门功夫。练功如能达到这样的境界，那些污染道心的六种因素，即被喻为"六贼"的眼、耳、鼻、舌、身、意等六识，自然不会时时来侵扰我们；水、木、金、火、土分别代表的五脏之神，自然会纷纷簇拥扶持我们的元神；元气与元神相抱合，自然会升降于周天；如此便能在丹道修炼中酝酿出津液，就像甘露蜜酒一样滋养着我们的元神。所以说，阴阳二气同出于鼻呼鼻吸，每次必通达下丹田的虚无窍，从而形成下丹田中神气相合的景象；就像睡卧之中品尝着甘露和蜜酒，这种酒是生命之酒，是增强人体生命力的纯阳之酒；早上起床之前和晚上睡觉之前，或者早早晚晚的、只要有闲暇时间就认认真真地练习一会儿睡卧功法；只要我们勤炼苦修，那么你体内的真元之气永远不会走失，而且会永葆青春活力。凡是修炼此种睡卧功法的，应当注意每次练功完毕，坐起下床之前，必须做收功，即双手旋转着按摩中丹田到下丹田的位置；然后双手手掌相互搓热，轻轻按于双目，温热双眼并轻微地上下左右旋转9 ~ 36 圈。

（四）陈希夷《胎息诀》[①]

原文

夫道化少[②]，少化老[③]，老化病[④]，病化死[⑤]，死化神[⑥]，神化万物[⑦]，炁化生灵[⑧]，精化成形[⑨]，神炁精三化[⑩]炼成真仙[⑪]。故云：存精、养神、炼炁，此乃三德[⑫]之神，不可不知。子午卯酉[⑬]四时，乃是阴阳出入之门户也。定心不动，谓之曰禅[⑭]；神通万变，谓之曰灵；智通万事，谓之曰慧[⑮]；道元[⑯]合炁，谓之曰修[⑰]；真炁归源[⑱]，谓之曰炼[⑲]；龙虎相交[⑳]，谓之曰丹[㉑]；三丹同契[㉒]，谓之曰了[㉓]。苦修行之人，知此根源，乃可入道近矣。

注释

① 《陈希夷胎息诀》：本篇文字摘自《诸真圣胎神用诀》[①]，其后半部分与《性命圭旨》所收《王子乔胎息诀》基本相同。

② 夫道化少："夫道化少，少化老，老化病，病化死，死化神。神化万物，气化生灵，精化成形，神炁精三化炼成真仙。"此段话本来是描述人由生到死的自然规律，而道家反其道而行之，通过丹道修炼又由万物化为三，三化为二，二化为一的逆向求索，获得生命再生的炼丹理法。这在《性命圭旨·生死说》中也有类似说法。但是陈抟在这里如此描述的目的不止于此，这其中隐藏着一种丹道行气方法。此种行气（呼吸）方法，是将呼吸次数逐渐减少。

③ 少化老：呼吸光少还不行，还得绵弱细匀而长久。老，久长也。

④ 老化病：即将呼吸的"呼"去掉，只存"吸"气。然后将

---

① 《诸真圣胎神用诀》：收集了二十家胎息法，但不知撰于何人何时。根据集中所收《逍遥子胎息诀》可知，该集子应在元代以后。因逍遥子姓刘名道淳，为元末全真道士。

吸入之气藏于体内，守于脐下，闭息数点子，至 1000 数，胎息之功方才渐成。《云笈七签》卷三十五《杂修摄·胎息法》曰"初可数得三十、二十点子，渐可数百及二百后五百，若能至数及千点子，此小胎息，长生却老之术。"病，缺也。

⑤ 病化死：最后将呼吸的"吸"也去掉，口鼻呼吸全无，"心如死灰，形如槁草"。死，无也，槁枯也。《老子·七十六章》云："草木之生也，柔脆；其死也，枯槁。"

⑥ 死化神：口鼻呼吸没有了，于身形枯槁、万念俱寂之中，体内气息随着脐内"呼吸"而自然生发、萌动、循环，即实现了胎息。神，自然规律也。就人体来说，指秉自然而动的东西，乃人体的先天本性，是与生俱来的天生的生理机制。《黄帝内经·素问》云："得神者昌，失神者亡"，"阴阳不测谓之神。"

⑦ 神化万物：世间万物自然有其自然规律主宰，由其内在规律而化生。这里主要指气息在体内自然循环、融动，甚至人体千孔百穴与体外气息吞吐交换，汲取营养，从而实现了"专气致柔，能婴儿乎"。胎息的实现，犹使人返回先天，犹返婴儿；婴儿再生，犹人体经络气血、肌肤骨节、五官毛发、千孔百穴之再生。这就像：神化万物而为三（精气神），三化为二（阴阳），二化为一（太极），一化为虚（无极）；然后又由无极生太极，一生二，二生三，三又生万物的一个循环不断的过程。

⑧ 炁化生灵：万物的功能表现，是由其本性所化生的。如人体的脏腑功能、气血的布输、经络的流注等，都是由炁的先天本性决定的。气，是万物生成的根本，所谓气绝人亡。灵，就是人体千姿百态的功能表现或各种各样生理性变化的具体表现。

⑨ 精化成形：精是构成万物及维持其生命活动的基本物质，由它生化出形态各异的丰富的物质世界。《黄帝内经·灵枢》云："两神相搏，合而成形，常先身生，是谓精。""人始生，先成精，精成而脑髓生。"

⑩ 三化：指"炼精化炁，炼炁化神，炼神还虚"的内丹修炼过程，简称为"神炁精三化"。《邱祖秘传大丹直指》（经陈撄宁批注的抄本）云："炼精化炁，炼炁化神，炼神化道，三宝之旨也。"

⑪ 真仙：道教指修真得道而长生不死的人为真仙。真，得道升天之人。《文子》云："得天地之道，故谓之真人。"仙，超脱尘世、神通广大、长生不死的人。《释名·释长幼》云："老而不死曰仙。"

⑫ 三德：即三合成德，指精炁神和合相交。《九天生神章玉解》云："涵养之功，必自黄庭。肾中藏精，精中生炁，交合街心，心液相炼于黄庭。觉知交会不差，则精合于炁，炁合于神，神合于道，则生生之理不失天地之中，故曰三合成德。"

⑬ 子午卯酉：夜晚 12 时前后一小时之间为子时，中午 12 时前后一小时之间为午时，早晨 6 时前后一小时之间为卯时，傍晚 6 时前后一小时之间为酉时。丹道修炼之人讲究择此四时炼功，理由是此四时为人体随日月星辰的阴阳交替发生转折性变化，因此择四时炼功效果最佳。

⑭ 禅：为佛教的修行方法之一。其意在于"定"，故有禅定之说，也就是"安静而止息杂虑"的意思。道家佛家，互相学习，互相融合，互相借用修炼方法，比比皆是。如《千金要方·养生》中的"禅观法"，即为道家的存思行气法。

⑮ 慧：亦出自佛教，是指明白真实的道理，不起一丝一毫痴心妄想的念头。《阿弥陀经》释文："智慧与聪明，一般意是基本相同的，但必竟有所不同。聪明可以用在正路上，也可以用在邪路上；智慧则是能够分明正邪的道理的。"

⑯ 道元：均指气，"道"指天地的冲和之气；"元"指丹田中肾间所发真气。将大自然冲和之气与人体元气，进行聚气、炼气最后结丹，故曰"道元合炁"。

⑰ 修：指修真，即保养神气。《遵生八笺》云："神养于炁，炁会于神，神炁不散，是谓修真。"

⑱ 真炁归源：亦称真气归元，指体内真气上朝于顶，为道家

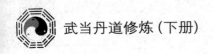

"屈伸吐纳炼形之术"。

⑲ 炼：即炼已持心，炼已筑基，为丹道修炼之基础功夫。明伍冲虚《天仙正理》云："即古所谓言行其当行之时曰炼，熟行其当行之事曰炼，绝禁其不当之时亦曰炼，精进励志而求其必成亦曰炼，割绝贪爱而不留余亲亦曰炼，禁示旧习而全不染习亦曰炼。"

⑳ 龙虎相交：指心神与肾气交媾。《钟吕传道集》云："肾气投心气，气极生液，液中正阳之气，配合真一之水，名曰龙虎交媾。"

㉑ 丹：指道家在丹道修炼过程中在体内所结的内丹。《通幽诀》云："气能存，生内丹也。"

㉒ 三丹同契：通过一系列的丹道修炼，结成三丹，即元精、元气、元神融合，在丹田初结丹坯；一点落黄庭，在中丹田结为神丹；再经过七返九还，在上丹田结为金丹，即所谓三丹同契，"三花聚顶"。

㉓ 了：指大功告成的意思。"大功告成"谓之了，"行道飞生"谓之当。所以丹道修炼中，以三丹田精气神合而为一，元精、元气、元神合一相融，出现了三花聚顶，即谓之大丹结成，如此才称之为"了"。

译文

陈希夷胎息诀，是道家存精、养神、炼气的静功方法。所谓胎息，乃道家行气术中最主要者，即如婴儿在母腹中，不用口鼻呼吸，而行腹中呼吸。《汉武帝内传》曰："习闭气而吞之，名曰胎息。习漱舌下泉而咽之，名曰胎食。"《太清调气经》曰："胎息者，如婴儿在母腹中十个月，不食而能长养成就，骨细筋柔，握固守一者。"其说源于《老子》"专气致柔，能婴儿乎"一语。

胎息的修炼方法，是将人的呼吸由多变少，由短变长，由粗变细，由急变缓，由乱变匀，最后由有变无，出现内呼吸，直到炼出真性、神灵出现，这就是元神。这就像一个自然人，由少到老，由老到病，由病到死，由死归于虚无，归于自然之"道"的一般规律。也就像老子所描述的"道生一，一生二，二生三，三生万物"这样一个人类生存、发展、归宿的自然规律。道家在修真过程中则将这一规律反其道而行之，即所炼之元神可以将万物化合为"三"，即神气精；"三"可以化生出含有阴阳二气的灵物"二"，即阴阳合抱之物；阴阳二气化合为圣胎，这个圣胎最开始是由精气化生的，即"一"，或太极；太极再归于无极，即返先天。经过炼精化气、炼气化神、炼神还虚这"三化"次第，就可以达到"炼成真仙"的目的。所以说丹道修炼的根本途径就是"存精、养神、炼气"，这三种方法修真之人不可不知。

在一天一夜中，夜晚12时前后一小时之间的子时，中午12时前后一小时之间的午时，早晨6时前后一小时之间的卯时，傍晚6时前后一小时之间的酉时，是人体随日月星辰的阴阳交替发生转折性变化的关键时段。丹道修炼之人选择这四个时辰练功，效果最佳。同时还要坚持心神不动，驱除一切杂念的"禅定"方法；采取外应接物来去自便，内景变化神灵通变的"机变"方法；通过千山万水，破经问道，最后实现智通万事的"大智慧"；经常神守丹田，抱元守一的"修炼"法则，使天地人之元气都会合于人体内，聚养成先天真一之气，并复归于生发它的地方，濡养元神；再经过精气与元神的交合，初结成"丹"；丹道修炼，使元精、元气、元神融合，结成三丹，实现"三花聚顶"，大丹结成，叫做"了道"。只有立下宏誓，坚忍不拔地苦苦修炼的志士，而且获得了真师的嫡传，才算步入了丹道修炼的正途。

（五）张三丰《道言浅近说》 [①]

原文

　　夫道者，其层次须知三候三关。大抵不外四言：无为之后，

---

①　见元明道人张三丰著，清代李西月辑、石沅朋校点《张三丰全集》，花城出版社，1995。

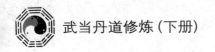

继以有为。有为之后，复返无为而已。

内丹功夫，亦有小三候。集精累气为初候，关开展窍为中候，筑基炼己为三候，下手于初候求之，大抵清心寡欲，先闭外三宝，养其内三宝而已。

《系辞》："穷理尽性以至于命"，即是道家层次，一步赶步功夫。可谓穷理？读真函，访真诀，观造化，参河洛，趁清闲而保气，守精神以筑基。一面穷理，一面尽性，乃有不坏之形躯，以图不死之妙药。性者，内也；命者，外也。以内接外，合而为一，则大道成矣。以至于三字。明明有将性立命，后天返先天口诀在内，特无诚心人，再求诀中诀，以了之也。

凝神调息，调息凝神，八个字就是下手功夫，须一片做去，分层次而不断乃可。凝神者，收已清之心而入其内也。心未清时，眼忽乱闭，先要自劝自勉，劝得回来，清凉恬淡，始行收入气穴，乃曰凝神，凝起神了，然后如坐高山而视众山众水，如燃天灯而照九幽九昧，所谓凝神于虚者，此也。调息不难，心神一静，随息自然，我只守其自然，加以神光下照，即调息也。调息者，调度阴蹻之息，与吾心中之气，相会于气穴中也。

心止于脐下，曰凝神，气归于脐下，曰调息，神息相依。守其清静自然，曰忽忘；顺其清静自然，曰勿助。勿忘勿助，以默以柔。息活泼而心自在，即用钻字诀，以虚空为藏心之所，以昏默为息神之乡，三番两次，澄之又澄，忽然神息相忘，神气融合，不觉恍然阳生，而人如醉矣。

真消息，玄关发现时也。凡丹青旨中，有先天字、真字、元字，皆是阴阳鼎中生出来的，皆是杳冥昏默后产出来的，就如混沌初开，诸圣真一般，以后看丹经，可类推矣。

学道甚难，传道亦不易。传道者甚勤，学道者可懒乎？传道者耐烦，学道者可不耐烦乎？学不精，功不勤；心不清，神不真，以此入道，万无一成。孔子曰，"知几其神乎？"不曰其念其意，而曰其神，可见微动之息，非神不知也。今为分之曰，微动者几，大动者直，欲知其几，使心使意使念，终不得见也。神乎，神乎。

神要真神，方算先天。真神者，真念是他，真心是他，真意是他。如何辨得真？诀曰："玄关火发，杳冥冲醒，一灵独觉者是也。"丹家云："一念从规中起，即真神，即真念也。"又云："微茫之中，心光发现，即真神，即真心也。"又云："定中生慧，一意斡旋，即真神，即真意也。"真神从不神中炼出，学者知之。

学道人，原有常格宜破，乃能引心入理。热心去则冷心来，人心绝则道心见，此吾所以撇功名势利，弃儿女家园也。顶真学道，要把道当为奇货可居，乃有效验。

大道以修心炼性为首。性在心内，心包性外，是性为定理之主人，心为栖性之庐舍。修心者，存心也；炼性者，养性也。存心者，坚固城廓，不使房屋倒坍，即筑基也。养性者，浇培鄞鄂，务使内药成全，即炼己也。心朗朗，性安安，情欲不干，无思无虑，心与性内外坦然，不烦不恼，此修心炼性之效，即内丹也。世有学道数月，而不见其寸进者，为无真心向道也。人若有心于道，自然无事于心。人若心重于道，自然心轻于事。人若心浓于道，自然心淡于事。守其性兮不散乱，存其神兮不昏沉，又安有渴睡杂念之扰哉？咄，理胜欲则存，欲胜理则亡。

潜心于渊，神不外游。心牵于事，火动于中。火动于中，必摇其精。心静则息自调，静久则心自定，死心以养气，息机以纯心。精气神为内三宝，耳目口为外三宝。常使内宝不逐物而游，外三宝不透中两扰。呼吸绵绵，深入丹田。使呼吸为夫妇，神气为子母。子母夫妇，聚而不离，故心不外驰，意不外想，神不外游，精不妄动，常熏蒸于四肢，此金丹大道之正宗也。

大道从中字入门，所谓中字者，一在身中一不在身中，功夫须两层做。第一，寻身中之中。朱子云："守中制外。"夫守中者，须要回光返照，注意规中，于脐下一寸三分处，不即不离，此寻身中之中也。第二，求不在身中之中。《中庸》云："喜怒哀乐之未发。"此未发时，不闻不见，戒心幽独，自然性定神清，神情气慧，到此方见本来面目，此求不在身中之中也。以在身中之中，求不在身中之中，然后人欲易净，天理复明，千古圣贤仙佛，皆以此为第一步功夫。

打坐之中，最要凝神调息，以暇以整，勿助勿忘，未有不逐日长功夫者。心平，平字最妙，心不起波之谓平，心执其中之谓平，平即在此中也。心在此中，乃不起波。此中即丹经之玄关一窍也。

修炼不知玄关，无论其他，只此便如入暗室一般，从何下手？玄关者，气穴也。气穴者，神入气中，如在深穴之中也。神气相恋，则玄关之体已立。

古仙云，"调息要调真息息，炼神须炼不神神。"不息之息，息乎其息者也；不神之神，神乎其神者也。总要无人心，有道心，将此道心返入虚无，昏昏默默，存于规中，乃能养不息之息，得不神之神。

初学必从内呼吸下手。此个呼吸，乃是离父母重立胞胎之地。人能从此处立功，便如母吸亦吸之时，好像重生之身一般。

大凡打坐，须将神抱住气，意系在息，在丹田中宛转悠扬，聚而不散，则内脏之气，与外来之气，交结于丹田，日充月盈，达乎四肢，流乎百脉，撞开夹脊双关，而上游于泥丸，旋复降下绛宫，而下丹田，神气相守，息息相依，河车之路通矣。功夫到此，筑基之效已得一半了，总是要勤虚炼耳。

调息须以后天呼吸寻真人呼吸之处。古云："后天呼吸起微风，引起真人呼吸功。然调后天呼吸，须任他自调，方能调得起先天呼吸。我惟致虚守静而已。真息一动，玄关即不远矣。照此进功，筑基可翘足而至，不必百日也。

《道德经》"致虚极，守静笃"二句，可浑讲，亦可拆讲。

浑言之，只是教人以入定之功耳。折言之，则虚是虚无，极是中极，静是安静，笃是专笃，犹言致吾神于虚无之间，而准其中极之地，守其神于安静之内；必尽其专笃之功。

人心有二，一真一妄，故觅真心者，不生妄念，即是真心，真心之性格，最宽大，最光明；真心之所居，最安然，最自在，以真理事，千条一贯；以真心寻道，万殊一本。然人要用他应事，就要养得他壮大，就要守得他安闲，然后劳而不劳，静而能应。丹诀云："心走即收回，收回又放下。用后复求安，求安即生悟也。"谁云闹中不可取静耶？

游方枯坐，固非道也。然不游行于城市云山，当以气游行于通身关窍内乃可。不打坐于枯木寒堂，须以神打坐于此身妙窍中乃可。

学道以丹基为本。丹基既凝，即可回家躬耕养亲，做几年高士醇儒，然后入山寻师，了全大道。彼抛家绝妻，诵经焚香者，不过混日之徒耳，乌足道？

保身以安心养肾为主，心能安，则离火不外荧；肾能养，则坎水不外崩。火不外荧，则无神摇之病，而心愈安；水不外崩，则无精涸之症，而肾愈澄。肾澄则命火不上冲，心安则神火能下照。神精交凝，乃可以却病，乃可以言修矣。

凡人养神养气之际，神即为收气主宰。收得一分气，便得一分宝，收得十分气，便得十分宝。气之贵重，世上凡金凡玉，虽百两不换一分。道人何必与世上争利息乎？利多生忿恚。忿恚属火，气亦火种，忿恚一生，气随之走，欲留而不能留。又其甚连母带子，一齐飞散，故养气以戒忿恚为切。欲戒忿恚，仍以养心养神为切。

功名多出于意外，不可存干禄之心。孔子曰："学也，禄在其中矣。"修道亦然，不可预贪效验。每逢打坐，必要心静神凝，一毫不起忖度希冀之心，只要抱住内呼吸做功夫。

炼心之方，自小及大。如今三伏大炎，一盏饭可也，再求饱不可也；一片凉可也，再求大凉不可也。数点蚊不足畏也，必求无蚊不能也。自微及巨，当前即炼心之境。

苦中求甘，死里求生，此修道之格论也。

金丹之道，虽曰易知难行，然不可不求其知，以为行之地也。知苟不正，行于何往？知苟不精，行安所入？知且未熟，奚云口诀？

学道之士，须要清心清意，方得真清药物也。毋逞气质之性，毋运思虑之神，毋使呼吸之气，毋用交感之精。然真精动于何时，真神生于何地，真气运于何方，真性养于何所，是不可不明辩以皙者而细言之也。

气慧者，神自清。气即人身之时神表也，有何难知？特患心不静定耳。进气是修道第一步要紧功夫，若不静心细参，则不能知终知始，如何便是下手？知此不知彼，心中忙了又忙，遂时时有琐碎之心，而不团聚。故本一心，分作数心，何能一心做功夫？凡学道总要诚一，一枪下马，免得另来打战。

凡下手打坐，须要心神两静，空空寂寂，鬼神不得而知。其功夫只宜自考自信，以求自得。所谓诚其意者，毋自欺也。诚于中，自形于外，是以君子必慎其独。

（六）张三丰祖师《无根树词》注解 [①]

刘注 [②]

"无根树"者，词之名也。凡树有根，方能生发；树若无根，必

---

① 原注：栖云山刘悟元注，长乙山李涵虚解。
② 作者注：刘注，即指刘悟元所作的注释。下同。刘悟元，即刘一明，号悟元子，别号"素朴散人"，清代道士。山西曲沃（即今闻喜县东北）人，家累万金，弃而学道。结庐金县（今甘肃兰州市东南部）之栖云山，往来兰城（今兰州市），挂单白道楼。究研周易、参同、悟真之理，兼擅医术，从学者甚众。著有阴符经注、参同直指、悟真直指、修真辩难、象言破疑、悟道录等书。坊间有汇刻本《道书十二种》。

不久长；人生在世，生老病死，忽在忽亡，百年岁月，石火电光，亦如树之无根也：仙翁二十四词，以《无根树》为名，叫醒世人，使其看破浮生梦幻，早修性命耳。

李解 [1]

"无根树"以人身气言。人身百脉皆生于气，气生于虚无之境，故曰"无根"。丹家于虚无境内养出根荄，先天后天皆自无中生有，是无根乃有根之原也。炼后天者，需要入无求有，然后以有投无；炼先天者，又要以有入无，然后自无返有。修炼根因，如是而已。但人身之气有少、壮、老之不同，修炼之气有前、中、后之各异。二十四章合一年气候，皆劝人无根树下随时看花，此道情之尽美尽善者也。

1. 刘云：叹世。李云：劝人养幽花。

　　无根树，花正幽，贪恋荣华谁肯休？浮生事，苦海舟，荡去漂来不自由。无岸无边难泊系，常在鱼龙险处游。肯回首，是岸头，莫待风波坏了舟。[2]

刘注

花者，树之精神发焕。人之身如树也，人之真灵如树之花也。

---

[1] 作者注：李解，即指李涵虚所作的解释。下同。李西月，名元植，字平荃，号涵虚，自称"遁园居士"。四川嘉定府乐山县李家河长乙山人氏，故又自称长乙山人。生于嘉庆丙寅年（1806年）八月初四日寅时。李西月少读儒学，为内舍生，著《长乙山房稿》。后受峨眉山佛道文化的影响，于24岁（1830年）入道，此后潜心修炼并奋笔著书，即将自身修道证验与炼丹要旨汇集成书，延传后世。至1856年羽化，先后从事内丹修炼、撰文著述、创立门派、授徒传道的活动时间长达26年。撰成《道窍谈》、《三车秘旨》、《收心法》，最终形诸文字则全部体现在《张三丰全集》之中，此书编成于道光甲辰年（1844年），是年李西月已38岁。世称丹鼎西派的开山之祖。

[2] 原注：梧元云："不知此是何调"，涵虚云："唱道情者名《挽乌云》。"

凡树有根，故能生发而开花。惟人身无根，生死不常，全凭一点真灵之气运动，真灵旺则身存而生，真灵败则身亡而死。人之存亡生死，听其真灵之旺败耳。是真灵者，虽为人树之花，而实为人树之根。玉阳以此真灵谓黄芽，伯阳以此真灵谓金花，纯阳以此真灵谓灵根，紫阳以此真灵谓真金，尧夫以此真灵谓天根，仙翁以此真灵谓金精，诸家丹经又以此真灵谓先天一炁。其名多端，总形容此一物也。此物生于先天，藏于后天，位天地，统阴阳，运五行，育万物。其大无外，其小无内。放之则弥六合，卷之则退藏于密。以体而论，在儒则谓太极，在道则谓金丹，在释则谓圆觉；以用而论，在儒则谓明德、谓天地之心，在道则谓灵宝、谓黍米玄珠，在释则谓正法眼藏、涅槃妙心。人之真灵，本来圆陀陀，光灼灼，净倮倮，赤洒洒，不生不灭，不色不空，处圣不增，处凡不减，因交后天，庶民去之，君子存之，便有圣凡之分。庶民去之者，去此真灵而逐于假灵也；君子存之者，存此真灵而不逐于假灵也。因其庶民适于假灵，于是真灵幽暗不明，顺其所欲，贪恋荣华，争名夺利，不肯休歇，认假为真，百忧感其心，万事劳其形，如苦海之舟，漂来荡去，常在鱼龙凶险之处乱游。若能猛省回头，顿超彼岸，莫待风波坏舟，丧却性命。一失人身，万劫难出矣。

李解

山人在"无根树"下幽居有年矣，每欲阐发幽玄以招同类。时步山园中，见花木清幽，自饶丰致，乃悟此"幽"字为二十四章"无根树"生发之源。幽，深也，虚无之境也。天下虚无之境，皆道人花木坛场，故吾山老师题竹抱斋句云："三径幽花香自在，四园修竹影交加"，妙哉言乎，与此同也。花不深幽，香不自在，红尘问事，日夕难安。竹影交加者，虚心与静气相依，使人气养其心，心养其气，气盛理充，心安神全，可以葆吾真，可以含吾灵。悟元以"真灵"二字为人之树花树根，其言亦当。真灵者，真知、灵知也。

灵知属性为阴，真知属情为阳，性情不坏，则真灵全备，无奈为七情六欲销之耗之，则内损其性，外损其情，而真灵没矣。真灵没则有树无花，有树无根。悟元之大意如此。吾更有说者，花生于树，树生于根，根生于无，真灵之体，实从虚无里胚胎，故曰"花正幽"。虚无里胚胎者，即人先天之智慧，又为人之虚灵，无影无形，具众理而应万事，圣贤用之而有余，仙佛养之而各足，但不可与情欲相干。情欲相干，日取无中之有以为应用，将日取其有，必日丧其无；日丧其无，必日丧其根，丧其根则丧其树，丧其树则丧其花。俗云："人老颠东，树老心空"，智慧竭矣，虚灵散矣，有何真灵乎？凡皆贪恋荣华，不肯休息，日做浮生之事，全不想百年倏忽，身死事丢，身坐苦海之舟，又不想一旦无常，性沉舟覆，无边无岸，泊系维难，一荡一游，鱼龙险处，奔奔波波，劳劳碌碌，徒伤吾之智慧，锢蔽我之虚灵，有何益哉！仙师于此悲悯殊深，乃掉慈航度之曰：世人之所以深入苦海，陷溺难出者，皆因不肯回首，不识岸头耳。若肯回首，即是岸头。岸头者，觉路也。能登觉路，则智慧复来，虚灵长在，已往之非不可谏，将来之是犹可追，神气虽衰，返还有术，切莫待风波汹涌打坏了舟，庶几乎舟存人存，可为彼岸之需、出坎之助也。

2. 刘云：勉励学人。李云：劝人栽接。

无根树，花正微[①]，树老重[②]新接嫩枝。梅寄柳，桑接梨，传与修真作样儿。自古神仙栽接法，人老原来有药医。访明师，问方儿，下手速修犹太迟。

---

① 原注：悟元注本"微"作"危"，与衰微之意亦相似。
② 作者注：刘悟元本为"将"，较妥。

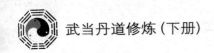

刘注

人多疑年老力衰，精神有限，如树花败危，无有生发，还不得元，复不得本，而遂自暴自弃，待死而已。试观世间老树，按以嫩枝，重新发荣，如梅树寄柳树，桑树接梨树，此皆无情之物，尚能复生，何况人为万物之灵，得天地之正气，老而无有药医乎？药医之道是何道？即老而栽接之道。欲知此道，急访明师，求问真方。果得真方，下手速修犹太迟也。

李解

微，衰微也。人老则元气衰微，不可不急急栽补，观之梅寄柳、桑接梨，则有式样矣。寄者，比丹法寄居兑户、寄体西邻之意；接，比丹法以性接命、以我接彼之意。故梅寄柳、桑接梨，正是今人修真样子、古仙栽接方儿。栽接者，医老之方也。接树有良方，而言梅柳桑梨者，同类也。夫以老枝劈开而以嫩枝插入，夹之捆之，好土合之，牝牡相衔，此接树法也。医老之方，亦必以类入类，妙土打合，而后返老还元。是法也，明师知之，在人访求耳。速修犹迟者，恐其时不待人，无常忽至，性未明而命未立，走入渺茫鬼域矣。何仙姑云："阆苑中，蟠桃上生垂柳枝，扶桑上结交梨子，此东王公与西王母指示仙方也。"三丰之言非无据。

3. 刘云：炼己之功。李云：明花柳之妙。

无根树，花正青^①，花酒神仙古到今。烟花寨，酒肉林，不断荤腥不犯淫。犯淫丧失长生宝，酒肉穿肠道在心。打开门，说与君，无花无酒道不成。

———————
① 原注：悟元注本"青"作"清"，然青乃初生新嫩之时，与青而无染者正相近也。

刘注

金丹之道，以至清毫无滓质为归著，然欲其至清，须要在至浊中度出，能于至浊中绝无点染，方是真清，故曰"无根树，花正清，花酒神仙古到今"也。何以见其花酒能成神仙哉？烟花寨、酒肉林，皆易足迷人之妙，能于烟花寨中见色不色，不为烟花所惑，于酒肉林中随缘度日，不为酒肉所累，则是不犯淫欲、不断荤腥，而食色之性俱化，道心常存，人心常灭，真灵无伤无损，大道可冀。其曰"不断荤腥"者，非贪荤腥，乃酒肉穿肠而心不计较也。"不犯淫"而心无烟花矣，酒肉穿肠而心无酒肉矣，心无烟花，自有长生仙花；心无酒肉，自有延命仙酒。有仙花，有仙酒，即到清真之仙乡，彼世之避烟花而忌酒肉者，岂知凡花凡酒中能出神仙！岂知无花无酒道不能成乎！《敲爻歌》云："酒是良朋花是伴，花街柳巷觅真人，真人只在花街玩。"可谓花正清之妙用矣。

李解

凡人食色之性最重，三丰仙师即借花酒以指点。夫贪花酒者多矣，抑知有花酒神仙乎？身中元炁，青青秀嫩，人能食之御之，饮之簮之，自然神清气爽，此之谓花酒神仙，自古及今皆有，然非世上之烟花寨、酒肉林也。烟花酒肉，昏人神志，酒肉气荤腥，烟花动淫欲，斯二者皆害也，而淫欲甚于荤腥。善炼己者，逢食便食，不另需索，故不断荤腥而荤腥已忘；见色非色，不恋娇娥，斯不犯淫欲而淫欲乃绝。非然者，精亡液漏，为害不少。故《黄庭经》云："叶落树枯失青青，专闭御景乃长宁。"以是知犯淫欲者，必丧失长生之宝。酒肉穿肠，道犹在心，花酒何尝迷人哉！人自迷于花酒耳！不觅凡花凡酒，必见仙花仙酒，仙花仙酒，成道之助，即无根树上青嫩之花也。味厚色佳，最能滋补。仙师打开元门，说与君听，若无此等着花酒，道难成也。

4. 刘云：劈旁门。李云：叹孤修。

无根树，花正孤，借问阴阳得类无？雌鸡卵，难抱雏，背了阴阳造化炉。女子无夫为怨女，男子[①]无妻是旷夫。叹迷徒，太模糊[②]，静坐孤修气转枯。

刘注

修真之道，须要阴阳得类，方能成全一个真灵之宝。若有阴无阳，有阳无阴，是谓孤花无类，真灵不成，亦如雌鸡之卵焉。难抱雏者，盖以背了阴阳交感造化之炉也。又如女子无夫，男儿无妻，怎能生育？彼世之盲汉，不穷阴阳之理，不推造化之源，糊涂于事，或观空，或定息，或思神，或守窍，或搬运，皆是静坐孤修，阴而不阳，不特无益于性命，而且有伤于性命，愈修而气愈枯矣。

李解

孤，指内修言。内修养性，不能立命，以其孤而无偶，不生命宝。犹之雌鸡无雄鸡匹配，虽能生卵，却不能抱出雏鸡。今人以修性为养气者，而不知其气正孤阴也。欲要不枯，须以真阳配真阴，乃为同类之物。借问修道人，得了同类否？今夫真阳者，义也；真阴者，道也。配义与道，则不孤矣。但此中有三叠层次，始以真阴生真阳，次乃以真阳配真阴，次又从阴阳交感中产出真灵浩气，岂若雌鸡之卵难抱雏哉！不能抱雏者，因其背了阴阳之义、造化之炉也。阴阳者，夫妇也。圣人之道，造端乎夫妇，化生乎万物。人间男女夫妻，亦如是也。女若无夫，则孤阴不生，而为怨女；男若无妻，则孤阳不养，而为旷夫。此理之晓然易知者。乃世上迷徒，过

---

① 作者注：刘悟元本为"男儿"，音韵较优。
② 作者注：盛克琦注本、陈全林注本、李岚峰释义本及石沉鹏点校本等均为"太模糊"，故从之。然刘悟元本为"太糊涂"，更为发人警醒。

于模糊，以为静坐孤修，可以明心，可以见性，可以一超直入，全不讲阴阳匹配，吾恐日日坐，日日修，顽空殿上行，寂灭海中戏，久之而其气转枯索矣。

5. 刘云：匹配阴阳。李云：颠倒阴阳。

无根树，花正偏，离了阴阳道不全。金隔木，汞隔铅，阳寡阴孤各一边。世上阴阳男配女，生子生孙代代传。顺为凡，逆为仙，只在中间颠倒颠。

刘注

《易》曰："一阴一阳之谓道。"《悟语真》云："阴阳得类归交感，二八相当自合亲。"若阴阳各偏，或阳感而阴不应，或阴求而阳不招，或阳过而阴不及，或阳盛而阴不足，皆是真灵之花有偏，不中不正，道不成全也。人之真情如金，真知如铅，二物属刚；灵性如木，灵知如汞，二物属柔。真情真知，刚而易沈；灵性灵知，柔而易浮。若以性求情，情来归性，以真制灵，灵归于真，刚柔相应，阴阳和合，化为一气，生机长存而不息矣。如情不归性，灵不归真，是谓"金隔木，汞隔铅，阳寡阴孤各一边"，焉能返本还元，结成真灵之丹哉！试观世上，男女相配，生子生孙，代代相传而相续，可知修真之道，阴阳相合，生仙生圣，亦能代代相传而不息，但不过有顺逆之分，仙凡之别。顺则为凡，逆则为仙，所争者在中间颠倒耳。这个"中"字，其理最深，其事最密，非中外之中，非一身上下之中，乃阴阳交感之中，无形无象，号为天地根、阴阳窍、生杀舍、元牝门，人生在此，人死在此，为圣为贤在此，作人作兽亦在此。修道者能于此处立定脚跟，逆而运之，颠倒之间，灾变为福，刑化为德，所谓"一时辰内管丹成"也。噫！中间人不易知，颠倒人亦难晓。采战家以男女交合之处为中间，以男采女血为颠倒；搬运家又以黄庭穴为中间，以气血后升前降为颠倒。凡此皆所以作俑而已，岂知神仙中间颠倒之义乎？好学者早为细辨可也。

李解

偏，指阴阳相隔，不能成全作丹也。夫阴阳合中，则刃圭凝而道术全备。金木铅汞，即阴阳也。木精汞性皆属阴，金气铅情皆属阳，精气相须，性情交感。金恋木仁，木爱金义。汞去迎铅，铅来投汞。方无间隔之病，得生大药真身。若是阴孤阳寡，各在一边，则阴阳不配，偏而不全，安能化生至宝，流传万代乎？匹配之法，仙凡相似，只是凡人用顺，仙家用逆耳。悟元谓中间颠倒人不能知；吾谓这"逆"字人亦不知。中间颠倒，先要知"逆"字妙用。人能知逆，则金木铅汞皆在其中，阴阳乾坤尽行颠倒，而且有等等事件，皆回旋于"逆"字之内，得药还丹，片晌可期也。

6. 刘云：药生之时。李云：坤申之理。

无根树，花正新，产在坤方坤是人。摘花戴，采花心，花蕊层层艳丽春。时人不达花中理，一诀天机值万金。借花名，作花身 ①，句句《敲爻》说得真。

刘注

新者，本来之物埋没已久，忽而又有之，谓花至于新，光辉复生，如月现于西南坤方。纯阴之下，一点微阳吐露，比人之虚室生白，真灵发现，复见本来面目矣。这个本来面目，即我本来不死之真人，有此人则为人，无此人则非人，乃我之秉受于天，而得以为人者是也。但此真人不轻现露，非可常见，当虚极静笃、万缘俱寂之时，恍惚有象。虚极静笃，即坤纯阴之象，故曰"产在坤方坤是人"。这个人久已

① 作者注：刘悟元本为"神"，在解文中亦为"神"。

为尘垢掩埋，绝无踪迹，一旦现象，便是新花。时不可错，急须下手，摘之采之，以为我有。摘花戴者，摘此真人之花也。采花心者，采此真人之心也。渐摘渐采，由少而多，积厚流光，真灵不昧，则花蕊层层，万理昭彰，随心走去，头头是道，其艳丽如春日，阳气遍地，处处花开矣。但此花人人俱有，人人俱见，人人不达，每多当面错过，若有达之者，超凡入圣刹那间耳，故曰"一诀天机值万金"。仙翁慈悲，借花之名，作花之身，即有形无，句句"敲爻"，分说先天之旨，盖欲人人成道，个个作仙，奈何时人不达此花中之理，而犹有以御女闺丹妄猜妄作者，虽仙翁亦无如之何也。可不叹诸！

李解

悟元讲"人"字是本来面目，是曾见过此人者，故不觉语长心重，达己达人，慈悲切矣。但"坤是人"的"是"字，尚未醒露。原夫花以比人，人即借花为喻，花正新者，如人到归根处，致虚守静，观彼一阳来复，不觉春色又新矣。这花在坤方发现，即坤见花，即花见人，花生处即人生处，故曰"坤是人"也。丹法种铅于金乡，播汞于火地，金火位乎西南，西南得朋，金火合处正在坤方之上。此人乃金身火体，一片纯阳，吾人真气是也。一曰真情。惚兮恍兮，其中有象，热如火，艳如花，花气熏人浓似酒，得之所以如醉也。此时也，吾即摘而戴之，时不可过也。吾更采取其心，直须吞尽也。由花及蕊，透入层层，真个是艳丽春宫。时人知其外而不知其中，必不达花中妙理。花中妙理，纯是天机，天机流露，一诀能值万金。此中四、五、六、七句，皆吕祖《敲爻歌》语。丰翁云："吕祖以人身借花之名，以花身作人之身，我句句用《敲爻》语，极说得真切有味也。"

7. 刘云：乘时采取。李云：临炉定静。

无根树，花正繁，美貌娇容赛粉团。防猿马，劣更顽，挂起娘生铁面颜。提出青龙真宝剑，摘尽墙头 [①] 朵朵鲜。趁风帆，满载还，怎肯空行过宝山。

刘注

先天真灵发焕，一本万殊，随时玩象，无物不在，花甚繁也。当其正繁，英华毕露，精神外用，易于争奇好胜，卖弄风流，故曰"美貌娇容赛粉团"。于斯时也，须要防危虑险，牢拴猿马，挂起娘生铁面，提着青龙宝剑，对景忘情，摘尽墙头方露之花，不使些子逐于色相，耗散真气也。娘生面颜者，即无识无知之铁面。青龙宝剑者，即不染不着之真性。娘生铁面即是青龙宝剑，两者同出而异名，以体言为娘生铁面，以用言为青龙宝剑。铁面者，定体也；宝剑者，慧器也。定以用慧，慧以成定，定慧相需，体用不离。先天真灵，即色即空，常应常静，无渗无漏，是谓"摘尽墙头朵朵鲜"也。墙头朵鲜，是方出墙而未离墙头，真气未散之时，于此而摘取之，绝无滓质，纯是天真，渐生渐采，渐摘渐收，必摘至于无所摘而后已。噫！大药难遇，大法难逢。幸而遇逢，时不可错。趁此风帆，急须摘取鲜花，满载而还。怎肯空过宝山，自贻后悔也。

李解

繁，即盛满时也。美貌娇容，比先天一气，即仙翁《五更道情》所谓："群阴尽，艳阳期，一枝春色金花丽"是也。赛粉团者，药生之时，即花魔赛美之时。古仙云："先天发现，药魔易起。"若非炼己纯熟，见美不动，谁能得金花于半刻哉！故曰"防猿马，劣更顽"，即《一枝花》道情所谓："娇夭体态，十指纤纤，引不动我意马心猿"者也。挂起娘生铁面颜，拿出定力，"正教他，也无些儿转动"也。"提出青龙真宝剑，摘尽墙头朵朵鲜"，与"退群魔，怒提起锋芒慧

---

① 原注："墙头"作"琼花"，"琼花"作"墙头"，吾皆见过。此注作"墙头"讲有味，故从之。

剑，敢采他，出墙花儿朵朵新鲜"同一义也。悟元以铁面为定，宝剑为慧，真是知音。但定慧二者，非从炼己得来。则定非真定，慧非真慧，不可取用于临事也。《一枝花》云："时时防意马，刻刻锁心猿，昼夜不眠，炼己功无间。"宜须炼到那："俺是个清净海，一尘不染"，方是真定；"俺是个夜明珠，空里长悬"，方是真定^①。墙头者，花已出墙而犹在墙，这叫做出墙花儿。火最清，候最真，非得师传人不解，非系过来人不知。若晓得花枝出墙时，即行采来，便是仙家手段。摘尽者，一口吸尽，吞入我家，非言渐摘渐收也。渐摘渐收乃温养抽添之事，尚在后头一著。趁风帆，满载还，四候合丹，急起河车运回矣，怎肯空行过宝山。宝山乃先天生处○。丹法炼时为药，采时为药，养时则为火，然有药则有火，但非温养之火耳。此章注采药解为正。

8. 刘云：进退阴阳。李云：温养还丹。

　　无根树，花正飞，卸了重开有定期。铅花现，癸尽时，依旧西园花满枝。对月才经收拾去，又向朝阳补衲衣。^② 这玄机，世罕知，须共神仙仔细推。

刘注

人之精神衰败，真灵耗散，如花之飞扬谢落矣。然花谢落犹有重开之期，人衰败亦有返还之道。返还之道为何道？即阴中复阳，已谢重开之道。铅花者，道心真知之光辉。癸水者，人心客气之私欲。铅花发现，道心不昧，癸水消尽，人心常静。道心不昧，人心常静，依旧真灵无亏无损，本来圆成之物，复见于此，是花已谢而

---

① 定：空青洞天刻本《无根树二注》作"慧"，较妥。
② 原注：悟元注本"又向"作"旋趁"，字异而意同也。惟"才经"作"残经"，作人心私欲解，收拾所以退阴贼也，未免误中误。

重开满枝矣。因其癸水要尽，故"对月残经收拾去"，因其铅花要现，故"旋趁朝阳补衲衣"。人心之私欲，如外来之客气，如月之残经；道心之真知，乃本来之正气，如日之阳光。对月而残经收拾，扫去人心之私欲，所以退阴也；朝阳而旋补衲衣，渐添道心之真知，所以进阳也。退阴退至于阴气绝无，方是残经收拾了；进阳经至于阳气纯全，方是衲衣补完成。阴尽阳纯，还元返本，本来面目全现，谢了重开，岂虚语哉！这个谢了重开之天机，世人罕知。若欲知之，须共神仙推究原始要终，方能知也。

李解

悟元所注，其理甚佳，然非此章本义。按此就还丹温养言。飞，上下也，乃朝进阳火、暮退阴符之意。卸了者，还丹得叶落归根，正指复命也。复命之后，又取外炉金水，抽铅添汞，温养灵胎。《悟真》谓："外炉增减要施功。"《参同》谓："候视加谨慎，审察调寒温，周旋十二节，节尽更须亲"，丰翁谓"遇子午专行火候，逢卯酉冰浴金丹"是也，故曰"重开有定期"。重开之物，即下文西园花枝也。铅花现，癸尽时者，还丹大药铅生癸后，铅生则采之，金逢望远则不堪尝，惟于五千四十八日癸水初潮之后，斟酌用功，擒住首经至宝，乃为上上。癸生为十四，癸尽为十五，一片阳光，正此时也。以人身言，无非大静中之大动耳。采而吞之，遂成还丹，但大丹到手，外铅复生，丹家必取为温养之用，故曰"依旧西园花满枝"云云。对月才经收拾去，抽铅也；又向朝阳补衲衣，添汞也。收拾之法，须明月之晦朔，故以对月为言；补衣之法，须用日之朝暮，故以朝阳为喻，此玄家微意也。这等玄微，世间罕有知者，如欲知之，须共得道神仙仔细推求，庶几不谬耳。

9. 刘云：偃月炉。李云：天上宝。

　　无根树，花正开，偃月炉中摘下来。延^①年寿，减病灾，好结良朋备法财。从兹可成^②天上宝，一任群迷笑我呆。劝贤才，休卖乖，不遇明师莫强猜。

刘注

　　先天真灵之宝，无形无象，无方无所，从何而采，以结还丹？然虽无形无象，无方无所，亦有花开之时。当开之时，恍惚中有象，杳冥内有精，其精甚真，其中有信，法象如偃月。俗工家不知古人取象之意，或指为两肾中间，或指为眉间明堂，或指为肉团顽心，更有作俑魔头指为妇人产门，大错大错！夫所谓偃月者，偃仰之月也。天上之月，每月初三，西南坤地黑体之下，现出峨眉之光●，其光偃仰，故名偃月，在卦为纯阴之下微阳渐生，☲为复，在人为静极又动，虚室生白，天地之心萌动。此心内含一点先天祖气，从黑暗之处微露端倪，有象偃月之光。因其这一点祖，为天地之根，为五行之本，能以造仙佛，能以作圣贤，能以固性命，又号为偃月炉。这个天地之心，与天地合其德，与日月合其明，与四时合其序，与鬼神合其吉凶，难逢难遇。幸而偶逢，时不可错，急须下手摘来，谨封牢藏，勿令渗漏，可以延年寿，可以减病灾。但此延年寿、减病灾之事，非有大功大行者不能行，非有大志大力者不能作，必须外结良缘以修德，内备法财以用诚，乃能感动皇极而得天宝。法财者，非凡间之财，乃法中之财，即专心致志，真履实践，一念不回之善财。上阳真人云："天或有违，当以法财精诚求之。盖欲求天宝，须尽人事，人事不尽，是无法财，无法财而妄想天宝，难矣。"欲求天宝者，可不先备法财乎？天宝非别物，即真灵炼成之金丹，亦即天地之心复

_____

　　① 作者注：刘悟元本为"添"，较妥。
　　② 作者注：刘悟元本为"得"，较妥。

全之还丹，曰真灵，曰天地之心者，以未修炼言也；曰天宝，曰金丹者，以修炼成熟言也。天宝既得，万有皆空，根尘俱化，入于不识不知、无人无我之境，一任群迷笑我呆矣。这个呆事，须要明师口传心授，非可强猜而知。仙翁云："劝货才，休卖乖，不遇明师莫强猜"，其提醒后人者多矣。

李解

开，言玉蕊初生也。偃月炉在人中无定所，亦无定时。因其阳气初动，静中有光，故以晦极生明之新月比之。此月在天，有庚方，有初三，皆有时地可指；若在人身，则现处即庚方，现时即初三，不可预定也。偃月何形？刘图●是也。偃兼仰言，九分黑一分白，黑中见白，阳气初生，故现白光于上而为偃月。今人所言者，有如此形●，是仰月，非偃月也。何以云摘下来乎？其言摘下者，以其气在空中也。丹家见此一线白光，亦不可轻起河车，惟宜以淡泊之神、冲和之意，从气生处采之，故曰"偃月炉中摘下来"。神气相合之际，俄而阳光大现，有如十五圆形○，是为中秋月，是为气足潮生，方行驱之黄道，送之黄庭，由是则年寿可延、病灾可减矣。良朋法财者，同心好道之士，肯出善财，为人护法，助人成道者也。悟元《修真》辩及此章注解[①]，仍以法财为身中之物，此盖矫贪之论也。平心言之，法财有二：一内法财，真金也；一外法财，假宝也。借假修真，确不可少，但不宜格外贪取耳。至于天宝炼成，装憨卖痴，抱璞怀玉，群迷笑我为呆子，俱可一概任之矣。然炼天宝者，岂易言哉！非遇明师不知也。

---

① 作者注：此句在盛克琦点校的《圆峤内篇》中补为"悟元《修真辩（难）》及此章注解"，不可。因在刘悟元《指南针》中，《修真辩难》为上卷，《修真后辩》为下卷。因此本文在此称为"《修真》辩"，意在包含上下卷内容。

10. 刘云：还丹成熟。李云：还丹入山。

无根树，花正圆，结果收成滋味全。如朱橘，似弹丸，护守堤防莫放闲。学些草木收头法，复命归根返本原。选灵地，结道庵，会合先天了大还。

刘注

真灵之宝，去者复来，旧者仍新，无伤无损，依然本来原物，是花之圆也。圆之云者，言其结果收成滋味全也。夫金丹成就，五行攒簇，四象和合，仁、义、礼、智、信混成一理，精、神、魂、魄、意归于一气，更得符火烹煎成熟，化为纯阳之物，活活泼泼，其赤如朱橘，其圆如弹丸。当斯时也，守护堤防，十二时中，不得放闲，韬光养晦，学些草木收头之法。复命归根，返于本源，以待静极又动，会合先天，以了大还丹之事。此言还丹成就，再造大丹之功也。盖还丹只完得当年本有原物，乃超凡之事，吕祖所谓："三铅只得一铅就，金果仙芽未现形"者是也。大丹是从还丹又做向上事业，乃入圣之事，吕祖所谓："再安炉，重立鼎，跨虎乘龙离凡景"者是也。若只修还丹，不再造大丹，只了得初乘之道，不过是一个完全人耳，焉能入于圣人之域哉！所谓选灵地、结道庵者，非外之灵地、道庵，乃内之灵地、道庵。修道至于归根复命，还丹事毕，温之养之，神气充足，则丹灵矣，是谓灵丹。从此灵地，再安炉，重立鼎，是谓结道庵，曰选灵地者，等候一阳生也。一阳生乃先天中静极而动之阳，非若还丹乃后天中所生先天之阳也。虽皆先天，但有先后之别耳。欲了大还丹，非会合先天中之阳不能成功，故曰"会合先天了大还"。大丹成就，方入圣基，若大丹末成，只是半涂[①]事业，非修道之全功。释典云："百尺竿头不动人，虽然得入未为真。百尺竿头重进步，十方世界是全身。"即此了大还之谓乎？

---

① 作者注：各本均为"涂"，通"途"。

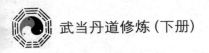

李解

圆，指还丹，有性情团圆之意也。其法功在致虚守静，观彼庚方月生，喻如阳气初动，即运己汞迎之，外触内激而有象，内触外感而有灵，如磁吸铁，收入丹田，还外丹也。此法至简至易，故古仙云："不出半个时辰，立得成就。"夫丹有二品，而分之则有三乘。三乘丹法，皆采铅花，皆称还丹，但有大小先后之不同耳。一曰初乘，名为结丹，又名玉液还丹，后天中返先天，去癸取壬，而以玉液培之，圆成内丹，此尽性之学，人仙也。一曰上乘，则号还丹，又曰七返，以后天所返之先天，种出先天，立为丹母，此立命之学，地仙也。一曰大乘，名为九转大还丹，其药以十五夜月圆为喻，先天中先天，火到即行，化为白液，吞归腹内，凝而至坚，是为金液还丹，至灵至妙，成圣成真，此性命归了之学，天仙也。花正圆者，即以上乘丹基言之也。算结了一果，收了一成，然其炼铅之法，二物相吞，五行皆备，此之谓滋味全也。是丹也，虽非大乘之丹，然亦赤洒洒有如朱橘，圆陀陀宛似弹丸。功夫至此，必须默默照顾，绵绵若存，否则怀抱不亲，易于走失，故当护守堤防，莫放闲焉。学些草木收头法，《易》所谓："以此洗心，迟藏于密"也。复命归根返本原，《契》：所谓"白里真居，方圆径寸"也。选灵地，结道庵，悟元谓灵地、道庵在人身中，然亦有内外二用：内边灵地、道庵，必求灵台清净，神气冲和，而以道人之心太平庵结于其中；外边灵地、道庵，必求灵山福地，嚣尘不扰，而以道人之白云茅庵结乎其内。如是则心迹双清，真力弥满，铅中产阳，会之合之，道成九转大还，则圣功了当矣。

11. 刘云：真一之气。李云：交之所历。

无根树，花正亨，说到无根却有根。三才窍，二五精，天地交时万物生，日月交时寒暑顺，男女交时孕始[①]成。甚分明，

---

① 作者注：刘悟元本为"自"。

说与君，犹恐相逢认不真。

刘注

先天真灵之宝，具众理，应万事；寂然不动，感而遂通，天下之故，无处有碍，无往不利，是花之亨也。花既亨，是树虽无根而花却有根。其根为何根？乃生天、生地、生人三才之窍，阴阳五行妙合二五之精。因其是三才之窍、二五之精，先天而生乎阴阳，后天而藏于阴阳，一气分而为阴阳，阴阳合而成一气。故天地阴阳上下相交，合为一气而万物生；日月阴阳来往相交，合为一气而寒暑顺；男女阴阳彼此相交，而孕始成。观于天地、日月、男女，一阴一阳相交，方有造化。可知性命之道，非阴阳相交合一，不能完成。是一气者，即性命之根、生死之窍，有此一窍，则阴阳相交而生，无此一气，则阴阳相背而死。人之生死，只在此一气存亡之间耳。但人不知此一气是何物件，存于何处。或疑此气为呼吸之气，或搬运上升下降于黄庭，或聚气于丹田，或聚气于眉间，或聚气于天谷，或聚气于脑后，种种不绝，千奇百怪，终落空亡。殊不知先天真一之气，视之不见，听之不闻，搏之不得，圣人以实而形虚，以有而形无。实而有者，真阴真阳；虚而无者，二八两弦之气。两者相形，一气居中，凝结成丹，此乃虚空中事业，何得以有形有象之物猜之？又何得以有方有所之窍作之哉？仙翁以其人皆不识此一气，故以三才窍、二五精示之，又以天地、日月、男女相交示之，分明将一气与人指出，惟恐人遇此一气，当面认不真耳。悟元斗胆，不避罪谴，今再为仙翁传神写意，分明说与大众。要知先天真一之气，不是别物，即是一点真灵之气，因其此气刚健中正，故谓真一；因其此气易知简能，故谓真灵。一真灵真，绝无滓质，故谓先天之物。真一也，真灵也，同出异名，非有两物，不知有人认得真否？

李解

亨，通达也。一气通达，即从下文"交"字中出来。夫花生于树，树生于根，根生于无，是无根却有根也。无根之根，即生天、生地、生人之根，此根乃虚无一窍，故称为三才窍。此窍为交精之所，故曰"三才窍，二五精"。二五者，天五为一五，地十又一五，二五即二土也，二土合而刀圭成焉。泥丸云："玄关一窍无人识，此是刀圭甚奇绝。"盖二五交精之地，即产药之渊源也。大修行人，于此虚无一窍，知其为交媾之所，必能使先天一气自虚无中来，交之为用大矣哉！以故天地交则万物生，日月交则寒暑顺，男女交则孕始成，此皆交媾之证也。此其理甚是分明，人人易晓，却人人不晓，仙师广大慈悲，说与君听，只要在二八相逢之处，将两气合成一团，斯大药可生也。但恐龙虎相逢，吐出两弦之气，炼丹人认不真耳。

12. 刘云：金精开旺。李云：认取金精。

　　无根树，花正佳，对景忘情[①]玩月华。金精旺，耀眼花，莫在园中错拣瓜。五金八石皆为假，万草千方总是差。金虾蟆，玉老鸦，认得真时[②]是作家。

刘注

先天灵宝，刚健中正，纯粹精也，其花最佳。当正佳之时，如月华开放，金精旺盛，而人宜玩之，不可当面错过也。月月开者，应时而开，非时不开，按月定期，动静有常，丝毫不爽也。金精者，金之精明，在月则谓月华，在人则谓真精。真精者，真灵之精，无时有昧，故以月华、金精喻之。真灵人不易知，观于月与金之真而可知；真灵人不易见，观于月之华、金之精而即见。凡物之精华，久而有坏，惟月华月月开放，金精万年不减，月华、金精如是，人

① 原注：悟元注本"对景忘情"作"月月开时"。
② 作者注：刘悟元本为"的"，较妥。

之真精亦如是。但真精有时不精者，因后天阴气蔽之，而其本体未尝涴泯灭也。金精旺即是真精旺，真精正旺，明照世界，气充宇宙，白雪飞空，黄芽满地，金光耀眼，左之右之，无不是花矣。但此真精，无形无象，非色非空，不可以有心求，不可以无心守，只可神会，不可口言。虽是明明朗朗，现现成成，人人常见，人人不识，最难认真。修道者须要极深研几，真知灼见，方可下手。不得认假为真，似是而非，却在园中错拣瓜也。彼世间盲修瞎炼之辈，或疑金精为有形有象之物，而遂炼五金八石，服万草千方，与我非类，焉能结丹接命，岂不大差乎？虾蟆为水中之物属阴，虾蟆而云金，为阴中之阳，黑中之白，我之真知是也；老鸦为上飞之物属阳，老鸦而云玉，为阳中之阴，雄中之雌，我之灵知是也。真知、灵知，方是我同类之物，方是我性命之宝。取此二物，合而成丹，真而至灵，灵而至真，真灵不散，浑然天理，不色不空，不生不灭。所谓月华者即此，所谓金精者即此，月华开，金精旺，岂有不长生者哉！但人多认不得真知、灵知是何物件，若有认得真者，便是修道老作家，未有不成道者。噫！金丹之道，差之毫厘，失之千里，认得真者，有几人哉！

李解

佳者，美也，美金花之称也。丹家以真铅为美金花，《参同》云："铅体外黑，内怀金花。"兹于黑铅之中，取出白金，以朱汞配之，产出先天一气，此正是美金花也。返之于己，便成还丹。但还丹必先炼己，炼己纯则还丹易。对景忘情者，炼己纯熟之后，一切美景，毫不动情，只贪玩这点真气。这点真气，名为月华。何又名为月华？益以月之圆可以测气之候也。《悟真》云："八月十五玩蟾辉，正是金精壮盛时。"此与玩月华同一法眼。夫月自初三而生，陆仙比之气嫩；月至十五而满，陆仙比之气足，气足则金精壮盛。金精者，月华中发现之物，同出异名，旺则黄芽满鼎，白雪弥空，慧眼观之，照耀如花，丹士以通天剑取来，及时进火，制成还丹，惟此花而已矣。切莫丢了真花，反在园中拣那假瓜，以致叹其错误也。非特拣瓜为错，即五金八石，亦皆假而不真；万草千方，总属差而不是。欲求不假不差者，惟此金精而已矣。这金精从何处生来？你看那金虾蟆、玉老鸦，即是生来之处。虾蟆为水中阴物，名之曰金，则坎中真阳也；老鸦为天上阳物，名之曰玉，则离中真阴也。真阴与真阳交感，生出两弦之气，又以两弦之气，生出真一之气。月华也，金精也，皆此物也，但要人认得真耳。如其认得真时，即是明通火候辨铅的老作家。

13. 刘云：采取药物。李云：攀折黄花。

> 无根树，花正多，遍地开时隔爱[①]河。难攀折，怎奈何，步步行行龙虎窝。采得黄花归洞去，紫府题名永不磨。笑呵呵，白云阿[②]，准备天梯上大罗。

刘注

宇宙之间，俱是道气充塞，凡真灵光照之处，即是有花之处，其花甚多，遍地开矣。无如遍地花开，而人当面不识，如河之阻碍，虽欲攀折，最难攀折，亦莫奈何也。其难攀折者，以其举世之人，皆为名利所牵，为恩爱所绊。弃真认假，以苦为乐，步步走的龙虎凶险之地，与性命之道相违，故难攀折耳。若是勇猛丈夫、决烈男子，直下脱卸世缘，求师口诀，借假修真，于众花中拣采至中至正之黄花，归于洞中，温养成丹，延年益寿，则紫府题名，永不磨灭矣。黄花，即色正中央戊已乡之黄花。花正中正，纯是生机，并无杂气，生机归洞，四时长春，如居于白云窝中，逍遥自在，别有天地非人间，岂不哈哈大笑，自知快乐乎？到此地位，还丹已得，再

---

① 原注：悟元本"爱"作"碍"，差。
② 作者注：刘悟元本为"窝"，符合修道意境，但有重字之嫌。

安炉，重立鼎，做向上之事，准备天梯，而作大罗天仙矣。

李解

先天本来之物，贤不加增，愚不加减，人人皆有，个个皆生，花正多也，特为爱河所阻，致使本来埋没，纵然遍地花开，其如爱河之相隔哉！爱河者，后天欲界之人心，能阻先天之道心，道心既阻，则欲攀折仙花难矣。为今之计，怎奈之何？仙师为学者告曰：除非步步寻求，行行探访，走了一重山，又渡一重水，直入龙虎之窝，庶可见其本来也。这龙从火里出，这虎向水中生，能从后天中吐出先天之气，龙藏于阴，虎藏于阳，阴阳交媾，生出龙虎，龙虎交媾，生出金花。这金花在西南坤方，坤土色黄，其花亦是黄花，人能采得黄花，拿回洞去，结成金丹，则紫府题名永不磨矣。笑哈哈，深造自得也。白云阿，居安资深也。如欲竿头重进，至于天仙，非再安炉鼎，高架天梯，不能做大罗天仙。欲做天仙者，由此而准备天梯可也。

14．刘云：阴中生阳。李云：鼎中产药。

　　　无根树，花正香，铅鼎温温现宝光。金桥上，望曲江，月里分明见太阳。吞服乌肝并兔髓，换尽尘埃旧肚肠。名利场，恩爱乡，再不回头空自忙[①]。

刘注

先天真灵，众美毕集，万善同归，其气最香，当其正香之时，即铅鼎温温现宝光之时。铅鼎者，真知也。以其真知，能以去旧取新，能以修仙成真，故谓铅鼎。宝者，即真灵之宝，真灵非真知不现，盖真知具有道心，道心内含先天真一之气，是谓真灵。铅鼎温温，是刚柔相当，不偏不倚，而鼎立矣。鼎立则道心发现，道心发

---

① 作者注：各本均为"空自忙"，刘悟元本为"为尔忙"，亦通。

现则真灵之光渐生，是谓现宝光。金桥者，金也；曲江者，水也。上金桥而望曲江，水中有金之象。水中生金，阴中生阳，即是月里见太阳，亦是铅鼎温温现宝光也。铅鼎光现，阴阳合德，神气相御乘时，故入造化窝中，令其住而不令其去，是谓吞服乌肝并兔髓。乌肝色青，日精也，像灵知之灵性；兔髓色白，月华也，像真知之真情。吞服乌肝并兔髓，则性不离情，情不离性，真而至灵，灵而至真，性情如一，真灵不昧，圆陀陀，光灼灼，净倮倮，赤洒洒，一切后天积聚泻去，道心常存，人心永灭，换尽尘埃旧肚肠矣。肚肠换过，万事皆空，名利恩爱，何恋之乎！

李解

香乃不闻不臭之香，至清至洁之香，即先天初现，不染于后天时也。铅鼎者，外鼎也。造铅之法，必立外鼎于西南，名曰坤乡，又曰坤母。毋体本虚，必资乾父日精，方能产铅。日精者，龙汞[①]也。龙为长子，子代父体，投入母怀，则气精交感，先天真铅之鼎于此而立。钟祖云："太阳移在月明中"，此即立鼎之法也。下文云："月里分明见太阳"，即此温温之时也。铅鼎温温，则宝光现矣。宝光者，命宝之光，此光发现，正为先天之气，白象从眉眼上映出，吕祖曰："温温铅鼎，光透帘帏"，又曰："审眉端，有朕兆"，同此景也。金桥者，下鹊桥也，在西南路上，为金气照耀之所。曲江者，气绕鹊桥，光印西南也。昔人注吕祖"曲江上，月华莹净"之句，指曲江为小肠十二曲，误入魔道矣。又有指为口鼻之间者，其入魔道尤甚。惟陈泥丸先生云："西南路上月华明，大药还从此处生。记得古人诗一句：曲江之上鹊桥横。"深为得旨。何也？西南属坤，坤为腹，宝光现处，月华正明，月华明处，金气正出，故于金桥之上，望见曲江，江上有月，正照金桥也。月华朗耀，阴中阳生，故曰"月里分明见太阳"。太阳者，日也。日中阳乌，日之精也。吞服乌肝者，饵东

---

① 原注：即下文"乌肝"。

方之日精，并服兔髓者，食西方之月华，精华合服，大药乃生，日月并吞，金丹具体，故曰"吞服乌肝并兔髓，换尽尘埃旧肚肠"矣。又何有恩爱名利，扰我清心，再为之回头思想，终日空忙也哉？

15. 刘云：临炉下功。李云：温养功夫。

无根树，花正鲜，符火相煎汞与铅。临炉际，景现前，采取全凭度法船，匠手高强牢把舵，一任洪波海底翻。过三关，透泥丸，早把遍身九窍穿。

刘注

真爱之宝，尘垢褪尽，至清至净，花岂不鲜乎？然其所以鲜者，全赖符火相煎铅汞之功夫。真灵者，真知、灵知之体；真知、灵知，乃真灵之用。真灵分而为真知、灵知，真知、灵知合而为真灵。烹煎真知之铅、灵知之汞，即烹煎真灵也。烹煎者，以真知而制灵知，以灵知而顺真知，真知、灵知凝结，复成真灵之宝，其花之鲜，言语难形容矣。但真灵易结，火候最难。紫阳翁云："纵识朱砂与黑铅，不知火候也如闲。大都全藉修持力，毫发差殊不作丹。"特以金丹之道，采药有时，炼药有法，若不知时，不知法，虽大药在望，不为我有，故临炉下功之际，恍惚中有象，杳冥内有精，一点真灵之光，从虚无中透出，似有似无，非色非空，景象现前，此大药发生之时也。此时即有三尸六贼、五蕴七情诸般之幻景，亦现于前，必须稳驾法船，牢把舵楫，对景忘情，一任海底翻波起浪，不动不摇。如是用功，渐采渐炼，扶阳抑阴，愈久愈力，功夫到日，自然精化为气，气化为神，神化为虚。过此三关，泥丸风生，法相现露，而周身九窍之阴气，亦皆化矣。三关非工家尾闾、夹脊之说，乃炼精、炼气、炼神之三关：炼精化气为初关，炼气化神为中关，炼神化虚为上关，过此三关，神合太虚，出入无碍，是谓透泥丸，盖泥丸宫为藏神之所也。周身九窍方著幻身上说，过三关上泥丸，法身成就，而幻身百脉九窍，阴气化为阳气，亦皆窍窍光明，即百万四千毫毛，亦化为护法神也。学者不可以辞害意也。

李解

此章以温养言。悟元谓过三关、透泥丸、穿九窍，非工家尾闻、夹脊之说，乃经三炼之后，神合其虚，出入无碍，能使幻身九窍，窍窍光明。其说可也，但上头数句，若不就温养时言，则入室还丹、温养脱胎，尽杂于一词之中，似非仙师逐段指点本意，今但以温养言之。鲜者，鲜明也，温养功深；日新月盛之象。符火者，屯蒙值事，朝进阳火，暮退阴符也。夫子时阳生，进火宜子，至于朝则寅时矣，不于子而于寅者，火生在寅，阳气发旺，故于此时进火；午时阴生也，退符宜午，至于暮则戌时矣，不于午而于戌者，火库居戌，阴气主藏，故于此时退符。退符所以添汞也，进火所以抽铅也，以铅制汞，以汞含铅，铅日减而汞日增，故曰"符火相煎汞与铅"。临炉者，以临外炉言，非入室临炉时也。入室炼铅，必用鼎器，至于温养，则用炉而不用鼎也。然炉有外炉，亦有内炉，紫阳云："内有天然真火，炉中赫赫长红"，此即内炉也；又曰："外炉增减要勤功，绝妙无过真种"，此即外炉也。临炉之际，美景现前，此不是宝光现前，亦不是幻景当前，乃内炉文火、外炉武火也。文武烹煎，渐采渐取，渐取渐添，温养时有不可间断功夫，全要法船匠手，不为风波所动，扰我元功，然后法船广运，往来不绝，如达摩之载金过海，直超彼岸矣，故曰"采取全凭渡法船，匠手高强牢把舵，一任洪波海底翻"云云。末三句刘注已明，兹不复解。

16. 刘云：认取真铅。李云：一味真铅。

无根树，花正浓，认取真铅正祖宗。精气神，一鼎烹，女转成男老变童。欲向西方擒白虎，先往东家伏青龙。类相同，好用功，外药通时内药通。①

刘注

秾者，秾盛广多也。花正秾盛，其间即有美恶偏正相杂，须得真正仙花，方可采取而用。真正仙花为何花？即真铅也。其铅即真知之真情，乃真灵之发现，以其真知外阴内阳，外黑内白，故谓真铅，又谓水中金，又谓水乡铅，又名月中华，其名多端，皆像此真知之一物也。惟此真知，内含先天真一之始气，乃阴阳之本，五行之根，仙佛之种，圣贤之脉，为修道者之正祖宗。认得祖宗，取归我家，敬之奉之，须臾不离，则精气神三者，自然聚于一鼎，毋庸勉强。盖以其父归之，其子焉往？更加符火烹炼之功，虽女可以转男，虽老可以变童。女转男者，非形体转男，盖女子纯阴，修炼成道，化阴成阳，亦同男子。老变童者，非面容变童，盖老者气枯，修炼成道，返本还元，亦如童子。但女转成男、老变为童之道，虽是认取真铅真知，还要先能炼己。若炼己不熟，真知不来，虽来而亦不留，故曰"欲向西园牵白虎，先往东家伏青龙"。白虎属西方金，喻真情也；青龙属东方木，喻真性也。真情真性，本来一家，何待牵伏？因其交于后天，真中杂假，真情变为假情，恩中带杀，如虎出穴，奔西伤人，不为我有，而反依居他家矣。真情既变为假情，于是真性有昧，亦化而为假性，假者用事，真者退位，性情不合，如龙东虎西，两不见面矣。若欲复真，必先去假；若欲牵情，必先调性。调性之功，乃炼己之功。炼己者，炼其气质之性也。气质之性化，则真性自现，真性现则不动不摇，而真情亦露，真情露则假情不起，可以牵回白虎，与青龙配合，情性相恋矣。白虎即真铅祖宗，同出异名。以其真知刚强不屈，故谓白虎；以其真知柔中藏刚，故谓真铅。牵白虎即是取真铅，牵之云者，非有强制，乃不

---

① 原注：悟元注本"浓"作"秾"，"擒"作"牵"，"方"作"园"，皆无异也。

牵之牵，性定自然情归，特以同类者相从，阴阳内外有感应之道也。性主处内属阴，内药也；情主营外属阳，外药也。阴阳原是一气，性情固是同根，内药能通，外药未有不通，内外相通，性求情而情恋性，性情和合，真灵凝结，还丹有象矣。纯阳翁云："性住气自回，气回丹自结。"紫阳翁云："若要修成九转，先须炼己持心。"此皆言还丹，先要[①]炼己也。噫！真铅易取，炼己最难，炼己之功大矣哉！

李解

浓，言情之浓也。铅乃人之真铅，真铅发现，则其情正浓，只要认得真，取得来，则金丹立就。盖此真铅者，黄中正位之体，大丹之祖宗也。取来制汞，三家相见结婴儿，推而广之，千千百百，子子孙孙，皆自此真铅发脉，故以真铅为祖宗。精气神，一鼎烹，此即铅归汞伏，三家相见之后也。但造真铅者，其先有女转成男、老变为童之妙诀。原夫离宫之火，真精也；坎宫之水，真气也；坎离中间，又有妙土为用，真神也，一曰真意。气精交感，以神主之，则水底金生，火中汞降，又以神执其平衡，调其胜负，猛烹极炼，则火蒸水沸，金亦随水上腾，此即精气神一鼎烹之力也。及其入于离宫，离火为坎水所灭，不飞不走，气得神而住，精得神而凝，铅汞俱死，同归厚土，三姓会合于中宫，炼成一个紫金丹，此又精气神一鼎烹之妙也。当其先东家之子，寄体于西，西方之兑，正为少女，少女代坤母行事，女鼎中现出震男，是女转成男矣。此男号九三郎君，其年甚少，实是木公道父，投身子胎而生者，故木公转号公子，是老变为童矣。这公子骑的白虎，出游西方，甚是勇猛，时有道人见而问之曰："你这骑虎的童男，可是木公所化的么？"童男知道人心有正觉，不敢隐瞒，答曰："是。"道人遂回头笑曰："水乡铅，只一味。崔公之言真也。"今欲呼回童男，须要擒他白虎，白虎乃童男随身元气化的坐骑。你欲往西方擒他白虎，必先往东家伏了青龙。

---

① 作者注：刘悟元本为"贵"。

盖白虎者，金情也；青龙者，木性也。以木交金，则木中火发，火转逼金而回；以金并木，则金中水腾，水转灭火而住。此四者，相异而实相同！异类而实相类。既然同类，故好用我玄功，使其会在一处，由是内迎外合，外归内伏，外药既通内药，内药亦通外药也。此篇只言真铅，不言真汞，盖有铅即有汞，不言汞而汞在其中矣，故曰"外药通时内药通"。铅也，气也，男也，童也，虎也，皆外药也；精也，女也，老也，龙也，皆内药也。至于神，则在内外精气之间。

17. 刘云：采取火候。李云：六门火候。

无根树，花正娇，天应星分地应潮。屠龙剑，缚虎绦，运转天①罡斡斗杓。锻炼一炉真日月，扫尽三千六百条。步云霄，任逍遥，罪垢凡尘一笔消。

刘注

真灵藏于后天，为积习客气掩蔽，花最难发。间或有时而发，一点光辉，从虚无中透出，如珠如露，嫩弱秀丽，其象最娇，似开未开，浑沦元气。在天应星之明而不大，在地应土之潮而未湿。星明地湿，皆阳气初动之象。阳气初动，即真灵花嫩时也。当其正娇，易于识神借灵生妄，性乱情移，急须猛烹速炼，杜渐防微，扶阳抑阴，以护命宝。屠龙剑，所以防气性；缚虎绦，所以制妄情。气性不发，则真灵②现；妄情不起，则真情生。真性现，真情生，是运转魁罡，斡旋斗杓，转杀为生，变刑成德，可以煅炼一炉真日月矣。日者，阳中有阴之象，喻真性所含之灵知，灵知为雄中之雌，真阴也；月者，阴中有阳之象，喻真情所含之真知，真知为黑中之白，

---

① 作者注：刘悟元本为"魁"。
② 作者注：刘悟元本为"性"，较妥。

真阳也。锻炼真阴真阳，两位大药，归于一气，凝结成丹，吞而服之，延命却期。此乃最上一层之妙道，非三千六百旁门著空执相事业也。盖以大道成就，步云霄，任逍遥，万般罪垢凡尘，皆一笔勾销。彼三千六百旁门，皆在臭皮囊上做作，适以惹罪垢凡尘，焉能消罪垢凡尘哉！

李解

娇，以秀嫩言，一阳初萌之时也。天比上，地比下，阳生之时，眉上有点点星光，昔人谓为天应星；腹中有浩浩潮气，昔人谓为地应潮，药生朕兆，原有如此，良不诬也。悟元以天之星辉、地之潮湿，比阳气初生，不大不润，亦是一解。更有以《入药镜》为言者，天应星指上鹊桥，地应潮指下鹊桥，均有妙理。然吾窃闻之，应星应潮，以应月应时言，即星悟月，即潮悟时，此正是大还丹要紧火候。余摘《参同》数语，以为印证。《参同》云："金计十有五，水数亦如之。临炉定株两，五分水有徐。二者以为真，金重如本初。其三遂不入，火二与之俱。"此即应星应潮之正义也。金必十五两重者，金准月数，取金精壮盛之意。五千四十八日，天真之气始全，十五两金能生十五分水，上半月十五日是也。水数与金数相应，即潮数与星数相应。若金水不足，则真水不生，此谓天不应星、地不应潮，何以定铢两乎？若要应星应潮，就以上半月之十五日为定，自朔至望，以一日半为一分，两个一日半，三日出庚矣。这才是二分真水，天也应星，地也应潮。若至初五，则是三分，三分不入用；若至初八，则是五分，五分更有馀。均非应星应潮也。必以二分之水，配以二分之火，乃是真应星、真应潮，二者坎水之真信，金初生水，刚到二分时候，水源至清，有气无质，即白虎首经也。虎正吐气，龙即以二分真火迎之，炼为丹本。至于生二分水之金，又必要等至十五，金精始旺，水潮乃生，所谓二七之期，真铅始降，此是应星应潮也。或者问火何以必须二分？曰：一时功夫，分三符六候，止用一符二候之火，斯龙虎平匀，相吞相唉。到达时候，必要执剑降龙，拿绠伏虎；运罡斡斗，归于中宫，日月交精，烹之炼之，则正道得矣。我吾山老师还有一讲，更精密醒露，并详述于此：

乾天为阳，星即天之火精，阳中阴也；坤地为阴，潮即地之水气，阴中阳也。精为火父，气为水母，乾父与坤母交，则离火与坎水生焉，故曰"天应星，地应潮"。应之云者，彼此相与感应之机也。《参同》云："方诸非星月，焉能得水浆？"可知天光照地，应之以星者，地气承天，即应之以潮也。仙家以天之星喻人心中之火，火即人之性也，性属龙，设有不降，则星飞火散。故当执屠龙之剑以降之，剑比大慧也；以地之潮喻人身中之水，水即人之情也，情即虎，设有不伏，则潮浸水流，故当持缚虎之绠以伏之，绠比大智也。大巧若拙，大智若愚，智慧冥冥，即生妙心，转天罡，斡斗杓者，非妙心不能为力。天罡，北斗也。天罡主生，在乎斗杓，斗杓指处，即有生气。人身妙心，能运天罡之杓，则能转杀为生矣。斗杓回旋，金丹入内，金丹入内，妙心还我。妙心者，不生不灭之真身，与天地合其德，与日月合其明，即人身真日月也。欲求妙心，必从后天中返先天，先把外日月交光于外，明火候，知符刻，乃能得之；及其归也，又要以内日月交光于内，昼夜长明，调和养育，则"煅炼一炉真日月"矣。是为金丹大道之妙谛，七返九还之重玄，扫尽三千六百旁门，可以"步云霄，任逍遥，罪垢凡尘一笔消"矣。若不明此大道，断无解脱日子，罪垢凡尘日加增，可不悟哉！

18. 刘云：逆用气机。李云：善用盗机。

无根树，花正高，海浪滔天月弄潮。银河路，透九霄，搓影横空泊[①]斗梢。摸著织女支机石，踏遍牛郎驾鹊桥。入仙曹，胆气豪，盗得瑶池王母桃。

① 原注：悟元注本"泊"作"翰"，次作"窍"。作者加注：也有本作"北"。

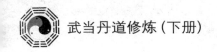

刘注

先天大道，包罗天地，运行日月，超乎万有。花开甚高，其高如月在天上，光射海底。海浪滔天，水不能溺月之光，而月反能弄水之潮。亦犹人在苦海境遇之中，境遇不能伤其真，而反借境遇以炼真。又如银河路远，直透九霄，人不易渡，然有仙槎横空，斡旋斗梢，即能渡之。昔张骞乘仙槎，渡银河，而见牛女二星相会，此可征也。以理而论，世间亦有仙槎，亦能渡银河。世间仙槎为何物？金丹大道是也。金丹大道，在虚空中作事业，能以转乾坤，逆阴阳，夺造化，超凡入圣，是亦仙槎也。然仙槎之妙，在乎斗梢之运用。斗梢者，北斗第七星瑶光是也，又名天罡。天罡所指处吉，所坐处凶，盖以指处有生气存焉。扭回斗梢刹那之间，阴阳相合，生机萌芽，绝不费力，故曰"摸著织女支机石，踏遍牛郎架鹊桥"。织女属阴，牛郎属阳，鹊桥为牛女相会之处，摸著机石，踏遍鹊桥，以阴招阳，阳来会阴，阴阳相会，金丹有象。此种道理，尽在波浪里做出，虚空中施为，所以能入仙曹，胆气豪，窃得瑶池王母桃也。瑶池在西，王母为老阴，即坤母也。桃者，丹也，即震之一阳也。王母桃即坤中孕震之象，丹在西而窃取归东，则为我家所有而丹还矣。但此还丹之妙，在乎阴阳相会；阴阳相会之妙，尤在乎大海波中，逆运气机，不动不摇耳。能于大海波中，不动不摇，真是有胆气丈夫，九霄有何不可上？银河有何不可渡？王母蟠桃有何不可窃乎？彼世之习静忘形，仅在寂灭中做事者，焉知有此！

李解

高，指虚空而言。海浪滔天者，即紫阳翁所谓风浪粗、产玄珠之时也。风起浪涌，声震虚空，故曰"滔天"；而一个玄珠，正如团团秋月，现于海上，故曰"月弄潮"也。逆挽银河，上透九霄，仿佛张骞乘槎，影横空际，气机于此直达矣。然河槎前行，必先有个指引，方不使水经滥行，不由河道，此斗梢之上，所以为泊系之所也。这"泊"字下得最妙，人间泊船，乃止宿之意，仙客河槎，则以斗梢为靠，端行直指，势不容泊，其言泊斗梢者，正以不可泊、不得泊，就于斗梢泊之。随斗运转，行中有止，杀里逢生，犹之英雄豪杰，直傥做事，风利不泊，乃是大结局、大兴会之时，不泊胜于泊，泊犹之不泊，斯其为泊梢也。织女牛郎，天上阴阳二星，年年七夕相会。织女属阴，机石比汞，牛郎属阳，鹊桥乃牛女相逢之处，即金汞会合之方。上言斗梢，此言女牛，是斗为女牛之媒也。牛郎欲会织女，非斗不能圆成，斗转则牛郎渡河，金与汞合矣。吕祖云："进火功夫牛斗危"，泥丸云："妙在尾箕斗女牛"，同此意也。摸著机石，则以汞迎铅，踏遍鹊桥，则铅汞一路，从此天缘有分，志气能伸，可以遇仙曹而胆气豪矣。此何故哉？以其盗得瑶池王母桃耳。悟元以瑶池在西，王母为坤母，桃即坤中孕震之象，丹在西而窃取归东，以成还丹，其注明矣，但"窃"字不及"盗"字现成。东方盗桃，一也；坎卦为盗，二也。东方盗桃，恰往西方取金；坎卦为盗，恰向水底求铅。盗之为义，妙也哉！

19. 刘云：阴阳抟结。李云：化生玄珠。

无根树，花正双，龙虎登坛战一场。铅投汞，配阴阳，法象玄珠无价偿。此是家园真种子，返老还童寿命长。上天堂，极乐方，免得轮回见阎王。

刘注

金丹，乃阴阳二气相激而成象，是花须成双而后有用也。阴阳者，一龙一虎也，一铅一汞也。龙为真性，汞为灵知，又为元神，俱属阴；虎为真情，铅为真知，又为元精，俱属阳。龙虎战者，性情抟聚也。铅投汞者，精神凝结也。性情抟聚，精神凝结，阴阳相配，一气混合，真灵圆明，法身有象。圆陀陀，光灼灼，如一粒玄珠，为无价之宝矣。此宝非外来之物，乃我家园之真种子，本来原有，因交后天，迷失无踪，今得阴阳调和，无而复有，去而复来。种于家园，本立道生，生生不息，返老还童，延寿无穷，上于天堂极乐之方，可免轮回之苦矣。

李解

双者，两弦之气也。两弦之气合，则龙虎登坛，相吞相映，战即吞啖之意。一场大战，龙虎平匀，虎战龙则以铅投汞，龙战虎则以阴配阳，阳铅与阴汞交，斯无价宝生矣。《悟真》云："虎跃龙腾风浪粗，中央正位产玄珠。"玄珠乃先天一气，仙佛本原，吾家真种，而非外物，因为后天所掩，久不现象，今在龙虎坛中，阴汞阳铅，结为真夫妇，遂从后天坎离之内，返出先天，故曰"法象玄珠无价偿"。从此家园真种子，得之者返老还童，延生益寿，上天堂，登极乐，免得轮回见阎王也。此言龙虎阴阳相战相配之法，须于"花正娇"一章注内觅其火候可也。

20. 刘云：一时还丹。李云：还丹温养。

无根树，花正奇，月里栽培片晌时。拿云手，步云梯，采取先天第一枝。饮酒戴花神气爽，笑煞仙翁醉似泥。托心知，谨护持，惟恐炉中火候飞。

刘注

先天真灵，无而能有，缺而能圆，花甚奇也。然正所以奇者，先天为后天掩蔽，杳然无踪，若欲栽培，片晌之间即能回春。回春之妙，要采取先天第一枝之花。第一枝是生物之祖气，乃生天、生地、生人之灵根，不落于形象，不落于空亡，含而为真空，发而为妙有，至中至正，至精至粹，恍惚杳冥，如露如电。不可以有心求，不可以无心守，有心求之，则著于相，无心守之，则著于空，是在乎性定情忘，回光返照，虚极静笃，不采而采，不取而取，自然先天真一之气，自虚无中来，凝而为黍米之珠，内外光明，如戴仙花，神气爽畅，如饮仙酒。戴花饮酒，乐在其中，不识不知，顺帝之则，如入于醉乡矣。当斯时也，还丹已结，复见娘生面目，无用外炉加减，急须内炉温养，神明默运，谨守护持，一意不散，时防火候差池也。心知者，非外心知之人，乃内自知之心。火候缓急，心自知之，心知何不昧心，自然火候不差，金丹成熟也。

李解

奇者。令人不测也。不惟人不能测，即阴阳亦不能测。若是能测，则阴阳不会，杂入杳冥，何以栽培先天乎？月里栽培者，三日出庚，药材新嫩，就在这庚方月内，栽培金花，必以二分火配二分水，混沌片时，而后有先天第一枝鼎内生出，此片晌功夫也。片晌之间，先天第一枝果然发现，妙心主事，即时逆转天罡，回翔云汉，此即拿云之手、步云之梯，采取先天第一枝也。饮酒者，饮此第一仙酒，先天化白液矣。戴花者，戴此第一仙花，先天回阳春矣。花即是酒，酒即是花，饮之戴之，酒是良朋花是伴，令人神气冲和，浑浑如醉，故曰"饮酒戴花神气爽，笑煞仙翁醉似泥"。心知者，同心也，即自己妙心也。谨护持者，以妙心看火候也。但护持有数件，炉火有两端：火候未足，则屯蒙抽添以护之，须用外炉加减；火候已足，则昼夜含光以护之，不用外炉加减。十月数全，九年已过，则真人出顶门矣。否则外炉不该去而急去，则火候未足而丹不大；外炉该去而不去，则火候太过而丹必伤；内炉不该去而急去，则火候未纯而丹不灵；内炉该去而不去，则火候如愚而丹不出。凡此，皆炉中火候有差池也。是所望于心知，精谨护持，乃不致有差池耳。飞即差池之意，宜与前"花正飞"章同看。

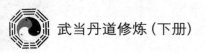

21．刘云：调和阴阳。李云：得药还丹。

无根树，花正黄，产在^①中央戊己乡。东家女，西舍郎，配合夫妻入洞房。黄婆劝饮醍醐酒，每日醖蒸^②醉一场。这仙方，返魂浆，起死回生是药王。

刘注

黄者，中央戊已之正色。戊为阳土主动，已为阴土主静，戊己居中相合为真信，又谓真意。花色正黄，则真灵入于中央正位矣。然真灵中正，非性情如一不能。东家女，木性也；西舍郎，金情也。一性一情，配作夫妻，入于洞房宥密之处，更得黄婆于中劝饮醍醐，调停火候，则不和者而必和，既和而长和。醍醐酒非世间之糟汁，亦非身内精津血液有形之物，乃阴阳交感，絪缊中和之气，合而为真一之精，通而为真一之水，滋味香甜，古人谓玉液，谓琼浆，谓甘露，又谓醍醐，总以形容此一点中和之气耳。劝饮者，不冲和而必调至于中和。修道至于阴阳冲和，常应常静，远观其物，物无其物，近观其身，身无其身，内观其心，心无其心，不识不知，顺帝之则，日日饮醍醐，而入于醉乡矣。这个醉中趣味，是神仙之方，是返魂之浆，能以起死，能以回生，乃大药王也。中央、戊己、黄婆，皆真信之异名。以阴阳和合言，则谓中央；以运行阴阳言，则谓戊己；以调和阴阳言，则谓黄婆；以动作言，则谓真信；以静定言，则谓真意。故一物而有数名，总而言之，一真信而已。识得此信，即于此信上下实落功夫。始而以性求情，既而以情归性，又既而性情和合，又既而性情浑化，结成一个真灵至宝。始之终之，无非此一信成功，信之为用大矣哉！归到实处，真灵中正，即是性情相合。性情相合，便有个真信在内。真信现时，性情自不相离，真

---

① 原注：悟元注本"产在"作"色正"。
② 作者注：刘悟元本为"掀开"，寓意不同。

灵自然中正，三者相需而仍相因也。

李解

黄，正色也，佛家之正觉、儒道之正气也。其在释典，则曰黄花；其在仙经，则曰黄芽。但黄芽有二种：一个是初三新药，一个是十五大药。《悟真》云："黄芽生处坎离交"，此即初三新药也。黄芽生处，即当交媾坎离，以种第二个黄芽。《悟真》曰："种得黄芽渐长成"，此即第二个黄芽，十五日之大药也。黄芽长成，实因坎离交媾。夫坎离之交媾者，交媾于中央戊己乡也。中央乃精气成团之处，戊己乡乃动静调合之所，调合成团，片晌间从中产出黄芽，故曰"产在中央戊己乡"。这黄芽名字极多，以本章言之，即西舍郎也。西舍郎，金气也。东家女，汞精也。采回金气，制伏汞精，此金汞返还之道，即配合夫妻入洞房也。既入洞房，又要有黄婆守之，黄婆即上章所言心知也。夫妻两个，恐防不谐，则精神意气，难入中和之境，而丹不成，故要有黄婆伏侍，劝饮醍醐。醍醐者，外资温养之精，内服中和之气也。黄婆乃是知心人，炉中火候自然不差，朝暮之间，频频劝饮，每日醺蒸醉一场，真快乐也。此酒不是凡间酒，乃仙方所制之酒，名曰返魂浆，可以起死，可以回生，小药外药，皆不能及，是为药之王也。此章乃二候求铅之后，四候还丹功夫。求铅乃外事，初三月出庚施功，名之曰以水配火，以龙就虎，以阴会阳，以离交坎，以性合情，以汞投铅，以女嫁男，以后天生先天，总之是以精合气，乃外药也。其功夫在外，只用一符二候，立为丹基。还丹乃内事，十五月圆时施功，名之曰以水灭火，水乃天癸之水；以虎嫁龙，虎乃西方之虎；以阳伏阴，阳乃含真之阳；以坎填离，坎乃先天之坎；以情归性，情乃金情之情；以铅制汞，铅乃真一之铅；以男配女，男乃纯乾之男；以先天制后天，总之是以真气合真精，乃内药也，其功夫在内，须用二符四候，结为金丹。凡此，皆古人所未分析者，吾于

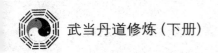

此详陈之，庶阅丹经之际，了然于二药之分也。

22. 刘云：凝结圣胎。李云：擒伏火药。

　　无根树，花正明，月魄天心逼日魂。金乌髓，玉兔精，二物擒来一处烹。阳火阴符分子午，沐浴加临卯酉门。守黄庭，养谷神，男子怀胎笑煞人！

刘注

先天真灵，本体光辉，通天彻地，照破一切，花正明也。其所以明者，乃阴阳二气和合而成之。人之一己纯阴，如月之黑暗无光，必借他家不死之方，而后阳生，如月借日光，而后得明。月魄逼日魂，阴阳相交，能以在天心朗耀，即真知灵知相合，真灵不昧之象。金乌髓者，日魂也，在人为雄中之雌，即灵知之真阴。玉兔精者，月魄也，在人为黑中之白，即真知之真阳。前云乌肝、兔髓，此云乌髓、兔精，大有分别，不可同看。盖乌肝、兔髓乃还丹药物，是真知灵知，阴阳未会而方会，故云乌之肝、兔之髓；乌髓、兔精乃大丹药物，是真知能灵，灵知能真，阴阳已会而相合，故云乌之髓、兔之精。未会而方会，勉强之功，假中复真也；已会而相合，自然之用，真中更真也。取此两味真药，抟于一处，烹出阳中之阳，即行子午卯酉火候，完全金液大丹。但所谓子午卯酉者，非天边之子午卯酉，乃身中之子午卯酉。真知现，即是子，法当用刚进火，而鼓真知出玄；灵知来，即是午，法当用柔退符，而取灵知入牝；真知进于中正即是卯，法当沐浴此中正而不过进；灵知退于中正即是酉，法当沐浴此中正而不过退。此符火沐浴之道，万古不易之法。若以天边子午卯酉按时用功，则失之远矣。符火不差，沐浴合时，明阳相应，不偏不倚，元牝立而谷神即生于其中矣。黄庭者，中央正位，即阴阳相合之中一窍，又号为元牝之门。元阳牝阴，阴阳合，有此窍，阴阳偏，无此窍。有此窍即有谷，有谷即有神；无此窍即无谷，无谷即无神。谷即黄庭。黄者，中色；庭者，虚也。因其中虚，故以黄庭名。虚则灵，灵则神，是谓谷神。试观山中，两山壁立，中间一谷，人呼之则谷应声，此应之声即谷神也，俗名崖娃娃。人之阴阳会合，其中有神，亦犹是也。然不到阴阳相合地位，无此中，无此谷，安有神居？若果到阴阳相合时，便有个中，便有个谷，而神自生，所谓"先天之气自虚无中来"者即此，所谓"真空而含妙有"者即此，所谓"要得谷神长不死，须凭玄牝立根基"者即此。果阴阳合而为一气，则谷神镇居黄庭，是谓男子怀胎。曰"守黄庭"者，守中也。曰"养谷神"者，抱一也。守中抱一，十月功毕，身外有身，即与天地并长久。此等真实法相，系虚空中事业，不从色相中做出，彼一切在臭皮囊上弄搬运功夫，妄想成圣胎者，岂知谷神之所以为谷神乎？

李解

明，乃大药发生，虚室生白，放大光明，大醒大悟大觉时也。这大药乃铅中之阳，丹中之金，先天中先天，如月魄之在天心，与日魂相逼，而成团团辉光，非若初三一线，远在天边，近在峨眉也。"逼"字下得要紧，乃相亲相近，一处相煎之意。日月合璧，日魂尽注于月魄，万里光明，天心雪亮。二物擒来一处烹，不是擒了金乌，又擒玉兔，乃是擒金乌以掇玉兔，单擒一物归来，即所以擒二物也。当其擒来之际，也有子午卯酉四候投关之火，由是而金乌飞入广寒宫，复以金乌之髓，调和玉兔之精，既而使玉兔之精，尽化为金乌之髓，这才是月魄逼日魂，善于一处烹者。斯时也，阳魂圆满，阴魄无形，二物变为一物，一物中有二物，阴尽阳全，光明大放，故称为铅中之阳，丹中之金，先天中先天，到此地位，乃为金液大药，亦按子午卯酉行四候服食之功，此方是九转大还丹也。何时为子？阳生为子，故当进阳火。何处为午？阴降为午，故当退阴符。沐浴者，调停自然，不急不缓，此等功夫，当加于阳火临卯、阴符临酉之门，则阳不过刚、阴不过柔，刚柔得中，出入合度也。昔陶存存先生阐明《参同契》行火秘诀，而录其师《火候歌》于注中，余深佩服，今亦附书于此，以为印证。

歌云："忆我仙翁道法，总是吾家那著。原无子午抽添，岂有兔鸡刑德。问吾子在何时，答曰药生时节。问吾午在何时，不过药朝金阙。卯时的在何时，红孩火云洞列。若无救苦观音，大药必然迸裂。此即沐浴时辰，过此黄河舟揖。再问何为酉门，即是任同督合。此时若没黄裳，药物如何元吉。过此即为戌库，请向库中消息。此是一贯心传，至道不烦他觅。"

夫药临卯门，必用观音之静者，观音之静，管摄严密，不使红孩逞势，则甘露发生；至于酉门，则以黄裳裹之，不使元珠倾泻，则白液乃凝，此沐浴之妙用也。黄庭者，中央也。谷神者，虚灵也。守中央而养虚灵，则法身呈象，一个男子，宛如女子怀胎，笑煞人亦爱煞人也。

23. 刘云：真空法相。李云：圆通自在。

无根树，花正红，摘尽红花① 一树空。空即色，色即空，识破真空在色中。了了真空色相灭，法相长存不落空。② 号圆通，称大雄，九祖超升上九重 ③。

刘注

金丹大道，以无声无臭，超出万象为归著，何尝花有红色乎？若稍有色，后天气质犹未化尽，大道不成。古仙云："一毫阴气不尽不仙"。盖有一毫阴气不尽，即有一毫阳气不全，真灵犹有损坏之时，算不得九还七返金液大丹之道。修道者须要摘尽红花，消灭无

---

① 原注：悟元注本"金花"作"红花"，较好，故从之。
② 作者注：刘悟元本为"了了真空无色相，法像长存不落空。"与此处无大别。原注者以为"'灭'作'法'字，错"，显然误解了。
③ 作者注：刘悟元本为"天宫"，意近。

始劫以来客气尘根，归于万有皆空，还于父母未生以前无声天臭面目而后已。然空之云者，非同土木无心寂灭之谓，有借假全真，以真化假之道，故曰"空即色，色即空，识破真空在色中"。盖一味无心，则著于空；若稍有心，则著于色。曰"空即色"者，是不空也；曰"色即空"者，是不色也。不空不色，即空即色，是真空存于色中矣。曰"了了真空无色相，法相常存不落空"者，真空一了百当，原无色相，既无色相，即有法相，既有法相，必不落空。因其是真空，所以有法相，因其有法相，所以无色相，无色相，有法相，所以空之真而真于空也。修道至于真空而有法相，法相而存真空，一灵妙有，法界圆通，成金刚不坏之躯，水火不能侵，刀兵不能加，虎兕不能伤，称为大英雄。不但身列仙班，即九祖亦皆超升天堂，同为神矣。昔释迦牟尼佛修丈六金身，法相居于大雄宝殿者，即此道也。

李解

红，乃大药法象。仙师《道情歌》与《无根树》皆要紧之作，即彼可以见此也。《道情歌》云："万般最象皆非类，一颗红光是至真。"红光发现，其花正红，红花到手，真药已得，除此红花，无药可采。温养事毕，炉鼎全丢，一切花花树树，皆不讲也，故曰"摘尽红花一树空"。花既空矣，我道得矣，我道既得，空不空矣。空既不空，空即是色，色非有色，色即是空。识透真空不空，真空即在色中，此色非色相之色，乃法相之色。了当真空，则色相全灭，色相全灭，则法相长存，法相长存，即是真空不空。圆通者，功行圆满，万法皆通，真空之体用备矣。既号圆通，必称大雄，既称大雄，必做神仙宗伯，安得不九祖超升，同上九重哉！

24. 刘云：返归虚无。李云：证位三清。

　　无根树，花正无，无相无形难画图。无名姓，却听呼，擒

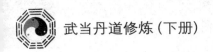

入中间 [①] 造化炉。运起周天三昧火，煅炼真空返太无 [②]。谒仙都，受天符 [③]，才是男儿大丈夫。

刘注

先天真灵之宝，体本虚空，一气混成，有何花乎？既无其花，无形无象，难画难图矣。难画难图，画且不可，图且不可，尚有何名何姓？然虽无名无姓，却又至虚至灵，寂然不动，感而遂通，如呼谷传声，真空中藏妙有也。有此感而遂通之妙，即于此通处下手，擒入于三田造化炉中，用三昧真火煅炼成真，自真空而可返于太虚。道返太虚，则空无所空，一真而已，别无他物也。三田非工家气海、绛宫、泥丸之说，乃精气神三丹聚会之丹田，谓元化之门，又名元关窍，又名中黄庭，又名造化炉，又名太乙坛，又名戊己门，总而言之曰虚无窍。先天真灵之宝，统精气神之三物，真灵既复，三物皆复，自造自化，絪缊冲和，结为一块，始而自无以造有，既而自有以化无，煅炼真空，即是化无之妙。自有化无，形神俱妙，与太虚同体，功行圆满，谒仙都而受天符，为十极大罗真人，大丈夫之能事毕矣。

赞曰：吐老庄之秘密，续钟吕之心传。揭示先天妙理，劈开曲径虚悬。鼎炉邪正分判，药物真假显然。空色混为一气，刚柔匹配两弦。（咦！）丹法始终皆泄尽，火符进退俱写全。二十四词长生诀，知者便成不死仙。

李解

"无"字承上章"空"字之意，进一层言，以作二十四首结局。炼丹至于空，已尽善矣，然有真空之念，则即有法相之念，空犹不

---

① 原注：悟元本"中间"二字作"三田"，然悟元仍作中间妙窍解。
② 作者注：刘悟元本为"太虚"。
③ 作者注：刘悟元本为"图"。

及无也。老君曰："观空亦空，空无所空，所空既无，无无亦无，湛然常寂。"这才是大超脱、大解悟、大清净、大圆觉，何也？湛然之妙有而若空，空而且无，不可以形相求，不可以画图写，因其无形无相，所以难画难图，只恁其湛然而已。前此采取先天，尚有金姓名精者，黄姓名芽者，白姓名元者，今此湛然之真，却无名姓，虽无名姓，却听招呼，空谷传声，声声相应。问焉以言，受命如向，天下之至精也；寂然不动，感而遂通，天下之至神也。此何故哉？以其湛然之真，藏在无中耳。圣贤仙佛之理，深达造化，无中藏有，到此地位，诡怪神奇，如冷启敬、张景华，用颠仙之流是也。我三丰先生，以道为体，又必以无擒无，入于中间虚无之境，大造大化，炉中运起周天三昧真火，煅之炼之，务使虚空法身，返于太无。太无者，圣真之境，玉清混洞太无天、上清赤混太无天是也。炼成仙道，只受太清官秩，能返太无，则先朝道德，次朝玉宸，次朝元始，证果三清也。返之云者，天下愚夫愚妇，皆是三清中人，只因宿念有差，一劫低一劫，仍做愚夫愚妇，不能复返圣真之境，倘其回心向善，访道寻师，由筑基炼己，七返九还，炼至于空，复至于无，由无而返于太无，仍然是三清客也。但煅炼真空，必用周天三昧之火。周天者，非河车之谓，乃在天而动，空际盘施，深造密化，道法自然也。三昧者，非阳火之谓，乃天一地二，合而为三，我于天地之中，立鼎安炉，神冥气漠，此以仙炼仙之火，天元神丹也。功成行满，上朝三天，谒仙都，受天符，或封真君，或封帝君，或封天尊，或命作五岳名山、洞天福地师相选仙等职，这才是真正男儿，极大丈夫，神乎至矣！

赞曰：洒弥天之花雨，布满地之黄金。手敲鱼鼓简板，口歌上洞仙音。四洲齐度，万古道情。呵呵！悟元处处语真灵，先把吾家主意存。山人照本宣真诀，度世宏开不二门。

附 图

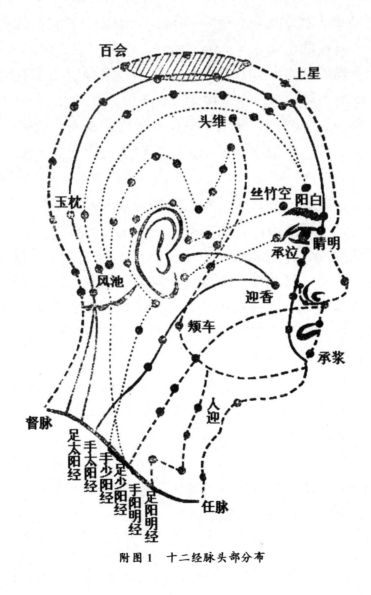

百会　　　　　　　　　上星

头维

丝竹空　阳白

玉枕

睛明

承泣

风池

迎香

颊车

承浆

督脉

足太阳经
手太阳经
足少阳经
手少阳经
手阳明经
足阳明经

人迎

任脉

附图1　十二经脉头部分布

灵自然中正，三者相需而仍相因也。

李解

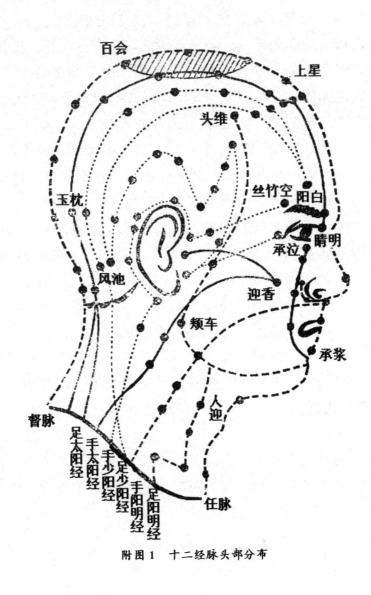

百会　上星　头维　丝竹空　阳白　晴明　承泣　玉枕　迎香　风池　颊车　承浆　人迎　督脉　足太阳经　手太阳经　手少阳经　足少阳经　手阳明经　足阳明经　任脉

附图1　十二经脉头部分布

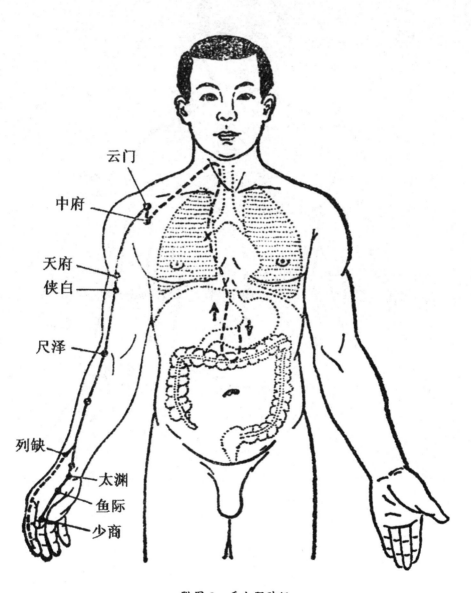

云门

中府

天府
侠白

尺泽

列缺

太渊
鱼际
少商

附图 2　手太阴肺经

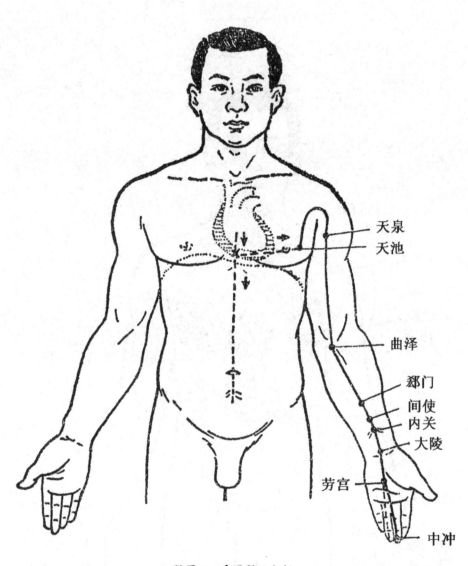

天泉
天池
曲泽
郄门
间使
内关
大陵
劳宫
中冲

附图 3　手厥阴心包经

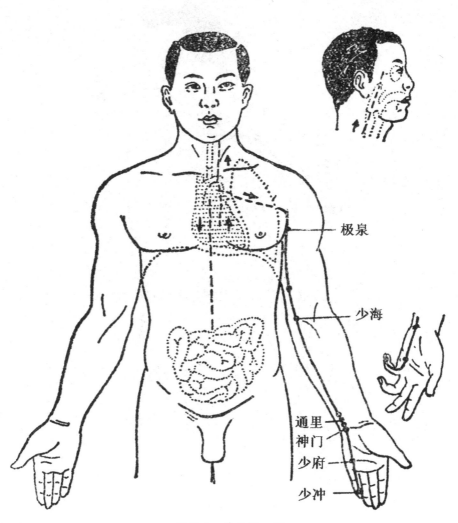

附图 4　手少阴心经

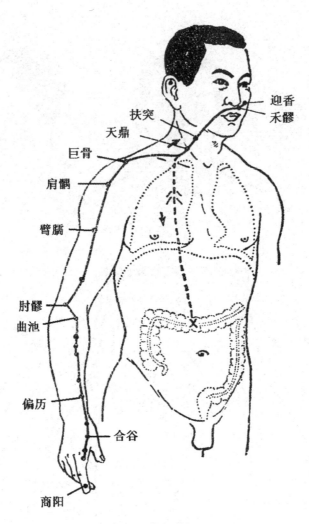

附图5　手阳明大肠经

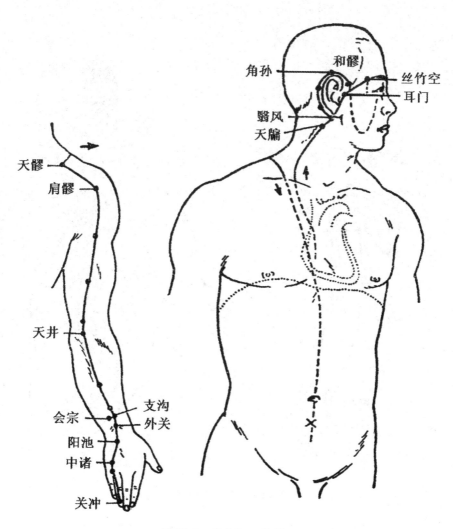

附图 6　手少阳三焦经

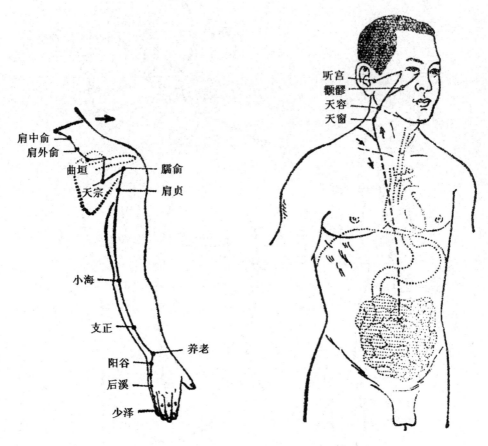

附图7　手太阳小肠经

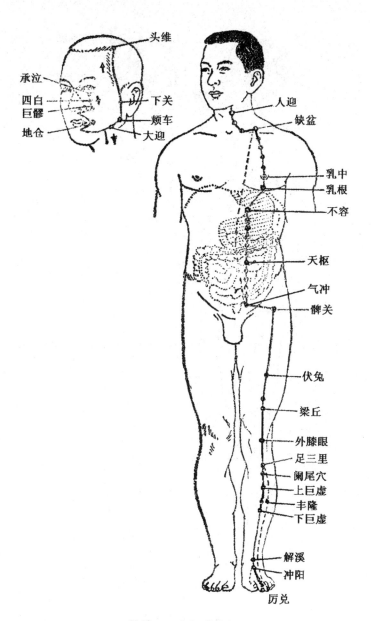

附图 8　足阳明胃经

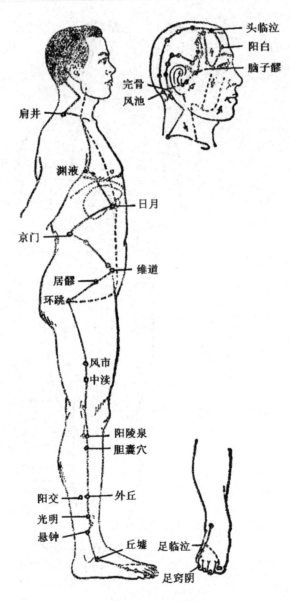

附图9　足少阳胆经

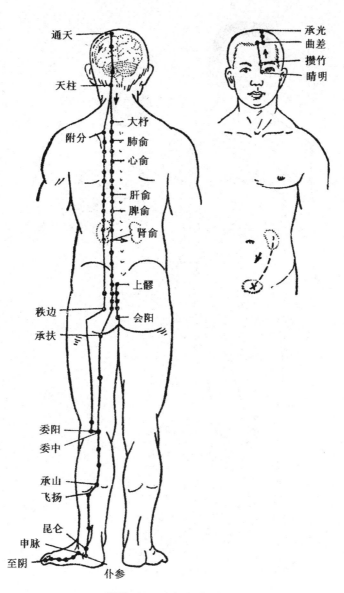

附图 10　足太阳膀胱经

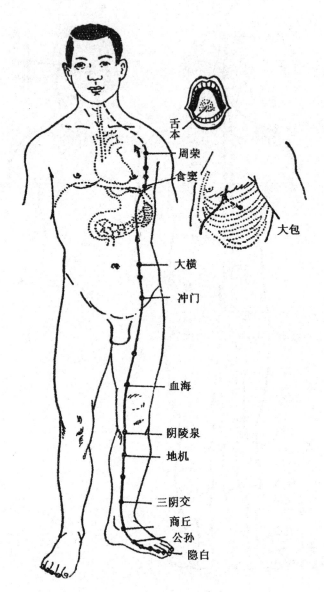

附图 11　足太阴脾经

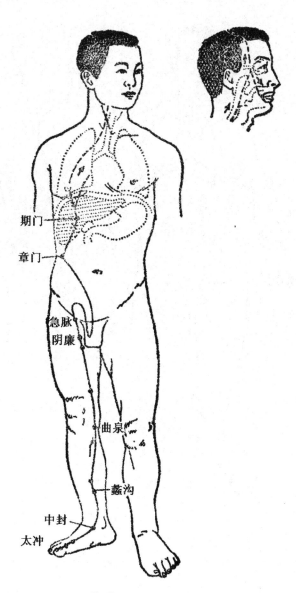

期门

章门

急脉
阴廉

曲泉

蠡沟

中封

太冲

附图 12　足厥阴肝经

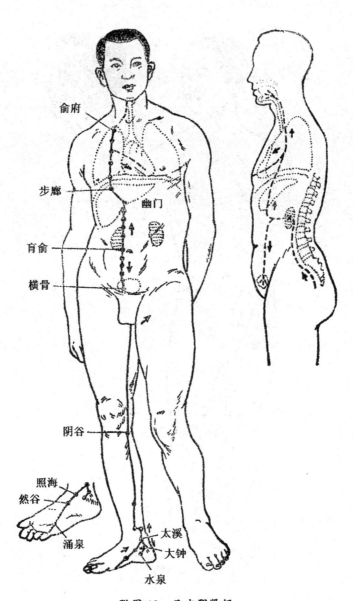

俞府

步廊

幽门

肓俞

横骨

阴谷

照海

然谷

涌泉

太溪

大钟

水泉

附图13 足少阴肾经

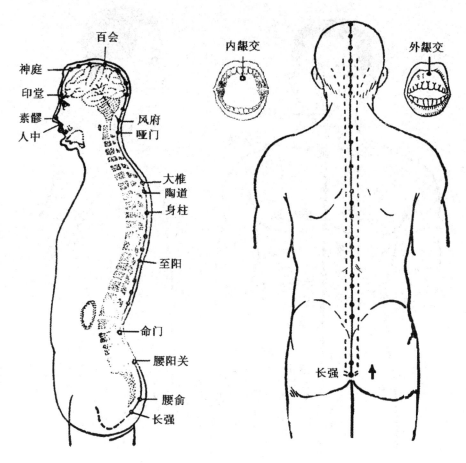

附图 14　督脉

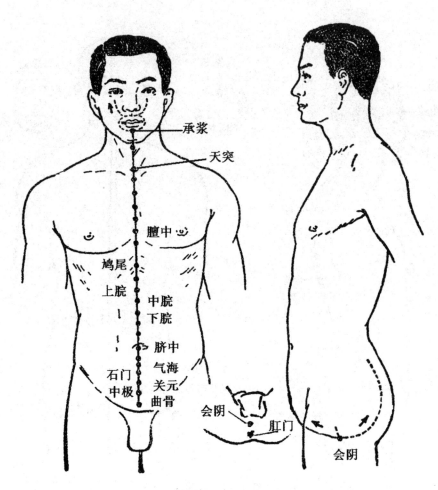

承浆

天突

膻中

鸠尾

上脘

中脘

下脘

脐中

气海

石门

中极

关元

曲骨

会阴

肛门

会阴

附图 15　任脉

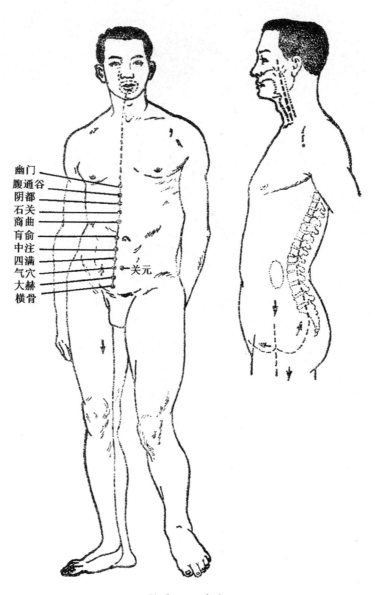

幽门
腹通谷
阴都
石关
商曲
肓俞
中注
四满
气穴
大赫
横骨

关元

附图 16 冲脉

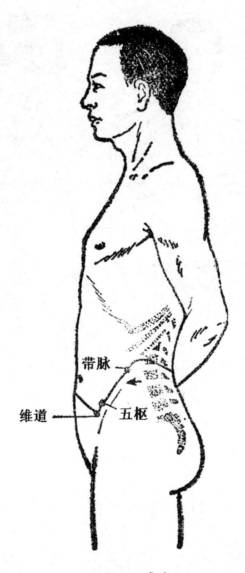

带脉

维道　　　五枢

附图 17　带脉

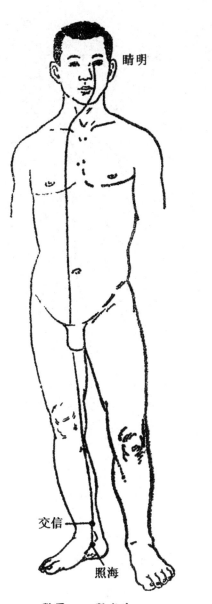

晴明

交信

照海

附图 18　阴跷脉

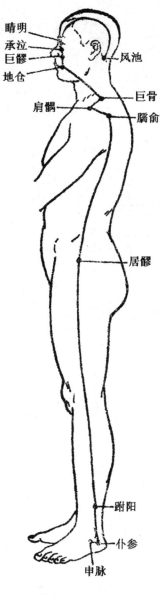

晴明
承泣
巨髎
地仓

风池

巨骨
臑俞

肩髃

居髎

跗阳

仆参

申脉

附图 19　阳跷脉

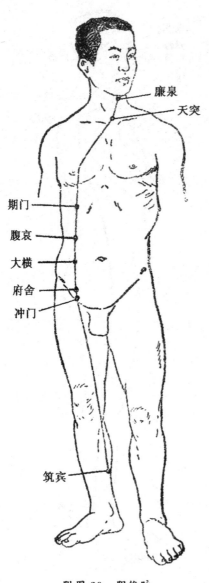

附图 20 阴维脉

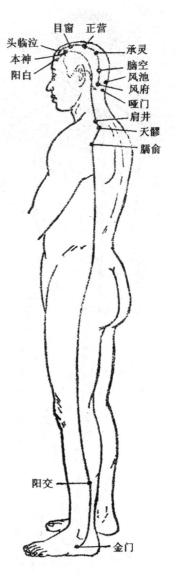

附图 21 阳维脉

参考文献

胡孚琛 吕锡琛著《道学通论》（增订版），社会科学文献出版社，2004。

王光德 杨立志著《武当道教史略》，华文出版社，1993。

江百龙等著《武当拳之研究》，北京体育学院出版社，1992。

（明）张三丰著 （清）李西月辑 石沅朋校点《张三丰全集》，花城出版社，1995。

张通述《张三丰太极炼丹秘诀》，中国书店出版社，1998。

刘国梁著《道教精萃》，吉林文史出版社，1991。

李建章译著《性命圭旨白话解》，人民体育出版社，1999。

张广保著《金元全真道内丹心性学》，生活·读书·新知三联书店，1995。

南怀瑾著述《道家、密宗与东方神秘学》，复旦大学出版社，2003。

金正耀著《道教与炼丹术论》，宗教文化出版社，2001。

马道宗编著《中国道教养生秘诀》，宗教文化出版社，2002。

张兴发著《道教内丹修炼》，宗教文化出版社，2003。

田诚阳编著《仙学详述》，宗教出版社，2002。

刘力红著《思考中医》，广西师范大学出版社，2005。

盖建民著《道教医学》，宗教出版社，2002。

中等医学教材编委会《中医学》，科技出版社，1992。

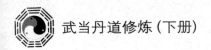

《人体解剖学》，人民体育出版社，1997。

高亨著《老子正诂》，中国书店出版社，1988。

《云笈七签》，书目文献出版社，1995。

《黄帝内经》（含《素问》和《灵枢》），辽宁民族出版社，1996。

《黄庭经》（含内经、外经及中黄经）。

武当山志编纂委员会《武当山志》，新华出版社，1994。

刘嗣传著《武当三丰太极拳》，人民体育出版社，2001。

中国武当文化丛书编纂委员会《武当神仙大观》，武汉出版社，2000。

谭大江文《武当山玄机心法图释义》（一、二）。

后　记

　　我的实名叫陈永强，王光德道长赐号玄明，网上常用"玄明十三"，陈禾塬为我的笔名。网站实名为 http：//www.wdyscs.com，邮箱为 wdys573@126.com。通信地址为湖北省十堰市人民路五堰北街 16 号 4 栋 1 单元 402 室，为专用信箱。

　　当我在网站上发布消息《武当丹道修炼》一书即将出版时，收到许多来信来电，一是关心该书的出版发行，二是踊跃求购。但因写作此书是一项浩大的工程，这是我始料不及的，所以进行得非常艰辛、非常缓慢；加上胡孚琛教授的治学态度非常严谨，要求论有所出，言必有据，所以又一再修改、审订。让求购者久等了，在此深表歉意。同时我必须借此机会，对胡孚琛教授、江百龙教授，尤其是"隐仙"林教生给予的热心帮助、无私教诲、鼎力支持，致以深深的敬意和谢意！对于我的妻子给予的帮助和支持表示深深的敬意和谢意！对于李太有、王金国、梁新贵、宋学生、罗强、刘洪耀、杨群力、胡长军、赵新城、蔡星生、陈明刚、赵朝君等先生和陈永霞、王道珺、陈永波、陈凌等女士，以及李光富、王泰科、祝华英、王家龙、钟道烛、钟学勇等道门师长所给予的支持表示衷心感谢！

　　该书最先取名为《破译武当丹道延寿图》，后经胡孚琛教授稍作调整叫《武当丹道延寿图》，再后由世代中医的江百龙教授建议改为《武当丹道修炼》，最终在社会科学文献出版社决定出版之前定名为

《武当丹道修炼》。武当丹道修炼图，主要包括《心性图》、《修真图》、《内景图》。我第一次看到《心性图》、《修真图》、《内景图》这三张图，缘于 1985 年 5 月的一天我上山求道医。因为我于 1983 年生了一场大病，在武汉高家湾医院住院 28 天，发了病危通知书。出院后整个人像一个空壳，走路东摇西晃，似乎被风一吹就会倒下；又加上全身出红疹子，奇痒无比。回到十堰市的最大一家医院——太和医院检查，血象仍然为 24000 ~ 30000，但查不出哪里有炎症；之后又回到老家郧县拜访老中医，被斥为"你已病入膏肓"，"三魂七魄，已跑了两魂五魄"，"没治了！"

年纪轻轻，绝不能被病魔击倒。于是我打听到武当山有老道医可以试试。当时武当山几乎没有现在这样的景区公路，我和梁新贵、宋学生三兄弟以及我的妻子赵襄郧一行四人徒步登上武当山的五龙宫景区。因大病初愈，加之山道十分难行，足足用了六七个小时才爬到五龙宫。当时饥渴难耐，到了五龙宫很荣幸地吃到自称"尹显"的老道长招待的斋饭，而且晚上一到日落就酣然入梦。到夜晚 9 点多钟时，我起床小解，借着月光发现一间破道房里面，老道长正面壁端坐。他面对的墙壁上方悬挂着三幅图和一块匾，这三幅图就是现在大家已知的《修真图》、《内景图》和"寿"字图；三图上方悬挂着一块木质匾额，题字为"芝田古鹿"，匾的右上边缘处刻字为"杨老（贺）炼师清拂"，左下边缘处刻字为"嘉靖十七年孟冬月姓立"。当时只是感到好奇，并不知道这三张图及上方匾额中文字的含义及其重要意义，所以看过撂过。直到后来坚持修炼老道长所授桩法和《武当》杂志陆续刊发了这三张图后，经过细细琢磨加上练功体会，才逐渐发现这三张图的重要意义和科学价值、学术价值，乃至商业价值。

虽经我一再请求，老道长始终没有为我把脉治病，只是教了几个桩法，保我祛病强身。因当时条件所限，既没有照相机，更没有摄影机，只能用随身携带的文稿纸将其要点记录下来，晚上在煤油灯下又凭记忆进行了整理，并在下山前得到了"尹显"老道长的确认。后来于 20 世纪 90 年代末，与武当山的道长们熟悉后，才从钟道烛道长那里知道五龙宫有一位自称为"隐仙"的老人，但说他不是住观道人。

于是我一边练"尹显"老道长所教桩功，一边再拜师学练气功，并力图解破"尹显"老道长所教桩功。随着功力的不断提高，身体逐渐强壮起来，果然应了"尹显"老道长的话。后来《武当》杂志陆续刊发了《修真图》、《内景图》和《玄机心法图》，经过认真揣摩，反复研究，才恍然大悟。原来"尹显"老道长所教桩功就源自这三张图，而且根据它的行功理法原则和技法窍诀，应名之曰"太乙五行桩"。于是我产生了浓厚的兴趣和深切的感激之情，决心破译这三张丹道修炼秘图，传授"尹显"老道长所教"太乙五行桩法"，以还山愿，以报山恩，并为传承武当山道家文化之精萃，弘扬我中华传统文化之瑰宝做点贡献。

首先，为了破译三图的需要，我收集了三图的很多版本。其中《心性图》两个版本，《修真图》六个版本，《内景图》也有六个版本。《心性图》的两个版本，一是武当山道教所传版本，二是武当拳法研究会获赠并整理、翻印的版本；《修真图》的六个版本，一是武当山藏木刻版《武当山炼性修真全图》，二是北京白云观藏木刻版《修真图》，三是龙虎堂藏版《修真图》，四是 80 年代"武术挖掘工作"中武当拳法研究会整理的《修真图》简图，五是《东方气功》曾经在封二刊登的《修真图》简图，六是武汉市民间流传《修真图》；《内景图》的六个版本，一是武当山道教协会传世木刻版《内经图》，二是武当拳法研究会翻印的《内景图》，三是北京白云观木刻版《内经图》，四是清宫如意馆藏《内经（景）图》国画，五是五台山藏木刻版《内景图》，六是明善书局印制的《内经图》。

其次，结合现代医学、心理学、物理学、生物化学、哲学、道学等学科知识深入研究三张修炼秘图，并用通俗易懂的文字加以破译。因为这些图版本各不相同，必须认真研究，加以甄别。经研究发现，武当山道教协会传世刻版《心性图》、《修真图》、《内经图》，虽落款为"刘理卿门众刻版"，但它的前身应出自武当山道士徐本善之手，而且它们与笔者1985年5月在武当山五龙宫见到的三张挂图是一个版本。徐本善，为武当山全真龙门派第十五代传人，为了振兴武当道教，于光绪二十年（1894年）回武当山，任全山总道长。其间，大修庙宇，清整教务，制定道规，刻印经籍、图本，使武当道教重现生机。所刻图本中，就有武当山《心性图》、《修真图》、《内经图》等图本。因此，我们认定武当山现存木雕版《心性图》、《修真图》、《内经图》，均出自武当山道士徐本善之手，而且徐本善组织雕刻此图时所依据的模版，则应为张三丰所传。这些已在正文中作了考证。

再次，我将武当山普遍存在的内丹修炼方法，命名为"武当丹道"，又将武当拳法研究会命名的《玄机心法图》改为《心性图》，并将"尹显"老道长所教桩法名之为"太乙五行桩"。这些更改，看似名称的改动，实际上有着很大的不同和重要意义，它们应是我多年来研究结果的重要标志。

最后，我运用"尹显"老道长所教桩法，参照道门的其他功法，经过融会贯通，深入浅出地琢磨、演习，最终形成"新编太乙五行桩"。太乙五行桩，是武当山道门内代代相传的一种养生功法，与太乙五行拳为姊妹篇。本书所传太乙五行桩，之所以称为"新编太乙五行桩"，是因为它是除了传承"尹显"老道长所教桩法，而且根据太乙、五行的原理，融合了"六字诀"和五脏手印，以及道家众多的胎息、发音、吐纳、导引等各种养生延寿功法（包括张三丰太极炼丹诀、九宫旋转十二法、太极十三势、经络疏通法、缘身遁甲六字诀、八段锦、易筋经、彭祖发音秘法等），吸纳了《心性图》、《修真图》、《内景图》三张武当山丹道修炼秘图的十余年研究成果，而重新设计创编的一套养生延寿桩法，即青龙桩、朱雀桩、玄武桩、白虎桩、双鹿桩。这是一套创新了的武当丹道入门修炼技术，是比较安全可靠的。在教练的严格辅导和训练下，一般短期修炼，一周见效，消除"亚健康"状态，续之以强身健体；长期修炼，一月见效，达到神清气爽，续之以延年益寿。

其效果是非常好的。

　　当然，这些并不意味着本书及本门功法就已经完善，相反本书及其所述功法，还有许多不足之处。如书中有些注释前后不一致，一方面是因人因文而异，丹道修炼家们在表述一些名词、术语时，常常运用"制谜设虎"的手法进行暗示和隐喻，而且每个人所依据的体会不同，其说法、称谓、示意也各不相同，比如"玄牝"一词，道家与医家所说不同，即使丹道修炼家们也会因为修炼感悟不同而解释不同，有诸如"玄关"、"丹田"、"生门"、"命门"、"生殖之门"、"口鼻"、"膀胱"等异名，所以导致本书根据释疑的需要，解释也有所不同；另一方面是因人体生命科学、医学等学科知识的不同发展阶段，其对丹道修炼中出现的生命体征的解释也各不相同，比如"橐龠"一词，随着科学的进步，对它的认识逐渐清晰起来，就是中医说的"肾间动气"，现代人体解剖学所说的肾间主动脉功能现象。

　　所以，对于书中的不足之处或错误的地方，敬请丹道大家们批评指正，敬请道门师长们给予"点化"，敬请医学专家们不吝赐教，我将闻过则喜，感激不尽！也请读者多提宝贵意见，以便再版时加以改进。

陈禾塬

2006 年 10 月于武当山

再 版 说 明

　　2007 年 1 月，社会科学文献出版社出版发行了我著《丹道修炼与养生学——武当丹道延寿图说》一书，并于 2018 年 7 月加印，该书分三篇九章 50 万字，尽管厚厚的一本，却也在短短的三年销售了近 3 万册。出版社嘱我分上下卷修订后于 2010 年 6 月再版，书名改为《武当丹道修炼》，这也是许多读者的意愿。该书分卷后再次销罄，于是在网络上被炒作，原价 128 元／套，居然达到 200 元／套的售价。为了适应读者的需求，出版社嘱我修改后再次加印发行。

　　多数读者认为，《丹道修炼与养生学——武当丹道延寿图说》一书具有一定的现实作用和历史意义及较好的收藏价值。称赞该书既揭去了道教附于丹道修炼之上的神秘面纱，澄清了许多人对道家内丹修炼的迷信和糊涂认识，也将自古秘传的道家养生延寿技术公之于众，成为大众养生健身、益寿延年的良师益友；同时为人们搭起一架通往古代先贤所描述的"神仙"境界的阶梯，使人们望而却步的丹道修炼，成为"成仙得道"可资借鉴的门径，使学者、科研人员破解神秘的内丹修炼找到一条确切的研究方向和途径；更为重要的是，该书以审慎的态度和从科学的角度阐释了道家前赴后继、孜孜以求的千古绝学——内丹学说，为中华民族继承和发扬优秀的传统文化提供资粮，为人类由长寿梦想诱发的生命科学研究提供传统的方法和技术。许多读者十分肯定地说："该书是我们阅读丹经的预备知识，甚至是工具书，是我们摘星揽月的天梯。"这是读者对该书的肯定和鞭策，再版修订时我们仍然保留了这样的科研态度和学术定位以及价值取向。

本次修订时，因工作量很大，在短时间内一个人是难以完成的，因此毕业于武汉体育学院的武术系高材生陈凌女士自告奋勇参与进来，丰富了许多内容，如对动功的修订、对静功的写作、对功法的演示等等，减轻了许多负担。

本次修订再版，将原书分为上下两卷出版，以方便读者携带和阅读。为了上下卷的容量大体相当，修订时我们调整了章节顺序，但绝对没有减少原书内容；又为了满足大批读者学习功法的迫切需要，再版时我们增加了武当养生功功法部分的演示图，即陈凌演示的《太乙采气法》（原为《采气图》）和陈禾塬演示的《太乙五行桩》的动作示范图片。这些不仅没有影响原书的主旨观点、技术体系、学术价值，反而使该书的主旨观点更为突出，技术体系更加完善，并且进一步增强了该书在练习武当养生功方面的实用性和丹道修炼方面的可操作性。这也是读者翘首以盼的事情。

本次修订除了将原书中的错字、错句、漏字等加以改正和补充之外，还结合读者阅读原书中提出的问题，将一些模糊解释和描述加以简明化注释，并加强了文字叙述的准确性和通用性。

本次修订最大的特点，是增加了丹道修炼的入门知识和功法。第九章《武当太乙静功》新增加了部分内容，介绍了武当道士们常用的桩静功、坐静功、卧静功及行走静功等四类静功功法的原理和具体练习方法及技巧。同样重要的是，不仅保留了原书《武当名家论丹道》的内容，而且在书中还增加了刘悟元、李涵虚两位清代道士所作的《张三丰祖师无根树注解》，目的是提供给那些"先知先觉"者，以便其更早地自主进入丹道修炼阶程，去实现自己强健体魄、延年长寿的梦想。当然欲详知丹道修炼理法和秘术，可以进一步选学我们新近辑注重编并即将出版的《张三丰全集》一书。书中

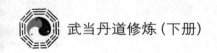

解疑释惑，解决了丹经难读、难懂、难以操作和求证的诸多问题。

此外，我们根据读者的建议，在下卷的封底前增加了《心性图》《修真图》《内景图》的册页，使三图的注文、绘图更为清晰，以便读者识别，并对照阅读和做进一步的图文研究。

在此，借再次修订出版《武当丹道修炼》一书之机，感谢胡孚琛教授夫妇的再度教诲和武当山道教协会王光德（已故）、李光富会长、刘文国副会长、师叔曹润英（女）、王泰科、祝华英、资常华师傅、颜家碧（女）师兄等道门师傅的批评指正，以及社会科学文献出版社的宋月华主任给予该书的具体修订意见；感谢广大读者对该书的关心和厚爱，尤其那些提出过大量建议和修改意见的知名专家学者及热心读者，如著名功夫女星陈永霞女士，著名模特李兆玲女士，北京气功师花香女士，老中医狄光圣院长，新疆大学的袁建廷教授，河南电器工程师朱利军先生，江苏杨氏太极拳协会关跃武先生，山东莱芜职业学院的李汉德先生，广州的何伟雄、江发明和张南先生，福建的徐嘉南先生等等；感谢韩建中、江百龙、付小杰、吴连枝、张全亮、石爱桥、赵剑英（女，已故）、刘太福（已故）、梁新贵、宋学生、杨群力、陈永波、胡长军、周庆丰、陈忠、刘发志等武术家的推介；感谢律师周宏伟、李晶晶给予的法律帮助和咨询，特别要感谢妻子赵襄郧以及弟子刘世清、朱长良、刘守培、赵新城、董君、余洁（女）、李青（女）、陈明刚、邓永强、苏汀鹤、刘云（女）、李克君、丁伟（女）、唐成韬、岳胜强、瑞翔（女）、张燕（女）、毕云艳（女）等等给予修订该书的各种帮助。

陈禾塬　陈　凌

2018 年 12 月于武当山

图书在版编目(CIP)数据

武当丹道修炼:全2册/陈禾塬，陈凌著.
—北京：社会科学文献出版社，2011.7（2024.10重印）
ISBN 978-7-5097-2459-0

Ⅰ.①武… Ⅱ.①陈… ②陈… Ⅲ.①道教-气功
Ⅳ.①R214

中国版本图书馆CIP数据核字（2011）第111427号

武当丹道修炼（上、下册）

主　　编／陈禾塬　陈　凌

出 版 人／冀祥德
项目统筹／宋月华
责任编辑／段景民　侯培岭
责任印制／王京美

出　　版／社会科学文献出版社·人文分社（010）59367215
　　　　　　地址：北京市北三环中路甲29号院华龙大厦　邮编：100029
　　　　　　网址：www.ssap.com.cn
发　　行／社会科学文献出版社（010）59367028
印　　装／天津千鹤文化传播有限公司

规　　格／开　本：787mm×1092mm　1/16
　　　　　　印　张：45　插　页：0.75　字　数：576千字
版　　次／2011年7月第1版　2024年10月第4次印刷
书　　号／ISBN 978-7-5097-2459-0
定　　价／128.00元（上、下册）

读者服务电话：4008918866